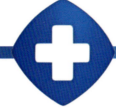

# 内科疾病诊治与案例讨论

主编　申　伟　吴敬波　季　峰　马晓辉

　　　王　东　毕晓慧　徐　燕　许珊珊

中国海洋大学出版社

·青岛·

**图书在版编目（CIP）数据**

内科疾病诊治与案例讨论 / 申伟等主编. -- 青岛：
中国海洋大学出版社，2025.6. -- ISBN 978-7-5670
-4218-6

Ⅰ. R5

中国国家版本馆CIP数据核字第20255P7383号

NEIKE JIBING ZHENZHI YU ANLI TAOLUN
内科疾病诊治与案例讨论

| | | | | |
|---|---|---|---|---|
| **出版发行** | 中国海洋大学出版社 | | | |
| **社　　址** | 青岛市香港东路23号 | | **邮政编码** | 266071 |
| **出 版 人** | 刘文菁 | | | |
| **网　　址** | http://pub.ouc.edu.cn | | | |
| **电子信箱** | 369839221@qq.com | | | |
| **订购电话** | 0532-82032573（传真） | | | |
| **责任编辑** | 韩玉堂 | | **电　　话** | 0532-85902349 |
| **印　　制** | 日照报业印刷有限公司 | | | |
| **版　　次** | 2025年6月第1版 | | | |
| **印　　次** | 2025年6月第1次印刷 | | | |
| **成品尺寸** | 185 mm×260 mm | | | |
| **印　　张** | 19 | | | |
| **字　　数** | 480千 | | | |
| **印　　数** | 1～1000 | | | |
| **定　　价** | 198.00元 | | | |

发现印装质量问题，请致电 0633-8221365，由印刷厂负责调换。

# 前 言
## FOREWORD

内科疾病种类繁多,涉及循环、呼吸、消化等多个系统,其发病机制复杂,临床表现多样,给临床医师带来了巨大的挑战。近年来,精准医疗、个体化治疗和新型诊疗技术的应用,为内科疾病的诊治提供了新的思路和方法。然而,如何将这些前沿技术与临床实践相结合,如何提高诊疗效率并改善患者预后,仍然是医学界亟待解决的问题。

在这样的背景下,我们编写了《内科疾病诊治与案例讨论》一书。本书旨在为临床医师、医学生以及相关医疗从业者提供一部实用性强、内容全面的参考书。首先,本书系统梳理了内科疾病的诊断与治疗进展,涵盖了内科常见病、多发病及疑难病例的诊治要点,重点介绍了精准医疗、个体化治疗和多学科协作在现代内科中的应用。其次,本书通过对典型病例和疑难病例的分析,帮助读者深入理解疾病的本质,掌握最新的诊疗技术,并将其灵活运用于实际工作中。

本书内容科学、实用,既注重理论知识的系统性,又强调临床实践的操作性,力求为读者提供全面而深入的指导。无论是初涉临床的医学生,还是经验丰富的医师,都能从本书中获益。希望本书能为广大医疗从业者在内科疾病的诊治中提供有力支持,助力提升临床诊疗水平。

在编写过程中,我们力求做到内容科学、实用且易于理解。每一部分都经过反复推敲和精心编排,以确保信息的准确性和实用性。我们深知,医学是一门不断发展的学科,书中难免存在不足之处,但我们希望通过本书的出版,能够为内科疾病的诊治提供一些新的思路和方法,并为读者的临床实践带来切实的帮助。

最后,我们要向所有为本书编写和出版付出努力的同事、朋友以及家人表示衷心的感谢。同时,我们也感谢广大读者的支持与厚爱,希望本书能够成为您在内科疾病诊治道路上的良师益友,为您的临床工作提供启发。

《内科疾病诊治与案例讨论》编委会
2025 年 3 月

# 目 录
CONTENTS

## ·上篇 疾病诊治·

## ·下篇 案例讨论·

上篇
疾病诊治

# 第一章　内科常用检查

## 第一节　心电图检查

### 一、心电图的测量方法

#### (一)时间和电压的标准

心电图记录纸上的小方格是长、宽均为 1 mm 的正方形。横向距离代表时间。常规记录心电图时,心电图纸向前移动的纸速为 25 mm/s,故每个小格 1 mm 代表 0.04 s。心电图纸纵向距离代表电压,一般在记录心电图前,把定准电压调到 1 mV＝10 mm,故每个小格即 1 mm 代表 0.1 mV(图 1-1)。

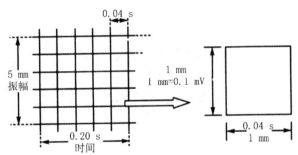

图 1-1　心电图记录纸时间和电压的标准

有时因为心电图电压太高,所以把定准电压改为 1 mV＝5 mm;有时因为心电图电压太低,把定准电压调为 1 mV＝20 mm。所以,测量心电图时应注意定准电压的标准。此外,尚需注意机器本身 1 mV 发生器的准确性,如标准电池失效等;若不注意,会引起错误诊断。

#### (二)各波间期测量方法

选择波幅较大且清晰的导联测量。一般由曲线突出处开始计算。若波形朝上,则应从基线下缘开始上升处量到终点;若波形朝下,则应从基线上缘开始下降处量到终点。间期长短以秒计算(图 1-2)。

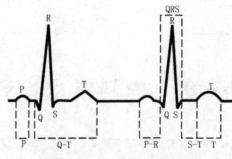

图 1-2  各波间期测量方法

### （三）各波高度和深度的测量

测量一个向上的波（R 波）的高度时，应自等电位线的上缘量至电波的顶端；测量一个向下的波（Q 或 S 波）的深度时，应自等电位线的下缘量至电波的底端。测量后，按所示定准电压的标准折合为毫伏（mV）。

### （四）常用工具

量角规、计算尺、计算器、放大镜等。

## 二、心率的测量

若干个（5 个以上）P-P 或 R-R 间隔，求其平均值。若心房与心室率不同时应分别测量，其数值就是一个心动周期的时间（s）。

每分钟的心率可按公式计算：$心率 = \dfrac{60}{平均\ R\text{-}R\ 或\ P\text{-}P\ 间期(s)}$

## 三、心电轴

心电轴是心电平均向量的电轴，一般是指前额面上的心电轴。瞬间综合向量亦称瞬间心电轴，其与标准Ⅰ导联线（水平线）所构成的角度即称为瞬间心电轴的角度。所有瞬间心电轴的综合即为平均心电轴。额面 QRS 电轴的测定法如下所述。

### （一）目测法

目测Ⅰ、Ⅲ导联 QRS 波群的主波方向。若Ⅰ、Ⅲ导联 QRS 主波均为正向波，电轴不偏；若Ⅰ导联主波为深的负向波，Ⅲ导联主波为正向波，电轴右偏；若Ⅲ导联主波为深的负向波，Ⅰ导联主波为正向波，电轴左偏（图 1-3）。

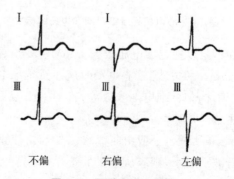

图 1-3  目测法测心电轴

**（二）Bailey 六轴系统计算测定**

将六个肢体导联的导联轴保持各自的方向移置于以 O 点为中心,再将各导联轴的尾端延长作为该导联的负导联轴得到一个辐射状的几何图形,称为 Bailey 六轴系统(每两个相邻导联轴间的夹角为 30°)(图 1-4)。

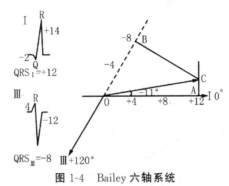

图 1-4　Bailey 六轴系统

(1)画出 Bailey 六轴系统中导联Ⅰ和导联 Ⅲ 的导联轴 OI 和 OⅢ,OI 的方向定为 0°,OⅢ 的方向定为 +120°。

(2)根据心电图导联Ⅰ的 QRS 波形电压将向上的波作为正值,向下的波作为负值,计算各波电压的代数和,然后在 OI 上定 A 点,使 OA 的长度相当于电压代数和的数值。

(3)同样,根据心电图导联Ⅲ的 QRS 波形和电压,计算各波电压的代数和,然后在 OⅢ 上定 B 点,OB 的长度相当于电压代数和的数值。

(4)通过 A 点作一直线垂直于 OI,通过 B 点作一直线垂直于 OⅢ,这两条直线的交点为 C。

(5)连接 OC,将 OC 画为向量符号,OC 就是测得的心电轴,OC 与 OI 的夹角就是心电轴的方向(以度数代表)。

**（三）查表法**

根据心电图导联Ⅰ、导联Ⅲ的 QRS 波形和电压,计算各导联波形电压的代数和,然后用电压代数和的数值,查心电轴表测得的心电轴数值(图 1-5)。

## 四、心电图各波形正常范围及测量

**（一）P 波**

一般呈圆拱状,宽度不超过 0.11 s,电压高度不超过 0.25 mV,$P_{aVF}$ 直立,$P_{aVR}$ 倒置,P 波在Ⅰ、Ⅱ、$V_3 \sim V_6$ 直立,$V_{1ptf}$ 小于 0.03(mm·s)。选择 P 波清楚高大的测量,如Ⅱ、$V_5$、$V_1$ 导联等。

**（二）P-R 间期**

该间期代表自心房开始除极至波动传导至心室肌(包括心室间隔肌)开始除极的时间。正常成人为 0.12~0.20 s,P-R 间期的正常范围与年龄、心率快慢有关。例如,幼儿心动过速时 P-R 间期相应缩短。7~13 岁小儿心率 70 次/分钟以下时 P-R 间期不超过 0.18 s,而成人心率在 70 次/分钟以下时 P-R 间期小于 0.20 s。成人心率 170 次/分钟时 P-R 间期不超过 0.16 s。

测量:不是一概以Ⅱ导联为准而是选择宽大、清楚的 P 波最好,QRS 波群有明显 Q 波的导联(或 QRS 起始处清晰的导联)作为测量 P-R 间期的标准。P-R 间期是从 P 波开始到 QRS 波群开始。若 QRS 波群最初是 Q 波,那么则是 P-Q 间期,但一般仍称 P-R 间期。对多道同步心电图机描记的图形,多道同步心电图测量应从波形出现最早的位置开始测量。

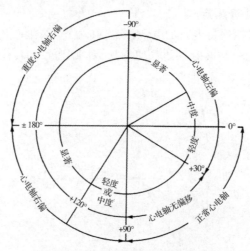

**图 1-5 心电轴正常、心电轴偏移范围**
①0°~+90°:正常心电轴。②0°~+30°:轻度左偏(但属正常范围)。③0°~
-30°:中度左偏。④-30°~-90°:显著左偏。⑤+90°~+120°:轻度或中度
右偏。⑥+120°~±180°:显著右偏。⑦±180°~-90°或270°:重度右偏(但
部位靠近-90°者可能属于显著左偏)。⑧+30°~+90°:心电轴无偏移

### (三)QRS波群
QRS波群代表心室肌的除极过程。
**1.QRS宽度**
0.06~0.10 s,不超过 0.12 s。
**2.QRS波群形态及命名**
以各波形的相对大小,用英文字母大、小写表示(图1-6)。

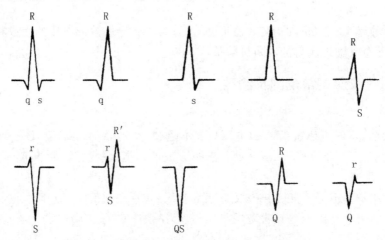

**图 1-6 QRS波群形态及命名**

肢导联:①aVR,主波向下呈 rS 型或 Qr 型。②aVL,aVF 不恒定。③aVL 以 R 波为主时,$R_{aVL}<1.2$ mV。④aVF 以 R 波为主时,$R_{aVF}<2.0$ mV,各肢导联 R+S≥0.5 mV。

胸导联:R 或 S 波电压。①$V_1$ 导联 R/S<1,$Rv_1<1.0$ mV,$Rv_1+Sv_5<1.2$ mV。②$V_5$ 导联 R/S>1,$Rv_5<2.5$ mV,$Rv_5+Sv_1<4.0$ mV(男),$Rv_5+Sv_1<3.5$ mV(女)。

3.Q 波

Ⅰ、Ⅱ、aVF、$V_4 \sim V_6$ 导联呈 qR 型时 Q 波时间宽度不应超过 0.04 s,Q 波深度<1/4 R 波,Q 波宽度比深度更有意义。$V_1$、$V_2$ 导联为 QS 型不一定是异常,$V_5$、$V_6$ 导联经常可见到正常的 Q 波。

测量:测肢导联最宽的 QRS 波群或胸导联的 $V_3$ 导联。一般测量胸导联中最宽的 QRS 波群,最好起始及结尾均清楚的导联,最好有 Q 及 RS 波的导联。

**(四)ST 段**

ST 段指从 QRS 波群终点到 T 波起点的一段水平线,任何导联水平下降不得超过0.05 mV。

肢导联、$V_4 \sim V_6$ 导联 ST 段升高不超过 0.1 mV,$V_1 \sim V_3$ 导联 ST 段升高可高达 0.3 mV,ST 段升高的形态更重要。

测量基线的确定:P-R 的延长线、T-P 的延长线。

**(五)T 波**

T 波反映心室复极过程。T 波的方向和 QRS 波群的方向应该是一致的。

正常成年人 $T_{aVR}$ 向下,T 波在Ⅰ、Ⅱ、$V_3 \sim V_6$ 直立,T 波在Ⅲ、aVF、aVL、$V_1$ 可直立、双向或向下。

各波段振幅、时间测量的新规定如下。

各波段振幅的测量:P 波振幅测量的参考水平应以 P 波起始前的水平线为准。测量 QRS 波群、J 点、ST 段、T 波和 u 波振幅,统一采用 QRS 起始部水平线作为参考水平。如果 QRS 起始部为一斜段(如受心房复极波影响、预激综合征等情况),应以 QRS 波起点作为测量参考点。测量正向波形的高度时,应以参考水平线上缘垂直地测量到波的顶端;测量负向波形的深度时,应以参考水平线下缘垂直地测量到波的底端(图 1-7)。

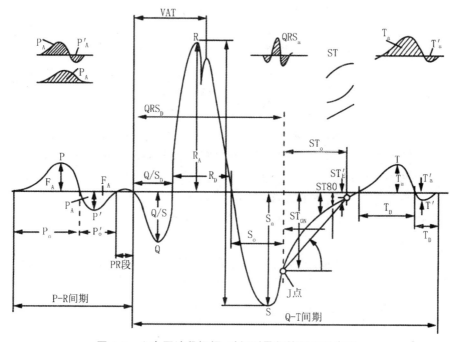

图 1-7　心电图波段振幅、时间测量新的规定示意图

中华医学会心电生理和起搏分会于 1998 年及 1979 年《诊断学》(第 5 版,人民卫生出版社出版)中对各波段时间的测量有新的规定:由于近年来已开始广泛使用 12 导联同步心电图仪记录心电图,各波段时间测量定义已有新的规定,测量 P 波和 QRS 波时间,应从 12 导联同步记录中最早的 P 波起点测量至最晚的 P 波终点,以及从最早 QRS 波起点测量至最晚的 QRS 波终点;P-R 间期应从 12 导联同步心电图中最早的 P 波起点测量至最早的 QRS 波起点;Q-T 间期应是 12 导联同步心电图中最早的 QRS 波起点至最晚的 T 波终点的间距。如果采用单导联心电图仪记录,仍应采用既往的测量方法。P 波及 QRS 波时间应选择 12 个导联中最宽的 P 波及 QRS 波进行测量。P-R 间期应选择 12 个导联中 P 波宽大且有 Q 波的导联进行测量。Q-T 间期测量应取 12 个导联中最长的 Q-T 间期。一般规定,测量各波时间应自波形起点的内缘测至波形终点的内缘(图 1-8)。

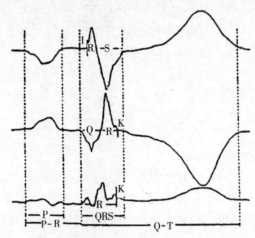

图 1-8 从多通道同步记录导联测量 P 波和 QRS 波时间示意图

## 五、分析心电图的程序

分析心电图时将各导联心电图按惯例排列,先检查描记时有无技术上的误差,再检查时间的标记及电压的标准,一般时间标记的间隔为 0.04 s(1 mm),电压的标准一般以 10 mm 代表 1 mV。应注意在特殊情况下电压的标准可能做适当的调整。

(1)找出 P 波:注意 P 波的形状、方向、时间及大小、高度是否正常;P-R 间期是否规则,并测 P-P 间期,若无 P 波,是否有其他波取而代之。根据 P 波的特点确定是否为窦性心律。

(2)找出 QRS 波群:注意 QRS 波群的形状、时间及大小是否正常;R-R 间期是否规则,并测 R-R 间期、QRS 波群及各波电压。

(3)P 波与 QRS 波的关系:测 P-R 间期。

(4)分析 ST 段的变化:ST 段形状及位置,升高或降低。

(5)T 波的形状、大小及方向。

(6)根据 P-P 间期、R-R 间期分别算出心房率、心室率。若心律不齐,则至少连续测量 6 个 P-P 间期或 R-R 间期,求其平均值,算出心率。

(7)测定 Q-T 间期,计算 K 值(Q-Tc):$K = \dfrac{Q\text{-}T\ \text{间期}}{\sqrt{R\text{-}R}}$。

(8)根据 Ⅰ、Ⅲ 导推算出心电轴。

（9）根据心电图测量数值、图形形态、规律性和各波形及每个心动周期的相互关系,做出心电图的初步诊断。如果曾多次做心电图,应与过去的心电图比较以观察有无变化,结合临床资料做出进一步诊断,以提供临床医师做最终临床诊断之参考。若考虑复查时,则应注明复查的日期。

（王　东）

# 第二节　痰脱落细胞学检查

痰脱落细胞学检查是诊断肺恶性肿瘤的常用方法。

## 一、优点

（1）对肺癌的确诊率较高。

（2）可用于早期肺癌的诊断,尤其是对 X 线检查阴性而痰检阳性的隐性肺癌具有独特作用。

（3）简便易行、无创伤、费用低,可对肺癌高危人群做定期普查。

## 二、局限性

（1）不能对肺癌定位,可通过 X 线、CT 检查及纤维支气管镜检查等加以弥补。

（2）有一定的假阳性率。

（3）有较高的假阴性率。

## 三、针对局限性的改进措施

为提高诊断的准确率,可采取以下改进措施。

（1）有大量胸腔积液压迫者,可抽取胸腔积液查找癌细胞。

（2）合并感染较重者,应控制感染后再做痰涂片检查;如感染不易控制,说明有较重阻塞或合并支气管扩张等,可行纤维支气管镜等检查。

（3）周围型肺癌可做经皮肤的肺部针吸细胞学检查,有较高的阳性率,也弥补了纤维支气管镜难以到达肺边缘部位的缺陷。

## 四、标本的采集与制作对诊断的影响

痰液标本的采集与标本制作对做出正确的诊断也有较大的影响。

（1）癌细胞检查应以清晨第一口痰为宜,留痰前应先漱口,清洁口腔,然后用力咳出气管深部痰液,盛于清洁容器内送检。留痰容器最好是痰杯或纸盒(如注射器及包装盒),既容易取出,又可吸去涎液。

（2）痰检一般以连查 3 次为宜。送检次数越多,阳性率越高。

（3）对痰少而不易咳出的患者可诱导咳痰:①先漱口,然后在室内外做深呼吸或适当的活动;②祛痰药口服 2～3 d 或超声雾化吸入;③体位引流及拍击胸壁等;④经纤维支气管镜刷检涂片检查。

(4)痰标本必须新鲜,最好在 1 h 内涂片固定。

(徐　燕)

# 第三节　痰细菌学检查

痰细菌学检查应先嘱患者用水漱口,然后用自气管深部咳出的痰液,盛于洁净容器内,切勿将鼻涕吸入。

## 一、目视检查

### (一)颜色
在呼吸系统化脓性感染或肺炎时,因痰中含有大量脓细胞、上皮细胞而呈黄色,铜绿假单胞菌感染的痰呈绿色。大叶性肺炎或肺坏死因血红蛋白分解,痰可呈铁锈色。患阿米巴肺脓肿时痰可呈咖啡色。急性心力衰竭、肺梗死出血、肺结核或肺肿瘤引起的血管破裂,痰可呈咖啡色。

### (二)性状
由于所含成分不同,痰呈现黏液性、黏液脓性、浆液性及血性等。

1.黏液性痰

黏液性痰见于上呼吸道炎症或支气管炎初期。

2.黏液脓性痰

黏液脓性痰最常见,因痰液中脓细胞含量不同而呈不同程度的黄色,见于支气管炎的恢复期、肺结核等。

3.脓性痰

脓性痰混浊,内含大量脓细胞,见于肺脓肿、浸润性肺结核、穿透性脓胸等。

4.浆液性痰

浆液性痰呈稀薄的泡沫状,见于急性肺水肿。

5.血性痰

血性痰指痰中混入大量血液者。因血量的多少、新旧程度不同,以及其他成分的多少不一,而呈现多种颜色,如鲜红色、褐色、黑色等。还应注意区分是否血丝、血块、血痰混合。

### (三)异常物
1.支气管管型

支气管管型是由纤维蛋白和黏液等在支气管内形成的灰色树枝状体,在咳出的痰内常卷曲成团。如将其浮在盐水中展开呈树枝状。痰液中支气管管型见于纤维素性支气管炎、肺炎球菌性肺炎、白喉等。

2.Curschmann 螺旋体

肉眼所见为淡黄或白色的富有弹性的丝状物,多卷曲成团,展开长度可达 1.5 cm,常见于支气管哮喘及急性和慢性支气管炎。

**3.其他**

痰液有时可见寄生虫(如肺吸虫、蛔虫及钩虫的蚴虫)、肺结石及肺组织等。

## 二、显微镜检查

选取可疑部分涂片,加少量生理盐水混匀,制成盐水涂片镜检,或待痰涂片干燥后进行染色镜检。

涂片染色镜检时根据需要可将痰涂片进行 Wright 染色、Gram 染色和抗酸染色镜检。

### (一)Wright 染色

Wright 染色可作白细胞分类计数,嗜酸性粒细胞增多,见于支气管哮喘和肺吸虫病等。结核病时,痰液中淋巴细胞常增多,若混合感染,则中性粒细胞增多。

### (二)Gram 染色

Gram 染色多用于一般细菌涂片检验,痰液中可见到细菌种类很多,以检出肺炎球菌、葡萄球菌、链球菌、肺炎杆菌较有意义。

### (三)抗酸染色

染色后用油镜检查,镜检至少 100 个视野。结果以"找到抗酸杆菌"或"未找到抗酸杆菌"报告。找到者,若 100 个视野中抗酸杆菌 1~2 条者,报告菌数,3~9 条者为"＋",10~99 条者"＋＋",每个视野中1~10条者"＋＋＋",每个视野 11 条以上为"＋＋＋＋"。

必要时可将痰标本进行浓缩处理,后查抗酸杆菌;检查抗酸杆菌的报告必须注明直接涂片法或浓缩法。

(徐 燕)

# 第四节 血红蛋白检测

血红蛋白(hemoglobin,Hb)为成熟红细胞主要成分,在人体中幼、晚幼红细胞和网织红细胞中合成,由血红素和珠蛋白组成结合蛋白质,相对分子质量为 64 458。每个 Hb 分子含有4条珠蛋白肽链,每条肽链结合 1 个亚铁血红素,形成具有四级空间结构四聚体。亚铁血红素无种属特异性,由 $Fe^{2+}$ 和原卟啉组成。$Fe^{2+}$ 位于原卟啉中心,有 6 个配位键,其中 4 个分别与原卟啉分子中 4 个吡咯 N 原子结合,第 5 个与珠蛋白肽链的 F 肽段第 8 个氨基酸(组氨酸)的咪唑基结合,第 6 个配位键能可逆地与 $O_2$ 和 $CO_2$ 结合。当某些强氧化剂将血红蛋白 $Fe^{2+}$ 氧化成 $Fe^{3+}$ 时,则失去携氧能力。珠蛋白具有种属特异性,其合成与氨基酸排列受独立的基因编码控制。每个珠蛋白分子由 2 条 α 类链与 2 条非 α 类链组成,非 α 类链包括 β、γ、δ、ε 等。人的不同时期血红蛋白的种类、肽链组成和比例不同(表 1-1)。

表 1-1 人的不同时期血红蛋白种类、肽链组成和比例

| 时期 | 种类 | 肽链 | 比例 |
|---|---|---|---|
| 胚胎时期 | 血红蛋白 Gower-1(Hb Gower-1) | $\xi_2\epsilon_2$ | |
| | 血红蛋白 Gower-2(Hb Gower-2) | $\alpha_2\xi_2$ | |

| 时期 | 种类 | 肽链 | 比例 |
|---|---|---|---|
| | 血红蛋白 Portland(Hb Portland) | $\xi_2\gamma_2$ | |
| 胎儿时期 | 胎儿血红蛋白(HbF) | $\alpha_2\gamma_2$ | 新生儿>70%,1岁后<2% |
| 成人时期 | 血红蛋白 A(HbA) | $\alpha_2\beta_2$ | 90%以上 |
| | 血红蛋白 A2(HbA2) | $\alpha_2\delta_2$ | 2%~3% |
| | 胎儿血红蛋白(HbF) | $\alpha_2\gamma_2$ | <2% |

血红蛋白在红细胞中以多种状态存在。生理条件下,99%Hb 铁呈 $Fe^{2+}$ 状态,称为还原血红蛋白;$Fe^{2+}$ 状态的 Hb 可与 $O_2$ 结合,称为氧合血红蛋白;如果 $Fe^{2+}$ 被氧化成 $Fe^{3+}$,称为高铁血红蛋白。如果第 6 个配位键被 CO 占据,则形成碳氧血红蛋白,其比 $O_2$ 的结合力高 240 倍;如果被硫占据(在含苯肼和硫化氢的环境中),则形成硫化血红蛋白。这些统称为血红蛋白衍生物。

Hb 测定方法有多种,现多采用比色法,常用方法有氰化高铁血红蛋白(HiCN)测定法、十二烷基硫酸钠血红蛋白测定法、叠氮高铁血红蛋白测定法、碱羟高铁血红素测定法和溴代十六烷基三甲胺(CTAB)血红蛋白测定法等。HiCN 测定法为目前最常用 Hb 测定方法。1966 年,国际血液学标准化委员会推荐其作为 Hb 测定标准方法。1978 年,国际临床化学联合会和国际病理学会联合发表的国际性文件中重申了 HiCN 法。HiCN 法也是 WHO 和 ICSH 推荐的 Hb 测定参考方法。本节重点介绍 HiCN 测定法。

## 一、检测原理

HiCN 法是在 HiCN 转化液中,红细胞被溶血剂破坏后,高铁氰化钾可将各种血红蛋白(SHb 除外)氧化为高铁血红蛋白(Hi),Hi 与氰化钾中 CN-结合生成棕红色氰化高铁血红蛋白(HiCN)。HiCN 最大吸收峰为 540 nm。在特定条件下,毫摩尔吸收系数为 44 L/(mmol·cm),根据测得吸光度,利用毫摩尔吸收系数计算或根据 HiCN 参考液制作标准曲线,即可求得待测标本血红蛋白浓度。

HiCN 转化液有多种,较为经典的有都氏液和文-齐液。WHO 和我国卫生行业标准WS/T341-2011《血红蛋白测定参考方法》推荐使用文-齐液。血红蛋白转化液成分与作用见表 1-2。

表 1-2　血红蛋白转化液成分与作用

| 稀释液 | 试剂成分 | 作用 |
|---|---|---|
| 都氏液 | $K_3Fe(CN)_6$、KCN | 形成 HiCN |
| | $NaHCO_3$ | 碱性,防止高球蛋白致标本浑浊 |
| 文-齐液 | $K_3Fe(CN)_6$、KCN | 形成 HiCN |
| | 非离子型表面活性剂 | 溶解红细胞、游离 Hb、防止标本浑浊 |
| | $KH_2PO_4$(无水) | 维持 pH 在 7.2±0.2,防止高球蛋白致标本浑浊 |

## 二、操作步骤

### （一）直接测定法

（1）加转化液：在试管内加入 HiCN 转化液。

（2）采血与转化：取全血加入试管底部，与转化液充分混匀，静置一定时间。

（3）测定吸光度：用符合 WHO 标准的分光光度计，波长为 540 nm、光径为 1.000 cm，以 HiCN 试剂调零，测定标本吸光度。

（4）计算：换算成单位体积血液内血红蛋白浓度。

### （二）参考液比色测定法

若无符合 WHO 标准分光光度计，则采用此法。

（1）按直接测定法（1）～（3）步骤测定标本吸光度。

（2）制作 HiCN 参考液标准曲线：将 HiCN 参考液倍比稀释成多种浓度的 Hb 液，按标本测定条件分别测定吸光度，绘制标准曲线。通过标准曲线查出待测标本 Hb 浓度。

## 三、方法评价

血红蛋白测定方法评价见表 1-3。

表 1-3　血红蛋白测定方法评价

| 方法 | 优点 | 缺点 |
| --- | --- | --- |
| HiCN | 操作简便、快速，除 SHb 外均可被转化，显色稳定；试剂及参考品易保存，便于质量控制；已知吸收系数，为参考方法。测定波长为 540 nm | KCN 有剧毒；高白细胞和高球蛋白可致浑浊；HbCO 转化慢 |
| SDS-Hb | 试剂无公害，操作简便，呈色稳定，准确度和精密度高，为次选方法。测定波长为 538 nm | SDS-Hb 消光系数未确定，标准曲线制备或仪器校正依赖 HiCN 法；SDS 质量差异大；SDS 溶血性强，破坏白细胞，不适于溶血后同时计数 WBC |
| HiN$_3$ | 显色快且稳定，准确度和精密度较高，试剂毒性低（为 HiCN 法的 1/7）。测定波长为 542 nm | HbCO 转化慢；试剂有毒 |
| AHD$_{575}$ | 试剂简单无毒，显色稳定。准确度和精密度较高。以氯化血红素为标准品，不依赖 HiCN 法。测定波长为 575 nm | 测定波长为 575 nm，不便于自动化分析；采用氯化血红素作标准品纯度达不到标准 |
| CTAB | 溶血性强，但不破坏白细胞 | 精密度和准确度较上法略低 |

## 四、质量管理

### （一）检验前管理

1.器材

（1）分光光度计校准：分光光度计波长、吸光度、灵敏度、稳定性、线性和准确度均应校正。波长：误差<±1 nm；杂光影响仪器线性、灵敏度和准确性，应采用镨钕滤光片校正；杂光水平控制在1.5%以下；HiCN 参考品法：$A_{\lambda 540\,nm}/A_{\lambda 504\,nm}=1.590\sim 1.630$。

（2）比色杯光径 1.000 cm，允许误差为≤±0.5%，用 HiCN 试剂作空白，波长为 710～800 nm，吸光度应 HiCN<0.002。

(3)微量吸管及玻璃刻度吸管规格应符合要求或经校正。

(4)制作标准曲线或标定 $K$ 值:每更换 1 次转化液或仪器使用一段时间后应重新制作标准曲线或标定 $K$ 值。

2.试剂

(1)HiCN 转化液:应使用非去离子蒸馏水配制,pH 为 7.0～7.4,滤纸过滤后 $A_{10\ mm}^{\lambda 540\ nm}$ <0.001;用有塞棕色硼硅玻璃瓶避光储存于 4 ℃～10 ℃,储存在塑料瓶可致 CN－丢失,冰冻保存可因结冰致高铁氰化钾还原失效;变绿或浑浊不能使用;Hb(除 SHb 和 HbCO 外)应在 5 min 内完全转化;配制试剂应严格按照剧毒品管理程序操作。

(2)HiCN 参考液(标准液):纯度应符合 ICSH 规定的扫描图形,即在 450～750 nm 波长范围,吸收光谱应符合波峰在 540 nm、波谷在 504 nm、$A_{\lambda 540\ nm}/A_{\lambda 504\ nm}$ 为 1.590～1.630 和 $A_{\lambda 750\ nm}$≤0.003;无菌试验(普通和厌氧培养)阴性;精密度 CV≤0.5%;准确度:以 WHO 和 HiCN 参考品为标准,测定值与标示值之差≤±0.5%;稳定性:3 年内不变质、测定值不变;棕色瓶分装,每支不少于 10 mL;在有效期内 $A_{\lambda 540\ nm}/A_{\lambda 504\ nm}$ 为 1.590～1.630。

(3)HiCN 工作参考液:测定值与标定值之差≤±1%。其他要求同参考液。

(4)溶血液:以参考液为标准,随机抽取 10 支测定,其精密度(CV)小于 1%;准确度测定值与标示值误差≤±1%;稳定 1 年以上,每支不少于 0.5 mL,包装密封好;其纯度标准达到 HiCN 工作参考液。

3.其他

标本采集等要求同红细胞计数。临床实验室标准委员会(CLSI)推荐采用 EDTA 抗凝静脉血。

**(二)检验中管理**

1.标本因素

(1)血浆中脂质或蛋白质(异常球蛋白)含量增高、WBC>$20\times10^9$/L、PLT>$700\times10^9$/L、HbCO 增高,因浊度增加引起血红蛋白假性增高。因白细胞计多引起的浑浊,可离心后取上清液比色;如果为球蛋白异常增高所致,可向转化液中加入少许固体 NaCl(约为 0.25 g)或 $K_2CO_3$(约为 0.1 g),混匀后可使溶液澄清。

(2)HbCO 转化为 HiCN 的速度较慢,可达数小时,加大试剂中 $K_3Fe(CN)_6$ 的用量(×5),转化时间可为 5 min 且不影响检测结果。

2.其他

(1)转化液稀释倍数应准确。

(2)红细胞应充分溶解。

(3)应定期检查标准曲线和换算常数 K。

3.IQC 及 EQA

(1)国际通用评价方法:血红蛋白允许总误差是靶值±7%。

(2)质量控制物:枸橼酸-枸橼酸钠-葡萄糖(acid citrate dextrose,ACD)抗凝全血质控物可用于多项血细胞参数的质量控制;醛化半固定红细胞可用于红细胞和血红蛋白质量控制;溶血液、冻干全血可用于单项血红蛋白质量控制。其中,定值溶血液适用于手工法血红蛋白质量控制。

(三)检验后管理

1.标本因素

某些因素可影响检测结果,如大量失血早期,主要是全身血容量减少,而血液浓度改变很少,红细胞和血红蛋白检测结果很难反映贫血存在。如各种原因所致脱水或水潴留,影响血浆容量,造成血液浓缩或稀释,红细胞和血红蛋白检测结果增加或减少,影响临床判断。

2.废液处理

检测完毕后,将废液集中于广口瓶中,以水1∶1稀释废液,再向每升稀释废液中加入35 mL次氯酸钠溶液(或40 mL 84消毒液),混匀后敞开容器口放置15 h以上才能进一步处理。HiCN废液不能与酸性溶液混合,因氰化钾遇酸可产生剧毒的氢氰酸气体。

## 五、临床应用

### (一)参考范围

红细胞及血红蛋白参考范围见表1-4。

表1-4 红细胞及血红蛋白参考范围

| 人群 | RBC($\times 10^{12}$/L) | Hb(g/L) |
| --- | --- | --- |
| 成年男性 | 4.09～5.74 | 131～172 |
| 成年女性 | 3.68～5.13 | 113～151 |
| 新生儿 | 5.2～6.4 | 180～190 |
| 婴儿 | 4.0～4.3 | 110～12 |
| 儿童 | 4.0～4.5 | 120～140 |
| 老年男性(>70岁) | | 94～122 |
| 老年女性(>70岁) | | 87～112 |

### (二)临床意义

血红蛋白测定与红细胞计数临床意义相似,但某些贫血二者减少程度可不一致;红细胞计数可判断红细胞减少症和红细胞增多症,判断贫血程度时血红蛋白测定优于红细胞计数。因此,二者同时测定更具临床应用价值。

1.生理变化

(1)生理性增高:见于机体缺氧状态,如高原生活、剧烈体力活动等;肾上腺素增高,如冲动、兴奋和恐惧等情绪波动;长期重度吸烟;雄激素增高(如成年男性高于女性);24小时内上午7时最高;静脉压迫时间>2 min增高10%;毛细血管血比静脉血高10%～15%;应用毛果芸香碱、钴、肾上腺素、糖皮质激素药物等,红细胞一过性增高。

(2)生理性减低:见于生理性贫血,如6个月到2岁婴幼儿为造血原料相对不足所致,老年人为造血功能减退所致,孕妇为血容量增加、血液稀释所致;长期饮酒约减少5%。生理因素影响与同年龄、性别人群的参考范围相比,一般波动在±20%以内。

2.病理性变化

(1)病理性增高:成年男性RBC>6.0×$10^{12}$/L,Hb>170 g/L;成年女性RBC>6.5×$10^{12}$/L,Hb>160 g/L为红细胞和血红蛋白增高。①相对增高:见于呕吐、高热、腹泻、多尿、多汗、水摄入严重不足和大面积烧伤等因素造成暂时性血液浓缩。②继发性增高:见于缺氧所致促红细胞生成素代偿性增高疾病,如慢性心肺疾病、异常血红蛋白病和肾上腺皮质功能亢进等;病理性促红细胞生成素增高疾病,如肾癌、肝细胞癌、卵巢癌、子宫肌瘤和肾积水等。③原发性增高:见于真性红细胞增多症和良性家族性红细胞增多症等。

(2)病理性减低:各种病理因素所致红细胞、血红蛋白、血细胞比容低于参考范围下限,称为贫血。贫血诊断标准见(表1-5)。根据病因和发病机制,贫血可分为三大类(表1-6)。此外,某些药物可致红细胞数量减少引起药物性贫血。

表1-5 贫血诊断标准(海平面条件)

| | Hb(g/L) | Hct | RBC($\times10^{12}$/L) |
|---|---|---|---|
| 成年男性 | 120 | 0.40 | 4.0 |
| 成年女性 | 110(孕妇低于100) | 0.35 | 3.5 |
| 出生10 d以内新生儿 | 145 | | |
| 1个月以上婴儿 | 90 | | |
| 4个月以上婴儿 | 100 | | |
| 6个月至6岁儿童 | 110 | | |
| 6~14岁儿童 | 120 | | |

表1-6 根据病因及发病机制贫血分类

| 病因及发病机制 | 常见疾病 |
|---|---|
| 红细胞生成减少 | |
| 骨髓造血功能障碍 | |
| 干细胞增殖分化障碍 | 再生障碍性贫血,单纯红细胞再生障碍性贫血,急性造血功能停滞,骨髓增生异常综合征等 |
| 骨髓被异常组织侵害 | 骨髓病性贫血,如白血病、多发性骨髓瘤、骨髓纤维化、骨髓转移癌等 |
| 骨髓造血功能低下 | 继发性贫血,如肾病、肝病、慢性感染性疾病、内分泌疾病等 |
| 造血物质缺乏或利用障碍 | |
| 铁缺乏或铁利用障碍 | 缺铁性贫血,铁粒幼细胞性贫血等 |
| 维生素$B_{12}$或叶酸缺乏 | 巨幼细胞贫血等 |
| 红细胞破坏过多 | |
| 红细胞内在缺陷 | |
| 红细胞膜异常 | 遗传性球形、椭圆形、口形红细胞增多症,PNH |
| 红细胞酶异常 | 葡萄糖-6-磷酸脱氢酶缺乏症,丙酮酸激酶缺乏症等 |
| 血红蛋白异常 | 珠蛋白生成障碍性贫血,异常血红蛋白病,不稳定血红蛋白病 |
| 红细胞外在异常 | |
| 免疫溶血因素 | 自身免疫性,新生儿同种免疫性,药物诱发,血型不合输血等 |
| 理化感染等因素 | 微血管病性溶斑性贫血,化学物质、药物、物理、生物因素所致溶血 |
| 其他 | 脾功能亢进 |
| 红细胞丢失增加 | |
| 急性失血 | 大手术,严重外伤,脾破裂,异位妊娠破裂等 |
| 慢性失血 | 月经量多,寄生虫感染(钩虫病),痔疮等 |

红细胞计数和血红蛋白测定的医学决定水平：当 RBC＞$6.8×10^{12}$ 应采取治疗措施；RBC＜$3.5×10^{12}$/L为诊断贫血界限。临床上，常以血红蛋白量判断贫血程度，Hb＜120 g/L（女性 Hb＜110 g/L）为轻度贫血；Hb＜90 g/L为中度贫血；Hb＜60 g/L 为重度贫血；Hb＜30 g/L为极重度贫血；当 RBC＜$1.5×10^{12}$/L，Hb＜45 g/L时，应考虑输血。

（梁 颜）

# 第五节　血液酸碱度测定与气体分析

人在呼吸空气的情况下，血液中所含气体主要有氧（$O_2$）、二氧化碳（$CO_2$）、氮（$N_2$）、一氧化碳（CO）及稀有气体。但参加肺内气体交换，完成呼吸生理功能的是 $O_2$ 和 $CO_2$，所以在血气分析中主要测定血中 $O_2$ 及 $CO_2$ 含量。

## 一、血液气体分析检测指标

### (一)血氧分压($PO_2$)

1.定义

血氧分压是指溶解在血浆中的氧分子所产生的压力。动脉血氧分压采用 $PaO_2$ 表示，静脉血氧分压以 $PvO_2$ 表示。

2.正常值

$PaO_2$ 为 10.7～13.3 kPa（80～100 mmHg）、$PvO_2$ 为 5.3 kPa（40 mmHg）左右。$PaO_2$＜8.0 kPa(60 mmHg)提示呼吸衰竭可能。正常人 $PaO_2$ 随着年龄增长而下降，根据 Marshall 公式：$PaO_2$(mmHg)＝102－0.33×年龄(岁)。

3.临床意义

$PaO_2$ 减低，除吸入低氧空气及心内分流外，均系呼吸生理异常引起，如通气/血流比例失调、弥散障碍、肺内生理性分流及通气不足等。$PvO_2$ 减低，表示组织缺氧。

### (二)血氧含量

1.定义

血氧含量是每 100 mL 血液中所含有的氧的总量，包括物理溶解和与血红蛋白结合氧量的总和。单位以 mL％表示。

2.正常值

1 g 血红蛋白(Hb)在氧饱和度($SaO_2$)为 100％时，可结合 1.34 mL 的氧，100 mL 血液中每毫米汞柱的 $PaO_2$ 下物理溶解的氧为 0.003 1 mL，故血氧含量＝1.34×Hb×$SaO_2$＋0.003 1×$PaO_2$。正常动脉血氧含量为 19～20 mL％，静脉血氧含量为 14 mL％左右。

3.临床意义

血氧含量的高低受 Hb、$SaO_2$ 及 $PaO_2$ 等因素的影响，故贫血与缺氧均可使血氧含量减低。

### (三)动脉血氧饱和度($SaO_2$)

1.定义

$SaO_2$ 是指实际与血红蛋白结合的氧含量与血红蛋白完全氧合的氧容量之比。

2.正常值

正常在 $95.0\% \sim 97.5\%$，$SaO_2$ 的高低，取决于 Hb 的质和量，$PO_2$ 的大小以及氧解离曲线的特点。

3.临床意义

同 $PaO_2$，但不及 $PaO_2$ 敏感。$SaO_2$ 低于 $90\%$ 说明有低氧血症存在。

### (四)二氧化碳分压

动脉血二氧化碳分压用 $PaCO_2$ 表示，静脉血二氧化碳分压用 $PvCO_2$ 表示。

1.定义

$PaCO_2$ 指动脉血中物理溶解的 $CO_2$ 分子所产生的压力，单位与 $PaO_2$ 相同。

2.正常值

$PaCO_2$ 正常为 $4.7 \sim 6.0$ kPa（$35 \sim 45$ mmHg），平均为 $5.3$ kPa（$40$ mmHg）。$PvCO_2$ 平均为 $6.1$ kPa（$46$ mmHg）。

3.临床意义

$PaCO_2$ 减低，表示通气过度；$PaCO_2$ 增高，说明通气不足。$PaCO_2 > 6.7$ kPa（$50$ mmHg），提示呼吸衰竭可能；$PaCO_2 > 9.3$ kPa（$70$ mmHg），可有肺性脑病存在。

### (五)肺泡-动脉血氧分压差[$P_{(A-a)}O_2$]

1.定义

$P_{(A-a)}O_2$ 是肺泡气氧分压（$P_AO_2$）与动脉血氧分压（$PaO_2$）之间的压力差，它是判断机体摄氧能力或氧合程度的一个重要指标。

$$P_{(A-a)}O_2 = P_AO_2 - PaO_2$$

2.正常值

呼吸空气时，$P_{(A-a)}O_2$ 为 $0.7 \sim 2.0$ kPa（$5 \sim 15$ mmHg），吸纯氧时约为 $5.3$ kPa（$40$ mmHg）。正常人 $P_{(A-a)}O_2$ 受年龄影响，按 Pread 公式：$P_{(A-a)}O_2$（mmHg、坐位、吸空气时）$= 2.5 + 0.21 \times$ 年龄（岁）。

3.临床意义

$PaO_2$ 是静脉血流经肺毛细血管时与 $P_AO_2$ 平衡后的结果，所以在一定程度上反映了肺泡氧分压。但二者之间有一定的差别与生理分流有关。在分流增加或换气功能障碍时，$P_{(A-a)}O_2$ 显著增大。

### (六)呼吸衰竭的血气变化

呼吸衰竭的血气变化见表 1-7。

表 1-7　呼吸衰竭的血气变化

| 呼吸衰竭类型 | $PaO_2$ | $P_{(A-a)}O_2$ | $PaCO_2$ |
| --- | --- | --- | --- |
| 通气性呼吸衰竭 | | | |
| 肺泡通气不足 | 减低 | 正常 | 增高 |
| 低氧血症型呼吸衰竭 | | | |
| 通气/血流比例失调 | 减低 | 增大 | 正常或减低 |
| 弥散障碍 | 减低 | 增大 | 同上 |
| 肺内生理分流增加 * | 减低 | 增大 | 同上 |

注：* 吸入纯氧不能纠正。

## 二、血液酸碱检测指标

### (一)血液酸碱度(pH)

1.定义

血液 pH 是血液氢离子浓度的负对数(pH＝－log[H$^+$])。

2.正常值

血液 pH 的正常值为 7.35～7.45。

3.临床意义

pH 随 HCO$_3^-$和 P$\alpha$CO$_2$的变化而升降,即直接受代谢和呼吸因素的影响。HCO$_3^-$增加或减少,pH 亦随之升或降,提示了代谢性碱中毒或酸中毒。P$\alpha$CO$_2$的升高或降低,pH 亦随之降或升,提示了呼吸性酸中毒或碱中毒。

当 pH＞7.45 时,称碱血症。当 pH＜7.35 时,称酸血症。当 pH 在正常范围时,可能无酸碱失衡,也可能酸碱失衡已完全代偿或是存在混合性酸碱失衡。

### (二)标准碳酸氢根(SB)和实际碳酸氢根(AB)

1.定义

SB 是指隔绝空气的血标本,在 37 ℃,SaO$_2$100％,PCO$_2$为 5.3 kPa(40 mmHg)的标准条件下测得的 HCO$_3^-$含量。换言之,即指去除呼吸影响的 HCO$_3^-$含量。它是代谢性酸碱失衡的重要指标之一。

AB 是指隔绝空气的血标本,在实际条件下测得的 HCO$_3^-$含量。AB 受代谢因素的影响,同时也受呼吸因素的影响。

2.正常值

正常情况下 AB＝SB,其正常范围为 22～27 mmol/L(均值为 24 mmol/L)。

3.临床意义

SB 不受呼吸因素影响,其数值增减反映体内 HCO$_3^-$贮量的多少。代谢性酸中毒时,SB 降低;代谢性碱中毒时,SB 升高。正常状态下,AB＝SB＝正常值,提示酸碱平衡;当 AB＞SB 提示呼吸性酸中毒;当 AB＜SB 提示呼吸性碱中毒。

### (三)缓冲碱(BB)

1.定义

缓冲碱(BB)为血液中所有能起缓冲作用的碱量(即负离子)的总和,包括红细胞内和血浆内的缓冲物质。它们所占的比例如下:碳酸氢盐 35％,血浆蛋白盐 7％,有机磷酸盐 3％,无机磷酸盐 2％,血红蛋白盐 35％,红细胞内碳酸氢盐 18％。

2.正常值

45～55 mmol/L(均值为 50 mmol/L)。

3.临床意义

BB 主要是反映代谢性因素的指标,在血浆蛋白和血红蛋白稳定的情况下,BB 的增减主要取决于 HCO$_3^-$。代谢性酸中毒时,BB 减少;代谢性碱中毒时,BB 增加。

### (四)剩余碱(BE)

1.定义

剩余碱(BE)是指在标准条件下(37 ℃,PCO$_2$为 5.3 kPa(40 mmHg),SaO$_2$100％),血浆或全

血的 pH 滴定至 7.4 时所需要的酸或碱的量。需酸时,BE 为正值;需碱时,BE 为负值。BE 为正值时,可名碱剩余;为负值时,可名碱缺失。

2.正常值

$-3\sim+3$ mmol/L。

3.临床意义

由于在测定 BE 时,排除了呼吸因素的影响,因此 BE 成为代谢性酸碱失衡的重要指标。正值增加,提示为代谢性碱中毒,负值增加,为代谢性酸中毒。

## 三、酸碱失衡的临床类型

### (一)单纯性或原发性酸碱失衡

酸碱失衡 pH 的异常是由原发紊乱所决定的,在代谢性酸碱失衡时,若 $HCO_3^-$ 减少,pH 下降,称为代谢性酸中毒;反之,若 $HCO_3^-$ 增加,pH 上升,称为代谢性碱中毒。在呼吸性酸碱失衡时,若 $PaCO_2$ 升高,pH 下降,称为呼吸性酸中毒;反之 $PaCO_2$ 下降,pH 升高,称呼吸性碱中毒。

### (二)混合性或复合性酸碱失衡

混合性或复合性酸碱失衡指在同一患者身上,同时出现二型或二型以上的酸碱失衡。其临床常见类型,见表 1-8。

表 1-8　临床常见酸碱失衡的类型

| 单纯性酸碱失衡 | 混合性酸碱失衡 | "三重性"酸碱失衡 |
|---|---|---|
| 急、慢性呼吸性酸中毒 | 呼吸性酸中毒合并代谢性酸中毒 | 代谢性酸中毒合并代谢性碱中毒合并呼吸性酸中毒 |
| 急、慢性呼吸性碱中毒 | 呼吸性酸中毒合并代谢性碱中毒 | 代谢性酸中毒合并代谢性碱中毒合并呼吸性碱中毒 |
| 代谢性酸中毒 | 呼吸性碱中毒合并代谢性酸中毒 | |
| 代谢性碱中毒 | 呼吸性碱中毒合并代谢性碱中毒 | |

## 四、酸碱失衡的判断

单纯性酸碱紊乱时,pH 异常是由原发紊乱所决定的。$PaCO_2$ 和 $HCO_3^-$ 明显异常,而 pH 正常时,应考虑混合性酸碱紊乱,可应用单纯性酸碱紊乱预计代偿公式(表 1-9),以明确诊断。

表 1-9　单纯性酸碱紊乱预计代偿公式

| 原发紊乱 | 性质 | 预计代偿公式 |
|---|---|---|
| 呼吸性酸中毒 | 急性 | 代偿引起 $HCO_3^-$ 升高 3~4 mmol/L |
| | 慢性 | $\triangle HCO_3^- = 0.38 \times \triangle PaCO_2 \pm 378$ |
| 呼吸性碱中毒 | 急性 | $\triangle HCO_3^- = 0.2 \times \triangle PaCO_2 \pm 25$ |
| | 慢性 | $\triangle HCO_3^- = 0.49 \times \triangle PaCO_2 \pm 172$ |
| 代谢性酸中毒 | | $PaCO_2 = 1.5 \times HCO_3^- + 8 \pm 2$ |
| 代谢性碱中毒 | | $\triangle PaCO_2 = 0.9 \times \triangle HCO_3^- \pm 5$ |

注:公式中 $PaCO_2$ 均以 mmHg 为单位。

生理限度内的代偿反应可判断为单纯性酸碱紊乱。但代偿作用很少能使 pH 恢复到正常水平(慢性呼吸性碱中毒例外),超越生理限度的反应,提示混合性酸碱紊乱的存在,故应结合病史、临床表现及电解质等其他实验室检查等综合判断。

(申　伟)

# 第六节　胃液检查

胃液是由胃黏膜各种细胞分泌的消化液及其他成分组成,主要含有壁细胞分泌的盐酸,主细胞分泌的胃蛋白酶原,黏膜表面上皮细胞、贲门腺、胃底腺和幽门腺颈黏液细胞分泌的黏液等。胃分泌受神经、内分泌及食物和其他刺激因子等调节。胃、十二指肠及全身性疾病均可引起胃分泌功能异常,使胃液的量和成分发生变化。在其诸多成分中,胃酸分泌功能检查具有一定实用价值,受到临床重视,而胃蛋白酶、黏液等检测很少应用。

## 一、胃液的收集

一般经插入胃管收集胃液。食管癌、食管狭窄、食管静脉曲张、心力衰竭、严重冠状动脉粥样硬化性心脏病患者不宜插管。检查前停用一切对胃分泌功能有影响的药物,如抗胆碱能药物至少停用 48 h,$H_2$ 受体阻滞剂($H_2$RA)、质子泵阻断剂(proton pump inhibitors,PPI)需停用24 h。禁食 12～14 h,患者清晨空腹取坐位或半卧位,经口插入消毒胃管。咽反射敏感者可改经鼻孔插入。操作应敏捷、轻柔,尽量避免诱发咽反射和呕吐。当胃管插至 45 cm 标记处时,提示管端已抵贲门下,可注入少量空气,使胃壁撑开,避免胃管在胃内打折。然后嘱患者改左侧卧位,继续插管至 52～55 cm 标记处,管端达大弯侧胃体中部,即胃最低部位。也可借助 X 线定位。嘱患者饮 20 mL 水后,如能回抽出 16 mL 以上,说明胃管定位适当。用胶布将胃管固定于上唇部。在患者改变多种体位,如头低左侧卧位、俯卧位等过程中反复抽吸胃液,力求将空腹胃液抽尽;也可使用电动吸引器负压抽吸,压力维持在 4.0～6.7 kPa(30～50 mmHg)。然后根据临床需要,进行各种试验。此外,可应用胃液采集器获取微量胃液。方法为空腹时用温开水 10 mL 吞服胃液采集器,患者取右侧卧位,15 min后由牵引线拉出采集器,可挤出胃液 1.5～2.0 mL,足够用于生化检测。

## 二、检查内容

### (一)一般性状检查

1.量

正常国人空腹12 h胃液量为10～70 mL,不超过 100 mL。超过此值视为基础胃液增多,见于胃液分泌过多,如十二指肠溃疡、佐林格-埃利森卓-艾综合征等;胃排空延缓,如胃轻瘫、幽门梗阻等。胃液不足 10 mL 者为分泌减少,主要见于慢性萎缩性胃炎和胃排空亢进。

2.色

正常胃液或为清晰无色,或因混有黏液而呈浑浊的灰白色。若为黄色或绿色胃液,则系胆汁反流所致;若为咖啡色胃液,则提示上消化道出血。

### 3.气味

正常胃液有酸味。胃排空延缓时,则有发酵味、腐臭味;晚期胃癌患者的胃液常有恶臭味;低位小肠梗阻时,可有粪臭味。

### 4.黏液

正常胃液中有少量黏液,分布均匀。慢性胃炎时黏液增多,使胃液黏稠度增大。

### 5.食物残渣

正常空腹胃液不含食物残渣,如其内混有之,提示机械性或功能性胃排空延缓。

## (二)化学检查

### 1.胃酸分泌功能测定

(1)胃液酸度滴定和酸量计算法。胃液中游离酸即盐酸,正常人空腹时为 $0\sim30$ mmol/L,平均值为18 mmol/L。结合酸指与蛋白质疏松结合的盐酸。总酸为游离酸、结合酸和各种有机酸之总和,正常值为 $10\sim50$ mmol/L,平均值为 30 mmol/L。用碱性溶液滴定胃液首先被中和的是游离酸,然后是有机酸和结合酸相继离解,直至被完全中和。根据滴定所用碱性溶液的浓度和毫升数,计算出胃液的酸度。以往用两种不同阈值的 pH 指示剂,如 Topfer 试剂(0.5 g 二甲氨偶氮苯溶于 95% 乙醇 100 mL 中)在 pH 3.5 时由红色转变为黄色,此时酸度代表游离酸;酚酞 pH 8~10 时变为微红且不褪色,可表示总酸。目前,应用酚红做 pH 指示剂,pH 7.0 变红色;用碱性溶液一次滴定至中性,测定总酸。常用碱性液为 100 mmol/L 或 50 mmol/L 浓度的氢氧化钠溶液。用于滴定的胃液取 10 mL 即可,需预先滤去食物残渣。滴定后按下列公式计算酸度。

酸度(mmol/L)=NaOH 浓度(mmol/L)×NaOH 消耗量(mL)÷被滴定胃液量(mL)。

胃酸分泌试验还常测定每小时酸量或连续 4 个 15 min 酸量之和。每小时酸量的计算方法如下。

酸量(mmol/h)=酸度(mmol/L)×每小时胃液量(L/h)。

除上述滴定中和测定胃酸外,还可测定胃液中 Cl⁻ 浓度和 pH,然后查表求出酸分泌量。

(2)基础酸量、最大酸量和高峰酸量测定。胃酸分泌功能测定结果一般用下列术语来表示:①基础酸量(basal acid output,BAO)为刺激因于刺激前 1 h 分泌的酸量;②最大酸量(maximal acid output,MAO)为刺激后 1 h 分泌的酸量;③高峰酸量(peak acid output,PAO)为刺激后 2 个连续分泌最高 15 min 酸量之和乘以 2,在同一患者 PAO>MAO。刺激因子可选用磷酸组胺或五肽胃泌素。后者为生理性物质,所用剂量为 $6\ \mu g/kg$ 体重时不良反应较小,故临床首选之。

五肽胃泌素胃酸分泌试验方法:在插入胃管后抽尽空腹胃液。收集 1 h 基础胃液,测定 BAO。然后皮下或肌内注射五肽胃泌素,剂量按 $6\ \mu g/kg$ 体重计算。再收集刺激后 1 h 胃液,一般每 15 min 装 1 瓶,连续收集 4 瓶。计算每瓶的胃液量和酸量,求出 MAO 和 PAO。

临床意义:BAO 常受神经内分泌等因素影响,变异范围较大。若估计其对个别被测者有诊断价值,则需连续 $2\sim3$ h 测定 BAO。壁细胞对胃泌素刺激的敏感性及种族、年龄、性别、体重等因素也可影响 MAO 和 PAO。国内外资料表明,正常人和消化性溃疡患者所测得的胃酸值常有重迭,故该项检查已不做常规应用。在下列情况下该指标有参考价值:①刺激后无酸,且胃液 pH>6,可诊断为真性胃酸缺乏,见于萎缩性胃炎、恶性贫血和胃癌患者。因此有助于鉴别胃溃疡为良性或恶性。②排除或肯定胃泌素瘤,如果 BAO>15 mmol/L,MAO>60 mmol/L,BAO/MAO比值>60%,提示有胃泌素瘤可能,应进一步测定血清促胃液素。③对比胃手术前后测定结果。若术后 MAO 较术前下降 70%,<3 mmol/L,提示迷走神经切断完全;若术后

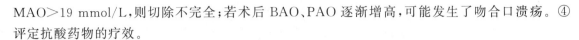

MAO>19 mmol/L,则切除不完全;若术后 BAO、PAO 逐渐增高,可能发生了吻合口溃疡。④评定抗酸药物的疗效。

2.胰岛素试验

该试验用于迷走神经切断术后,估计迷走神经切断是否完全。其原理为注射胰岛素诱发低血糖,可刺激大脑的迷走神经中枢,引起迷走神经介导的胃酸和胃蛋白酶原分泌增加。据报道,该试验阳性者 2 年后溃疡发生率可达 65%。

方法:本试验宜在手术 6 个月后进行。插胃管,收集 1 h 基础分泌胃液。然后静脉注射胰岛素 20 U 或 0.15 U/kg 体重。随后每 15 分钟收集一次胃液标本,连续收集 8 次,分别测定每个标本的量和酸量。另外,在注射胰岛素前 45 min 和注射后 90 min 分别采血、测血糖,以证实注射后发生了低血糖。标准胰岛素试验可诱发严重低血糖,50% 以上患者发生心律失常。因此,原有心脏病、低血钾、年龄超过 50 岁的患者禁做该试验。试验过程中应密切注意患者出现的低血糖反应。

判断标准:出现下列情况为阳性结果。①注射胰岛素后任何一个标本的酸度较注射前最大酸度增加幅度超过 20 mmol/L;或基础标本胃酸缺乏,而用药后酸度≥10 mmol/L。②在上述标准基础上,用药后第 1 h 呈现早期阳性结果。③注射后任何 1 h 胃液量较基础值增加。④基础酸量>2 mmol/L。⑤注射后任何 1 h 酸量较注射前增加 2 mmol/L。

目前已很少开展迷走神经切断术,而且胰岛素试验危险性较大,故已很少应用。

3.胃液内因子检测

测定胃液内因子有助于诊断恶性贫血。对具有一个或多个维生素 $B_{12}$ 吸收不良病因的患者,以及怀疑成年和青少年类型恶性贫血的患者,该试验是辅助诊断项目之一。

从刺激后抽出的胃液中取样:先将胃液滴定至 pH=10,使胃蛋白酶失活 20 min;在检测或储存前再将其 pH 恢复到 7。用放射免疫法或淀粉凝胶电泳法测其中内因子。正常人胃液中内因子大于 200 U/h;恶性贫血患者一般低于此值,但有少数患者可在正常范围;而有些吸收维生素 $B_{12}$ 正常的胃酸缺乏患者却不足 200 U/h。

恶性贫血在我国罕见,该试验很少开展。

4.隐血试验

正常人胃液中不含血液,隐血试验阴性。当胃液呈咖啡残渣样,怀疑上消化道出血时,常需做隐血试验加以证实。隐血试验方法较敏感,即使口腔少量出血或插胃管时损伤了黏膜,也可产生阳性结果,临床判断时应加以注意。

5.胃液多胺检测

多胺是一类分子量很小的羟基胺类有机碱,主要有腐胺、精胺和精脒。多胺与恶性肿瘤的发生、消长和复发有一定内在联系,可视为一种恶性肿瘤标志物。胃癌患者胃液中的多胺水平显著升高,检测之对诊断胃癌,估计其临床分期及预后有一定价值,还可作为胃癌术后或其他治疗后随访的指标。

6.胃液表皮生长因子检测

表皮生长因子(epidermal growth factor,EGF)具有抑制胃酸分泌和保护胃肠黏膜的功能。可用放射免疫法测定胃液中 EGF。轻度浅表性胃炎患者的基础胃液 EGF 浓度为 $(0.65\pm0.31)$ng/mL,排出量为 $(31.48\pm7.12)$ng/h;消化性溃疡患者的基础胃液及五肽胃泌素刺激后,胃液中 EGF 均明显降低。目前该项检查尚在临床研究阶段,其意义有待进一步阐明。

7.胃液胆汁酸检测

胃液中混有胆汁酸是诊断胆汁反流性胃炎的依据之一。胆汁酸有去垢作用,可损害胃黏膜。采用高效液相层析、紫外分光光度法测定胃液中的二羟胆烷酸、三羟胆烷酸、总胆汁酸等。正常人胃液中胆汁酸的含量极微,而胆汁反流、慢性浅表性胃炎、慢性萎缩性胃炎、十二指肠溃疡等患者的胃液中胆汁酸明显升高。

8.胃液尿素氮检测

幽门螺杆菌含尿素酶,分解尿素。正常人胃液尿素氮以 1.785 mmol/L 为临界值,低于该值则提示幽门螺杆菌感染;在治疗过程中随细菌被清除而逐步升高,故可作为观察疗效的指标之一。肾功能不全或其他原因引起血清尿素氮增高时可影响测定结果。

9.胃液癌胚抗原检测

检测胃液癌胚抗原(carcinoembryonic antigen,CEA)可作为胃癌或癌前期疾病初筛或随访的指标。国内报告用胃液采集器取微量胃液,联合检测其中 CEA、幽门螺杆菌抗体、氨基己糖、总酸、游离酸、胃泌素、pH 和总蛋白等 8 项指标,结果用电子计算机程序进行分析判断,诊断胃癌的准确性高达 96.42%。

**(三)显微镜检查**

由于胃液中胃蛋白酶和盐酸能破坏细胞、细菌,即使标本抽取后立即送验,阳性率仍不高,且意义也不大。脱落细胞检查对诊断胃癌有一定帮助。

(吴敬波)

# 第七节 胃镜检查

虽然消化内镜在临床应用已有悠久的历史,但它的迅速发展和广泛应用是近二三十年的事。尤其是微型电荷耦合器件用于内镜后,电子内镜使图像更加逼真地显示在电视屏幕上,为开展教学、会诊及内镜下手术创造了条件,使它在消化系统管腔中几乎达到"无孔不入,无腔不进"的境界,在临床消化病学领域里发挥着越来越大的作用,消化内镜已成为消化专业的常规诊治工具。上消化道内镜检查包括食管、胃、十二指肠的检查,是应用最早、进展最快的内镜检查,通常亦称胃镜检查。

胃镜检查可清晰地观察食管、胃、十二指肠球部和降部的黏膜,用以诊断或排除上消化道炎症、溃疡、肿瘤、息肉、憩室、食管胃底静脉曲张、消化道狭窄、畸形或异物等。临床上,对胸骨后疼痛、烧灼感、咽下困难、中上腹胀痛、呕吐和上消化道出血的定性定位诊断、上消化道病变的术后随访等都应行胃镜检查。尤其是对于上消化道出血者,有条件的应在出血后 24~48 h 间做紧急胃镜检查,否则急性胃黏膜病变易被漏诊。

## 一、检查前准备

(1)对患者做好解释工作,争取患者的配合。

(2)检查当天需禁食至少 5 h,在空腹时进行检查。

(3)术前常规使用咽部麻醉,一般采用吞服含有利多卡因的麻醉糊剂,必要时可服用去泡剂如二甲硅油。

(4)术前用药:一般均不必使用药物,但对于精神紧张显著者,可在检查前15 min肌内注射地西泮10 mg;为减少胃肠蠕动及痉挛,便于观察及利于内镜下手术,可于术前使用阿托品0.5 mg或山莨菪碱10 mg肌内注射。

## 二、检查方法

(1)插入口咽部及食管:左手握住操纵部,右手扶持插入管的前端,沿舌根对向咽喉部,对准食管入口,轻轻推进入食管,沿食管腔缓慢进镜入胃。

(2)胃及十二指肠的观察:内镜通过齿状线即进入胃的贲门部,注气后沿胃小弯循腔进镜即可到达幽门。当幽门张开时,将内镜推入,即可进入十二指肠球部;将内镜旋转90°～180°,并将镜角向上,使前端对向降部的肠腔推进内镜,即可进入十二指肠降部,并可视及乳头。由此退镜观察,逐段扫描,配合注气及抽吸,可逐一检查十二指肠、胃及食管各段病变。注意胃肠腔的大小形态、胃肠壁及皱襞情况、黏膜、黏膜下血管、分泌物性状,以及胃蠕动情况。在胃窦时注意观察胃角及其附近;再退镜时注意观察贲门及其附近病变;逐段仔细观察,应无盲区,注意勿遗漏胃角上份、胃体垂直部、后壁及贲门下病变。

(3)对有价值部位,可摄像、活检、刷取细胞涂片及抽取胃液检查助诊。

(4)术毕尽量抽气,防止腹胀。取活检者,嘱其勿立即进食热饮及粗糙食物。

## 三、适应证

适应证比较广泛。一般来说,一切食管、胃、十二指肠疾病诊断不清者,均可进行此项检查。主要适应证如下。

(1)上腹不适,疑是上消化道病变,临床又不能确诊者。

(2)不明原因的失血,特别是上消化道出血者,可行急诊胃镜检查。

(3)对X线钡餐透视检查不能确诊或疑有病变者。

(4)需要随诊的病变,如溃疡、萎缩性胃炎、胃癌前病变等。

(5)需要进行胃镜下治疗者。

## 四、禁忌证

随着器械的改良、技术的进步,禁忌证较过去减少。虽然多数情况下胃镜检查的禁忌证是相对的,但以下情况为绝对禁忌。

(1)严重心脏病:如严重心律失常、心肌梗死活动期、重度心力衰竭等。

(2)严重肺部疾病:如哮喘、呼吸衰竭不能平卧者。

(3)精神失常不能合作者。

(4)食管、胃、十二指肠穿孔的急性期。

(5)急性重症咽喉部疾病胃镜不能插入者。

(6)腐蚀性食管损伤的急性期。

## 五、并发症

内镜检查经过多年的临床实践及广泛应用,已被证实有很高的安全性,但也会发生一些并发症,严重者甚至死亡。并发症的发生可能是因患者不适宜做胃镜检查、患者不配合或者医师操作不当所致。

### (一)严重并发症

**1.心脏意外**

心脏意外主要是指心绞痛、心肌梗死、心律失常和心脏停搏。主要发生在原有缺血性心脏病、慢性肺疾病及老年患者。

**2.低氧血症**

低氧血症主要是与患者紧张憋气、胃镜对呼吸道的压迫、术前使用肌松药等有关。

**3.穿孔**

穿孔的原因往往是患者不合作,而检查者又盲目插镜、粗暴操作所致,最易发生穿孔的部位是咽喉梨状窝和食管下段,最主要的症状是患者立即出现的胸、背部疼痛,纵隔气肿和颈部皮下气肿,继而出现胸膜渗出和纵隔炎。一旦确诊,需行外科手术。

**4.感染**

感染比较严重的是吸入性肺炎。大多发生于应用了较大剂量的镇静药物。

### (二)一般并发症

**1.下颌关节脱臼**

下颌关节脱臼较多见,一般无危险,手法复位即可。

**2.喉头痉挛**

喉头痉挛多发生于胃镜误插入气管所致,拔镜后很快即可缓解。

**3.癔症**

癔症多发生于有癔症病史者,检查前或检查时精神紧张不能自控所致,必要时可应用镇静剂。

**4.食管贲门黏膜撕裂**

食管贲门黏膜撕裂常发生于患者在检查过程中剧烈呕吐,反应较大时。

**5.咽喉部感染或脓肿**

咽喉部感染或脓肿多是由于插镜时损伤了咽部组织或梨状窝所致的感染。

**6.腮腺肿大**

腮腺肿大由检查过程中腮腺导管开口阻塞及腮腺分泌增加引起,常可自愈,必要时可给予抗感染治疗。

## 六、常见病的胃镜所见

### (一)食管癌

**1.早期食管癌**

早期食管癌指癌肿仅侵犯黏膜及黏膜下层者。发生部位以食管中、下段居多。内镜下可分为3型:①隆起型(息肉样隆起、轻度隆起型);②平坦型;③凹陷型(糜烂型、溃疡型)。

**2.中、晚期(进展期)食管癌**

中、晚期(进展期)食管癌是指癌肿已侵及固有肌层或超过固有肌层者。一般直径在 3 cm 以上。内镜下可分为 5 型。

(1)Ⅰ型:肿块型。呈息肉样肿块突入食管腔内,周围黏膜浸润不明显。

(2)Ⅱ型:溃疡型。溃疡基底部污秽、表面不平,有出血,溃疡边缘不整齐,并有小结节状隆起,但范围较小。

(3)Ⅲ型:肿块浸润型。即Ⅰ型食管癌周围黏膜有较广泛的浸润,病灶处往往有出血及坏死,边界不清楚。

(4)Ⅳ型:溃疡浸润型。即Ⅱ型食管癌周围黏膜有广泛的浸润。

(5)Ⅴ型:狭窄型。由于食管四周癌肿浸润引起食管腔严重狭窄,在检查时,内镜无法通过病变处(图1-9)。

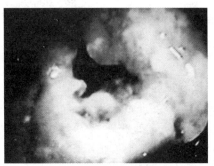

图1-9 食管癌胃镜所见

无论是早期还是中、晚期食管癌,在可疑病变处做活组织检查,诊断即可明确。食管的其他肿瘤如肉瘤、乳头状瘤等,皆需依赖组织学检查确诊。

**(二)慢性胃炎**

悉尼系统强调内镜与病理密切结合,胃炎的诊断包括组织学和内镜两部分;并尽可能找到病因或相关的病原,以及炎症的程度、活动性、萎缩程度、肠化生分级、有无幽门螺杆菌等。内镜要求明确炎症的部位(全胃炎、胃窦胃炎、胃体胃炎);对内镜下所见(图1-10)之异常进行分级,并根据其异常表现将胃炎分成7种基本类型,即充血渗出型、平坦糜烂型、隆起糜烂型、萎缩型、出血型、反流型、皱襞增生型。每种类型均要注明程度、部位,还有混合型,加上组织学检查部分,因而全面而客观。

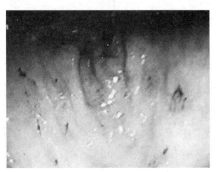

图1-10 慢性胃炎胃镜所见

**(三)胃溃疡**

急性胃溃疡即所谓应激性溃疡,常有明显的诱因。内镜下可见多发性、较浅小的溃疡,表面常覆盖白色渗出物,周围黏膜充血。伴出血的急性胃溃疡表面常有血凝块,周围有时可见一圈白色渗出物,用水冲去血凝块后显示溃疡面(图1-11)。

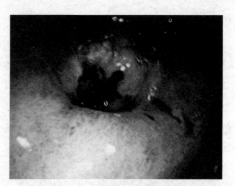

图 1-11　胃溃疡胃镜所见

### （四）胃肿瘤

胃肿瘤中胃癌发病率最高,按恶性肿瘤死亡顺序排位,胃癌为我国病死率最高的恶性肿瘤。自纤维胃镜广泛采用以来,胃癌的诊断水平明显提高,尤其是早期胃癌几乎皆依赖胃镜检查发现。胃的恶性肿瘤还有胃肉瘤、胃类癌、恶性黑色素瘤、卡波西肉瘤及低度恶性的血管内皮细胞瘤等。除内镜下表现各有特异外,其诊断仍须依赖组织学检查。胃的良性肿瘤中较多见者为胃息肉、胃平滑肌瘤等,亦多依赖胃镜检查确诊。

### （五）十二指肠炎

十二指肠炎的内镜表现可有多种,最常见的有黏膜充血、水肿、粗糙不平,点状出血、点状或斑片状糜烂,黏膜细颗粒状,血管显露或小结节状增生(图 1-12)。

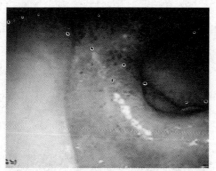

图 1-12　十二指肠炎胃镜所见

### （六）十二指肠溃疡

内镜观察十二指肠溃疡需注意其部位、数目、大小、形态及病期等。十二指肠溃疡可为单发或多发,形态大致分为圆(或卵圆)形、不规则形、线形和霜斑样 4 种。球部恶性溃疡极罕见,因此对球部溃疡无须常规做活检。如果溃疡污秽、巨大或周围有浸润疑为恶性时,则应做活检。

（吴敬波）

# 第二章　心内科疾病的诊治

## 第一节　原发性高血压

高血压是一种以体循环动脉压升高为主要表现的临床综合征,是最常见的心血管疾病,可分为原发性与继发性两大类。在绝大多数患者中,高血压的病因不明,称之为原发性高血压,又称高血压,占总高血压患者的95%以上;在不足5%的患者中,血压升高是某些疾病的一种临床表现,本身有明确而独立的病因,称之为继发性高血压。

### 一、病因和发病机制

原发性高血压的病因尚未完全阐明,目前认为是在一定的遗传背景下多种后天环境因素作用使正常血压调节机制失代偿所致。

#### (一)遗传和基因因素

高血压有明显的遗传倾向。据估计,人群中至少有20%的血压变异是由遗传决定的。流行病学研究提示,高血压发病有明显的家族聚集性。双亲无高血压、一方有高血压或双亲均有高血压,其子女高血压发生率分别为3%、28%和46%。单卵双生的同胞血压一致性较双卵双生同胞更为明显。

#### (二)环境因素

高血压可能是遗传易感性和环境因素相互影响的结果。体重超重、膳食中高盐和中度以上饮酒是国际上已确定且亦为我国的流行病学研究所证实的,与高血压发病密切相关的危险因素。

国人正常体重指数(BMI)中年男性和女性分别为21.0~24.5和21~25,近十年国人的BMI均值及超重率有增加的趋势。BMI与血压呈显著相关。前瞻性研究表明,基线BMI每增加1 kg/m$^2$,高血压的发生危险5年内增加9%。每天饮酒量与血压呈线性相关。

膳食中钠盐摄入量与人群血压水平和高血压患病率呈显著相关性。每天为满足人体生理平衡仅需摄入0.5 g氯化钠。国人食盐量每天北方为12~18 g,南方为7~8 g,高于西方国家。若每人每天食盐平均摄入量增加2 g,则收缩压和舒张压分别增高0.3 kPa(2.0 mmHg)和0.2 kPa(1.2 mmHg)。我国膳食钙摄入量低于中位数人群中,膳食钠/钾比值亦与血压呈显著相关。

### (三)交感神经活性亢进

交感神经活性亢进是高血压发病机制中的重要环节。动物实验表明,条件反射可形成狗的神经精神源性高血压。长期处于应激状态人群,如驾驶员、飞行员、外科医师、会计师等职业者,其高血压的患病率明显增加。原发性高血压患者中约 40% 循环血中儿茶酚胺水平升高。长期的精神紧张、焦虑、压抑等所致的反复应激状态及对应激的反应性增强,使大脑皮质下神经中枢功能紊乱,交感神经和副交感神经之间的平衡失调,交感神经兴奋性增加,其末梢释放儿茶酚胺增多。

### (四)肾素-血管紧张素-醛固酮系统

人体内存在两种肾素-血管紧张素-醛固酮系统(renin-angiotensin system,RAAS),即循环 RAAS 和局部 RAAS。血管紧张素 II(angiotensin,Ang II)是循环 RAAS 的最重要成分,通过强有力的直接收缩小动脉或通过刺激肾上腺皮质球状带分泌醛固酮而扩大血容量,或通过促进肾上腺髓质和交感神经末梢释放儿茶酚胺,均可显著升高血压。此外,体内其他激素如糖皮质激素、生长激素、雌激素等升高血压的途径,也主要经 RAAS 而产生。近年来发现很多组织,如血管壁、心脏、中枢神经、肾脏肾上腺中,均有 RAAS 各成分的 mRNA 表达,并有 Ang II 受体和盐皮质激素受体存在。

引起 RAAS 激活的主要因素有:肾灌注减低,肾小管内液钠浓度减少,血容量降低,低钾血症,利尿药及精神紧张,寒冷,直立运动等。

目前认为,醛固酮在 RAAS 中占有不可缺少的重要地位。它具有依赖于 Ang II 的一面,又有不完全依赖于 Ang II 的独立作用,特别是在心肌和血管重塑方面。它除了受 Ang II 的调节外,还受低钾、促肾上腺皮质激素(ACTH)等的调节。

### (五)血管重塑

血管重塑既是高血压所致的病理改变,也是高血压维持的结构基础。血管壁具有感受和整合急、慢性刺激并做出反应的能力,其结构处于持续的变化状态。高血压伴发的阻力血管重塑包括营养性重塑和肥厚性重塑两类。血压因素、血管活性物质和生长因子及遗传因素共同参与了高血压血管重塑的过程。

### (六)内皮细胞功能受损

血管管腔的表面均覆盖着内皮组织,其细胞总数几乎和肝脏相当,可看作人体内最大的脏器之一。内皮细胞不仅是一种屏障结构,而且具有调节血管舒张和收缩功能、血流稳定性和血管重塑的重要作用。血压升高使血管壁的剪切力和应力增加,去甲肾上腺素等血管活性物质增多,可明显损害内皮及其功能。内皮功能障碍可能是高血压导致靶器官损害及并发症的重要原因。

### (七)胰岛素抵抗

高血压患者中约有半数存在胰岛素抵抗现象。胰岛素抵抗指的是机体组织对胰岛素作用敏感性和(或)反应性降低的一种病理生理反应,还使血管对体内升压物质反应增强,血中儿茶酚胺水平增加。高胰岛素血症可影响跨膜阳离子转运,使细胞内钙升高,加强缩血管作用。此外,还可影响糖、脂代谢及蛋白质代谢。上述这些改变均能促使血压升高,诱发动脉粥样硬化病变。

## 二、病理解剖

高血压的主要病理改变是动脉的病变和左心室的肥厚。随着病程的进展,心、脑、肾等重要脏器均可累及,其结构和功能因此发生不同程度的改变。

### (一)心脏

高血压引起的心脏改变主要包括左心室肥厚和冠状动脉粥样硬化。血压升高和其他代谢内分泌因素引起心肌细胞体积增大和间质增生,使左心室体积和重量增加,从而导致左心室肥厚。血压升高和冠状动脉粥样硬化有密切的关系。冠状动脉粥样硬化病变的特点为动脉壁上出现纤维素性和纤维脂肪性斑块,并有血栓附着。随斑块的扩大和管腔狭窄的加重,可产生心肌缺血;斑块的破裂、出血及继发性血栓形成等可堵塞管腔造成心肌梗死。

### (二)脑

脑小动脉尤其颅底动脉环是高血压动脉粥样硬化的好发部位,可造成脑卒中,颈动脉的粥样硬化可导致同样的后果。近半数高血压患者脑内小动脉有许多微小动脉瘤,这是导致脑出血的重要原因。

### (三)肾

高血压持续 5～10 年,即可引起肾脏小动脉硬化(弓状动脉硬化及小叶间动脉内膜增厚,入球小动脉玻璃样变),管壁增厚,管腔变窄,进而继发肾实质缺血性损害(肾小球缺血性皱缩、硬化,肾小管萎缩,肾间质炎性细胞浸润及纤维化),造成良性小动脉性肾硬化症。良性小动脉性肾硬化症发生后,由于部分肾单位被破坏,残存肾单位为代偿排泄废物,肾小球即会出现高压、高灌注及高滤过("三高"),而此"三高"又有两面性;若持续存在,又会促使残存肾小球本身硬化,加速肾损害的进展,最终引起肾衰竭。

## 三、临床特点

### (一)血压变化

高血压初期血压呈波动性,血压可暂时性升高,但仍可自行下降和恢复正常。血压升高与情绪激动、精神紧张、焦虑及体力活动有关,休息或去除诱因血压便下降。随病情迁延,尤其是在并发靶器官损害或有合并症之后,血压逐渐呈稳定和持久升高,此时血压仍可波动,但多数时间血压处于正常水平以上,情绪和精神变化可使血压进一步升高,休息或去除诱因并不能使之有效下降和恢复正常。

### (二)症状

大多数患者起病隐匿,症状缺如或不明显,仅在体检或因其他疾病就医时才被发现。有的患者可出现头痛、心悸、后颈部或颞部搏动感,还可表现为神经官能症状如失眠、健忘或记忆力减退、注意力不集中、耳鸣、情绪易波动或发怒及神经质等。病程后期心、脑、肾等靶器官受损或有并发症时,可出现相应的症状。

### (三)并发症的表现

左心室肥厚的可靠体征为抬举性心尖冲动,表现为心尖冲动明显增强,搏动范围扩大及心尖冲动左移,提示左心室增大。主动脉瓣区第 2 心音可增强,带有金属音调。并发冠状动脉粥样硬化性心脏病时可发生心绞痛、心肌梗死、甚至猝死。晚期可发生心力衰竭。

脑血管并发症是我国高血压最为常见的并发症,年发病率为(120～180)/10 万,是急性心肌梗死的 4～6 倍。早期可有短暂性脑缺血发作(transient ischemic attack,TIA),还可发生脑血栓形成、脑栓塞(包括腔隙性脑梗死)、高血压脑病及颅内出血等。长期持久血压升高可引起良性小动脉性肾硬化症,从而导致肾实质的损害,可出现蛋白尿、肾功能损害,严重者可出现肾衰竭。

眼底血管被累及可出现视力进行性减退,严重高血压可促使形成主动脉夹层并破裂,常可致命。

## 四、实验室和特殊检查

### (一)血压的测量

测量血压是诊断高血压和评估其严重程度的主要依据。目前评价血压水平的方法有以下3种。

1.诊所偶测血压

诊所偶测血压(简称"偶测血压")由医护人员在标准条件下按统一的规范进行测量,是目前诊断高血压和分级的标准方法。应相隔 2 min 重复测量,以 2 次读数平均值为准,如 2 次测量的收缩压或舒张压读数相差超过 0.7 kPa(5.25 mmHg),应再次测量,并取 3 次读数的平均值。

2.自测血压

采用无创半自动或全自动电子血压计在家中或其他环境中,患者给自己或家属给患者测量血压,称为自测血压。它是偶测血压的重要补充,在诊断单纯性诊所高血压,评价降压治疗的效果,改善治疗的依从性等方面均极其有益。

3.动态血压监测

一般监测的时间为 24 h,测压时间间隔白天为 30 min,夜间为 60 min。动态血压监测提供 24 h,白天和夜间各时间段血压的平均值和离散度,可较为客观和敏感地反映患者的实际血压水平,且可了解血压的变异性和昼夜变化的节律性,估计靶器官损害与预后,比偶测血压更为准确。

动态血压监测的参考标准正常值:24 h 低于 17.3/10.7 kPa(130/80 mmHg),白天低于 18.0/11.3 kPa(135/85 mmHg),夜间低于 16.7/10.0 kPa(125/75 mmHg)。夜间血压均值一般较白天均值低 10%～20%。正常血压波动曲线形状如长柄勺,夜间 2～3 时处于低谷,凌晨迅速上升,上午6～8 时和下午 4～6 时出现两个高峰,之后缓慢下降。早期高血压患者的动态血压曲线波动幅度较大,而晚期患者波动幅度较小。

### (二)尿液检查

肉眼观察尿的透明度、颜色,有无血尿;测比重、pH、蛋白和糖含量,并做镜检。尿比重降低(<1.010)提示肾小管浓缩功能障碍。正常尿液 pH 是 5.0～7.0。某些肾脏疾病如慢性肾炎并发的高血压可在血糖正常的情况下出现糖尿,系由于近端肾小管重吸收障碍引起。尿微量蛋白可采用放免法或酶联免疫法测定,其升高程度,与高血压病程及合并的肾功能损害有密切关系。尿转铁蛋白排泄率更为敏感。

### (三)血液生化检查

测定血钾、尿素氮、肌酐、尿酸、空腹血糖、血脂,还可检测一些选择性项目,如血浆肾素活性、醛固酮等。

### (四)X 线检查

早期高血压患者可无特殊异常,后期患者可见主动脉弓迂曲延长、左心室增大。X 线检查对主动脉夹层、胸主动脉及腹主动脉缩窄有一定的帮助,但进一步确诊还需做相关检查。

### (五)心电图检查

体表心电图对诊断高血压患者是否并发左心室肥厚、左心房负荷过重和心律失常有一定帮助。心电图诊断左心室肥厚的敏感性不如超声心动图检查,但对评估预后有帮助。

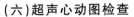

### (六)超声心动图检查

超声心动图(ultrasonic cardiogram,UCG)能可靠地诊断左心室肥厚,其敏感性较心电图高7~10倍。左心室质量指数是一项反映左心室肥厚及其程度的较为准确的指标,与病理解剖的符合率和相关性较高。UCG还可评价高血压患者的心脏功能,包括收缩功能、舒张功能。若疑有颈动脉、外周动脉和主动脉病变,应做血管超声检查;若疑有肾脏疾病的患者,应做肾脏B超检查。

### (七)眼底检查

眼底检查可发现眼底的血管病变和视网膜病变。血管病变包括变细、扭曲、反光增强、交叉压迫及动、静脉比例降低。视网膜病变包括出血、渗出、视盘水肿等。高血压眼底改变可分为以下4级。

Ⅰ级:视网膜小动脉出现轻度狭窄、硬化、痉挛和变细。

Ⅱ级:小动脉呈中度硬化和狭窄,出现动脉交叉压迫症,视网膜静脉阻塞。

Ⅲ级:动脉中度以上狭窄伴局部收缩,视网膜有棉絮状渗出、出血和水肿。

Ⅳ级:视盘水肿并有Ⅲ级眼底的各种表现。

高血压眼底改变与病情的严重程度和预后相关。Ⅲ和Ⅳ级眼底,是急进型和恶性高血压诊断的重要依据。

## 五、诊断和鉴别诊断

高血压患者应进行全面的临床评估。评估的方法是详细询问病史、做体格检查和实验室检查,必要时还要进行一些特殊的器械检查。

### (一)诊断标准和分类

如表2-1所示,根据世界卫生组织高血压专家委员会(WHO/ISH)确定的标准和我国高血压防治指南的规定,18岁以上成年人高血压定义:在未服抗高血压药物的情况下收缩压≥18.7 kPa(140 mmHg)和(或)舒张压≥12.0 kPa(90 mmHg)。患者既往有高血压史,目前正服用抗高血压药物,血压虽已低于18.7/12.0 kPa(140/90 mmHg),也应诊断为高血压;患者的收缩压与舒张压属于不同的级别时,应按二者中较高的级别分类。

表2-1　WHO血压水平的定义和分类

| 类别 | 收缩压(mmHg) | 舒张压(mmHg) |
|---|---|---|
| 理想血压 | <120 | <80 |
| 正常血压 | <120 | <85 |
| 正常高值 | 130~139 | 85~89 |
| 1级高血压(轻度) | 140~159 | 90~99 |
| 亚组:临界高血压 | 140~149 | 90~94 |
| 2级高血压(中度) | 160~179 | 100~109 |
| 3级高血压(重度) | ≥180 | ≥110 |
| 单纯收缩期高血压 | ≥140 | <90 |
| 亚组:临界收缩期高血压 | 140~149 | <90 |

注:1 mmHg≈0.133 kPa。

### (二)高血压的危险分层

高血压是脑卒中和冠状动脉粥样硬化性心脏病的独立危险因素。高血压患者的预后和治疗决策不仅要考虑血压水平,还要考虑到心血管疾病的危险因素、靶器官损害和相关的临床状况,并可根据某几项因素合并存在时对心血管事件绝对危险的影响,做出危险分层的评估,即将心血管事件的绝对危险性分为 4 类:低危、中危、高危和极高危。在随后的 10 年中发生一种主要心血管事件的危险性低危组、中危组、高危组和极高危组分别为低于 15%、15%~20%、20%~30% 和高于 30%(表 2-2)。

表 2-2　影响预后的因素

| 心血管疾病的危险因素 | 靶器官损害 | 并发或合并的临床情况 |
|---|---|---|
| 用于危险性分层的危险因素:<br>1.收缩压和舒张压的水平(1~3级)<br>2.男性>55岁<br>3.女性>65岁<br>4.吸烟<br>5.胆固醇>5.72 mmol/L (2.2 mg/dL)<br>6.糖尿病<br>7.早发心血管疾病家族史(发病年龄男<55岁,女<65岁)<br>加重预后的其他因素:<br>1.高密度脂蛋白胆固醇降低<br>2.低密度脂蛋白胆固醇升高<br>3.糖尿病伴微量白蛋白尿<br>4.葡萄糖耐量减低<br>5.肥胖<br>6.以静息为主的生活方式<br>7.血浆纤维蛋白原增高 | 1.左心室肥厚(心电图、超声心动图或X线)<br>2.蛋白尿和(或)血浆肌酐水平升高106~177 μmol/L(1.2~2.0 mg/dL)<br>3.超声或X线证实有动脉粥样硬化斑块(颈、髂、股或主动脉)<br>4.视网膜普遍或灶性动脉狭窄 | 脑血管病:<br>1.缺血性脑卒中<br>2.脑出血<br>3.TIA<br>心脏疾病:<br>1.心肌梗死<br>2.心绞痛<br>3.冠状动脉血运重建<br>4.充血性心力衰竭<br>肾脏疾病:<br>1.糖尿病肾病<br>2.肾衰竭(血肌酐水平>177μmol/L或2.0 mg/dL)<br>血管疾病:<br>1.夹层动脉瘤<br>2.症状性动脉疾病<br>3.重度高血压性视网膜病变:出血或渗出、视盘水肿 |

高血压危险分层的主要根据是美国弗莱明翰研究中心的平均年龄 60 岁(45~80 岁)患者随访10 年心血管疾病死亡、非致死性脑卒中和心肌梗死的资料。但西方国家高血压人群中并发的脑卒中发病率相对较低,而心力衰竭或肾脏疾病较常见,故这一危险性分层仅供我们参考(表 2-3)。

表 2-3　高血压的危险分层

| 危险因素和病史 | 血压(kPa) | | |
|---|---|---|---|
| | 1 级 | 2 级 | 3 级 |
| Ⅰ.无其他危险因素 | 低危 | 中危 | 高危 |
| Ⅱ.1~2 个危险因素 | 中危 | 中危 | 极高危 |
| Ⅲ.≥3 个危险因素或靶器官损害或糖尿病 | 高危 | 高危 | 极高危 |
| Ⅳ.并存的临床情况 | 极高危 | 极高危 | 极高危 |

**（三）鉴别诊断**

在确诊高血压之前应排除各种类型的继发性高血压，因为有些继发性高血压的病因可消除，其原发疾病治愈后，血压即可恢复正常。常见的继发性高血压有下列几种类型。

1.肾实质性疾病

慢性肾小球肾炎、慢性肾盂肾炎、多囊肾和糖尿病肾病等均可引起高血压。这些疾病早期均有明显的肾脏病变的临床表现，在病程的中、后期出现高血压，至终末期肾病阶段高血压几乎都和肾功能不全相伴发。因此，根据病史、尿常规和尿沉渣细胞计数不难与原发性高血压的肾脏损害相鉴别。肾穿刺病理检查有助于诊断慢性肾小球肾炎；多次尿细菌培养和静脉肾盂造影对诊断慢性肾盂肾炎有价值。糖尿病肾病者均有多年糖尿病史。

2.肾血管性高血压

单侧或双侧肾动脉主干或分支病变可导致高血压。肾动脉病变可为先天性或后天性。先天性肾动脉狭窄主要为肾动脉肌纤维发育不良所致；后天性狭窄由大动脉炎、肾动脉粥样硬化、动脉内膜纤维组织增生等病变所致。此外，肾动脉周围粘连或肾蒂扭曲也可导致肾动脉狭窄。该病在成人高血压中不足 1%，但在骤发的重度高血压和临床上有可疑诊断线索的患者中则有较高的发病率。如果有骤发的高血压并迅速进展至急进性高血压、中青年尤其是 30 岁以下的高血压且无其他原因、腹部或肋脊角闻及血管杂音，则提示肾血管性高血压的可能。可疑病例可做肾动脉多普勒超声检查、口服卡托普利激发后做同位素肾图和肾素测定、肾动脉造影，数字减影血管造影术，有助于做出诊断。

3.嗜铬细胞瘤

嗜铬细胞瘤 90% 位于肾上腺髓质，右侧多于左侧。交感神经节和体内其他部位的嗜铬组织也可发生此病。肿瘤释放出大量儿茶酚胺，引起血压升高和代谢紊乱。高血压可为持续性，亦可呈阵发性。阵发性高血压发作的持续时间从十几分钟至数天，间歇期亦长短不等。发作频繁者一天可达数次。发作时除血压骤然升高外，还有头痛、心悸、恶心、多汗、四肢冰冷和麻木感、视力减退、上腹或胸骨后疼痛等。典型的发作可由于情绪改变（如兴奋、恐惧、发怒）而诱发。年轻人难以控制的高血压应注意与该病相鉴别。若该病表现为持续性高血压则难与原发性高血压相鉴别。血和尿儿茶酚胺及其代谢产物香草基杏仁酸（VMA）的测定、酚妥拉明试验、胰高血糖素激发试验、可乐定抑制试验、甲氧氯普胺试验，有助于做出诊断。超声检查、放射性核素及电子计算机X线体层显像（CT）、磁共振显像，可显示肿瘤的部位。

4.原发性醛固酮增多症

病因为肾上腺肿瘤或增生所致的醛固酮分泌过多，典型的症状和体征表现为以下 3 个方面。

（1）轻至中度高血压。

（2）多尿，尤其夜尿增多、口渴、尿比重下降、碱性尿和蛋白尿。

（3）发作性肌无力或瘫痪、肌肉痛、抽搐或手足麻木感等。

凡高血压者合并上述 3 项临床表现，并有低钾血症、高血钠性碱中毒而无其他原因可解释的，应考虑该病之可能。实验室检查可发现血和尿醛固酮升高，血浆肾素降低、尿醛固酮排泄增多等。

5.库欣综合征

库欣综合征为肾上腺皮质肿瘤或增生分泌糖皮质激素过多所致。除高血压外，有向心性肥胖、满月脸、水牛背、皮肤紫纹、毛发增多、血糖增高等特征，诊断一般并不困难。24 h 尿中17-羟及 17-酮类固醇增多,地塞米松抑制试验及肾上腺皮质激素兴奋试验阳性有助于诊断。颅内蝶鞍 X 线检查、肾上腺 CT 扫描及放射性碘化胆固醇肾上腺扫描可用于病变定位。

6.主动脉缩窄

主动脉缩窄多数为先天性血管畸形,少数为多发性大动脉炎所引起。特点为上肢血压增高而下肢血压不高或降低,呈上肢血压高于下肢血压的反常现象。肩胛间区、胸骨旁、腋部可有侧支循环动脉的搏动和杂音或腹部听诊有血管杂音。胸部 X 线摄影可显示肋骨受侧支动脉侵蚀引起的切迹。主动脉造影可确定诊断。

# 六、治疗

## (一)高血压患者的评估和监测程序

如图 2-1 所示,确诊高血压的患者应根据其危险因素、靶器官损害及相关的临床情况做出危险分层。高危和极高危患者应立即开始用药物治疗。中危和低危患者则先监测血压和其他危险因素,而后再根据血压状况决定是否开始药物治疗。

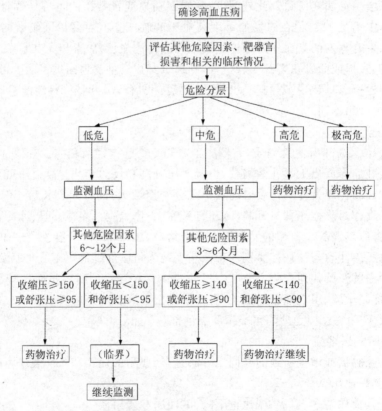

图 2-1  高血压患者评估和处理程序(血压单位为 mmHg,1 mmHg≈0.133 kPa)

## (二)降压的目标

根据新指南的精神,中青年高血压患者血压应降至 17.3/11.3 kPa(130/85 mmHg)以下。有研究表明,舒张压达到较低目标血压组的糖尿病患者,其心血管病危险性明显降低,故伴糖尿病者应把血压降至 17.3/10.7 kPa(130/80 mmHg)以下;高血压合并肾功能不全、尿蛋白超过1 g/24 h,至少应将血压降至 17.3/10.7 kPa(130/80 mmHg),甚至 16.7/10.0 kPa(125/75 mmHg)以下;老

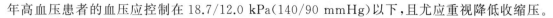

年高血压患者的血压应控制在 18.7/12.0 kPa(140/90 mmHg)以下,且尤应重视降低收缩压。

**(三)非药物治疗**

高血压应采取综合措施治疗,任何治疗方案都应以非药物疗法为基础。积极有效的非药物治疗可通过多种途径干扰高血压的发病机制,起到一定的降压作用,并有助于减少靶器官损害的发生。非药物治疗的具体内容包括以下几项。

1.戒烟

吸烟所致的加压效应使高血压并发症如脑卒中、心肌梗死和猝死的危险性显著增加,并降低或抵消降压治疗的疗效,加重脂质代谢紊乱,降低胰岛素敏感性,减弱内皮细胞依赖性血管扩张效应和增加左心室肥厚的倾向。戒烟对心血管的良好益处,任何年龄组在戒烟 1 年后即可显示出来。

2.戒酒或限制饮酒

戒酒和减少饮酒可使血压显著降低。

3.减轻和控制体重

体重减轻 10%,收缩压可降低 0.8 kPa(6.6 mmHg)。超重 10% 以上的高血压患者体重减少 5 kg,血压便明显降低,且有助于改善伴发的危险因素,如糖尿病、高脂血症、胰岛素抵抗和左心室肥厚。新指南中建议体重指数(kg/m²)应控制在 24 以下。

4.合理膳食

按 WHO 的建议,钠摄入每天应少于 2.4 g(相当于氯化钠 6 g)。通过食用含钾丰富的水果(如香蕉、橘子)和蔬菜(如油菜、苋菜、香菇、大枣),增加钾的摄入。要减少膳食中的脂肪,适量补充优质蛋白质。

5.增加体力活动

根据新指南提供的参考标准,常用运动强度指标可用运动时的最大心率达到 180 次/分钟或 170 次/分钟减去平时心率。若要求精确,则采用最大心率的 60%～85% 作为运动适宜心率。运动频度一般要求每周 3～5 次,每次持续 20～60 min 即可。中老年高血压患者可选择步行、慢跑、上楼梯、骑自行车等。

6.减轻精神压力,保持心理平衡

长期精神压力和情绪忧郁,既是导致高血压,又是降压治疗效果欠佳的重要原因。应对患者做耐心的劝导和心理疏导,鼓励其参加体育、文化和社交活动,鼓励高血压患者保持宽松、平和、乐观的健康心态。

**(四)初始降压治疗药物的选择**

高血压的治疗应采取个体化的原则。应根据高血压危险因素、靶器官损害及合并疾病等情况选择初始降压药物。

**(五)高血压的药物治疗**

1.药物治疗原则

(1)采用最小的有效剂量,以获得可能有的疗效而使不良反应减至最小。

(2)为了有效防止靶器官损害,要求一天 24 h 内稳定降压,并能防止从夜间较低血压到清晨血压突然升高而导致猝死、脑卒中和心脏病发作。要达到此目的,最好使用每天一次给药而有持续降压作用的药物。

(3)单一药物疗效不佳时不宜过多增加单种药物的剂量,而应及早采用两种或两种以上药物联合治疗,这样有助于提高降压效果而不增加不良反应。

(4)判断某一种或几种降压药物是否有效及是否需要更改治疗方案时,应充分考虑该药物达到最大疗效所需的时间。在药物发挥最大效果前过于频繁地改变治疗方案是不合理的。

(5)高血压是一种终身性疾病,一旦确诊后,应坚持终身治疗。

2.降压药物的选择

目前临床常用的降压药物有许多种类。无论选用何种药物,其治疗目的均是将血压控制在理想范围,预防或减轻靶器官损害。降压药物的选用应根据治疗对象的个体情况、药物的作用、代谢、不良反应和药物的相互作用确定。

3.临床常用的降压药物

临床常用的药物主要有六大类:利尿药;$\alpha_1$受体阻滞剂;钙通道阻滞剂;血管紧张素转换酶抑制剂(ACEI);$\beta$受体阻滞剂;血管紧张素II受体拮抗剂。降压药物的疗效和不良反应情况个体间差异很大,临床应用时要充分注意。具体选用哪一种或几种药物,应参照前述的用药原则全面考虑。

(1)利尿药:此类药物可减少细胞外液容量、降低心输出量,并通过利钠作用降低血压。降压作用较弱,起作用较缓慢,但与其他降压药物联合应用时常有相加或协同作用,常可作为高血压的基础治疗。螺内酯不仅可以降压,而且能抑制心肌及血管的纤维化。

种类和应用方法:有噻嗪类、保钾利尿药和袢利尿药3类。降压治疗中比较常用的利尿药有下列几种:氢氯噻嗪12.5~25 mg,每天一次;阿米洛利5~10 mg,每天一次;吲达帕胺1.25~2.5 mg,每天一次;氯噻酮12.5~25 mg,每天一次;螺内酯20 mg,每天一次;氨苯蝶啶25~50 mg,每天一次。在少数情况下用呋塞米20~40 mg,每天2次。

主要适应证:利尿药可作为无并发症高血压患者的首选药物,主要适用于轻、中度高血压,尤其是老年高血压包括老年单纯性收缩期高血压、肥胖及并发心力衰竭患者。袢利尿药作用迅速,肾功能不全时应用较多。

注意事项:利尿药应用可降低血钾,尤以噻嗪类和呋塞米为明显,长期应用者应适量补钾(每天1~3 g),并鼓励多吃水果和富含钾的绿色蔬菜。此外,噻嗪类药物可干扰糖、脂和尿酸代谢,故应慎用于糖尿病和血脂代谢失调者,禁用于痛风患者。因保钾利尿药可升高血钾,应尽量避免与ACEI合用,禁用于肾功能不全者。利尿药的不良反应与剂量密切相关,故宜采用小剂量。

(2)$\beta$受体阻滞剂:通过减慢心率、减低心肌收缩力、降低心输出量、减低血浆肾素活性等多种机制发挥降压作用。其降压作用较弱,起效时间较长(1~2周)。

主要适应证:主要适用于轻、中度高血压,尤其是在静息时心率较快(>80次/分钟)的中青年患者,也适用于高肾素活性的高血压、伴心绞痛或心肌梗死后及伴室上性快速心律失常者。

种类和应用方法:常用于降压治疗的$\beta_1$受体阻滞剂有美托洛尔25~50 mg,每天1~2次;阿替洛尔25 mg,每天1~2次;比索洛尔2.5~10 mg,每天1次。选择性$\alpha_1$受体阻滞剂和非选择性$\beta$受体阻滞剂有:拉贝洛尔每次0.1 g,每天3~4次,以后按需增至0.6~0.8 g,重症高血压可达每天1.2~2.4 g;卡维地洛6.25~12.5 mg,每天2次。拉贝洛尔和美托洛尔均有静脉制剂,可用于重症高血压或高血压危象而又需要较迅速降压治疗的患者。

注意事项:常见的不良反应有疲乏和肢体冷感,可出现躁动不安、胃肠功能不良等。还可能影响糖代谢、脂代谢,因此伴有心脏传导阻滞、哮喘、慢性阻塞性肺部疾病及周围血管疾病患者应列为禁忌;因此类药可掩盖低血糖反应,因此应慎用于胰岛素依赖型糖尿病患者。长期应用者突然停药可发生反跳现象,即原有的症状加重、恶化或出现新的表现,较常见有血压反跳性升高,伴头痛、焦虑、震颤、出汗等,称之为撤药综合征。

(3)钙通道阻滞剂(CCB):主要通过阻滞细胞膜的钙离子通道、松弛周围动脉血管的平滑肌,使外周血管阻力下降而发挥降压作用。

主要适应证:可用于各种程度的高血压,尤其是老年高血压、伴冠心病心绞痛、周围血管病、糖尿病或糖耐量异常妊娠期高血压及合并有肾脏损害的患者。

种类和应用方法:应优先考虑使用长效制剂如非洛地平缓释片 2.5～5.0 mg,每天 1 次;硝苯地平控释片 30 mg,每天 1 次;氨氯地平 5 mg,每天 1 次;拉西地平 4 mg,每天 1～2 次;维拉帕米缓释片 120～240 mg,每天 1 次;地尔硫䓬缓释片 90～180 mg,每天 1 次。由于有诱发猝死之嫌,速效二氢吡啶类钙通道阻滞剂的临床使用正在逐渐减少,而提倡应用长效制剂。其价格一般较低廉,在经济条件落后的农村及边远地区速效制剂仍不失为一种可供选择的抗高血压药物,可使用硝苯地平或尼群地平普通片剂 10 mg,每天 2～3 次。

注意事项:主要不良反应为血管扩张所致的头痛、颜面潮红和踝部水肿,发生率在 10% 以下,需要停药的只占极少数。踝部水肿系毛细血管前血管扩张而非水、钠潴留所致。硝苯地平的不良反应较明显且可引起反射性心率加快,但若从小剂量开始逐渐加大剂量,可明显减轻或减少这些不良反应。非二氢吡啶类对传导功能及心肌收缩力有负性影响,因此禁用于心脏传导阻滞和心力衰竭时。

(4)血管紧张素转换酶抑制剂(ACEI):通过抑制血管紧张素转换酶,使血管紧张素Ⅱ生成减少,并抑制缓激肽,使缓激肽降解。这类药物可抑制循环和组织的 RAAS,减少神经末梢释放去甲肾上腺素和血管内皮形成内皮素;还可作用于缓激肽系统,抑制缓激肽降解,增加缓激肽和扩张血管的前列腺素的形成。这些作用不仅能有效降低血压,而且具有靶器官保护的功能。

ACEI 对糖代谢和脂代谢无影响,血浆尿酸可能降低。即使合用利尿药,也可维持血钾稳定,因 ACEI 可防止利尿药所致的继发性高醛固酮血症。此外,ACEI 在产生降压作用时不会引起反射性心动过速。

种类和应用方法:常用的 ACEI 有:卡托普利 25～50 mg,每天 2～3 次;依那普利 5～10 mg,每天 1～2 次;贝那普利 5～20 mg,雷米普利 2.5～5.0 mg,培哚普利 4～8 mg,西那普利 2.5～10.0 mg,福辛普利 10～20 mg,均为每天 1 次。

主要适应证:ACEI 可用来治疗轻中度或严重高血压,尤其适用于伴左心室肥厚、左心室功能不全或心力衰竭、糖尿病并有微量蛋白尿、肾脏损害(血肌酐<265 $\mu$mol/L)并有蛋白尿等患者。本药还可安全地使用于伴有慢性阻塞性肺部疾病或哮喘、周围血管疾病或雷诺现象、抑郁症及胰岛素依赖型糖尿病患者。

注意事项:最常见不良反应为持续性干咳,发生率为 3%～22%。多见于用药早期(数天至几周),亦可出现于治疗的后期,其机制可能是由于 ACEI 抑制了激肽酶Ⅱ,使缓激肽的作用增强和前列腺素形成。如症状不重,应坚持服药,半数可在 2～3 个月间咳嗽消失。改用其他 ACEI,咳嗽可能不出现。福辛普利和西拉普利引起干咳少见。其他可能发生不良反应者有低血压、高钾血症、血管神经性水肿(偶尔可致喉痉挛、喉或声带水肿)、皮疹及味觉障碍。

双侧肾动脉狭窄或单侧肾动脉严重狭窄、合并高钾血症或严重肾衰竭等患者 ACEI 应列为禁忌。因有致畸危险也不能用于合并妊娠的妇女。

(5)血管紧张素Ⅱ受体拮抗剂(ARB):这类药物可选择性阻断 AngⅡ的Ⅰ型受体而起作用,

具有 ACEI 相似的血流动力学效应。从理论上讲,它比 ACEI 存在如下优点。①作用不受 ACE 基因多态性的影响。②还能抑制非 ACE 催化产生的 AngⅡ的致病作用。③促进 AngⅡ与血管紧张素Ⅱ型受体(AT$_2$)结合发挥"有益"效应。这 3 项优点结合起来将可能使 ARB 的降血压及对靶器官保护作用更有效,但需要大规模的临床试验进一步证实,目前尚无循证医学的证据表明 ARB 的疗效优于或等同于 ACEI。

种类和应用方法:目前在国内上市的 ARB 有 3 类。第一、二、三代分别为氯沙坦、缬沙坦、依贝沙坦。氯沙坦 50~100 mg,每天 1 次,氯沙坦和小剂量氢氯噻嗪(25 mg/d)合用,可明显增强降压效应;缬沙坦 80~160 mg,每天 1 次;依贝沙坦 150 mg,每天 1 次;替米沙坦 80 mg,每天 1 次;坎地沙坦 1 mg,每天 1 次。

主要适应证:适用对象与 ACEI 相同。目前主要用于 ACEI 治疗后发生干咳等不良反应且不能耐受的患者。氯沙坦有降低血尿酸作用,尤其适用于伴高尿酸血症或痛风的高血压患者。

注意事项:此类药物的不良反应轻微而短暂,因不良反应需中止治疗者极少。不良反应为头晕、与剂量有关的直立性低血压、皮疹、血管神经性水肿、腹泻、肝功能异常、肌痛和偏头痛等。禁用对象与 ACEI 相同。

(6)α$_1$ 受体阻滞剂:这类药可选择性阻滞血管平滑肌突触后膜 α$_1$ 受体,使小动脉和静脉扩张,外周阻力降低。长期应用对糖代谢并无不良影响,且可改善脂代谢,升高 HDL-C 水平,还能减轻前列腺增生患者的排尿困难,缓解症状。降压作用较可靠,但是否与利尿药、受体阻滞剂一样具有降低病死率的效益,尚不清楚。

种类和应用方法:常用制剂有哌唑嗪 1 mg,每天 1 次;多沙唑嗪 1~6 mg,每天 1 次;特拉唑嗪 1~8 mg,每天 1 次;苯哌地尔 25~50 mg,每天 2 次。

适应证:目前一般用于轻、中度高血压,尤其适用于伴高脂血症或前列腺肥大患者。

注意事项:主要不良反应为"首剂现象",多见于首次给药后 30~90 min,表现为严重的直立性低血压、眩晕、晕厥、心悸等,系由于内脏交感神经的收缩血管作用被阻滞后,静脉舒张使回心血量减少。首剂现象以哌唑嗪较多见,特拉唑嗪较少见。合用 β 受体阻滞剂、低钠饮食或曾用过利尿药者较易发生。防治方法是首剂量减半,临睡前服用,服用后平卧或半卧休息 60~90 min,并在给药前至少一天停用利尿药。其他不良反应有头痛、嗜睡、口干、心悸、鼻塞、乏力、性功能障碍等,常可在连续用药过程中自行减轻或缓解。有研究表明,哌唑嗪能增加高血压患者的病死率,因此现在临床上已很少应用。

**(六)降压药物的联合应用**

降压药物的联合应用已公认为是较好和合理的治疗方案。

1.联合用药的意义

研究表明,单药治疗使高血压患者血压达标(<140/90 mmHg 或 18.7/12.0 kPa)比率仅为 40%~50%,而两种药物的合用可使 70%~80%的患者血压达标。HOT 试验结果表明,达到预定血压目标水平的患者中,采用单一药物、两药合用或三药合用的患者分别占 30%~40%、40%~50%和少于 10%,处于联合用药状态约占 68%。

联合用药可减少单一药物剂量,提高患者的耐受性和依从性。如单药治疗效果欠佳,只能加大剂量,这就增加了不良反应发生的危险性,且有的药物随剂量增加,不良反应增大的危险性超过了降压作用增加的效益,亦即药物的危险/效益比转向不利的一面。联合用药可避免此种两难局面。

联合用药还可使不同的药物互相取长补短,有可能减轻或抵消某些不良反应。任何药物在长期治疗中均难以完全避免其不良反应,如β受体阻滞剂的减慢心率作用,CCB可引起踝部水肿和心率加快。如果这些不良反应能选择适当的合并用药,就有可能被矫正或消除。

2.利尿药为基础的两种药物联合应用

大型临床试验表明,噻嗪类利尿药可与其他降压药有效地合用,故在需要合并用药时,利尿药可作为基础药物。常采用下列合用方法。

(1)利尿药＋ACEI或血管紧张素Ⅱ受体拮抗剂:利尿药的不良反应是激活肾素-血管紧张素醛固酮(RAAS),造成一系列不利于降低血压的负面作用。然而,这反而增强了ACEI或血管紧张素Ⅱ受体拮抗剂对RAAS的阻断作用,亦即这两种药物通过利尿药对RAAS的激活,可产生更强有力的降压效果。此外,由于ACEI和血管紧张素Ⅱ受体拮抗剂可使血钾水平稍上升,从而能防止利尿药长期应用所致的电解质紊乱,尤其是低血钾等不良反应。

(2)利尿药＋β受体阻滞剂或 $\alpha_1$ 受体阻滞剂:β受体阻滞剂可抵消利尿药所致的交感神经兴奋和心率增快作用,而噻嗪类利尿药又可消除β受体阻滞剂或 $\alpha_1$ 受体阻滞剂的促肾滞钠作用。此外,在对血管的舒缩作用上,噻嗪类利尿药可加强 $\alpha_1$ 受体阻滞剂的扩血管效应,而抵消β受体阻滞剂的缩血管作用。

3.CCB为基础的两药合用

我国临床上初治药物中仍以CCB最为常用。国人对此类药一般均有良好反应,CCB为基础的联合用药在我国有广泛的基础。

(1)CCB＋ACEI:前者具有直接扩张动脉的作用,后者通过阻断RAAS和降低交感活性,既扩张动脉,又扩张静脉,故两药在扩张血管上有协同降压作用。二氢吡啶类CCB产生的踝部水肿可被ACEI消除。两药在心肾和血管保护上,在抗增殖和减少蛋白尿上,亦均有协同作用。此外,ACEI可阻断CCB所致反射性交感神经张力增加和心率加快的不良反应。

(2)二氢吡啶类CCB＋β受体阻滞剂:前者具有的扩张血管和轻度增加心输出量的作用,正好抵消β-受体阻滞剂的缩血管及降低心输出量作用。两药对心率的相反作用可使患者心率不受影响。

4.其他的联合应用方法

如两药合用仍不能奏效,可考虑采用3种药物合用,例如噻嗪类利尿药加ACEI加水溶性β受体阻滞剂(阿替洛尔),或噻嗪类利尿药加ACEI加CCB,以及利尿药加β受体阻滞剂加其他血管扩张剂(肼屈嗪)。

## 七、高血压危象

### (一)定义和分类

临床已经有许多不同的名词被用于血压重度急性升高的情况。但多数研究者将高血压急症定义为收缩压或舒张压急剧增高[如舒张压增高到16.0 kPa(120 mmHg)或以上],同时伴有中枢神经系统、心脏或肾脏等靶器官损伤。高血压急症较少见,此类患者需要在严密监测下通过静脉给药的方法使血压立即降低。与高血压急症不同,如果患者的血压重度增高,但无急性靶器官损害的证据,则定义为高血压次急症。对此类患者,需在48 h内使血压逐渐下降。二者统称为高血压危象(表2-4)。

## (二)临床表现

高血压危象的症状和体征的轻重往往因人而异。一般症状可有出汗、潮红、苍白、眩晕、濒死感、耳鸣、鼻出血；心脏症状可有心悸、心律失常、胸痛、呼吸困难、肺水肿；脑部症状可有头痛、头晕、恶心、目眩、局部症状、痛性痉挛、昏迷等；肾脏症状有少尿、血尿、蛋白尿、电解质紊乱、氮质血症、尿毒症；眼部症状有闪光、点状视觉、视物模糊、视觉缺陷、复视、失明。

表 2-4 高血压危象的分类

| 高血压急症 | 高血压次急症 |
| --- | --- |
| 高血压脑病 | 急进性恶性高血压 |
| 颅内出血 | 循环中儿茶酚胺水平过高 |
| 动脉硬化栓塞性脑梗死 | 降压药物的撤药综合征 |
| 急性肺水肿 | 服用拟交感神经药物 |
| 急性冠脉综合征 | 食物或药物与单胺氧化酶抑制剂相互作用 |
| 急性主动脉夹层 | 围术期高血压 |
| 急性肾衰竭 | |
| 肾上腺素能危象 | |
| 子痫 | |

## (三)高血压危象的治疗

### 1.治疗的一般原则

对高血压急症患者,需在 ICU 中严密监测(必要时进行动脉内血压监测),通过静脉给药迅速控制血压(但并非降至正常水平)。对高血压次急症患者,应在 24～48 h 逐渐降低血压(通常给予口服降压药)。

静脉用药控制血压的即刻目标是在 30～60 min 将舒张压降低 10%～15%,或降到14.7 kPa (110 mmHg)左右。对急性主动脉夹层患者,应在 15～30 min 达到这一目标。以后用口服降压药维持。

### 2.高血压急症的治疗

导致高血压急症的疾病基础很多。目前有多种静脉用药可作降压之用(表 2-5)。

表 2-5 高血压急症静脉用药的选择

| 症状 | 药物选择 |
| --- | --- |
| 急性肺水肿 | 硝普钠或乌拉地尔,与硝酸甘油和一种袢利尿药合用 |
| 急性心肌缺血 | 柳胺苄心定或美托洛尔,与硝酸甘油合用。如血压控制不满意,可加用尼卡地平或非诺多泮 |
| 脑卒中 | 柳胺苄心定、尼卡地平或非诺多泮 |
| 急性主动脉夹层 | 柳胺苄心定、硝普钠加美托洛尔 |
| 子痫 | 肼屈嗪,亦可选用柳胺苄心定或尼卡地平 |
| 急性肾衰竭/微血管性贫血 | 非诺多泮或尼卡地平 |
| 儿茶酚胺危象 | 尼卡地平、维拉帕米或非诺多泮 |

(1)高血压脑病:高血压脑病的首选治疗包括静脉注射硝普钠、柳胺苄心定、乌拉地尔或尼卡

地平。

（2）脑血管意外：对任何种类的急性脑卒中患者给予紧急降压治疗所能得到的益处,目前还都是推测性的,还缺少充分的临床和实验研究证据。① 颅内出血者血压小于 24.0/14.0 kPa（180/105 mmHg）,无须降压;血压大于 30.7/16.0 kPa（230/120 mmHg）,可静脉给予柳胺苄心定、拉贝洛尔、硝普钠、乌拉地尔;血压在 24.0～30.7/16.0～20.0 kPa（180～230/120～150 mmHg）可静脉给药,也可口服给药。② 对于急性缺血性脑卒中（中风）者,参照颅内出血的治疗。

（3）急性主动脉夹层：一旦确定为急性主动脉夹层的诊断,即应力图在 15～30 min 使血压降至最低可以耐受的水平（保持足够的器官灌注）。最初的治疗应包括联合使用静脉硝普钠和一种静脉给予的 β 受体阻滞剂,其中美托洛尔最为常用。尼卡地平或非诺多泮也可使用。柳胺苄心定兼有 α 和 β 受体阻滞作用,可作为硝普钠和 β 受体阻滞剂联合方案的替代。另外,地尔硫䓬静脉滴注,也可用于主动脉夹层。

（4）急性左心室衰竭和肺水肿：严重高血压可诱发急性左心室衰竭。在这种情况下,可给予扩血管药（如硝普钠）直接减轻心脏后负荷。也可选用硝酸甘油。

（5）冠心病和急性心肌梗死：静脉给予硝酸甘油是这种高血压危象时的首选药物。次选药为柳胺苄心定,静脉给予。如果对血压控制不满意,可加用尼卡地平或非诺多泮。

（6）围术期高血压：降压药物的选用应根据患者的背景情况,在密切观察下可选用乌拉地尔、柳胺苄心定、硝普钠和硝酸甘油等。

（7）子痫：近年来,在舒张压超过 15.3 kPa（115 mmHg）或发生子痫时,传统上采用肼屈嗪静脉注射。该药能有效降低血压而不减少胎盘血流。现今在有重症监护的条件下,静脉给予柳胺苄心定和尼卡地平被认为更安全有效。如果惊厥出现或迫近,可注射硫酸镁。

（申　伟）

# 第二节　继发性高血压

继发性高血压也称症状性高血压,是指由一定的基础疾病引起的高血压,占所有高血压患者的1％～5％。由于继发性高血压的出现与某些确定的疾病和原因有关,一旦这些原发疾病（如原发性醛固酮增多症、嗜铬细胞瘤、肾动脉狭窄等）治愈后,高血压即可消失。所以临床上,对一个高血压患者（尤其是初发病例）,应给予全面详细评估,以发现有可能的继发性高血压的病因,以利于进一步治疗。

## 一、继发性高血压的基础疾病

### （一）肾性高血压

（1）肾实质性：急、慢性肾小球肾炎,多囊肾,糖尿病肾病,肾积水。

（2）肾血管性：肾动脉狭窄、肾内血管炎。

（3）肾素分泌性肿瘤。

（4）原发性钠潴留（Liddles 综合征）。

## （二）内分泌性高血压

（1）肢端肥大症。

（2）甲状腺功能亢进。

（3）甲状腺功能减退。

（4）甲状旁腺功能亢进。

（5）肾上腺皮质：库欣综合征、原发性醛固酮增多症、嗜铬细胞瘤。

（6）女性长期口服避孕药。

（7）绝经期综合征等。

## （三）血管病变

主动脉缩窄、多发性大动脉炎。

## （四）颅脑病变

脑肿瘤、颅内压增高、脑外伤、脑干感染等。

## （五）药物

如糖皮质激素、拟交感神经药、甘草等。

## （六）其他

高原病、红细胞增多症、高血钙等。

# 二、常见的继发性高血压类型的特点

## （一）肾实质性疾病所致的高血压

1.急性肾小球肾炎

（1）多见于青少年。

（2）起病急。

（3）有链球菌感染史。

（4）发热、血尿、水肿等表现。

2.慢性肾小球肾炎

应注意与高血压引起的肾脏损害相鉴别。

（1）反复水肿史。

（2）贫血明显。

（3）血浆蛋白低。

（4）蛋白尿出现早而血压升高相对轻。

（5）眼底病变不明显。

3.糖尿病肾病

无论是胰岛素依赖型糖尿病（1型）还是非胰岛素依赖型糖尿病（2型），均可发生肾损害而有高血压，肾小球硬化、肾小球毛细血管基膜增厚为主要的病理改变，早期肾功能正常，仅有微量蛋白尿，血压也可能正常；病情发展、出现明显蛋白尿及肾功能不全时，血压升高。

对于肾实质病变引起的高血压，可以应用 ACEI 治疗，对肾脏有保护作用，除降低血压外，还可减少蛋白尿，延缓肾功能恶化。

## （二）嗜铬细胞瘤

肾上腺髓质或交感神经节等嗜铬细胞肿瘤，间歇或持续分泌过多的肾上腺素和去甲肾上腺素,出现阵发性或持续性血压升高。其临床特点包括以下几个方面。

(1)有剧烈头痛、心动过速、出汗、面色苍白、血糖增高、代谢亢进等特征。

(2)对一般降压药物无效。

(3)血压增高期测定血或尿中儿茶酚胺及其代谢产物香草基杏仁酸(VMA),显著增高。

(4)超声、放射性核素、CT、磁共振显像可显示肿瘤的部位。

(5)大多数肿瘤为良性,可做手术切除。

### (三)原发性醛固酮增多症

此病为肾上腺皮质增生或肿瘤分泌过多醛固酮所致。其特征包括以下几方面。

(1)长期高血压伴顽固的低血钾。

(2)肌无力、周期性瘫痪、烦渴、多尿等。

(3)血压多为轻、中度增高。

(4)实验室检查:有低血钾、高血钠、代谢性碱中毒、血浆肾素活性降低、尿醛固酮排泄增多。

(5)螺内酯试验(+)具有诊断价值。

(6)超声、放射性核素、CT可做定位诊断。

(7)大多数原发性醛固酮增多症是由单一肾上腺皮质腺瘤所致,手术切除是最好的治疗方法。

(8)螺内酯是醛固酮拮抗剂,可使血压降低,血钾升高,症状减轻。

### (四)库欣综合征

由于肾上腺皮质肿瘤或增生,导致皮质醇分泌过多。其临床特点表现为以下几方面。

(1)水、钠潴留,高血压。

(2)向心性肥胖、满月脸、多毛、皮肤纹、血糖升高。

(3)24 h尿中17-羟类固醇或17-酮类固醇增多。

(4)促肾上腺皮质激素兴奋试验阳性。

(5)地塞米松抑制试验阳性。

(6)颅内蝶鞍X线检查、肾上腺CT扫描及放射性碘化胆固醇肾上腺扫描,可用于病变定位。

### (五)肾动脉狭窄

(1)可为单侧或双侧。

(2)青少年患者的病变性质多为先天性或炎症性,老年患者多为动脉粥样硬化性。

(3)高血压进展迅速或高血压突然加重,呈恶性高血压表现。

(4)舒张压中、重度升高。

(5)四肢血压多不对称,差别大,有时呈无脉症。

(6)体检时可在上腹部或背部肋脊角处闻及血管杂音。

(7)眼底呈缺血性进行性改变。

(8)对各类降压药物疗效较差。

(9)大剂量断层静脉肾盂造影,放射性核素肾图有助于诊断。

(10)肾动脉造影可明确诊断。

(11)药物治疗可选用ACEI或钙通道阻滞剂,但双侧肾动脉狭窄者不宜应用,以避免可能使肾小球滤过率进一步降低,肾功能恶化。

(12)经皮肾动脉成形术(PTRA)手术简便,疗效好,为首选治疗。

(13)必要时,可行血流重建术、肾移植术、肾切除术。

**(六)主动脉缩窄**

主动脉缩窄为先天性血管畸形,少数为多发性大动脉炎引起。其临床特点表现为以下几点。

(1)上肢血压增高而下肢血压不高或降低,呈上肢血压高于下肢血压的反常现象。

(2)肩胛间区、胸骨旁、腋部可有侧支循环动脉的搏动和杂音或腹部听诊有血管杂音。

(3)胸部 X 线检查可显示肋骨受侧支动脉侵蚀引起的切迹。

(4)主动脉造影可确定诊断。

（王　东）

# 第三节　稳定型心绞痛

## 一、概述

心绞痛是由于暂时性心肌缺血引起的、以胸痛为主要特征的临床综合征,是冠状动脉粥样硬化性心脏病(冠心病)的最常见表现。通常见于冠状动脉至少一支主要分支管腔直径狭窄在 50% 以上的患者。当应激时,冠状动脉血流不能满足心肌代谢的需要,导致心肌缺血,而引起心绞痛发作,休息或含服硝酸甘油可缓解。

稳定型心绞痛(stable angina pectoris,SAP),是指心绞痛发作的程度、频度、性质及诱发因素在数周内无显著变化的状态。心绞痛也可发生在瓣膜病(尤其是主动脉瓣病变)、肥厚型心肌病和未控制的高血压及甲状腺功能亢进、严重贫血等患者。冠状动脉"正常"者也可由于冠状动脉痉挛或内皮功能障碍等发生心绞痛。某些非心脏性疾病如食管、胸壁或肺部疾病,也可引起类似心绞痛的症状,临床上需注意鉴别。

## 二、病因和发病机制

稳定型心绞痛是一种以胸、下颌、肩、背或臂的不适感为特征的临床综合征,其典型表现为劳累、情绪波动或应激后发作,休息或服用硝酸甘油后可缓解。有些不典型的稳定型心绞痛以上腹部不适感为临床表现。威廉·赫伯登(William Heberden)首次提出"心绞痛的概念",并将之描述为与运动有关的胸区压抑感和焦虑,不过当时还不清楚它的病因和病理机制。现在我们知道它由心肌缺血引起。心肌缺血最常见的原因是粥样硬化性冠状动脉疾病,其他原因还包括肥厚型或扩张型心肌病、动脉硬化及其他较少见的心脏疾病。

心肌供氧和需氧的不平衡产生了心肌缺血。心肌氧供取决于动脉氧饱和度、心肌氧扩散度和冠脉血流,而冠脉血流又取决于冠脉管腔横断面积和冠脉微血管的调节。管腔横断面积和微血管都受到管壁内粥样硬化斑块的影响,从而因运动时心率增快、心肌收缩增强及管壁紧张度增加导致心肌需氧增加,最终引起氧的供需不平衡。心肌缺血引起交感激活,产生心肌耗氧增加、冠状动脉收缩等一系列效应,从而进一步加重缺血。缺血持续加重,导致心脏代谢紊乱、血流重分配、区域性以至整体性舒张和收缩功能障碍,心电图改变,最终引起心绞痛。缺血心肌释放的腺苷能激活心脏神经末梢的 A1 受体,是导致心绞痛(胸痛)的主要中介。

心肌缺血也可以无症状。无痛性心肌缺血可能因为缺血时间短或不甚严重,或因为心脏传入神经受损,或缺血性疼痛在脊和脊上的部位受到抑制。患者显示出无痛性缺血表现、气短及心悸都提示心绞痛存在。

对大多数患者来说,稳定型心绞痛的病理因素是动脉粥样硬化、冠脉狭窄。正常血管床能自我调节,例如,在运动时冠脉血流增加为平时的5～6倍。动脉粥样化硬斑块减少了血管腔横断面积,使得运动时冠脉血管床自我调节的能力下降,从而产生不同严重程度的缺血。若管腔径减少>50%,当运动或应激时,冠脉血流不能满足心脏代谢需要从而导致心肌缺血。内皮功能受损也是心绞痛的病因之一。心肌桥是心绞痛的罕见病因。

用血管内超声(IVUS)观察稳定型心绞痛患者的冠状动脉斑块。发现1/3的患者至少有1个斑块破裂,6%的患者有多个斑块破裂。合并糖尿病的患者更易发生斑块破裂。临床上应重视稳定型心绞痛患者的治疗,防止其发展为急性冠脉综合征(ACS)。

## 三、诊断

胸痛患者应根据其年龄、性别、心血管危险因素、疼痛的特点来估计冠心病的可能性,并依据病史、体格检查、相关的无创检查及有创检查结果做出诊断及分层危险的评价。

### (一)病史及体格检查

1.病史

详尽的病史是诊断心绞痛的基石。在大多数病例中,通过病史就能得出心绞痛的诊断。

(1)部位。典型的心绞痛部位是在胸骨后或左前胸,范围常不局限,可以放射到颈部、咽部、颌部、上腹部、肩背部、左臂及左手指侧,也可以放射至其他部位,心绞痛还可以发生在胸部以外如上腹部、咽部、颈部等。每次心绞痛发作部位往往是相似的。

(2)性质。常呈紧缩感、绞榨感、压迫感、烧灼感、胸憋、胸闷或有窒息感、沉重感;有的患者只述为胸部不适,主观感觉个体差异较大,但一般不会是针刺样疼痛;有的患者表现为乏力、气短。

(3)持续时间。呈阵发性发作,持续数分钟,一般不会超过10 min,也不会转瞬即逝或持续数小时。

(4)诱发因素及缓解方式。慢性稳定型心绞痛的发作与劳力或情绪激动有关,如走快路、爬坡时诱发,停下休息即可缓解,多发生在劳力当时而不是之后。舌下含服硝酸甘油可在2～5 min迅速缓解症状。

非心绞痛的胸痛通常无上述特征,疼痛通常局限于左胸的某个部位,持续数个小时甚至数天;不能被硝酸甘油缓解甚至因触诊加重。胸痛的临床分类见表2-6;加拿大心血管学会分级(CCS)法见表2-7所示。

表 2-6　胸痛的临床分类

| 分类 | 符合下述 3 个特征 |
| --- | --- |
| | 胸骨下疼痛伴特殊性质和持续时间 |
| 典型心绞痛 | 运动及情绪激动诱发 |
| | 休息或硝酸甘油缓解 |
| 非典型心绞痛 | 符合上述 2 个特征 |
| 非心性胸痛 | 符合上述 1 个特征或完全不符合 |

表 2-7　加拿大心血管学会分级法

| 级别 | 症状程度 |
|------|----------|
| Ⅰ级 | 一般体力活动不引起心绞痛,例如行走和上楼,但紧张、快速或持续用力可引起心绞痛的发作 |
| Ⅱ级 | 日常体力活动稍受限制,快步行走或上楼、登高、饭后行走或上楼、寒冷或风中行走、情绪激动可发作心绞痛或仅在睡醒后数小时内发作。在正常情况下以一般速度平地步行 200 m 以上或登一层以上的楼梯受限 |
| Ⅲ级 | 日常体力活动明显受限,在正常情况下以一般速度平地步行 100~200 m 或登一层楼梯时可发作心绞痛 |
| Ⅳ级 | 轻微活动或休息时即可以出现心绞痛症状 |

2.体格检查

稳定型心绞痛体检常无明显异常,心绞痛发作时可有心率增快、血压升高、焦虑、出汗,有时可闻及第四心音、第三心音或奔马律,或出现心尖部收缩期杂音,第二心音逆分裂,偶闻双肺底啰音。体检尚能发现其他相关情况,如心脏瓣膜病、心肌病等非冠状动脉粥样硬化性疾病,也可发现高血压、脂质代谢障碍所致的黄色瘤等危险因素,颈动脉杂音或周围血管病变有助于动脉粥样硬化的诊断。体检尚需注意肥胖(体重指数及腰围),有助于了解有、无代谢综合征。

(二)基本实验室检查

(1)了解冠心病危险因素,空腹血糖、血脂检查,包括血总胆固醇(TC)、高密度脂蛋白胆固醇(HDL-C)、低密度脂蛋白胆固醇(LDL-C)及甘油三酯(TG)。必要时做糖耐量试验。

(2)了解有无贫血(可能诱发心绞痛),检查血红蛋白是否减少。

(3)甲状腺,必要时检查甲状腺功能。

(4)行尿常规、肝肾功能、电解质、肝炎相关抗原、人类免疫缺陷病毒(HIV)检查及梅毒血清试验,需在冠状动脉造影前进行。

(5)胸痛较明显患者,需查血心肌肌钙蛋白(cTnT 或 cTnI)、肌酸激酶(CK)及同工酶(CK-MB),以与急性冠脉综合征(acute coronary syndrome,ACS)相鉴别。

(三)胸部 X 线检查

胸部 X 线检查常用于可疑心脏病患者的检查,然而,对于稳定型心绞痛患者,该检查并不能提供有效特异的信息。

(四)心电图检查

1.静息心电图检查

所有可疑心绞痛患者均应常规行静息 12 导联心电图。怀疑血管痉挛的患者于疼痛发作时行心电图尤其有意义。心电图同时可以发现诸如左心室肥厚、左束支传导阻滞、预激、心律失常及传导障碍等情况。这些信息可发现胸痛的可能机制,并能指导治疗措施。静息心电图对危险分层也有意义。但不主张重复此项检查除非当时胸痛发作或功能分级有改变。

2.心绞痛发作时心电图检查

在胸痛发作时争取心电图检查,缓解后立即复查。静息心电图正常不能排除冠心病心绞痛的诊断,但如果有 ST-T 改变符合心肌缺血时,特别是在疼痛发作时检出,则支持心绞痛的诊断。若心电图显示陈旧性心肌梗死时,则心绞痛可能性增加。静息心电图有 ST 段压低或 T 波倒置但胸痛发作时呈"假性正常化",也有利于冠心病心绞痛的诊断。若 24 h 动态心电图表现有与症状相一致的 ST-T 变化,则对诊断有参考价值。

**（五）核素心室造影**

1.$^{201}$Tc 心肌显像

铊随冠脉血流被正常心肌细胞摄取,休息时铊显像所示主要见于心肌梗死后瘢痕部位。在冠状动脉供血不足部位的心肌,则明显的灌注缺损仅见于运动后缺血区。变异型心绞痛发作时心肌急性缺血区常显示特别明显的灌注缺损。

2.放射性核素心腔造影

红细胞被标记上放射性核素,得到心腔内血池显影,可测定左心室射血分数及显示室壁局部运动障碍。

3.正电子发射断层心肌显像（PET）

除可判断心肌血流灌注外,还可了解心肌代谢状况,准确评估心肌活力。

**（六）负荷试验**

1.心电图运动试验

（1）适应证:①有心绞痛症状怀疑冠心病,可进行运动,静息心电图无明显异常的患者,为达到诊断目的;②确定稳定型冠心病的患者心绞痛症状明显改变者;③确诊的稳定型冠心病患者用于危险分层。

（2）禁忌证:急性心肌梗死早期、未经治疗稳定的急性冠脉综合征、未控制的严重心律失常或高度房室传导阻滞、未控制的心力衰竭、急性肺动脉栓塞或肺梗死、主动脉夹层、已知左冠状动脉主干狭窄、重度主动脉瓣狭窄、肥厚型梗阻性心肌病、严重高血压、活动性心肌炎、心包炎、电解质异常等。

（3）方案（Burce 方案）:运动试验的阳性标准为运动中出现典型心绞痛,运动中或运动后出现 ST 段水平或下斜型下降≥1 mm（J 点后 60～80 ms）,或运动中出现血压下降者。

（4）需终止运动试验的情况:①出现明显症状（如胸痛、乏力、气短、跛行）;症状伴有意义的 ST 段变化。②ST 段明显压低（压低>2 mm 为终止运动相对指征;≥4 mm 为终止运动绝对指征）。③ST 段抬高≥1 mm。④出现有意义的心律失常;收缩压持续降低 1.3 kPa（10 mmHg）或血压明显升高[收缩压>33.3 kPa（250 mmHg）或舒张压>15.3 kPa（115 mmHg）]。⑤已达目标心率者。有上述情况之一者,需终止运动试验。

2.核素负荷试验（心肌负荷显像）

（1）核素负荷试验的适应证:①静息心电图异常、LBBB、ST 段下降>1 mm、起搏心律、预激综合征等心电图运动试验难以精确评估者;②心电图运动试验不能下结论,而冠状动脉疾病可能性较大者。

（2）药物负荷试验:包括双嘧达莫、腺苷或多巴酚丁胺药物负荷试验,用于不能运动的患者。

**（七）多层 CT 或电子束 CT 扫描**

多层 CT 或电子束 CT 平扫可检出冠状动脉钙化并进行积分。人群研究显示,钙化与冠状动脉病变的高危人群相联系,但钙化程度与冠状动脉狭窄程度却并不相关,因此,不推荐将钙化积分常规用于心绞痛患者的诊断评价。

CT 造影为显示冠状动脉病变及形态的无创检查方法,有较高阴性预测价值。若 CT 冠状动脉造影未见狭窄病变,一般可不进行有创检查。但 CT 冠状动脉造影对狭窄病变及其程度的判断仍有一定限度,特别是当钙化存在时会显著影响狭窄程度的判断,而钙化在冠心病患者中相当普遍,因此,仅能作为参考。

### (八)有创性检查

1.冠状动脉造影

冠状动脉造影至今仍是临床上评价冠状动脉粥样硬化和相对较为少见的、非冠状动脉粥样硬化性疾病所引起的、心绞痛的、最精确的检查方法。对糖尿病、年龄>65岁的老年患者、年龄>55岁女性的胸痛患者,冠状动脉造影更有价值。

(1)适应证:①严重稳定型心绞痛(CCS分级3级或以上者),特别是药物治疗不能很好缓解症状者;②无创方法评价为高危的患者,无论心绞痛严重程度如何;③心脏停搏存活者;④患者有严重的室性心律失常;⑤血管重建(PCI,CABG)的患者有早期中等或严重的心绞痛复发;⑥伴有慢性心力衰竭或左心室射血分数(LVEF)明显减低的心绞痛患者;⑦无创评价属中、高危的心绞痛患者需考虑大的非心脏手术,尤其是血管手术(如主动脉瘤修复、颈动脉内膜剥脱术、股动脉搭桥术等)。

(2)不推荐行冠状动脉造影:严重肾功能不全、造影剂过敏、精神异常不能合作者或合并其他严重疾病,血管造影的得益低于风险者。

2.冠状动脉内超声显像

血管内超声检查可较为精确地了解冠状动脉腔径,血管腔内及血管壁粥样硬化病变情况,指导介入治疗操作并评价介入治疗效果,但不是一线的检查方法,只在特殊的临床情况及为科研目的而进行。

## 四、治疗

### (一)治疗目标

1.防止心肌梗死和死亡,改善预后

防止心肌梗死和死亡,主要是减少急性血栓形成的发生率,阻止心室功能障碍的发展。上述目标需通过生活方式的改善和药物干预来实现:①减少斑块形成;②稳定斑块,减轻炎症反应,保护内皮功能;③对于已有内皮功能受损和斑块破裂,需阻止血栓形成。

2.减轻或消除症状

改善生活方式、药物干预和血管再通术均是减轻和消除症状的手段,应根据患者的个体情况选择合适的治疗方法。

### (二)一般治疗

1.戒烟

大量数据表明,对于许多患者而言,吸烟是冠心病起源的最重要的可逆性危险因子,因此,强调戒烟是非常必要的。

2.限制饮食和酒精摄入

对确诊的冠心病患者,限制饮食是有效的干预方式。推荐食用水果、蔬菜、谷类、谷物制品、脱脂奶制品、鱼、瘦肉等,也就是所谓的"地中海饮食"。具体食用量需根据患者总胆固醇及低密度脂蛋白胆固醇来制定。超重患者应减轻体重。

适量饮酒是有益的,但大量饮酒肯定有害,尤其对于有高血压和心力衰竭的患者。很难定义适量饮酒的酒精量,因此提倡限酒。稳定的冠心病患者可饮少量(<50 g/d)低度酒(如葡萄酒)。

3.$\omega$-3不饱和脂肪酸

鱼油中富含的$\omega$-3不饱和脂肪酸能降低血中甘油三酯,被证实能降低近期心肌梗死患者的

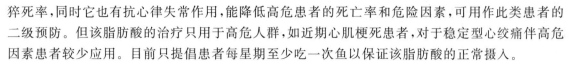

猝死率,同时它也有抗心律失常作用,能降低高危患者的死亡率和危险因素,可用作此类患者的二级预防。但该脂肪酸的治疗只用于高危人群,如近期心肌梗死患者,对于稳定型心绞痛伴高危因素患者较少应用。目前只提倡患者每星期至少吃一次鱼以保证该脂肪酸的正常摄入。

4.维生素和抗氧化剂

目前尚无研究证实维生素的摄入能减少冠心病患者的心血管危险因素,同样,许多大型试验也没有发现抗氧化剂能给患者带来益处。

5.积极治疗高血压、糖尿病及其他疾病

稳定型心绞痛患者也应积极治疗高血压、糖尿病、代谢综合征等疾病,因这些疾病本身有促进冠脉疾病发展的危险性。

确诊冠心病的患者血压应降至 17.3/11.3 kPa(130/85 mmHg);如果合并糖尿病或肾脏疾病,血压还应降至 17.3/10.7 kPa(130/80 mmHg)。糖尿病是心血管并发症的危险因子,需多方干预。研究显示,心血管病伴 2 型糖尿病患者在应用降糖药的基础上加用吡格列酮,其非致死性心肌梗死、脑卒中(中风)和病死率减少了 16%。

6.运动

鼓励患者在可耐受范围内进行运动,运动能提高患者的运动耐量、减轻症状,对减轻体重、降低血脂和血压、增加糖耐量和胰岛素敏感性都有明显效益。

7.缓解精神压力

精神压力是心绞痛发作的重要促发因素,而心绞痛的诊断又给患者带来更大的精神压力。缓解紧张情绪,适当放松可以减少药物的摄入和手术的必要。

8.开车

稳定型心绞痛患者可以允许开车,但是要限定车载重和避免商业运输。高度紧张的开车是应该避免的。

**(三)急性发作时治疗**

发作时应立即休息,至少应迅速停止诱发心绞痛的活动。随即舌下含服硝酸甘油以缓解症状。对初次服用硝酸甘油的患者,应嘱其坐下或平卧,以防发生低血压,还有诸如头晕、头胀痛、面红等不良反应。

应告知患者,若心绞痛发作时间>10 min,休息和舌下含服硝酸甘油不能缓解,应警惕发生心肌梗死并应及时就医。

**(四)药物治疗**

1.对症治疗,改善缺血

(1)短效硝酸酯制剂:硝酸酯类药为内皮依赖性血管扩张剂,能减少心肌需氧和改善心肌灌注,从而缓解心绞痛症状。快速起效的硝酸甘油能使发作的心绞痛迅速缓解。口服该药因肝脏首过效应,在肝内被有机硝酸酯还原酶降解,生物利用度极低。舌下给药吸收迅速完全,生物利用度高。硝酸甘油片剂暴露在空气中会变质,因而宜在开盖后 3 个月内使用。

硝酸甘油引起剂量依赖性血管舒张不良反应,如头痛、面红等。过大剂量会导致低血压和反射性交感神经兴奋引起心动过速。对硝酸甘油无效的心绞痛患者,应怀疑心肌梗死的可能。

(2)长效硝酸酯制剂:长效硝酸酯制剂能降低心绞痛发作的频率和严重程度,并能增加运动耐量。长效制剂只是对症治疗,并无研究显示它能改善预后。血管舒张不良反应如头痛、面红与短效制剂类似。其代表药有硝酸异山梨酯、单硝酸异山梨酯醇。

当机体内硝酸酯类浓度达到并超过阈值,其对心绞痛的治疗作用减弱,缓解疼痛的作用大打折扣,即发生硝酸酯类耐药。因此,患者服用长效硝酸酯制剂时应有足够长的间歇期以保证治疗的高效。

(3)β受体阻滞剂:β受体阻滞剂能抑制心脏β肾上腺素能受体,从而减慢心率、减弱心肌收缩力、降低血压,以减少心肌耗氧量,可以减少心绞痛发作和增加运动耐量。用药后要求静息心率降至55~60次/分钟,严重心绞痛患者如无心动过缓症状,可降至50次/分钟。

只要无禁忌证,β受体阻滞剂应作为稳定型心绞痛的初始治疗药物。β受体阻滞剂能降低心肌梗死后稳定型心绞痛患者死亡和再梗死的风险。目前可用于治疗心绞痛的β受体阻滞剂有很多种,当给予足够剂量时,均能有效预防心绞痛发作。更倾向于使用选择性$\beta_1$受体阻滞剂,如美托洛尔、阿替洛尔及比索洛尔。同时具有α和β受体阻滞的药物,在慢性稳定型心绞痛的治疗中也有效。

有严重心动过缓和高度房室传导阻滞、窦房结功能紊乱、明显的支气管痉挛或支气管哮喘的患者,禁用β受体阻滞剂。外周血管疾病及严重抑郁是应用β受体阻滞剂的相对禁忌证。慢性肺心病的患者可小心使用高度选择性$\beta_1$受体阻滞剂。没有固定狭窄的冠状动脉痉挛造成的缺血,如变异性心绞痛,不宜使用β受体阻滞剂,这时钙通道阻滞剂是首选药物。

推荐使用无内在拟交感活性的β受体阻滞剂。β受体阻滞剂的使用剂量应个体化,从较小剂量开始。

(4)钙通道阻滞剂:钙通道阻滞剂通过改善冠状动脉血流和减少心肌耗氧起缓解心绞痛作用,对变异性心绞痛或以冠状动脉痉挛为主的心绞痛,钙通道阻滞剂是一线药物。地尔硫䓬和维拉帕米能减慢房室传导,常用于伴有心房颤动或心房扑动的心绞痛患者,而不应用于已有严重心动过缓、高度房室传导阻滞和病态窦房结综合征的患者。

长效钙通道阻滞剂能减少心绞痛的发作。ACTION试验结果显示,硝苯地平控释片没有显著降低一级疗效终点(全因死亡、急性心肌梗死、顽固性心绞痛、新发心力衰竭、致残性脑卒中及外周血管成形术的联合终点)的相对危险,但对于一级疗效终点中的多个单项终点而言,硝苯地平控释片组降低达到统计学差异或有降低趋势。值得注意的是,亚组分析显示,占52%的合并高血压的冠心病患者中,一级终点相对危险下降13%。CAMELOT试验结果显示,氨氯地平组主要终点事件(如心血管性死亡、非致死性心肌梗死、冠状血管重建、由于心绞痛而入院治疗、慢性心力衰竭入院、致死或非致死性卒中及新诊断的周围血管疾病)与安慰剂组比较相对危险降低达31%,差异有统计学意义。长期应用长效钙通道阻滞剂的安全性在ACTION及大规模降压试验ALLHAT及ASCOT中都得到了证实。

外周水肿、便秘、心悸、面部潮红是所有钙通道阻滞剂常见的不良反应,低血压也时有发生,其他不良反应还包括头痛、头晕、虚弱无力等。

当稳定型心绞痛合并心力衰竭而血压高且难于控制者必须应用长效钙通道阻滞剂时,可选择氨氯地平、硝苯地平控释片或非洛地平。

(5)钾通道开放剂:钾通道开放剂的代表药物为尼克地尔,除了抗心绞痛外,该药还有心脏保护作用。一项针对尼克地尔的试验证实,稳定型心绞痛患者服用该药能显著减少主要冠脉事件的发生。但是,尚没有降低治疗后死亡率和非致死性心肌梗死发生率的研究,因此,该药的临床效益还有争议。

(6)联合用药:β受体阻滞剂和长效钙通道阻滞剂联合用药比单用一种药物更有效。此外,两药联用时,β受体阻滞剂还可减轻二氢吡啶类钙通道阻滞剂引起的反射性心动过速不良反应。非二氢吡啶类钙通道阻滞剂地尔硫䓬或维拉帕米可作为对β受体阻滞剂有禁忌的患者的替代治疗。但非二氢吡啶类钙通道阻滞剂和β受体阻滞剂的联合用药能使传导阻滞和心肌收缩力的减弱更明显,要特别警惕。老年人、已有心动过缓或左心室功能不良的患者,应尽量避免合用。

2.改善预后的药物治疗

与稳定型心绞痛并发的疾病如糖尿病和高血压应予以积极治疗,同时还应纠正高脂血症。HMG-CoA还原酶抑制剂(他汀类药物)和血管紧张素转换酶抑制剂(ACEI)除各自的降脂和降压作用外,还能改善患者预后。对缺血性心脏病患者,还需加用抗血小板药物。

阿司匹林通过抑制血小板内环氧化酶使血栓素$A_2$合成减少,达到抑制血小板聚集的作用。其应用剂量为每天75～150 mg。CURE研究发现每天阿司匹林剂量若>200 mg或<100 mg反而增加心血管事件发生的风险。

所有患者如无禁忌证(活动性胃肠道出血、阿司匹林过敏或既往有阿司匹林不耐受的病史),给予阿司匹林75～100 mg/d。若不能服用阿司匹林者,则可应用氯吡格雷作为替代。

所有冠心病患者应用他汀类药物。他汀类降脂治疗减少动脉粥样硬化性心脏病并发症,可同时应用于患者的一级和二级预防。他汀类除了降脂作用外,还有抗炎作用和防血栓形成,能降低心血管危险性。血脂控制目标:总胆固醇(TC)<4.5 mmol/L,低密度脂蛋白胆固醇(LDL-C)至少应<2.59 mmol/L;建议逐步调整他汀类药物剂量以达到上述目标。

ACEI可防止左心室重塑,减少心力衰竭发生的危险,降低病死率,如无禁忌,可常规使用。在稳定型心绞痛患者中,合并糖尿病、心力衰竭或左心室收缩功能不全的高危患者,应该使用ACEI。所有冠心病患者,均能从ACEI治疗中获益,但低危患者,获益可能较小。

**(五)非药物治疗(血运重建)**

血运重建的主要指征:有冠脉造影指征及冠脉严重狭窄;药物治疗失败,不能满意控制症状;无创检查显示有大量的危险心肌;成功的可能性很大,死亡及并发症危险可接受;患者倾向于介入治疗,并且对这种疗法的危险充分知情。

1.冠状动脉旁路移植手术(CABG)

40多年来,CABG逐渐成了治疗冠心病的最普通的手术,CABG对冠心病的治疗价值已进行了较深入的研究。对于低危患者(年病死率<1%)CABG,并不比药物治疗给患者更多的预后获益。在比较CABG和药物治疗的临床试验的荟萃分析中,CABG可改善中危至高危患者的预后。对观察性研究及随机对照试验数据的分析表明,某些特定的冠状动脉病变解剖类型手术预后优于药物治疗:①左主干的明显狭窄;②三支主要冠状动脉近段的明显狭窄;③双支主要冠状动脉的明显狭窄,其中包括左前降支(LAD)近段的高度狭窄。

根据研究人群不同,CABG总的手术死亡率为1%～4%,目前已建立了很好的评估患者个体风险的危险分层工具。尽管左胸廓内动脉的远期通畅率很高,大隐静脉桥发生阻塞的概率仍较高。血栓阻塞可在术后早期发生,大约10%在术后1年发生,5年后静脉桥自身会发生粥样硬化改变。静脉桥10年通畅率为50%～60%。

CABG指征如下。

(1)心绞痛伴左主干病变(ⅠA)。

(2)心绞痛伴三支血管病变,大面积缺血或心室功能差(ⅠA)。

(3)心绞痛伴双支或三支血管病变,包括左前降支(LAD)近端严重病变(ⅠA)。

(4)CCS Ⅰ～Ⅳ,多支血管病变、糖尿病(症状治疗Ⅱa B)(改善预后ⅠB)。

(5)CCS Ⅰ～Ⅳ,多支血管病变、非糖尿病(ⅠA)。

(6)药物治疗后心绞痛分级 CCS Ⅰ～Ⅳ,单支血管病变,包括 LAD 近端严重病变(ⅠB)。

(7)心绞痛经药物治疗分级 CCS Ⅰ～Ⅳ,单支血管病变,不包括 LAD 近端严重病变(Ⅱa B)。

(8)心绞痛经药物治疗症状轻微(CCS Ⅰ),单支、双支、三支血管病变,但有大面积缺血的客观证据(Ⅱb C)。

2.经皮冠状动脉介入治疗(PCI)

PCI 日益普遍应用于临床,由于创伤小、恢复快、危险性相对较低,易于被医师和患者接受。PCI 的方法包括单纯球囊扩张、冠状动脉支架术、冠状动脉旋磨术、冠状动脉定向旋切术等。随着经验的积累、器械的进步,特别是支架极为普遍的应用和辅助用药的发展,这一治疗技术的应用范围得到了极大的拓展。近年来,冠心病的药物治疗也获较大发展,对于稳定型心绞痛并且冠状动脉解剖适合行 PCI 患者的成功率提高,手术相关的死亡风险为 0.3%～1.0%。对于低危的稳定型心绞痛患者,包括强化降脂治疗在内的药物治疗在减少缺血事件方面与 PCI 一样有效。对于相对高危险患者及多支血管病变的稳定型心绞痛患者,PCI 缓解症状更为显著,生存率获益尚不明确。

经皮冠脉血运重建的指征如下。

(1)药物治疗后心绞痛 CCS 分级 Ⅰ～Ⅳ,单支血管病变(ⅠA)。

(2)药物治疗后心绞痛 CCS 分级 Ⅰ～Ⅳ,多支血管病变,非糖尿病(ⅠA)。

(3)稳定型心绞痛,经药物治疗症状轻微(CCS 分级 Ⅰ),为单支、双支或三支血管病变,但有大面积缺血的客观证据(ⅡbC)。

成功的 PCI 使狭窄的管腔狭窄程度减少 20%～50%,血流达到 TIMI Ⅲ级,心绞痛消除或显著减轻,心电图变化改善;但半年后再狭窄率为 20%～30%。若不成功,需行冠状动脉旁路移植手术。

(王 东)

# 第四节 限制型心肌病

限制型心肌病(restrictive cardiomyopathy,RCM),是以一侧或双侧心室充盈受限和舒张期容量降低为特征,收缩功能和室壁厚度正常或接近正常,可见间质纤维化。其病因为特发性、心肌淀粉样变性、心内膜病变伴或不伴嗜酸性细胞增多症。无论是在西方国家还是我国,RCM 都是少见的。男性、女性之比为 3∶1,发病年龄多在 15～50 岁。

## 一、病因

RCM 的病因目前仍未阐明,可能与非化脓性感染、体液免疫反应异常、变态反应和营养代谢不良等有关。最近报道本病可以呈家族性发病,可伴有骨骼肌疾病和房室传导阻滞。心肌淀粉样变性是继发性限制型心肌病的常见原因。

## 二、病理

在疾病早期阶段,心肌活检可见心内膜增厚,内膜下心肌细胞排列紊乱、间质纤维化。随着病情的进展,患者的心内膜明显增厚,外观呈珍珠样白色,质地较硬,致使心室壁轻度增厚。这种损害首先累及心尖部,继而向心室流出道蔓延,可伴有心室内附壁血栓形成。患者心脏的心室腔可无增大,心房增大与心室顺应性减低有关。冠状动脉很少受累。在病变发展到严重阶段,心内膜增厚和间质纤维化显著,组织学变化为非特异性。

## 三、临床表现

临床表现可分为左心室型、右心室型和混合型,以左心室型最常见。在早期阶段,患者可无症状,随着病情进展出现运动耐量降低、倦怠、乏力、劳力性呼吸困难和胸痛等症状,这主要是由于 RCM 患者心输出量不能随着心率加快而增加。左心室型早期可出现左心功能不全的表现,如易疲劳、呼吸困难、咳嗽及肺部湿啰音等。右心室型及混合型则以右心功能不全为主,如颈静脉怒张、吸气时颈静脉压增高(Kussmaul 征)、肝大、腹水、下肢或全身水肿等。心脏可闻及第三心音奔马律。当二尖瓣或三尖瓣受累时,可出现相应部位的收缩期反流性杂音,心房压力增高和心房扩大可导致心房颤动。发生栓塞者并不少见。此外,血压常偏低,脉压小。除有心力衰竭和栓塞表现外,可发生猝死。

## 四、辅助检查

### (一)心电图
ST 段及 T 波非特异性改变。部分患者可见 QRS 波群低电压、病理性 Q 波、束支传导阻滞、心房颤动和病态窦房结综合征等心律失常。

### (二)X 线胸片
心影正常或轻中度增大,可有肺淤血表现,偶见心内膜钙化影。

### (三)超声心动图
心室壁增厚和重量增加,心室腔大致正常,心房扩大。约 1/3 的病例有少量心包积液。较严重的病例可有附壁血栓形成。Doppler 心动图的典型表现是舒张期快速充盈随之突然终止。

### (四)心导管检查
心房压力曲线出现右心房压升高和快速的 Y 下陷;左心充盈压高于右心充盈压;心室压力曲线上表现为舒张早期下降和中晚期高原波;肺动脉高压。

### (五)心内膜心肌活检
右心室活检可证实嗜酸性细胞增多症患者的心内膜心肌损害,对心内膜弹力纤维增生症和原发性限制型心肌病的组织学诊断具有重要价值。

## 五、诊断和鉴别诊断

RCM 临床诊断比较困难。对于出现倦怠、乏力、劳力性呼吸困难、胸痛、腹水、水肿等症状,心室没有明显扩大而心房扩大的患者,应考虑本病。心内膜心肌活检有助于确定限制型心肌病,属原发性和继发性。本病主要与缩窄性心包炎鉴别诊断。

## 六、治疗

限制型心肌病缺乏特异性治疗方法,其治疗原则包括缓解临床症状,改善心脏舒张功能,纠正心力衰竭,针对原发病的治疗。

### (一)对症治疗

#### 1.改善心室舒张功能

钙通道阻滞剂可以防止心肌细胞钙超负荷引起的细胞僵直,改善心室舒张期顺应性,降低心室舒张末压,从而改善心室舒张功能。可试用地尔硫䓬 30 mg,每天 3 次;或氨氯地平 5 mg,每天 1 次;或尼群地平 10 mg,每天 2 次。

β受体阻滞药能减慢心率,延长心室充盈时间,减少心肌耗氧量,降低室壁张力,从而有利于改善心室舒张功能。美托洛尔从小剂量开始(6.25 mg,每天 2 次),酌情逐渐增加剂量。

ACEI 可以常规应用,如卡托普利 12.5 mg,每天 2 次;培哚普利 4 mg,每天 1 次;或贝那普利 5~10 mg,每天 1 次。

利尿药能有效地降低心脏前负荷,减轻肺循环和体循环淤血,降低心室充盈压,改善患者气急和易疲乏等症状。

#### 2.洋地黄类药物

对于伴有快速性心房颤动或心力衰竭的患者,可选用洋地黄制剂,使用时必须小剂量和谨慎观察。

#### 3.抗心律失常治疗

发生心房颤动者较常见,可选用胺碘酮转复和维持心律。对于严重的缓慢性心律失常患者,可置入永久性心脏起搏器。

#### 4.抗凝治疗

为防止血栓形成,应给予阿司匹林抗血小板药物治疗。心腔内附壁血栓形成者,应尽早给予华法林或肝素治疗。

### (二)特殊治疗

对嗜酸性细胞增多症及其引起的心内膜心肌病变,皮质激素(泼尼松)和羟基脲或其他细胞毒性药物,能有效地减少嗜酸性粒细胞,阻止内膜心肌纤维化进展。最近报道,联合应用美法仑、泼尼松和秋水仙碱对淀粉样变性有一定疗效,心、肾功能损害较小。

### (三)手术治疗

对严重的内膜心肌纤维化可行心内膜剥脱术,切除纤维性心内膜。伴有瓣膜反流者,可行人工瓣膜置换术。对于附壁血栓者,行血栓切除术。

## 七、预后

本病预后不良。有报道认为,手术后难治性心力衰竭可显著好转,术后随访 2~7 年未见纤维化病变复发。

（王　东）

# 第五节　扩张型心肌病

扩张型心肌病(dilated cardiomyopathy,DCM)是以一侧或双侧心腔扩大,收缩性心力衰竭为主要特征的一组疾病。病因不明者,称为原发性扩张型心肌病。由于主要表现为充血性心力衰竭,以往又被称为充血性心肌病。该病常伴心律失常,五年存活率低于50%,发病率为(5~10)/10万,近年来有增高的趋势,男性多于女性,比例为2.5∶1。

## 一、病因

### (一)遗传因素

遗传因素包括单基因遗传和基因多态性。前者包括显性和隐性两种,根据基因所在的染色体进一步分为常染色体遗传和性染色体遗传。致病基因已经清楚者,归为家族性心肌病,未清楚而又有希望的基因是编码dystrophin和cardiotrophin-1的基因。目前基因多态性以ACE的DD型研究较多,但与原发性扩张型心肌病的关系尚有待进一步证实。

### (二)病毒感染

病毒感染主要是柯萨奇病毒,此外尚有巨细胞病毒、腺病毒(小儿多见)和埃柯病毒等。以柯萨奇病毒研究较多。病毒除直接引起心肌细胞损伤外,尚可通过免疫反应,包括细胞因子和抗体损伤心肌细胞。

### (三)免疫障碍

免疫障碍分两大部分:一是引起机体抵抗力下降,机体易于感染,尤其是嗜心肌病毒如柯萨奇病毒感染;二是以心肌为攻击靶位的自身免疫损伤,目前已知的有抗β受体抗体、抗M受体抗体、抗线粒体抗体、抗心肌细胞膜抗体、抗ADP/ATP载体蛋白抗体等。有些抗体具有强烈干扰心肌细胞功能作用,如抗β受体抗体的儿茶酚胺样作用较去甲肾上腺素强100倍以上,抗ADP/ATP抗体严重干扰心肌能量代谢等。

### (四)其他

某些营养物质、毒物的作用或叠加作用应注意。

## 二、病理及病理生理

### (一)大体解剖

心腔大、室壁相对较薄、附壁血栓,瓣膜及冠状动脉正常,随着病情发展,心腔逐渐变为球形。

### (二)组织病理

心肌细胞肥大、变长、变性坏死、间质纤维化。组化染色(抗淋巴细胞抗体)淋巴细胞增多,约46%符合Dallas心肌炎诊断标准。

### (三)细胞病理(超微结构)

(1)收缩单位变少,排列紊乱。

(2)线粒体增多变性,细胞化学染色示线粒体嵴排列紊乱、脱失及融合;线粒体分布异常,膜下及核周分布增多,而肌纤维间分布减少。

(3)脂褐素增多。

(4)严重者心肌细胞空泡变性,脂滴增加。

在上述病理改变的基础上,原发扩张型心肌病的病理生理特点可用一句话概括:收缩功能障碍为主,继发舒张功能障碍。

## 三、临床表现

(1)充血性心力衰竭的临床表现。

(2)心律失常:快速、缓慢心律失常及各种传导阻滞,以室内传导阻滞较有特点。

(3)栓塞:以肺栓塞多见。绝大部分是细小动脉多次反复栓塞,表现为少量咯血或痰中带血。肺动脉高压等。周围动脉栓塞在国内较少见,可表现为脑、脾、肾、肠系膜动脉及肢体动脉栓塞。有栓塞者预后一般较差。

## 四、辅助检查

### (一)超声心动图

房室腔内径扩大,瓣膜正常,室壁搏动减弱、呈"大腔小口"样改变是其特点。早期仅左心室和左心房大,晚期全心大。可伴二尖瓣、三尖瓣功能性反流,很少见附壁血栓。

### (二)ECG

QRS 可表现为电压正常、增高(心室大)和减低。有室内传导阻滞者 QRS 增宽。可见病理性Q波,多见于侧壁和高侧壁。左心室极度扩大者,胸前导联 R 波呈马鞍形改变,即 $V_3$、$V_4$ 呈 $rS$,$V_{1R} > V_{2R}$,$V_{5R} > V_{4R} > V_{3R}$。可见继发 ST-T 改变。有各种心律失常,常见的有室性期前收缩、室性心动过速、房室传导阻滞、室内传导阻滞、心房颤动、心房扑动等。

### (三)X 线

普大心影,早期肺淤血明显,晚期由于肺动脉高压和(或)右心衰竭,肺野透亮度可增加,肺淤血不明显,左、右心室同时衰竭者肺淤血亦可不明显。伴有心力衰竭者常有胸腔积液,以右侧或双侧多见,单左侧胸腔积液十分少见。

### (四)SPECT

核素心血池显像示左心室舒张末容积(EDV)扩大,严重者可达 800 mL,EF 下降<40%,严重者仅 3%~5%,心肌显像左心室大或左、右心室均大,左心室壁显影稀疏不均,呈花斑样。

### (五)心肌损伤标志

CK-MB、cTnT、cTnI 可增高。心肌损伤标志阳性者往往提示近期疾病活动、心力衰竭加重,亦提示有病毒及免疫因素参加心肌损伤。

### (六)其他检查

其他检查包括肝功能、肾功能、血常规、电解质、红细胞沉降率异常等。

## 五、诊断及鉴别诊断

原发性扩张型心肌病目前尚无公认的诊断标准。可采用下列顺序:①心脏大、心率快、奔马律等心力衰竭表现;②EF<40%;③超声心动图表现为"大腔小口"样改变,左心室舒张末内径指数≥27 mm/m²,瓣膜正常;④SPECT 示 EDV 增大,心肌显像呈花斑样改变;⑤以上表现用其他原因不能解释,即除外继发性心脏损伤。在临床上遇到难以解释的充血性心力衰竭首先

应想到本病,通过病史询问、查体及上述检查符合①～④,且仍未找到可解释的原因,即可诊断本病。

鉴别诊断:①应与所有引起心脏普大的原因鉴别;②ECG 有病理性 Q 波者应与陈旧性心肌梗死鉴别。

### 六、治疗

与心力衰竭治疗基本相同,但强调 β 受体阻滞剂及保护心肌药物(如辅酶 $Q_{10}$、B 族维生素)的应用。

（王　东）

# 第六节　急性心力衰竭

急性心力衰竭(AHF)是临床医师面临的最常见的心脏急症之一。许多国家随着人口老龄化及急性心肌梗死患者存活率的升高,慢性心力衰竭患者的数量快速增长,同时也增加了心功能失代偿患者的数量。AHF 60%～70% 是由冠心病所致,尤其是在老年人。在年轻患者,AHF 的原因更多见于扩张型心肌病、心律失常、先天性或瓣膜性心脏病、心肌炎等。

AHF 患者预后不良。急性心肌梗死伴有严重心力衰竭患者病死率非常高,12 个月的病死率 30%。据报道,急性肺水肿院内病死率为 12%,1 年病死率为 40%。

## 一、急性心力衰竭的临床表现

AHF 是指由于心脏功能异常而出现的急性临床发作。无论既往有无心脏病病史,均可发生。心功能异常可以是收缩功能异常,亦可为舒张功能异常,还可以是心律失常或心脏前负荷和后负荷失调。它通常是致命的,需要紧急治疗。

急性心力衰竭可以在既往没有心功能异常者首次发病,也可以是慢性心力衰竭(CHF)的急性失代偿。

### (一)基础心血管疾病的病史和表现

大多数患者有各种心脏病的病史,存在引起急性心力衰竭的各种病因。老年人中的主要病因为冠心病、高血压和老年性退行性心瓣膜病,而在年轻人中多由风湿性心瓣膜病、扩张型心肌病、急性重症心肌炎等所致。

### (二)诱发因素

常见的诱因:①慢性心力衰竭药物治疗缺乏依从性;②心脏容量超负荷;③严重感染,尤其是肺炎和败血症;④严重颅脑损害或剧烈的精神心理紧张与波动;⑤大手术后;⑥肾功能减退;⑦急性心律失常如室性心动过速、心室颤动、心房颤动或心房扑动伴快速心室率、室上性心动过速及严重的心动过缓等;⑧支气管哮喘发作;⑨肺栓塞;⑩高心输出量综合征,如甲状腺功能亢进危象、严重贫血等;⑪应用负性肌力药物如维拉帕米、地尔硫䓬、β 受体阻滞剂等;⑫应用非甾体抗炎药;⑬心肌缺血;⑭老年急性舒张功能减退;⑮吸毒;⑯酗酒;⑰嗜铬细胞瘤。这些诱因使心功能原来尚可代偿的患者骤发心力衰竭,或者使已有心力衰竭的患者病情加重。

### (三)早期表现

原来心功能正常的患者出现急性失代偿的心力衰竭(首发或慢性心力衰竭急性失代偿)伴有急性心力衰竭的症状和体征,出现原因不明的疲乏或运动耐力明显降低及心率增加 15～20 次/分钟,可能是左心功能降低的最早期征兆。继续发展可出现劳力性呼吸困难、夜间阵发性呼吸困难、睡觉需用枕头抬高头部等,检查可发现左心室增大、闻及舒张早期或中期奔马律、肺动脉第二音亢进、两肺尤其肺底部有细湿啰音,还可有干啰音或哮鸣音,提示已有左心功能障碍。

### (四)急性肺水肿

起病急骤,病情可迅速发展至危重状态。突发的严重呼吸困难、端坐呼吸、喘息不止、烦躁不安并有恐惧感,呼吸频率可达 30～50 次/分钟;频繁咳嗽并咳出大量粉红色泡沫样血痰;听诊心率快,心尖部常可闻及奔马律;双肺满布湿啰音或哮鸣音。

### (五)心源性休克

(1)持续低血压,收缩压降至 12.0 kPa 以下,或原有高血压的患者收缩压降幅≥8.0 kPa,且持续 30 min 以上。

(2)组织低灌注状态,可表现:①皮肤湿冷、苍白和发绀,出现紫色条纹。②心动过速>110 次/分钟。③尿量显著减少(<20 mL/h),甚至无尿。④意识障碍,常有烦躁不安、激动焦虑、恐惧和濒死感;收缩压低于 9.3 kPa,可出现抑制症状如神志恍惚、表情淡漠、反应迟钝,逐渐发展至意识模糊,甚至昏迷。

(3)血流动力学障碍:肺毛细血管楔压(PCWP)≥2.4 kPa,心排血指数(CI)≤36.7 mL/(s・m$^2$)[≤2.2 L/(min・m$^2$)]。

(4)低氧血症和代谢性酸中毒。

## 二、急性心力衰竭的分型和分级

根据是否存在淤血(分为"湿"和"干")和外周组织低灌注情况(分为"暖"和"冷")的临床表现,可将急性心力衰竭患者分为 4 型(表 2-8):"干暖""干冷""湿暖"和"湿冷",其中"湿暖"型最常见。大多数急性心力衰竭患者表现为收缩压正常或升高[>18.6 kPa(140 mmHg),高血压性急性心力衰竭],只有少数(5%～8%)表现为收缩压低(低血压性急性心力衰竭)。低血压性急性心力衰竭患者预后差,尤其是同时存在低灌注时。急性心肌梗死患者并发急性心力衰竭时推荐应用 Killip 分级(表 2-9),因其与患者的近期病死率相关。

表 2-8　急性心力衰竭的临床程度分级

| 分级 | 皮肤 | 肺部啰音 |
| --- | --- | --- |
| Ⅰ | 干、暖 | 无 |
| Ⅱ | 湿、暖 | 有 |
| Ⅲ | 干、冷 | 无/有 |
| Ⅳ | 湿、冷 | 有 |

表 2-9 急性心肌梗死的 Killip 法分级

| 分级 | 症状与体征 |
|---|---|
| I | 无心力衰竭 |
| II | 有心力衰竭,两肺中下部有湿啰音,占肺野下 1/2,可闻及奔马律。胸部 X 线片有肺淤血 |
| III | 严重心力衰竭,有肺水肿,细湿啰音遍布两肺(超过肺野下 1/2) |
| IV | 心源性休克、低血压[收缩压<12.0 kPa(90 mmHg)]、发绀、出汗、少尿 |

注:1 mmHg≈0.133 kPa。

Forrester 分级依据临床表现和血流动力学指标,可用于急性心肌梗死后 AHF,最适用于首次发作的急性心力衰竭。临床程度的分类法适用于心肌病患者,它主要依据临床发现,最适用于慢性失代偿性心力衰竭。

### 三、急性心力衰竭的诊断

AHF 的诊断主要依据症状和临床表现,同时辅以相应的实验室检查,如 ECG、胸部 X 线检查、生化标志物、多普勒超声心动图等,诊断的流程如图 2-2 所示。

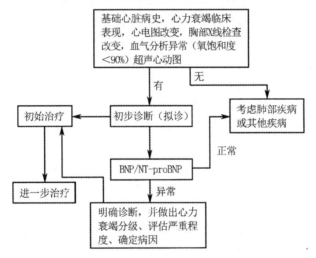

图 2-2 急性心力衰竭的诊断流程

在急性心力衰竭患者,需要系统地评估外周循环、静脉充盈、肢端体温。

在心力衰竭失代偿时,右心室充盈压通常可通过中心静脉压评估。AHF 时中心静脉压升高应谨慎分析,因为在静脉顺应性下降合并右心室顺应性下降时,即便右心室充盈压很低也会出现中心静脉压的升高。

左心室充盈压可通过肺部听诊评估,肺部存在湿啰音常提示左心室充盈压升高。进一步的确诊、严重程度的分级及随后可出现的肺淤血、胸腔积液应进行胸部 X 线检查。左心室充盈压的临床评估常被迅速变化的临床征象所误导。应进行心脏的触诊和听诊,了解有无室性和房性奔马律($S_3$、$S_4$)。

## 四、急性心力衰竭的检查

### (一)心电图(ECG)检查

急性心力衰竭时 ECG 多有异常改变。ECG 可以辨别节律,可以帮助确定 AHF 的病因及了解心室的负荷情况。这在急性冠脉综合征中尤为重要。ECG 还可了解左右心室/心房的劳损情况、有无心包炎及既往存在的病变如左右心室的肥大。心律失常时应分析 12 导联心电图,同时应进行连续的 ECG 监测。

### (二)胸部影像学检查

对于所有 AHF 的患者,胸部影像学检查宜尽早完成,以便及时评估已经存在的肺部和心脏病变(心脏的大小及形状)及肺淤血的程度。它不但可以用于明确诊断,还可用于了解随后的治疗效果。胸部 X 线检查还可用作左心衰竭的鉴别诊断,排除肺部炎症或感染性疾病。胸部 CT 或放射性核素扫描可用于判断肺部疾病和诊断大的肺栓塞。CT、经食管超声心动图可用于诊断主动脉夹层。

### (三)实验室检查

AHF 时应进行一些实验室检查。动脉血气分析可以评估氧合情况(氧分压 $PaO_2$)、通气情况(二氧化碳分压 $PaCO_2$)、酸碱平衡(pH)和碱缺失,在所有严重 AHF 患者应进行此项检查。脉搏血氧测定及潮气末二氧化碳测定等无创性检测方法可以替代动脉血气分析,但不适用于低心输出量及血管收缩性休克状态。静脉血氧饱和度(如颈静脉内)的测定对于评价全身的氧供需平衡很有价值。

血浆脑钠尿肽(B 型钠尿肽,BNP)是在心室室壁张力增加和容量负荷过重时由心室释放的,现在已用于急诊室呼吸困难的患者作为排除或确立心力衰竭诊断的指标。BNP 对于排除心力衰竭有着很高的阴性预测价值。如果心力衰竭的诊断已经明确,升高的血浆 BNP 和 N 末端脑钠尿肽前体(NT-proBNP)可以预测预后。

### (四)超声心动图检查

超声心动图对于评价基础心脏病变及与 AHF 相关的心脏结构和功能改变是极其重要的,同时对急性冠脉综合征也有重要的评估值。

多普勒超声心动图应用于评估左右心室的局部或全心功能改变、瓣膜结构和功能、心包病变、急性心肌梗死的机械性并发症和比较少见的占位性病变。通过多普勒超声心动图测定主动脉或肺动脉的血流时速曲线可以估测心输出量。多普勒超声心动图还可估计肺动脉压力(三尖瓣反流射速),同时可监测左心室前负荷。

### (五)其他检查

在涉及与冠状动脉相关的病变,如不稳定型心绞痛或心肌梗死时,血管造影是非常重要的,现已明确血运重建能够改善预后。

## 五、急性心力衰竭患者的监护

急性心力衰竭患者应在进入急诊室后就尽快地开始监护,同时给予相应的诊断性检查以明确基础病因。

### (一)无创性监护

在所有的危重患者,必须监测的项目有血压、体温、心率、呼吸、心电图。有些实验室检查应重复做,如电解质、肌酐、血糖及有关感染和代谢障碍的指标。必须纠正低钾或高钾血症。如果患者情况恶化,这些指标的监测频率也应增加。

**1.心电监测**

在急性失代偿阶段 ECG 的监测是必需的(监测心律失常和 ST 段变化),尤其是心肌缺血或心律失常是导致急性心力衰竭的主要原因。

**2.血压监测**

开始治疗时维持正常的血压很重要,其后也应定时测量(如每 5 min 测量 1 次),直到血管活性药、利尿剂、正性肌力药剂量稳定时。在并无强烈的血管收缩和不伴有极快心率时,无创性自动袖带血压测量是可靠的。

**3.血氧饱和度监测**

脉搏血氧计是测量动脉氧与血红蛋白结合饱和度的无创性装置($SaO_2$)。通常从联合血氧计测得的 $SaO_2$ 的误差在 2% 之内,除非患者处于心源性休克状态。

**4.心输出量和前负荷**

可应用多普勒超声的方法监测。

**(二)有创性监测**

**1.动脉置管**

置入动脉导管的指征是因血流动力学不稳定需要连续监测动脉血压或需进行多次动脉血气分析。

**2.中心静脉置管**

中心静脉置管联通了中心静脉循环,所以可用于输注液体和药物,也可监测中心静脉压(CVP)及静脉氧饱和度($SvO_2$)(上腔静脉或右心房处),后者用以评估氧的运输情况。

在分析右心房压力时应谨慎,避免过分注重右心房压力,因为右心房压力几乎与左心房压力无关,因此也与 AHF 时的左心室充盈压无关。CVP 也会受到重度三尖瓣关闭不全及呼气末正压通气(PEEP)的影响。

**3.肺动脉导管**

肺动脉导管(PAC)是一种漂浮导管,用于测量上腔静脉(SVC)、右心房、右心室、肺动脉压力、肺毛细血管楔压及心输出量。现代导管能够半连续性地测量心输出量及混合静脉血氧饱和度、右心室舒张末容积和射血分数。

虽然置入肺动脉导管用于急性左心衰竭的诊断通常不是必需的,但对于伴发有复杂心肺疾病的患者,它可以用来鉴别是心源性机制还是非心源性机制。对于二尖瓣狭窄、主动脉瓣关闭不全、高气道压或左心室僵硬(如左心室肥厚、糖尿病、纤维化、使用正性肌力药、肥胖、缺血)的患者,肺毛细血管楔压并不能真实反映左心室舒张末压。

建议 PAC 用于对传统治疗未产生预期疗效的血流动力学不稳定的患者,以及合并淤血和低灌注的患者。在这些情况下,置入肺动脉导管以保证左心室最恰当的液体负荷量,并指导血管活性药物和正性肌力药的使用。

## 六、急性心力衰竭的治疗

### (一)临床评估

对患者均应根据上述各种检查方法及病情变化做出临床评估如下：①基础心血管疾病；②急性心力衰竭发生的诱因；③病情的严重程度和分级，并估计预后；④治疗的效果。此种评估应多次和动态进行，以调整治疗方案。

### (二)治疗目标

(1)控制基础病因和矫治引起心力衰竭的诱因：应用静脉和(或)口服降压药物以控制高血压；选择有效抗生素控制感染；积极治疗各种影响血流动力学的快速性或缓慢性心律失常；应用硝酸酯类药物改善心肌缺血。糖尿病伴血糖升高者应有效控制血糖水平，又要防止出现低血糖。对血红蛋白含量<60 g/L 的严重贫血者，可输注浓缩红细胞悬液或全血。

(2)缓解各种严重症状。①低氧血症和呼吸困难：采用不同方式的吸氧，包括鼻导管吸氧、面罩吸氧及无创或气管插管的呼吸机辅助通气治疗。②胸痛和焦虑：应用吗啡。③呼吸道痉挛：应用支气管解痉药物。④淤血症状：利尿剂有助于减轻肺淤血和肺水肿，也可缓解呼吸困难。

(3)稳定血流动力学状态，维持收缩压≥12.0 kPa，纠正和防止低血压可应用各种正性肌力药物。血压过高者的降压治疗可选择血管扩张药物。

(4)纠正水、电解质紊乱和维持酸碱平衡。

(5)保护重要脏器如肺、肾、肝和大脑，防止功能损害。

(6)降低死亡危险，改善近期和远期预后。

### (三)急性心力衰竭的处理流程

急性心力衰竭按图 2-3 的流程处理。

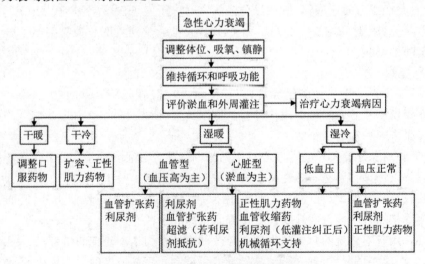

图 2-3　急性心力衰竭的处理流程

1.急性心力衰竭的一般处理

(1)体位：静息时明显呼吸困难者应半卧位或端坐位，双腿下垂以减少回心血量，降低心脏前负荷。

(2)四肢交换加压：四肢轮流绑扎止血带或血压计袖带，通常同一时间只绑扎三肢，每隔

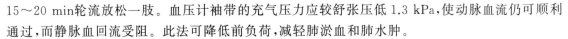

15～20 min轮流放松一肢。血压计袖带的充气压力应较舒张压低 1.3 kPa,使动脉血流仍可顺利通过,而静脉血回流受阻。此法可降低前负荷,减轻肺淤血和肺水肿。

(3)吸氧:适用于低氧血症和呼吸困难明显(尤其指端血氧饱和度<90%)的患者。应尽早采用,使患者 $SaO_2$≥95%(伴 COPD 者 $SaO_2$>90%),可采用不同的方式。①鼻导管吸氧:低氧流量(1～2 L/min)开始,如果仅为低氧血症,动脉血气分析未见二氧化碳潴留,可采用高流量给氧6～8 L/min。酒精吸氧可使肺泡内的泡沫表面张力降低而破裂,改善肺泡的通气。方法是在氧气通过的湿化瓶中加 50%～70%酒精或有机硅消泡剂,用于肺水肿患者。②面罩吸氧:适用于伴呼吸性碱中毒患者。必要时还可采用无创性或气管插管呼吸机辅助通气治疗。

(4)做好救治的准备工作:至少开放 2 条静脉通道,并保持通畅。必要时可采用深静脉穿刺置管,以随时满足用药的需要。血管活性药物一般应用微量泵泵入,以维持稳定的速度和正确的剂量。固定和维护好漂浮导管、深静脉置管、心电监护的电极和导联线、鼻导管或面罩、导尿管及指端无创血氧仪测定电极等。保持室内适宜的温度、湿度,灯光柔和,环境幽静。

(5)饮食:进易消化食物,避免一次大量进食,在总量控制下,可少量多餐(6～8 次/天)。应用袢利尿剂情况下不要过分限制钠盐摄入量,以避免低钠血症,导致低血压。利尿剂应用时间较长的患者要补充多种维生素和微量元素。

(6)出入量管理:肺淤血、体循环淤血及水肿明显者应严格限制饮水量和静脉输液速度,对无明显低血容量因素(大出血、严重脱水、大汗淋漓等)者的每天摄入液体量一般宜在 1 500 mL 以内,不要超过 2 000 mL。保持每天水出入量负平衡约 500 mL/d,严重肺水肿者的水负平衡为1 000～2 000 mL/d,甚至可达 3 000～5 000 mL/d,以减少水、钠潴留和缓解症状。经 3～5 d,如果淤血、水肿明显消退,应减少水负平衡量,逐渐过渡到出入水量大体平衡。在水负平衡下应注意防止发生低血容量、低血钾和低血钠等。

2.根据临床分型确定治疗方案

根据急性心力衰竭临床分型确定治疗方案,同时治疗心力衰竭病因。①"干暖":最轻的状态,机体容量状态和外周组织灌注尚可,只要调整口服药物即可。②"干冷":机体处于低血容量状态、出现外周组织低灌注,首先适当扩容,如低灌注仍无法纠正可给予正性肌力药物。③"湿暖":分为血管型和心脏型两种,前者由液体血管内再分布引起,高血压为主要表现,首选血管扩张药,其次为利尿剂;后者由液体潴留引起,淤血为主要表现,首选利尿剂,其次为血管扩张药,如利尿剂抵抗可行超滤治疗。④"湿冷":最危重的状态,提示机体容量负荷重且外周组织灌注差,如收缩压≥12.0 kPa,则给予血管扩张药、利尿剂,若治疗效果欠佳可考虑使用正性肌力药物;如收缩压低,则首选正性肌力药物,若无效可考虑使用血管收缩药,当低灌注纠正后再使用利尿剂。对药物治疗无反应的患者,可行机械循环支持治疗。

3.药物治疗

(1)AHF 时吗啡及其类似物的使用:吗啡一般用于严重 AHF 的早期阶段,特别是患者不安和呼吸困难时。吗啡能够使静脉扩张,也能使动脉轻度扩张,并降低心率。应密切观察疗效和呼吸抑制的不良反应。伴明显和持续低血压、休克、意识障碍、COPD 等患者禁忌使用。老年患者慎用或减量。也可应用哌替啶 50～100 mg 肌内注射。

(2)AHF 治疗中血管扩张药的使用:对大多数 AHF 患者,血管扩张药常作为一线药,它可以用来开放外周循环,降低前及/或后负荷。

硝酸酯类药物:急性心力衰竭时此类药在不减少每搏心输出量和不增加心肌氧耗情况下能

减轻肺淤血,特别适用于急性冠脉综合征伴心力衰竭的患者。临床研究已证实,硝酸酯类静脉制剂与呋塞米合用治疗急性心力衰竭有效;应用大剂量硝酸酯类药物联合小剂量呋塞米的疗效优于单纯大剂量的利尿剂。静脉应用硝酸酯类药物应十分小心滴定剂量,经常测量血压,防止血压过度下降。硝酸甘油静脉滴注起始剂量 $5\sim10$ $\mu g/min$,每 $5\sim10$ min 递增 $5\sim10$ $\mu g/min$,最大剂量 $100\sim200$ $\mu g/min$;亦可每 $10\sim15$ min 喷雾一次(400 $\mu g$),或舌下含服,每次 $0.3\sim0.6$ mg。硝酸异山梨酯静脉滴注剂量 $5\sim10$ mg/h,亦可舌下含服,每次 2.5 mg。

硝普钠(SNP):适用于严重心力衰竭。临床应用宜从小剂量 10 $\mu g/min$ 开始,可酌情逐渐增加剂量至 $50\sim250$ $\mu g/min$。由于其强效降压作用,应用过程中要密切监测血压,根据血压调整合适的维持剂量。长期使用时其代谢产物(硫代氰化物和氰化物)会产生毒性反应,特别是在严重肝肾衰竭的患者应避免使用。减量时,硝普钠应该缓慢减量,并加用口服血管扩张药,以避免反跳。AHF 时硝普钠的使用尚缺乏对照试验,而且在 AMI 时使用,病死率增高。在急性冠脉综合征所致的心力衰竭患者,因为 SNP 可引起冠状动脉窃血,故在此类患者中硝酸酯类的使用优于硝普钠。

重组人利钠肽(奈西立肽):这是一类新的血管扩张药肽类,近期被用以治疗 AHF。它是人脑钠尿肽(BNP)的重组体,是一种内源性激素物质。它能够扩张静脉、动脉、冠状动脉,由此降低前负荷和后负荷,在无直接正性肌力的情况下增加心输出量。慢性心力衰竭患者输注奈西立肽对血流动力学产生有益的作用,可以增加钠排泄,抑制肾素-血管紧张素-醛固酮和交感神经系统。它和静脉使用硝酸甘油相比,能更有效地促进血流动力学改善,并且不良反应更少。近期的两项研究(VMAC 和 PROACTION)表明,该药的应用可以带来临床和血流动力学的改善,推荐应用于急性失代偿性心力衰竭。国内一项 Ⅱ 期临床研究提示,该药较硝酸甘油静脉制剂能够更显著降低 PCWP,缓解患者的呼吸困难。应用方法:先给予负荷剂量 1.5 $\mu g/kg$,静脉缓慢推注,继以 $0.007\,5\sim0.015\,0$ $\mu g/(kg \cdot min)$ 静脉滴注;也可不用负荷剂量而直接静脉滴注。该药对于急性心力衰竭患者安全,可明显改善患者血流动力学和呼吸困难的相关症状。疗程一般 $3\sim7$ d。

乌拉地尔:该药具有外周和中枢双重扩血管作用,可有效降低血管阻力,降低后负荷,增加心输出量,但不影响心率,从而减少心肌耗氧量。适用于高血压心脏病、缺血性心肌病(包括急性心肌梗死)和扩张型心肌病引起的急性左心衰竭;可用于 CO 降低、PCWP>2.4 kPa 的患者。通常静脉滴注 $100\sim400$ $\mu g/min$,可逐渐增加剂量,并根据血压和临床状况予以调整。伴严重高血压者可缓慢静脉注射 $12.5\sim25.0$ mg。

下列情况下禁用血管扩张药物:①收缩压<12.0 kPa,或持续低血压并伴症状尤其有肾功能不全的患者,以避免重要脏器灌注减少;②严重阻塞性心瓣膜疾病患者,如主动脉瓣狭窄、二尖瓣狭窄患者,有可能出现显著的低血压,应慎用;③梗阻性肥厚型心肌病。

(3)急性心力衰竭时血管紧张素转化酶抑制剂(ACEI)/ARB/ARNI 的使用:从小剂量开始,逐渐增至推荐的目标剂量或可耐受的最大剂量。开始应用及调整剂量后 $1\sim2$ 周,应监测血压、肾功能和血钾。ARNI 有 ARB 和脑啡肽酶抑制剂的作用,后者可升高利钠肽、缓激肽和肾上腺髓质素及其他内源性血管活性肽的水平。ARNI 的代表药物是沙库巴曲缬沙坦钠。PARADIGM-HF 试验显示,与依那普利相比,沙库巴曲缬沙坦钠使主要复合终点(心血管死亡和心力衰竭住院)风险降低 20%,包括心源性猝死减少 20%。若能够耐受 ACEI/ARB,推荐以 ARNI 替代 ACEI/ARB,以进一步减少心力衰竭的发病率及死亡率。

不良反应包括低血压、肾功能恶化和高钾血症等,极少数患者也会发生血管神经性水肿。

(4)利尿剂使用注意事项如下。

1)适应证:AHF 和失代偿心力衰竭的急性发作,伴有液体潴留的情况是应用利尿剂的指征。利尿剂缓解症状的益处及其在临床上被广泛认可,无须再进行大规模的随机临床试验来评估。

2)作用效应:静脉使用袢利尿剂也有扩张血管效应,在使用早期(5～30 min)它降低肺阻抗的同时也降低右心房压和肺毛细血管楔压。如果快速静脉注射大剂量(>1 mg/kg)时,就有反射性血管收缩的可能。它与慢性心力衰竭时使用利尿剂不同,在严重失代偿性心力衰竭使用利尿剂能使容量负荷恢复正常,可以在短期内减少神经内分泌系统的激活。特别是在急性冠脉综合征的患者,应使用低剂量的利尿剂,最好已给予扩血管治疗。

3)实际应用:静脉使用袢利尿剂(呋塞米、托拉塞米),它有强效快速的利尿效果,在 AHF 患者优先考虑使用。在入院以前就可安全使用,应根据利尿效果和淤血症状的缓解情况来选择剂量。开始使用负荷剂量,然后继续静脉滴注呋塞米或托拉塞米,静脉滴注比一次性静脉注射更有效。噻嗪类和螺内酯可以联合袢利尿剂使用,低剂量联合使用比高剂量使用一种药更有效,而且继发反应也更少。将袢利尿剂和多巴酚丁胺、多巴胺或硝酸盐联合使用也是一种治疗方法,它比仅仅增加利尿剂更有效,不良反应也更少。

利尿剂反应不佳或抵抗的处理:①增加袢利尿剂剂量;②静脉推注联合持续静脉滴注,静脉持续和多次应用可避免因为袢利尿剂浓度下降引起的钠水重吸收;③2 种及以上利尿剂联合使用,如在袢利尿剂基础上加噻嗪类利尿剂,也可加用血管升压素 $V_2$ 受体拮抗剂;④应用增加肾血流的药物,如小剂量多巴胺或重组人利钠肽,改善利尿效果和肾功能、提高肾灌注,但益处不明确;⑤纠正低血压、低氧血症、代谢性酸中毒、低钠血症、低蛋白血症、感染等,尤其注意纠正低血容量;⑥超滤治疗。

4)不良反应、药物的相互作用:虽然利尿剂可安全地用于大多数患者,但它的不良反应也很常见,甚至可威胁生命,包括神经内分泌系统的激活,特别是肾素-血管紧张素-醛固酮系统和交感神经系统的激活;低血钾、低血镁和低氯性碱中毒可能导致严重的心律失常;可以产生肾毒性及加剧肾衰竭。过度利尿可过分降低静脉压、肺毛细血管楔压及舒张期灌注,由此导致每搏输出量和心输出量下降,特别见于严重心力衰竭和以舒张功能不全为主的心力衰竭或缺血所致的右心室功能障碍。

(5)β受体阻滞剂使用注意事项如下。

1)适应证和基本原理:NYHA 心功能Ⅳ级患者应在血流动力学稳定后使用。因β受体阻滞剂的负性肌力作用可能诱发和加重心力衰竭,治疗心力衰竭的生物学效应需持续用药 2～3 个月才逐渐产生,故起始剂量须小,每隔 2～4 周可剂量加倍,逐渐达到目标剂量或最大可耐受剂量,并长期使用。静息心率降至 60 次/分钟左右的剂量为β受体阻滞剂应用的目标剂量或最大耐受剂量。急性心肌梗死患者没有明显心力衰竭或低血压,使用β受体阻滞剂能限制心肌梗死范围,减少致命性心律失常,并缓解疼痛。

2)当患者出现缺血性胸痛对阿片制剂无效、反复发生缺血、高血压、心动过速或心律失常时,可考虑静脉使用β受体阻滞剂。在 Gothenburg 美托洛尔研究中,急性心肌梗死后早期静脉使用美托洛尔或安慰剂,接着口服治疗 3 个月。美托洛尔组发展为心力衰竭的患者明显减少。如果患者有肺底部啰音的肺淤血征象,联合使用呋塞米,美托洛尔治疗可产生更好的疗效,降低病死率和并发症。

3)实际应用:滴定的剂量及过程需个体化,要密切观察心率、血压、体重、呼吸困难、淤血的症状及体征。有液体潴留或最近曾有液体潴留的患者,必须同时使用利尿剂。突然停药会导致病情恶化。在慢性心力衰竭急性失代偿期,可继续维持使用;心动过缓(50～60 次/分钟)和血压偏低[收缩压 11.3～12.0 kPa(85～90 mmHg)]的患者可减少剂量;严重心动过缓(<50 次/分钟)、严重低血压(收缩压)和休克患者应停用,但在出院前应再次启动 β 受体阻滞剂治疗。

但是,对急性心肌梗死伴发急性心力衰竭患者,病情稳定后,应早期使用 β 受体阻滞剂。对于慢性心力衰竭患者,在急性发作稳定后(通常 4 d 后),应早期使用 β 受体阻滞剂。

在大规模临床试验中,比索洛尔、卡维地洛或美托洛尔的初始剂量很小,然后逐渐缓慢增加到目标剂量。应个体化增加剂量。β 受体阻滞剂可能过度降低血压,减慢心率。一般原则是,在服用 β 受体阻滞剂的患者由于心力衰竭加重而住院,除非必须用正性肌力药物维持,否则应继续服用 β 受体阻滞剂。但如果疑为 β 受体阻滞剂剂量过大(如有心动过缓和低血压)时,可减量继续用药。

(6)正性肌力药:此类药物适用于低心输出量综合征,如伴症状性低血压或 CO 降低伴有循环淤血的患者,可缓解组织低灌注所致的症状,保证重要脏器的血液供应。血压较低和对血管扩张药物及利尿剂不耐受或反应不佳的患者尤其有效。使用正性肌力药有潜在的危害性,因为它能增加耗氧量、增加钙负荷,所以应谨慎使用。

对于失代偿的慢性心力衰竭患者,其症状、临床过程和预后很大程度上取决于血流动力学。所以,改善血流动力学参数成为治疗的目的。在这种情况下,正性肌力药可能有效,甚至挽救生命。但它改善血流动力学参数的益处,部分被它增加心律失常的危险抵消了。而且在某些病例,由于过度增加能量消耗引起心肌缺血和心力衰竭的慢性进展。但正性肌力药的利弊比率,不同的药并不相同。对于那些兴奋 $\beta_1$ 受体的药物,可以增加心肌细胞内钙的浓度,可能有更高的危险性。有关正性肌力药用于急性心力衰竭治疗的对照试验研究较少,特别对预后的远期效应的评估更少。

1)强心苷类:此类药物能轻度增加 CO 和降低左心室充盈压;对急性左心衰竭患者的治疗有一定帮助。一般应用毛花苷 C 0.2～0.4 mg 缓慢静脉注射,2～4 h 后可以再用 0.2 mg,伴快速心室率的心房颤动患者可酌情适当增加剂量。

2)多巴胺:小剂量<2 μg/(kg·min)的多巴胺仅作用于外周多巴胺受体,直接或间接降低外周阻力。在此剂量下,对于肾脏低灌注和肾衰竭的患者,它能增加肾血流量、肾小球滤过率、利尿和增加钠的排泄,并增强对利尿剂的反应。大剂量>2 μg/(kg·min)的多巴胺直接或间接刺激 β 受体,增加心肌的收缩力和心输出量。当剂量>5 μg/(kg·min)时,它作用于 α 受体,增加外周血管阻力。此时,虽然它对低血压患者很有效,但它对 AHF 患者可能有害,因为它增加左心室后负荷,增加肺动脉压和肺阻力。

多巴胺可以作为正性肌力药[>2 μg/(kg·min)]用于 AHF 伴有低血压的患者。当静脉滴注低剂量≤3 μg/(kg·min)时,它可以使失代偿性心力衰竭伴有低血压和尿量减少的患者增加肾血流量,增加尿量。但如果无反应,则应停止使用。

3)多巴酚丁胺:多巴酚丁胺的主要作用在于通过刺激 $\beta_1$ 受体和 $\beta_2$ 受体产生剂量依赖性的正性变时、正性变力作用,并反射性地降低交感张力和血管阻力,其最终结果依个体而不同。小剂量时,多巴酚丁胺能产生轻度的血管扩张反应,通过降低后负荷而增加射血量。大剂量时,它可以引起血管收缩。心率通常呈剂量依赖性增加,但增加的程度弱于其他儿茶酚胺类药物。但在心房颤动的患者,心率可能增加到难以预料的水平,因为它可以加速房室传导。全身收缩压通常轻度增加，但也可能不变或降低。心力衰竭患者静脉滴注多巴酚丁胺后，观察到尿量增多，这可能是它提高心输出量而增加肾血流量的结果。

多巴酚丁胺用于外周低灌注（低血压，肾功能下降）伴或不伴有淤血或肺水肿、使用最佳剂量的利尿剂和扩血管剂无效时。

多巴酚丁胺常用来增加心输出量。它的起始静脉滴注速度为 $2\sim3\ \mu g/(kg \cdot min)$，可以逐渐增加到 $20\ \mu g/(kg \cdot min)$。无须负荷量。静脉滴注速度根据症状、尿量反应或血流动力学监测结果来调整。它的血流动力学作用和剂量成正比，在静脉滴注停止后，它的清除也很快。

在接受 β 受体阻滞剂治疗的患者，需要增加多巴酚丁胺的剂量，才能恢复它的正性肌力作用。

单从血流动力学看，多巴酚丁胺的正性肌力作用增加了磷酸二酯酶抑制剂（PDEI）作用。PDEI 和多巴酚丁胺的联合使用能产生比单一用药更强的正性肌力作用。

长时间地持续静脉滴注多巴酚丁胺（$24\sim48\ h$）会出现耐药，部分血流动力学效应消失。长时间应用应逐渐减量。

静脉滴注多巴酚丁胺常伴有心律失常发生率的增加，可来源于心室和心房。这种影响呈剂量依赖性，可能比使用 PDEI 时更明显。在使用利尿剂时应及时补钾。心动过速时使用多巴酚丁胺要慎重，多巴酚丁胺静脉滴注可以促发冠心病患者的胸痛。现在还没有关于 AHF 患者使用多巴酚丁胺的对照试验，一些试验显示它增加不利的心血管事件。

4）磷酸二酯酶抑制剂：米力农和依诺昔酮是两种临床上使用的Ⅲ型磷酸二酯酶抑制剂（PDEI）。在 AHF 时，它们能产生明显的正性肌力、松弛性及外周扩血管效应，由此增加心输出量和搏出量，同时伴随有肺动脉压、肺毛细血管楔压的下降，全身和肺血管阻力下降。它在血流动力学方面，介于纯粹的扩血管剂（如硝普钠）和正性肌力药（如多巴酚丁胺）之间。因为它们的作用部位远离 β 受体，所以在使用 β 受体阻滞剂的同时，PDEI 仍能够保留其效应。

Ⅲ型 PDEI 用于低灌注伴或不伴有淤血，使用最佳剂量的利尿剂和扩血管剂无效时应用。

当患者在使用 β 受体阻滞剂时，和（或）对多巴酚丁胺没有足够的反应时，Ⅲ型 PDEIs 可能优于多巴酚丁胺。

由于其过度的外周扩血管效应可引起低血压，静脉推注较静脉滴注时更常见。有关 PDEI 治疗对 AHF 患者的远期疗效目前数据尚不充分，但人们已提高了对其安全性的重视，特别是在缺血性心脏病心力衰竭患者。

5）左西孟旦：这是一种钙增敏剂，通过结合于心肌细胞上的肌钙蛋白 C 促进心肌收缩，还通过介导 ATP 敏感的钾通道而发挥血管舒张作用和轻度抑制磷酸二酯酶的效应。其正性肌力作用独立于 β 肾上腺素能刺激，可用于正接受 β 受体阻滞剂治疗的患者。左西孟旦的乙酰化代谢产物，仍然具有药理活性，半衰期约 80 h，停药后作用可持续 48 h。

临床研究表明，急性心力衰竭患者应用本药静脉滴注可明显增加 CO 和每搏输出量，降低 PCWP、全身血管阻力和肺血管阻力；冠心病患者不会增加病死率。用法：首剂 $12\sim24\ \mu g/kg$ 静脉注射（$>10\ min$），继以 $0.1\ \mu g/(kg \cdot min)$ 静脉滴注，可酌情减半或加倍。对于收缩压 $<13.3\ kPa$ 的患者，不需要负荷剂量，可直接用维持剂量，以防止发生低血压。

在比较左西孟旦和多巴酚丁胺的随机对照试验中，已显示左西孟旦能改善呼吸困难和疲劳等症状，并产生很好的结果。不同于多巴酚丁胺的是当联合使用 β 受体阻滞剂时，左西孟旦的血流动力学效应不会减弱，甚至会更强。

在大剂量使用左西孟旦静脉滴注时,可能会出现心动过速、低血压,对收缩压<11.3 kPa 的患者不推荐使用。在与其他安慰剂或多巴酚丁胺比较的对照试验中显示,左西孟旦并没有增加恶性心律失常的发生率。

(7)抗凝治疗:抗凝治疗(如低分子量肝素)建议用于深静脉血栓和肺栓塞发生风险较高且无抗凝治疗禁忌证的患者。

4.非药物治疗

(1)IABP:临床研究表明,这是一种有效改善心肌灌注同时又降低心肌耗氧量和增加 CO 的治疗手段。

IABP 的适应证:①急性心肌梗死或严重心肌缺血并发心源性休克,且不能由药物治疗纠正;②伴血流动力学障碍的严重冠心病(如急性心肌梗死伴机械并发症);③心肌缺血伴顽固性肺水肿。

IABP 的禁忌证:①存在严重的外周血管疾病;②主动脉瘤;③主动脉瓣关闭不全;④活动性出血或其他抗凝禁忌证;⑤严重血小板缺乏。

(2)急性心力衰竭者行机械通气的指征:①出现心搏呼吸骤停而进行心肺复苏时;②合并Ⅰ型或Ⅱ型呼吸衰竭。机械通气的方式有下列两种。

1)无创呼吸机辅助通气:这是一种无须气管插管、经口/鼻面罩给患者供氧、由患者自主呼吸触发的机械通气治疗。分为持续气道正压通气(CPAP)和双相间歇气道正压通气(BiPAP)两种模式。

作用机制:通过气道正压通气可改善患者的通气状况,减轻肺水肿,纠正缺氧和二氧化碳潴留,从而缓解Ⅰ型或Ⅱ型呼吸衰竭。

适用对象:Ⅰ型或Ⅱ型呼吸衰竭患者经常规吸氧和药物治疗仍不能纠正时应及早应用。主要用于呼吸频率≤25 次/分钟、能配合呼吸机通气的早期呼吸衰竭患者。在下列情况下应用受限:包括不能耐受和合作的患者、有严重认知障碍和焦虑的患者、呼吸急促(频率>25 次/分钟)、呼吸微弱和呼吸道分泌物多的患者。

2)气道插管和人工机械通气:应用指征为心肺复苏时、严重呼吸衰竭经常规治疗不能改善者,尤其是出现明显的呼吸性和代谢性酸中毒并影响到意识状态的患者。

(3)血液净化治疗要点,包括其机制、适应证、不良反应和处理。

1)机制:此法不仅可维持水、电解质和酸碱平衡,稳定内环境,还可清除尿毒症毒素(肌酐、尿素、尿酸等)、细胞因子、炎症介质及心脏抑制因子等。治疗中的物质交换可通过血液滤过(超滤)、血液透析、连续血液净化和血液灌流等来完成。

2)适应证。本法对急性心力衰竭有益,但并非常规应用的手段。出现下列情况之一时可以考虑采用:①高容量负荷如肺水肿或严重的外周组织水肿,且对袢利尿剂和噻嗪类利尿剂抵抗;②低钠血症(血钠<110 mmol/L)且有相应的临床症状,如神志障碍、肌张力减退、腱反射减弱或消失、呕吐及肺水肿等,在上述两种情况应用单纯血液滤过即可;③肾功能进行性减退,血肌酐>500 $\mu$mol/L或符合急性血液透析指征的其他情况。

3)不良反应和处理:建立体外循环的血液净化均存在与体外循环相关的不良反应,如生物不相容、出血、凝血、血管通路相关并发症、感染、机器相关并发症等。应避免出现新的内环境紊乱,连续血液净化治疗时应注意热量及蛋白的丢失。

(4)心室机械辅助装置:急性心力衰竭经常规药物治疗无明显改善时,有条件的可应用此种技术。此类装置有体外膜式氧合(ECMO)、心室辅助泵(如可置入式电动左心辅助泵、全人工心脏)。根据急性心力衰竭的不同类型,可选择应用心室辅助装置,在积极纠治基础心脏病的前提下,短期辅助心脏功能,可作为心脏移植或心肺移植的过渡。ECMO 可以部分或全部代替心肺功能。临床研究表明,短期循环呼吸支持(如应用 ECMO)可以明显改善预后。

(樊俊岭)

# 第七节　慢性心力衰竭

慢性心力衰竭是指在静脉回流正常的情况下,由于原发的心肌损害引起心输出量减少和心室充盈压升高,临床上以组织血液灌注不足以及肺循环和(或)体循环淤血为主要特征的一种综合征。

难治性心力衰竭指Ⅲ～Ⅳ级的充血性心力衰竭(CHF)患者经适当而完善的强心苷制剂、利尿剂和血管扩张剂治疗及消除合并症和诱因后,CHF 的症状和临床状态未得到改善甚至恶化者。

## 一、病因与诱因

### (一)病因

1.心肌本身疾病

(1)弥漫性或局限性心肌损害:见于心肌炎、心肌病、心肌梗死、心肌纤维化等。

(2)心肌代谢障碍:见于冠心病、肺源性心脏病、高原病等,由于心肌缺血缺氧,引起心肌能量代谢障碍。维生素 $B_1$ 缺乏症,因 ATP 形成障碍亦可出现心力衰竭。

2.心室负荷过度

(1)压力负荷过度(又称后负荷过度):①左心室压力负荷过度常见于高血压、主动脉瓣狭窄等;②右心室压力负荷过度常见于肺动脉高压、肺栓塞、肺动脉瓣狭窄、慢性阻塞性肺疾病等。

(2)容量负荷过度(又称前负荷过度):①左心室容量负荷过度常见于主动脉瓣关闭不全、左房室瓣关闭不全、法洛四联症等;②右心室容量负荷过度常见于肺动脉瓣关闭不全、右房室瓣关闭不全、房间隔缺损等;③双室容量负荷过度见于贫血、甲状腺功能亢进症、脚气病、动静脉瘘等。

3.心室舒张受限

心室舒张受限常见于肥厚型心肌病、限制型心肌病、心包疾病(如缩窄性心包炎、心肺压塞)等。心包疾病引起心力衰竭因心肌本身的舒缩功能多是正常的,故一旦解除病因,心力衰竭的症状和体征可迅速消失。有人认为这是心力衰竭的临床表现,不是真正的心力衰竭;有人认为仍属心力衰竭。

### (二)诱因

(1)感染为诱发和加重心力衰竭的常见因素,包括呼吸道感染、风湿热、感染性心内膜炎、尿路感染等,其中,以呼吸道感染为多见。

(2)电解质紊乱和酸碱平衡失调,低钾、低镁可影响强心苷的应用而加重心力衰竭;严重酸碱中毒可诱发心力衰竭。

（3）心律失常有两种。①快速性心律失常：因心室充盈时间缩短、舒张期充盈量降低、心肌耗氧量增加可诱发心力衰竭。②缓慢性心律失常：因心输出量降低而诱发心力衰竭。

（4）妊娠和分娩。因心脏负荷和心肌耗氧量增加而诱发心力衰竭；另外，临产期的子宫收缩疼痛、精神紧张等，亦可诱发心力衰竭。

（5）体力或脑力劳动过度、情绪激动等应激状态，可增加心肌耗氧量而诱发或加重心力衰竭。

（6）贫血、甲状腺功能亢进症，输血或输液过多或过快，肺栓塞等亦可诱发心力衰竭。

（7）药物应用不当，如长期应用负性肌力药（如β受体阻滞剂、钙通道阻滞剂等）、长期服用非甾体抗炎药（如吲哚美辛等）。

## 二、临床表现

### （一）左心衰竭肺淤血的临床表现

1.呼吸困难

呼吸困难是心力衰竭较早出现和最常见的症状，由于肺淤血和肺顺应性降低引起肺活量减少所致。

（1）劳力性呼吸困难：休息时患者常无症状，当体力活动或劳动时体循环压力梯度增加，回心血量增多，左心房充盈压增加，肺淤血加重而出现呼吸困难，休息后可自行缓解。

（2）夜间阵发性呼吸困难。常在睡眠时发生。患者入睡并无困难，但在夜间熟睡后突然憋醒，因胸闷、气急而被迫坐起，有时伴阵咳、咳泡沫样痰，坐起或站立后数分钟内症状可缓解，患者又可入睡。发生机制：①平卧时静脉回流增加，心脏前负荷增加；②平卧时膈肌上升，肺活量减少；③夜间迷走神经张力增高。

（3）端坐呼吸：患者平卧休息时感呼吸困难，被迫取半卧位或坐位以减轻呼吸困难。半卧位或坐位时，由于重力作用，使部分血液转移到身体下垂部位，可减轻肺淤血，且由于膈肌下降可增加肺活量。

2.咳嗽、咳泡沫样痰、咯血

咳嗽、咳泡沫样痰、咯血为肺泡和支气管黏膜淤血所致。咳嗽多在体力活动或夜间平卧时加重。左心房室瓣狭窄、肺栓塞亦可引起咯血。

3.两肺可闻及湿啰音

部分夜间阵发性呼吸困难患者两肺可闻及哮鸣音。

### （二）右心衰竭体循环淤血的临床表现

1.胃肠道症状

长期胃肠道淤血、水肿，可引起消化不良、食欲缺乏、恶心、呕吐、腹胀及上腹部疼痛等症状。严重者可发生肠源性蛋白丧失。

2.静脉充盈与搏动

因上、下腔静脉压升高，可出现颈外静脉、手背静脉及舌下静脉充盈，并可出现静脉搏动。颈静脉充盈是右心衰竭的早期表现。肝颈静脉回流征阳性是右心衰竭的重要体征之一，但也可见于渗出性或缩窄性心包炎。

3.肝大和压痛

早期肝大而柔软，有压痛，常发生于皮下水肿之前；长期慢性肝淤血而发生心源性肝硬化时，肝脏质地较硬，边缘较锐利，压痛不明显。

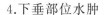

**4.下垂部位水肿**

活动者,在足、踝内侧及胫骨前可出现凹陷性水肿,下午更明显,随病情加重而呈上行性发展。长期卧床者,在骶部和股内侧出现凹陷性水肿。严重右心衰竭患者,可出现全身性水肿。长期下肢水肿易并发蜂窝织炎及静脉血栓。

**5.胸腔积液**

胸腔积液见于全心衰竭或右心衰竭患者,以右侧胸腔积液多见,也可为双侧胸腔积液,胸腔积液的产生与体静脉压和肺静脉压升高及胸膜毛细血管通透性增加有关。胸腔积液以右侧多见的可能机制:①胸腔积液由扩大的左、右心房压迫肺静脉所致,而右侧胸腔血液通过奇静脉路程长,故易积液于右侧;②右肺的平均静脉压较左侧高,同时右肺的容量较左肺大,右肺的表面滤出面积也就比左肺大,因而以右侧胸腔积液多见;③若胸腔积液只限于右侧,要考虑因肺梗死所致。

**6.腹水**

腹水可见于右心衰竭或全心衰竭的晚期患者,常伴有心源性肝硬化。亦可见于缩窄性心包炎或三尖瓣狭窄患者。

**7.心包积液**

心包积液见于严重而持久的右心衰竭患者。

**8.发绀**

发绀见于长期右心衰竭患者,为静脉压增高、静脉血氧分压降低所致,为周围性发绀。长期全心衰竭患者可出现混合性发绀。左心衰竭患者可出现四肢末端发绀,但比右心衰竭患者轻。

**9.心脏性恶病质**

晚期患者可发生营养不良、消瘦,表现出恶病质。

**(三)心输出量减少导致组织血液灌注不足的临床表现**

**1.疲乏、无力**

躯干及四肢肌肉供血不足所致,为左心衰竭的早期症状。

**2.失眠、嗜睡**

脑缺氧所致。严重脑缺氧可出现神志错乱,甚至昏迷。

**3.皮肤苍白**

心输出量降低引起代偿性交感神经兴奋,外周血管收缩使皮肤苍白。

**4.尿少**

尿少是由肾血流量减少,肾小球滤过率降低,肾小管再吸收增加所致。

**5.心率增快**

每搏量下降,儿茶酚胺代偿性分泌增加,可导致心率增加。

**6.脉压变小**

心输出量下降,可使血压下降。往往表现为收缩压偏低而舒张压偏高,脉压变小。严重者可出现心源性休克。

**(四)其他临床表现**

(1)声音嘶哑:由左肺动脉扩张压迫左喉返神经所致。

(2)可出现交替脉、心尖部舒张期奔马律、心界扩大等。

(3)原发心脏病的体征。

### 三、辅助检查

#### (一)诊断心力衰竭的无创手段

**1.心电图检查**

心力衰竭患者中心电图正常罕见,如果心电图正常,需要对心力衰竭的诊断做仔细的再评估,心电图是明确心脏节律的最有效手段。心力衰竭患者的特异心电图不能提示特异的病因。Q 波的存在提示心肌梗死,但若缺乏明确的病史,则需要其他手段,如超声心动图加以证实。

**2.胸部 X 线检查**

X 线检查的心脏大小与左心室功能相关性较差。急性心力衰竭常常不出现心脏扩大,但有证据提示,慢性心力衰竭而心脏大小正常时,需仔细检查心力衰竭的诊断正确与否。心脏扩大支持心力衰竭的诊断,特别是存在肺上叶静脉扩大时,但后者与肺毛细血管嵌压相关性较差。仔细检查肺野,可以找出间质或肺水肿或胸膜渗出的证据。但观察者在对 X 线检查上肺淤血的证据的解释上一致性较低,而且单用胸部 X 线难以可靠地区分心源性或肾源性肺淤血。心脏轮廓可以提示瓣膜、心肌或心包钙化等特殊诊断。X 线检查有助于排除可导致上述症状的肺部疾病。

**3.心脏超声检查**

为了更好地诊断心力衰竭,应常规使用心脏超声,此方法安全、简便而且随时可用。利用心脏超声可以评价心脏瓣膜、心腔结构、心室肥厚以及收缩和舒张功能等心腔完整的功能参数,其对心室容积测定、收缩功能和局部室壁运动异常的检出可靠。多普勒超声技术为有经验的操作者测定跨瓣压差和右心室收缩压提供了定量化手段。如果有三尖瓣关闭不全存在时,可计算出肺动脉压而做出肺动脉高压的诊断。当患者经胸超声显像较差,或有机械二尖瓣,或者为了更详细地了解心房、肺静脉以及二尖瓣时,可以使用经食管超声评价其结构和功能。由于射血分数依赖于两个十分精确的容量测定值,因而易出现计算误差,重复性较低。

**4.肺功能检查**

尽管肺部疾病的存在并不能排除并存的心力衰竭,但肺功能的测定有助于排除气短的肺源性原因。慢性阻塞性呼吸疾病与缺血性心脏病间存在着强烈的相关性,而后者是心力衰竭的主要原因。心力衰竭患者 1 s 峰呼气流速和用力呼气容量下降,但其程度与症状性慢性阻塞性气道疾病不同。当患者出现严重的气短和哮鸣、每分钟峰呼气流速<200 L 时,应注意哮喘的诊断而不是肺水肿。

**5.血液学和生化检查**

贫血可加重已存在的心力衰竭,血细胞比容升高提示呼吸困难可能由肺部疾病、发绀型先天性心脏病或肺动静畸形所致。测定血清尿素氮和肌酐对于通过容量负荷而产生与心力衰竭相同特征的肾衰的鉴别诊断以及之后的心力衰竭治疗至关重要。未经治疗的心力衰竭很少出现明显的电解质紊乱。电解质紊乱常见使用利尿剂的患者。心力衰竭患者出现低钠血症和肾功能不全提示预后不佳。肝淤血时会出现肝脏有关酶的升高。

尿液分析对检查蛋白尿和尿糖非常有用,有助于提示临床工作人员注意潜在的肾脏问题或糖尿病,这些情况可以导致或使心力衰竭复杂化。

由甲状腺毒症引起的心力衰竭常与快心室率心房颤动相关,而且可能是老年甲状腺功能亢进者主要的临床表现,甲状腺功能减退也可以心力衰竭的形式出现。

6.心脏核素检查

核素扫描为评价左和右心室整体收缩功能以及心肌灌注提供了简单的方法。利用核素检查可以评价左心室舒张充盈早期情况,但进一步了解左心室舒张功能异常十分困难,显像技术可用于不能行心脏超声检查者。静息状态、运动和运动后的心肌灌注显像可以用来评价缺血存在与否及其严重程度。其不足是在评价瓣膜功能、心室肥厚方面几乎无价值,在此方面其可利用性与超声相比受到较大的限制。其费用相对较高,对心室容积测定的重复性不高,而且患者受到射线的辐射,从而限制了其临床应用。

7.运动试验

运动耐量下降,其限制性症状为气短或疲倦,是心力衰竭的特点,但不特异。在没有接受治疗的患者,若运动试验正常,可排除心力衰竭的诊断。在诊断明确的心力衰竭患者,药物治疗和运动训练可以改善运动耐量,但很少能使其恢复正常。在已明确诊断的患者中,运动耐量有助于评价病情的严重性并监测其进展。

运动时氧饱和度的明显下降,提示肺部疾病的存在。临床上,氧耗量的测定有助于明确运动试验是受限于心肺因素还是其他因素。

8.神经内分泌的检查

神经内分泌机制在心力衰竭病理生理中的重要性已很明确,但其在心力衰竭诊断中的地位却不清楚。大样本荟萃分析的良好证据表明,肾上腺素、肾素、血管紧张素 II 和醛固酮与心力衰竭的严重程度和预后明显相关,但对所有患者来讲,这些预测因子不准确而且难以解释。利尿剂、血管扩张剂和 ACEI 以复杂的形式改变上述神经内分泌物质的血浆浓度,因而其诊断价值有限。血浆肾上腺素水平随年龄增长而升高,大于 75 岁的人,其肾上腺素水平可能在诊断心力衰竭的范围之内。

对于个体患者,心力衰竭诊断评价的最佳指标为利钠肽(ANP)。心房利钠肽和脑利钠肽在心功能异常早期症状出现以前升高。N-心房利钠肽作为无活性的前激素的副产品,可能反映了心室功能异常及其严重程度,其准确性高于 ANP。目前就脑利钠肽和 β-ANP 对心力衰竭诊断的价值没有太多的资料。血浆 ANP 水平升高与一定的症状相关,而且在无肾衰竭的情况下,高度提示存在心力衰竭。接受治疗的患者,ANP 血浆水平正常并不能完全排除心力衰竭的诊断,其水平正常反映了治疗的效果。ANP 血浆水平随年龄增长仅有极小的升高。

**(二)诊断心力衰竭的有创方法**

通常不需要有创的方法来确定慢性心力衰竭的诊断,但它在明确病因方面具有一定的重要性。心力衰竭可以发生于静息时心输出量及心室充盈压正常的患者,至少在经治患者是如此。相反,在无症状的心功能异常者,却会出现静息时心输出量的下降和充盈压的升高。运动时的心输出量的下降和肺毛细血管楔压的升高,可由可逆性心肌缺血所致,对心力衰竭并不特异,但最大运动时的血流动力学反应正常可排除心力衰竭是引起症状的原因。

用无创方法排除舒张功能异常可能是困难的,在某些患者可通过直接测定心内的压力和容积来解决。直接测定心输出量和充盈压有助于在存在肺或肝脏疾病时支持或排除心力衰竭的诊断。

当考虑扩张性心肌病的诊断时,冠脉造影有助于排除冠心病。对心力衰竭伴有心肌缺血证据的患者,考虑血管重建时,也需进行冠脉造影。

心内膜活检是一个有用的研究工具,但其临床价值有限。对有经验的人来说,当患者存在无法解释的心肌功能异常时,应进行活检以排除浸润或炎症性疾病。

### 四、诊断和鉴别诊断

#### (一)临床实践中诊断心力衰竭的要求

为了满足心力衰竭的定义,必须存在心力衰竭的确切症状和客观体征,仅根据临床指标评价心肌功能是不够的。必须客观地评价心功能异常,心脏彩超是最简单、有效的工具而广泛地用于临床。诊断心力衰竭要求存在心力衰竭的症状和(或)诊断需求的客观指征。根据任何单一检查不能做出心力衰竭的诊断。而且需要排除与心力衰竭症状和体征相似,或加重心力衰竭症状和体征的其他疾病。

#### (二)诊断

根据临床表现,如呼吸困难及心源性水肿的特点,一般不难做出诊断。值得注意的是,其诊断应包括病因诊断、病理解剖及病理生理诊断、心功能分级等。

#### (三)鉴别诊断

(1)收缩性心力衰竭与舒张性心力衰竭均表现为肺循环和(或)体循环淤血,从症状和体征上难以区别,但后者左心室射血分数正常、左心室不大,可通过辅助检查加以鉴别,治疗上亦有明显差异(表 2-10)。

表 2-10　收缩性心力衰竭与舒张性心力衰竭的鉴别

| 项目 | 收缩性心力衰竭 | 舒张性心力衰竭 |
| --- | --- | --- |
| 发病比例 | 占心力衰竭的 70% | 占心力衰竭的 30% |
| 常见病因 | 冠心病、心肌炎、心肌病、心脏瓣膜病变 | 高血压心脏病、肥厚型心肌病、冠心病等 |
| 射血分数 | 降低 | 正常 |
| 机械收缩时间 | 异常 | 正常 |
| 左心室射血时间 | 异常 | 正常 |
| 射血前期 | 异常 | 正常 |
| 等容收缩期 | 异常 | 正常 |
| 峰充盈率 | 正常 | 异常 |
| 峰充盈时间 | 正常 | 异常 |
| 等容舒张期 | 正常 | 延长 |
| 快速充盈期 | 正常 | 缩短 |
| 左心室内径 | 增大 | 正常 |
| 缩短率 | 降低 | 增加 |
| 治疗选择 | 血管紧张素转换酶抑制剂、正性肌力药、利尿剂等 | 钙通道阻滞剂、β受体阻滞剂、血管紧张素转换酶抑制剂 |

(2)心源性水肿应与肾性水肿、肝硬化所引起的水肿相区别:心源性水肿为重力性水肿,而肾性水肿多出现于眼睑、颜面部组织较疏松的部位,且以晨起时明显;肝硬化患者,腹水征常较外周水肿明显。

### 五、治疗

心力衰竭的治疗方法是多方面的,包括一般治疗、药物方法、机械装置的作用以及外科干预。

本节重点讨论建立在大规模试验结果等证据基础上的药物治疗。

**(一)治疗目的**

对于任何原因导致的心力衰竭,治疗的目的相同,包括以下几个内容。

(1)预防导致心肌功能异常和心力衰竭的疾病,一旦心脏功能出现异常,预防心力衰竭的出现。

(2)维持或提高生活质量。

(3)延长存活时间。

**(二)慢性心力衰竭的处理**

慢性心力衰竭由于收缩功能的异常,治疗方法包括一般治疗、药物疗法、机械设备及手术等。

1.一般性措施

(1)饮食:饮食控制的目的在于减少肥胖,控制和减少食盐的摄入对晚期心力衰竭患者更为重要。除了较热的环境外,晚期心力衰竭患者,无论有无低钠血症,其液体摄入量应减少到每天1~1.5 L。

(2)戒烟:所有的心力衰竭患者都应戒烟。

(3)饮酒:若怀疑患者为酒精性心肌病,则需立即禁酒;对其他原因的患者,尽管缺乏有关乙醇对心力衰竭患者影响的资料,目前建议每天酒精摄入量,男性不宜超过 40 g/d,女性不超过30 g/d。

(4)运动:应鼓励患者低水平的耐力性肌肉活动,如散步,而避免进行应力性等长运动。特殊的运动训练需要与患者病情的承受能力相一致,而且需在医师指导下进行。

(5)休息:休息仅适用于急性心力衰竭或慢性心力衰竭加重者,对稳定的心力衰竭患者不鼓励休息。

2.药物治疗

(1)利尿剂。临床使用:当水钠潴留的存在表现为肺淤血或外周水肿时,利尿剂是系统治疗的基本药物。如果可能的话,利尿剂应与 ACEI 联合应用。袢利尿剂、噻嗪类以及美托拉宗适用于心力衰竭治疗的所有阶段。轻度心力衰竭可以使用一个噻嗪类利尿剂,当心力衰竭恶化时,常需使用袢利尿剂。当肾小球滤过率小于 30 mL/min,噻嗪类利尿剂很少有效。这种情况常见于老年心力衰竭患者。在严重心力衰竭患者,噻嗪类利尿剂与袢利尿剂具有协同作用,常可联合使用。就其效果和不良反应来讲,两者联合用药优于单独增加袢利尿剂的剂量。美托拉宗具有强效的利尿作用,常作为最后手段来补充袢利尿剂的不足。

绝大多数利尿剂治疗的心力衰竭患者,常同时服用 ACEI,通常情况下认为,保钾利尿剂不应与 ACEI 同时使用。但每天小于 50 mg 的小剂量螺内酯与 ACEI 和袢利尿剂同时使用,并不常引起高钾血症,可以安全地用于心力衰竭治疗。而且,如果患者出现持续性的低钾血症,无论是否使用 ACEI,都需要使用保钾利尿剂。氨苯蝶啶、阿米罗利和螺内酯等药可以预防和治疗利尿剂导致的低钾血症,而口服补钾很少能有效地维持体内的钾储备。在患者没有服用 ACEI 类药物,保钾利尿剂可以用于心力衰竭的治疗来防止出现低钾血症。同时,保钾利尿剂与袢利尿剂联合使用,偶尔可以用于克服持续存在的低钾血症。对严重心力衰竭者,无低钾血症存在的情况下,在 ACEI 和袢利尿剂的基础上,加用小剂量的螺内酯有益于心力衰竭的治疗。

应用保钾利尿剂治疗心力衰竭时,应密切监测肌酐和血钾浓度,临床上可行的方法:治疗初期每 5~7 d 测血肌酐和血钾水平,直到其水平稳定,然后改为每 3 个月测定 1 次,最后间隔半年测定 1 次。螺内酯的剂量不宜过大。

（2）血管紧张素转换酶抑制剂（ACEI）。①临床应用：无论是否存在容量负荷过重，因心脏收缩功能异常导致的症状性心力衰竭的任一阶段，ACEI 都是绝对适应证。对于服用利尿剂的所有心力衰竭患者，都应考虑同时接受 ACEI 治疗。因左心室射血分数降低，出现疲劳或轻度的劳力性呼吸困难而无容量负荷过重的症状和体征者，也应考虑将 ACEI 作为一线药物应用。主要不良反应为低血压、晕厥、肾功能不全、高钾血症以及血管性水肿。干咳是其常见的不良反应，常导致 15%～20% 患者停用 ACEI 制剂。其他少见的不良反应有面部潮红和味觉异常。血肌酐 ≤3 mg/dL（或 265 $\mu$mol/L）的肾功能不全和相对较低的血压（≥12 kPa）不是 ACEI 治疗的禁忌证。此外，血钾的改变通常较小（0.2 mmol/L），轻度的高钾血症并非使用 ACEI 的禁忌证。但血钾水平 >5.5 mmol/L 则属禁忌，在 ACEI 治疗的开始阶段，应停用保钾利尿药。ACEI 的绝对禁忌证是双侧肾动脉狭窄，和既往使用 ACEI 时出现的血管性水肿。有 ACEI 诱发咳嗽史是其相对禁忌证。在停用 ACEI 之前，应首先排除咳嗽是由肺淤血导致的可能，以免误停 ACEI，丧失有益治疗的机会。②ACEI 治疗的程序：a.治疗前避免过度利尿，如果正在使用利尿剂，停利尿剂 24 h。b.治疗最好在夜间仰卧时开始，使对血压的可能负面影响达最低限度，但心力衰竭治疗时尚无资料支持该观点。若治疗在早晨开始时，应持续监测血压数小时。c.从小剂量开始，然后应用大规模试验中证实有效的最大剂量维持。d.在药物剂量调整过程中，应每 3～5 d 测定肾功能和电解质，直至稳定，然后每 3 个月测定 1 次，最后间隔 6 个月 1 次。如果肾功能恶化，停止治疗。e.治疗期间应小心使用保钾利尿药，一般在持续性低钾血症或治疗无效时，加用保钾利尿剂。但在重度心力衰竭患者，应在监测血钾情况下，联合使用螺内酯，对抗醛固酮。f.避免使用非甾体类抗炎药物。g.在每次增加剂量后 1～2 周检查血压。h.应对下述患者特殊注意，心力衰竭原因不明的患者、血钠 <130 mmol/L 的患者、收缩压 <13.33 kPa 的患者、中至重度心力衰竭的患者、血肌酐 >130 $\mu$mol/L 的患者，以及瓣膜病的患者。

有关 ACEI 治疗参考剂量见表 2-11。除非有新的试验结果出现，ACEI 的剂量应不断地调整，最后达到现在临床试验中使用的最大剂量。

表 2-11　厂家推荐的维持剂量

| 药物 | 初始剂量 | 维持剂量 |
| --- | --- | --- |
| 贝那普利 | 2.5 mg 每天 2 次 | 5～10 mg 每天 2 次 |
| 卡托普利 | 6.25 mg 每天 2 次 | 25～50 mg 每天 3 次 |
| 依那普利 | 2.5 mg 每天 1 次 | 10 mg 每天 2 次 |
| 赖诺普利 | 2.5 mg 每天 1 次 | 5～20 mg 每天 1 次 |
| 喹那普利 | 2.5～5 mg 每天 1 次 | 5～10 mg 每天 2 次 |
| 培多普利 | 2 mg 每天 1 次 | 4 mg 每天 1 次 |
| 雷米普利 | 1.25～2.5mg 每天 1 次 | 2.5～5mg 每天 2 次 |

（3）强心苷类的临床应用：地高辛和洋地黄毒苷是最常见的强心苷类，它们拥有相同的药效学；但药代动力学特征存在差异，地高辛经肾排泄，洋地黄毒苷经肝脏代谢，其消除不依赖于肾功能，因此，可用于肾功能异常和老年患者。当其血浆水平在正常范围时，强心苷类的中毒症状和体征极为罕见。

收缩功能异常患者，无论其心力衰竭程度如何，出现快速心室率心房颤动是强心苷类的特别适应证。洋地黄毒苷可以用于无症状性心功能异常伴心房颤动者的心室率控制,尽管在这些情况下,强心苷类的效果是否优于钙通道阻滞剂(维拉帕米、地尔硫䓬)或β受体阻滞剂尚不肯定。伴随使用利尿剂和ACEI,强心苷类药物可以改善窦性心律下因收缩功能异常所致心力衰竭,心功能为NYHA分级Ⅲ～Ⅳ级患者的症状,当心力衰竭减轻时,应继续用药。

禁忌证包括心动过缓、Ⅱ～Ⅲ度房室传导阻滞、病态窦房结综合征、颈动脉窦综合征、预激综合征、肥厚梗阻性心肌病、低钾血症以及高钙血症。对于控制心房颤动心室率,强心苷类药物的剂量应依据心室反应个体化,而窦性心律下的剂量尚不清楚,可根据血浆地高辛浓度进行调整。

如果血清肌酐浓度在正常范围,地高辛通常口服剂量为0.25～0.375 mg,老年人0.062 5～0.125 mg,偶尔0.25 mg,伴有治疗慢性心力衰竭时,无须负荷剂量。开始0.25 mg每天2次共2 d,治疗之前应测定肾功能和血钾水平。肾衰竭时,每天剂量应相应减少。地高辛清除率与肌酐清除率密切相关,而后者可通过下列公式计算肌酐清除率:男性肌酐清除率＝(140－年龄)×体重(kg)/72×肌酐浓度(mg/dL);女性肌酐清除率＝(140－年龄)×体重(kg)×0.85/72×肌酐浓度(mg/dL)。

下列情况下应测定血浆地高辛水平:①老年人;②患者依从性较差;③过量服用;④与影响地高辛浓度的药物合用,如胺碘酮、奎尼丁或维拉帕米;⑤心房颤动心室率控制不满意时。

洋地黄毒苷常用的口服剂量为0.07～0.11 mg/d,负荷剂量为0.3 mg/d共3 d,若无肝功能异常,不需要减少心力衰竭患者的每天剂量,此药与胺碘酮、维拉帕米、奎尼丁有相互作用。

(4)血管扩张剂:血管扩张剂减轻左心室前后负荷。依据Frank-Starling机制,充血性心力衰竭患者前负荷的降低可改善左心室功能,并增加心脏输出而不增加心肌耗氧。血管扩张剂还可以通过降低后负荷减少瓣膜反流。可直接作用于选择的血管床,如冠状动脉和肾血管而改善脏器功能不全。①急性血管扩张剂治疗中硝酸甘油和硝普钠是急性心力衰竭短期血管扩张治疗应用最普遍的药物。第一,硝酸甘油使平滑肌细胞松弛并扩张动静脉,机制是作用于鸟苷酸环化酶并产生cGMP。可降低全身血管阻力和后负荷,改善心输出量。硝酸甘油0.3～0.6 mg舌下含服,3～5 min起效,持续15～30 min,可重复使用。重症患者可用静脉滴注,从小剂量开始,维持量50～100 μg/min。第二,硝普钠产生一氧化氮和亚硝基硫醇,刺激鸟苷酸环化酶,增加细胞内cGMP。给药后平滑肌细胞迅速松弛。最显著的效果是扩张动脉,降低后负荷。对肾和肝血管作用小。硝普钠可致冠脉窃血现象,最好用于心肌梗死或心脏手术后的急性心力衰竭。也用于稳定慢性心力衰竭患者并确定其最佳血管扩张水平。短期应用≤3 mg/(kg·min),小于72 h少见硫氰酸盐和氰化物中毒。②长期血管扩张剂治疗一般使用硝酸酯和肼屈嗪。口服硝酸酯和肼屈嗪,对左心室功能和血流动力学影响与上述血管扩张剂的急性效果相似。肼屈嗪主要是动脉扩张剂,但可能也有轻度正性变力性作用,可能与交感活性的反射性激活有关。与其扩张血管减轻心脏负荷相对抗,变力作用可能对心耗氧具有某些不利影响。硝酸酯联合肼屈嗪在减轻充盈压方面优于单独应用肼屈嗪。当ACEI治疗禁忌或不能耐受时,上述药物的联合应用是心力衰竭治疗的另一选择。在使用强心苷类和利尿剂的情况下,肼屈嗪与硝酸异山梨酯联用,对慢性心力衰竭患者的死亡率可能有一定作用,但对心力衰竭的住院率无影响。钙通道阻滞剂的使用中第一代钙通道阻滞剂硝苯地平除血管扩张作用外,有负性变力性作用,对心力衰竭时的血流动力学、神经体液激活和疾病进展具有害的作用。地尔硫䓬对血流动力学具有害、不变或改善的作用。与心肌梗死后无心力衰竭患者相反,在梗死后心力衰竭患者的研究中,维拉帕米治疗没有得益。

　　其他血管扩张剂：其他潜在的血管扩张剂，如哌唑嗪、前列环素，这些药物目前不用于慢性心力衰竭患者的长期治疗。多数血管扩张剂短期应用均可改善血流动力学。除联用肼屈嗪-硝酸异山梨酯外，不同血管扩张剂的长期作用或中性或有害。因此，建议 ACEI 以外的血管扩张剂只用于缓解症状和改善急性血流动力学状况。

　　(5)β 受体阻滞剂的使用。①血流动力学效果：β 受体阻滞剂短期效果与长期效果区别很大，静脉给药后，心率、心肌收缩力和血压很快下降，随后心输出量下降。然而，心室内容积、每搏输出量和射血分数未受影响。具备血管扩张作用的 β 受体阻滞剂使充盈压和后负荷下降。治疗 1～3 个月，可见良好的舒张效果，而且这些作用可能会超过其对心肌收缩功能的所有作用。长期治疗(3～12 个月)，β 受体阻滞剂改善心力衰竭，表现为射血分数、心输出量和运动耐量的增加，与 ACEI 相似，β 受体阻滞剂减轻左心室重塑。②神经体液作用：急性给予美托洛尔引起外周儿茶酚胺反射性增加，而跨心肌阶差无变化。应用放射性活性标测去甲肾上腺素，显示非选择性 β 受体阻滞剂普萘洛尔与选择性 β 受体阻滞剂美托洛尔相比，可减少心肌去甲肾上腺素的溢出。③对生存的影响。最近，两个以总死亡率为终点的试验 CIBIS-Ⅱ 和 MERIT-HF 结果的发表，是心力衰竭治疗 20 世纪末最重要的进展之一。CIBIS-Ⅱ 及 MERIT-HF 结果提示：a.比索洛尔、美托洛尔等 β 受体阻滞剂可改善患者的生存。b.目前只限于对 ACEI 和利尿剂稳定的心功能 Ⅱ～Ⅲ 级患者的治疗有益，对于有严重症状的、心功能 Ⅳ 级的心力衰竭患者，以及近期不稳定的心力衰竭患者，β 受体阻滞剂的安全性和有效性尚未确立。c.口服比索洛尔以 1.25 mg 起始，采用滴定法逐级加量至 2.5 mg、3.75 mg、5 mg、7.5 mg，然后达 10 mg，前 2 次加量的时间为 1 周，以后为 4 周。d.美托洛尔 12.5 mg 或 25 mg，每天 1 次开始，8 周内逐渐加重至 200 mg/d。e.休息状态下心率低于 50 次/分，血压低于 12 kPa，未安装永久起搏器的 Ⅰ 度以上房室阻滞、肾衰竭(血清肌酐>300 $\mu$mol/L)及可逆性阻塞性肺病等不适合使用 β 受体阻滞剂。f.有关老年人、无症状左心室功能不良患者、舒张功能不全患者以及新近发生心肌梗死的患者，还未有资料显示 β 受体阻滞剂有益。④临床应用：β 受体阻滞剂必须从小剂量起始，目前推荐的起始剂量为，比索洛尔为 1.25 mg，每天 1 次；卡维地洛 3.125～6.25 mg，每天 2 次；美托洛尔 12.5 mg，每天 1 次或 25 mg，每天 1 次。每 2 周剂量加倍，直到常规维持剂量。⑤β 受体阻滞剂可能的作用机制：β 受体阻滞剂改善生存的效益可能是抑制心力衰竭代偿机制(神经内分泌激活)潜在的有害效应，即 ACEI 抑制了血管紧张素-醛固酮系统激活的有害效应，β 受体阻滞剂抑制了交感神经系统激活的有害效应。ACEI 减轻心脏负荷，β 受体阻滞剂减慢心率，两者都降低血压，这就使心脏做功和能量消耗减少。心力衰竭治疗的神经内分泌假说，包括 ACEI 防止了血管紧张素Ⅱ、醛固酮对心脏的毒性作用；β 受体阻滞剂防止了儿茶酚胺的毒性作用。

　　(6)血管紧张素Ⅱ受体(AT₁)拮抗剂：目前尚未明确证实 $AT_1$ 受体拮抗剂在减少心力衰竭患者死亡和发病方面优于 ACEI。但氯沙坦的耐受性明显优于卡托普利，尤其不能耐受的咳嗽显著少于卡托普利。常用药物有氯沙坦 50～100 mg，每天 1 次；缬沙坦 80～160 mg，每天 1 次；依贝沙坦 150～300 mg，每天 1 次。

　　(7)非强心苷类正性变力性药：依据作用方式不同，影响肌力的药物可分为几类。强心苷类通过离子通道或离子泵影响肌纤维膜间的离子，这些在前面已述及。其他药物通过刺激受体(β 受体激动剂)或减少 cAMP 分解(磷酸酯酶抑制剂)来增加细胞内 cAMP 水平。还有一类药物通过肌浆网钙的释放或提高收缩蛋白对钙的敏感性影响细胞内钙而起作用。①β 受体激动剂。a.多巴酚丁胺：多巴酚丁胺是一种异丙肾上腺分子的改良药物，具有 $\beta_1$、$\beta_2$、$\alpha_1$ 肾上腺能受体活性。它在增加收缩力的同时扩张血管,增加每搏输出量和心输出量。收缩力的增强通常伴有心肌耗氧量的增加。心律失常等不良反应通常轻微。多巴酚丁胺只能静脉给药,速度为$2\ \mu g/(kg \cdot min)$至$20\sim25\ \mu g/(kg \cdot min)$。多巴酚丁胺可增加β受体敏感性,但静脉注射时间超过96 h,血流动力学效果可能下降达50%。b.多巴胺:多巴胺是以β受体活性为主的肾上腺素能激动剂。该药增加收缩力而对心率和血压的影响较小。低剂量时$0.5\sim2.0\ \mu g/(kg \cdot min)$多巴胺作用于多巴胺受体,$5.0\ \mu g/(kg \cdot min)$以上剂量时通过$\beta_1$受体起作用,而高剂量时也通过α受体起作用。低剂量输入致肾、肠系膜和冠状动脉平滑肌舒张,导致利尿。c.异丁巴胺:异丁巴胺是口服的多巴胺能激动剂,以活性代谢产物二羟苯乙基甲胺 N-甲基多巴胺作用于 $DA_1$ 和 $DA_2$ 受体。该药增加心输出量、降低系统血管阻力而不影响心率,从而具有有益的血流动力学效果。d.$\beta_1$受体激动剂扎莫特罗(Xamoterol):Xamoterol 是具有β肾上腺素能阻滞作用和高度部分激动活性的药物。长期作用与其他正性肌力药相似。②磷酸二酯酶抑制剂通过抑制 cAMP 降解,发挥正性肌力作用。常用药物有氨力农,该药具有正性变力性和血管扩张作用。静脉输入时,后负荷减低、灌注压降低,心脏指数增高,心率增加。主要不良反应是血小板减少。用量为负荷量$0.75\ mg/kg$稀释后静脉注入,再以$5\sim10\ \mu g/(kg \cdot min)$静脉滴注,每天总量$100\sim200\ mg$。同类药米力农除扩张血管外,也有增加心肌收缩力的作用,而无血小板减少的不良反应。用量为$0.75\ mg/kg$稀释后静脉注入,再以$0.5\ \mu g/(kg \cdot min)$静脉滴注 4 h。另一个药物依诺昔酮的短期作用与其他磷酸二酯酶抑制剂相似。③钙增敏药匹莫苯坦(Pimobendan)是这类正性肌力药中研究得最彻底的,通过增加细胞内钙和肌钙蛋白(Troponin)的亲合力而起作用。Pimobendan抑制磷酸二酯酶,因而与米力农作用相似。左西孟旦(Levosimendan)是一种较新的钙增敏剂,与 Pimobendan 具相似特征。$PDE_3$抑制剂维司力农(Vesnari-none)是合成的喹啉衍生物,部分抑制磷酸二酯酶,同时作用于跨膜离子转运。该药增加收缩力而不加快心率。

(8)心力衰竭的抗心律失常药物治疗:虽然进行性泵衰竭是心力衰竭死亡的一个常见原因,但猝死可能是最常见的原因,占全部死亡的$25\%\sim50\%$,心功能Ⅱ级的患者68%死于猝死。除极少数原发心肌收缩不全外,大部分猝死是由于室性心律失常。大多数抗心律失常药物抑制左心室功能。虽然频发的复杂性室性心律失常是猝死的先兆,但左心室衰竭是更有力的预兆。另外,有些药物具有致心律失常作用,尤其对左心室功能不全患者。胺碘酮是Ⅲ类抗心律失常药,几乎没有负性变力性作用。索他洛尔是具有Ⅲ类抗心律失常药物作用的β受体阻滞剂,未发现有减少室性心律失常死亡的作用。

(9)抗血小板或抗凝药物。①阿司匹林:在绝大多数欧洲国家中,阿司匹林被广泛用于冠心病患者,而该病是心力衰竭最常见的原因。②口服抗凝药物:口服抗凝药物在减少心力衰竭患者全身栓塞危险方面具有良好的作用,对心力衰竭合并心房颤动患者,应口服华法林。有全身栓塞或肺栓塞史,或心内膜血栓形成者,也应接受口服华法林。心脏扩大的窦性心律心力衰竭患者,长期预防性使用口服抗凝药的效果尚不清楚。有选择地在心脏大、射血分数较低或有室壁瘤患者使用口服抗凝药物是可取的。③肝素:心力衰竭需卧床的患者,可短期使用皮下低分子量肝素,以预防深静脉血栓形成。若充血性心力衰竭患者正在接受积极的利尿治疗或限制活动,应考虑预防性使用肝素。

(10)氧疗:目前氧疗常用于急性心力衰竭的治疗,并不在慢性心力衰竭患者中应用。最近的研究显示,氧气补充治疗在严重心力衰竭患者可能会导致血流动力学的恶化。

3.器械装置和手术

(1)血运重建:越来越认识到慢性左心室功能异常并不总意味着持续或不可逆的细胞损伤,对因心肌缺血导致的心力衰竭患者血运重建日趋增多。慢性低灌注或反复的顿抑心肌仍然存活但处于低活性状态。具有存活心肌或心肌收缩功能储备是预后良好的关键。

(2)起搏器:起搏器在心力衰竭治疗中有多重作用,起搏器可用于纠正不恰当的缓慢心率,使房-室顺序收缩间期最佳化以增加心输出量。对于严重心力衰竭,当伴有左束支阻滞且 QRS $\geqslant$150 毫秒时,双室或左心室起搏或双室加心房起搏,可明显改善心功能和血流动力学,但有关生存的影响还有待较大规模试验予以验证。

(3)埋藏式自动复律除颤起搏器(ICD):当患有持续性室性心动过速或心室颤动时,ICD 可通过抗心动过速起搏或电转复有效治疗上述心律失常,降低发病率,减少死亡率。对重度心力衰竭伴持续性快速室性心律失常患者,ICD 可考虑作为心脏移植前的过渡阶段,其有效性还未得到证实。

(4)超滤:超滤已经用于肺水肿和(或)严重的难治性心力衰竭患者。当患者对药物治疗无效时,超滤可以纠正肺水肿和体内的过多水分。对大多患者,症状的缓解是暂时的,超滤只是为进行心脏移植赢得时间。

(5)心脏移植:心脏移植已经成为目前治疗终末期心力衰竭的手段之一。当患者选择恰当时,心脏移植显著增加生存率和运动耐量,并提高生活质量。对接受三联免疫抑制治疗的患者进行的研究发现,其 5 年生存率为 70%~80%,并全部恢复全日或半日工作。严重心力衰竭无其他治疗方法时应考虑心脏移植,除了心脏供体之外,心脏移植的主要问题是受体对移植物的排斥,排斥是术后第一年的主要死亡原因。

(申　伟)

# 第三章　呼吸内科疾病的诊治

## 第一节　急性上呼吸道感染与急性气管支气管炎

### 一、定义

#### (一)急性上呼吸道感染的定义

急性上呼吸道感染是包括鼻腔、咽或喉部急性炎症的总称。他不是一个疾病诊断,而是一组疾病的总称,包括普通感冒、病毒性咽炎、疱疹性咽峡炎、咽结膜热、细菌性咽-扁桃体炎、喉炎。主要病原体是病毒,少数为细菌。

#### (二)急性气管支气管炎的定义

急性气管支气管炎是由感染、物理或化学刺激、过敏因素引起的气管支气管黏膜的急性炎症,常发生于寒冷季节或气温突然变冷时。

### 二、流行病学

#### (一)急性上呼吸道感染的流行病学

急性上呼吸道感染全年皆可发病,冬春季节多发,可通过含有病毒的飞沫或被污染的手及用具传播,多为散发,也可在气候突变时小规模流行。引起急性上呼吸道感染的病毒类型较多,机体对各种病毒感染后产生的免疫力较弱且短暂,病毒之间无交叉免疫,同时在健康人群亦可携带。成人平均每年患上呼吸道感染 2～4 次,学龄前儿童每年 4～8 次。

#### (二)急性气管支气管炎的流行病学

急性气管支气管炎属于常见病、多发病,尤其以儿童和老年人多见。根据流行病学的调查,多由流感病毒、呼吸道合胞病毒和副流感病毒、鼻病毒等引起,细菌、支原体和衣原体引起者少见。常发生于寒冷季节或气候多变时,也可由急性上呼吸道感染迁延不愈所致。

### 三、病因、分类

#### (一)急性上呼吸道感染的病因及分类

大约有 200 种病毒可以引起上呼吸道感染。70%~80%的急性上呼吸道感染是由病毒引起,另有 20%~30%由细菌引起。细菌感染可直接感染或继发于病毒感染。老幼体弱、免疫功能低下或患有慢性呼吸道疾病的患者易感。受凉、淋雨、气候突变、过度疲劳等可使原已存在于上呼吸道的或从外界侵入的病毒或细菌迅速繁殖,从而诱发本病。通常病情轻、病程短,多可自愈,预后好,但发病率高,有时可伴有严重并发症,需积极防治。根据临床表现不同,急性上呼吸道感染分为以下几种类型。

**1.普通感冒**

普通感冒俗称"伤风",又称急性鼻咽炎,以鼻咽部卡他性症状为主要临床表现。多由鼻病毒引起,其次为冠状病毒、副流感病毒、呼吸道合胞病毒、埃可病毒、柯萨奇病毒等。起病较急,主要表现为鼻部症状,如打喷嚏、鼻塞、流清水样鼻涕,也可表现为咳嗽、咽干、咽痒或灼热感,甚至鼻后滴漏感。发病同时或数小时后可有打喷嚏、鼻塞、流清水样鼻涕等症状。2~3 d 后鼻涕变稠,常伴咽痛、流泪、味觉减退、呼吸不畅、声嘶等。一般无发热及全身症状,或仅有低热、不适、轻度畏寒、头痛。体检可见鼻腔黏膜充血、水肿、有分泌物,咽部轻度充血。一般 5~7 d 可痊愈。

普通感冒需要注意与流行性感冒(简称流感)相互区分。流感是由流感病毒引起的急性呼吸道传染性疾病,起病急,鼻咽部症状较轻,但全身症状较重,伴高热、全身酸痛和眼结膜症状。

**2.急性病毒性咽炎或喉炎**

(1)急性病毒性咽炎:多由鼻病毒、腺病毒、流感病毒、副流感病毒、肠道病毒及呼吸道合胞病毒等引起。临床特征为咽部发痒或灼热感,咳嗽少见,一般咽痛不明显。当吞咽疼痛时,常提示有链球菌感染。体检咽部明显充血、水肿,颌下淋巴结肿大且触痛。

(2)急性病毒性喉炎:多由鼻病毒、流感病毒、副流感病毒及腺病毒等引起。临床特征为声嘶、发声困难、咳嗽时疼痛,常有发热、咽痛或咳嗽。体检可见喉部水肿、充血,局部淋巴结轻度肿大和触痛,可闻及喉部的喘鸣音。

**3.急性疱疹性咽峡炎**

急性疱疹性咽峡炎多于夏季发作,儿童多见,偶见于成人。常由柯萨奇病毒 A 引起,表现为明显咽痛、发热,体检可见咽充血,软腭、悬雍垂、咽及扁桃体表面有灰白色疱疹及浅表溃疡,周围有红晕,以后形成疱疹。病程约 1 周。

**4.急性咽结膜炎**

急性咽结膜炎表现为急性滤泡性结膜炎,并伴有上呼吸道感染和发热的病毒性结膜炎,常发生于夏季,儿童多见,游泳者易于传播。病原体为腺病毒、柯萨奇病毒等。临床主要表现为发热、咽炎、结膜炎三大症状。病程为 4~6 d。

**5.细菌性咽-扁桃体炎**

细菌性咽-扁桃体炎病原体主要为溶血性链球菌,其次为流感嗜血杆菌、肺炎球菌、葡萄球菌等。起病急,临床表现为咽痛、畏寒、发热(体温可达 39 ℃)。体检可见咽部明显充血,扁桃体肿大、充血,表面可有黄色脓性分泌物,可伴有颌下淋巴结肿大、压痛,肺部无异常体征。

### (二)急性气管支气管炎的病因

急性气管支气管炎病因包括微生物感染、理化因素、变态反应等。急性气管支气管炎可以由病毒和细菌直接感染。物理、化学刺激,如冷空气、粉尘、刺激性气体或烟雾(如二氧化硫、二氧化氮、氨气、氯气、臭氧等)的吸入均可引起气管支气管黏膜的急性炎症。多种变应原均可引起气管和支气管的变态反应,常见变应原包括花粉、有机粉尘、真菌孢子等;钩虫、蛔虫的幼虫在肺内移行及细菌蛋白质也可引起机体的过敏。

## 四、治疗管理

### (一)治疗原则

急性上呼吸道感染一般无须积极抗病毒治疗,以对症处理、休息、戒烟、多饮水、保持室内空气流通和防治继发细菌感染为主。一般不用抗菌药物,如合并有细菌感染,可根据急性上呼吸道感染当地流行病学史和常见病原菌经验性选用抗菌药物。

急性气管支气管炎与病毒感染最为相关,治疗策略在于最大程度地减轻症状。对于许多轻微咳嗽患者,日常活动及睡眠不受影响时,可选择观察。患者如果出现发热,解热药可有助于缓解不适。嘱患者适当休息、注意保温、多饮水,避免吸入粉尘和刺激性气体。对于有显著喘鸣、活动后或夜间咳嗽明显的患者可予对症治疗,但相关对症治疗并不能缩短病程。选择相关镇咳、祛痰、解痉抗过敏药物应参考患者咳嗽咳痰特点、肝肾功能、年龄、职业、伴随用药及药物本身不良反应等因素。根据患者病情及伴随生理情况酌情减量。

### (二)常见治疗药物特点

临床常用于治疗急性上呼吸道感染的药物主要是解热镇痛药,缓解普通感冒症状的药物主要为复方非处方药制剂,常用药物的用法及注意事项见表3-1。临床常用于治疗急性气管支气管炎的药物主要是镇咳药、祛痰药、解痉抗过敏药、复方制剂等,常用药物的用法及注意事项见表3-2。

表 3-1 常用解热镇痛类药物用法及注意事项

| 药物 | 用法 | 注意事项 |
|---|---|---|
| 对乙酰氨基酚 | 6～12 岁儿童每次 0.25 g,12 岁以上儿童或成人每次 0.5 g,每 4～6 h 用药 1 次 | 用于解热,连续使用不超过 3 d;用于镇痛,连续使用不超过 5 d |
| 阿司匹林 | 儿童每次 5～15 mg/kg,每天 3～4 次;成人每次 0.3～0.6 g,必要时每 4～6 h 重复 1 次 | 用于解热,连续使用不超过 3 d;用于镇痛,连续使用不超过 5 d |
| 布洛芬 | 口服常释剂型:儿童每次 5～10 mg/kg,每天 3 次;成人每次 0.2～0.4 g,每 4～6 h 用药 1 次 | 最大限量为 2.4 g/d,用于解热,连续使用不超过 3 d;用于镇痛,连续使用不超过 5 d |
|  | 口服溶液型:12 岁以下儿童每次 5～10 mg/kg,必要时每隔 4～6 h 重复 1 次 | 每 24 h 用药不超过 4 次 |
|  | 缓释控释剂型:12 岁以上儿童及成人每次 0.3～0.6 g,每天 2 次 | — |
| 赖氨匹林 | 成人每次 0.9～1.8 g,每天 2 次;儿童 10～25 mg/(kg·d),肌内注射或静脉注射 | — |

续表

| 药物 | 用法 | 注意事项 |
|---|---|---|
| 复方氨基比林 | 注射剂型:每次 2 mL,肌内注射<br>口服剂型:每次 1~2 片,每天 3 次 | 不宜长期使用,造血功能障碍者禁用 |
| 去痛片 | 口服,每次 1~2 片,每天 1~3 次 | 长期使用导致肾功能损害 |
| 双氯芬酸 | 缓释控释剂型:成人每次 50 mg,每天 1~2 次<br>口服常释剂型:成人每次 25~50 mg,每天 2~3 次 | 24 h 用量不超过 150 mg |
| 吲哚美辛 | 缓释剂型:25~50 mg,每天 2 次 | — |

表 3-2　常用治疗急性气管支气管炎药物用法及注意事项

| 药物类型 | 药物 | 用法 | 注意事项 |
|---|---|---|---|
| 镇咳片 | 右美沙芬片 | 口服,每次 15~30 mg,每 6~8 h 用药一次 | — |
| | 喷托维林片 | 口服,每次 25 mg,每天 3~4 次 | 青光眼和心功能不全者慎用 |
| | 苯丙哌林片 | 口服,每次 20~40 mg,每天 3~4 次 | 服用时需整片吞服,切勿嚼碎,以免引起口腔麻木 |
| 祛痰药 | 溴己新片 | 口服,每次 8~16 mg,每天 2~3 次 | 胃炎或胃溃疡患者慎用 |
| | 氨溴索片 | 口服,每次 30 mg,每天 3 次 | 避免与中枢性镇咳药(如右美沙芬)同时使用,以免稀化的痰液堵塞气道 |
| | 标准桃金娘油肠溶胶囊 | 口服,每次 300 mg,每天 3 次 | 勿将胶囊掰开或咀嚼服用 |
| | 桉柠蒎肠溶软胶囊 | 口服,每次 300 mg,每天 3 次 | 不可打开或嚼破后服用 |
| | 乙酰半胱氨酸片 | 口服,每次 600 mg,每天 2 次 | |
| | 羧甲司坦片 | 口服,每次 250~500 mg,每天 3 次 | 消化性溃疡活动期间禁用 |
| | 厄多司坦 | 口服,每次 300 mg,每天 2 次 | — |
| 解痉抗过敏药 | 沙丁胺醇气雾剂 | 每次 100~200 $\mu$g(1~2 喷),每 4~6 h 用药 1 次,24 h 内不超过 8~12 喷 | — |
| | 吸入用沙丁胺醇溶液 | 雾化吸入,每次 2.5 mg,需要时每 4~6 h 用药 1 次 | |
| | 马来酸氯苯那敏片 | 口服,每次 4~8 mg,每天 2~3 次 | — |

续表

| 药物类型 | 药物 | 用法 | 注意事项 |
|---|---|---|---|
| 复方制剂 | 氯化铵甘草合剂 | 口服,每次 5~10 mL,每天 3 次 | — |
| | 愈美片(每片含氢溴酸右美沙芬 15 mg,愈创甘油醚 100 mg) | 口服,每次 2 片,每天 3 次 | |
| | 复方甲氧那明胶囊(每粒含盐酸甲氧那明 12.5 mg,那可丁 7 mg,氨茶碱 25 mg,马来酸氯苯那敏 2 mg) | 口服,每次 1 粒,每天 3 次 | — |
| | 美敏伪麻溶液(每毫升含氢溴酸右美沙芬 1 mg,盐酸伪麻黄碱 3 mg,马来酸氯苯那敏 0.2 mg) | 口服,每次 10 mL,每天 3~4 次 | — |

**(三)药物治疗方案**

1.对症治疗

(1)一般治疗:发热、病情较重或年老体弱者应卧床休息,多饮水,保持室内空气流通,防止受凉。

(2)解热镇痛:有头痛、发热、全身肌肉酸痛等症状者,可酌情使用解热镇痛药,如对乙酰氨基酚、阿司匹林、布洛芬等。儿童感冒慎用阿司匹林,以防瑞氏综合征。

(3)缓解鼻塞:有鼻塞、鼻黏膜充血水肿、咽痛等症状者可应用盐酸伪麻黄碱等可选择性收缩上呼吸道黏膜血管的药物,也可用 1% 麻黄碱滴鼻。有频繁打喷嚏、多量流涕等症状的患者可酌情选用马来酸氯苯那敏、氯雷他定或苯海拉明等抗过敏药。这类药物有头晕、嗜睡等不良反应,故宜在睡前服用,驾驶员和高空作业者避免使用。

(4)镇咳:对于频繁或剧烈咳嗽造成的不适,影响学习、生活、工作和睡眠,甚至可能引起气胸、肋骨骨折、晕厥等并发症的患者,可酌情应用右美沙芬、可待因、喷托维林或苯丙哌林等镇咳剂。但对于痰多者不宜用可待因等强力镇咳药,以免影响痰液排出。对于白天需要精神警觉(如驾驶员)的患者,慎用可待因或其他含阿片镇咳剂。可待因和右美沙芬不宜使用时间过长,可能出现药物依赖。兼顾镇咳与祛痰的复方制剂目前在临床应用较为广泛。

(5)化痰:复方氯化铵、溴己新、乙酰半胱氨酸、氨溴索和标准桃金娘油等均具化痰作用。

(6)解痉平喘:对于支气管痉挛(喘鸣)的患者,可给予解痉平喘和抗过敏治疗,如氨茶碱、沙丁胺醇和马来酸氯苯那敏等。急性上呼吸道感染出现呼吸困难的表现、存在窒息风险的患者,应用抗菌药物同时给予糖皮质激素,以减轻喉头水肿,缓解症状,常用泼尼松,1~2 mg/(kg·d),分次口服;重症可用地塞米松静脉注射,每次 2~5 mg,继续以 1 mg/(kg·d)的剂量静脉滴注,用 2~3 d,至症状缓解。

2.病因治疗

(1)抗病毒治疗:一般无须积极抗病毒治疗。免疫缺陷患者可早期使用。广谱抗病毒药利巴韦林和奥司他韦对呼吸道合胞病毒等有较强的抑制作用,可缩短病程。利巴韦林成人常用剂量是 1 次 0.15 g,1 d 3 次,连续服用 7 d。奥司他韦成人常用剂量是 1 次 75 mg,1 d 2 次,连续服用 5 d。

(2)抗菌药物治疗:单纯病毒感染无须使用抗菌药物,急性上呼吸道感染患者如有白细胞计数升高、咽部脓苔、咳黄痰等细菌感染证据时,可酌情使用青霉素类、头孢菌素类、大环内酯类或喹诺酮类抗菌药物。对于急性气管支气管炎患者,抗菌药物可能对某些患者(例如存在共病的老年患者)有益,但应权衡该益处与潜在的不良反应及耐药性。对存在过去一年曾住院治疗、口服类固醇药物、患糖尿病或充血性心力衰竭其中一项且年龄≥80岁的患者,或者存在两项且年龄≥65岁的患者,可酌情使用抗菌药物,一般可选用青霉素类、头孢菌素类、大环内酯类或喹诺酮类。

3.中医辨证施治

中医将普通感冒分为风寒感冒、风热感冒、暑湿感冒等类型,常挟痰、挟滞、挟惊。中医的总体治疗原则是疏风解表或辛温解表、辛凉解表、清暑解表,挟痰则肃肺化痰,挟滞则消食导滞,挟惊则清热定惊。如葱豉汤、荆防败毒散辛温解表,治疗风寒型感冒;银翘散或桑菊饮辛凉解表,治疗风热型感冒;新加香薷饮祛暑清热、化湿和中、藿香正气散解表化湿、理气和中,均可用于治疗暑湿感冒。

中医治疗急性气管支气管炎以宣降肺气、止咳为总体治疗原则,重视降气化痰,注意固正护气。可随风寒、风热、风燥等邪气不同而分别予以疏风散寒、疏风清热、疏风润燥等治疗。

(赵　月)

# 第二节　肺炎链球菌肺炎

## 一、定义

肺炎链球菌肺炎是由肺炎链球菌感染引起的急性肺部炎症,为社区获得性肺炎中最常见的细菌性肺炎。起病急骤,临床以高热、寒战、咳嗽、血痰及胸痛为特征,病理为肺叶或肺段的急性表现。近来,因抗生素的广泛应用,典型临床和病理表现已不多见。

## 二、病因

致病菌为肺炎球菌,革兰氏阳性,有荚膜,复合多聚糖荚膜共有86个血清型。成人致病菌多为1型、5型。为口咽部定植菌,不产生毒素(除Ⅲ型),主要靠荚膜对组织的侵袭作用而引起组织的炎性反应,通常在机体免疫功能低下时致病。冬春季因带菌率较高(40%～70%)为本病多发季节。青壮年男性或老幼多见。长期卧床、心力衰竭、昏迷和手术后等易发生肺炎球菌性肺炎。常见诱因有病毒性上呼吸道感染或受寒、酗酒、疲劳等。

## 三、诊断

### (一)临床表现

因患者年龄、基础疾病及有无并发症,就诊是否使用过抗生素等影响因素,临床表现差别较大。

(1)起病:多急骤,短时寒战继之出现高热,呈稽留热型,肌肉酸痛及全身不适,部分患者体温低于正常。

(2)呼吸道症状:起病数小时即可出现,初起为干咳,继之咳嗽、咳黏性痰,典型者痰呈铁锈色,累及胸膜可有针刺样胸痛,下叶肺炎累及膈胸膜时疼痛可放射至上腹部。

(3)其他系统症状:食欲缺乏、恶心、呕吐及急腹症消化道症状。老年人精神萎靡、头痛,意识朦胧等。部分严重感染的患者可发生外周循环衰竭,甚至早期出现休克。

(4)体检:急性病容,呼吸急促,体温达 39 ℃～40 ℃,口唇单纯疱疹,可有发绀及巩膜黄染,肺部听诊为实变体征或可听到啰音,累及胸膜时可有胸膜摩擦音甚至胸腔积液体征。

(5)并发症及肺外感染表现。①脓胸(5%～10%):治疗过程中又出现体温升高、血白细胞计数增高时,要警惕并发脓胸和肺脓肿的可能。②脑膜炎:可出现神经症状或神志改变。③心肌炎或心内膜炎:心率快,出现各种心律失常或心脏杂音,脾大,心力衰竭。

(6)败血症或毒血症(15%～75%):可出现皮肤、黏膜出血点,巩膜黄染。

(7)感染性休克:表现为外周循环衰竭,如血压降低、四肢厥冷、心动过速等,个别患者起病即表现为休克而呼吸道症状并不明显。

(8)麻痹性肠梗阻。

(9)罕见 DIC、ARDS。

**(二)实验室检查**

1.血常规

白细胞数(10～30)×10$^9$/L,中型粒细胞数增多达 80% 以上,分类核左移并可见中毒颗粒。酒精中毒、免疫力低下及年老体弱者白细胞总数可正常或减少,提示预后较差。

2.病原体检查

(1)痰涂片及荚膜染色镜检,可见革兰氏染色阳性双球菌,2～3 次痰检为同一细菌有意义。

(2)痰培养加药敏可助确定菌属并指导有效抗生素的使用,干咳无痰者可做高渗盐水雾化吸入导痰。

(3)血培养致病菌阳性者可做药敏试验。

(4)脓胸者应做胸腔积液菌培养。

(5)对重症或疑难病例,有条件时可采用下呼吸道直接采样法做病原学诊断。例如,防污染毛刷采样(PSB)、防污染支气管-肺泡灌洗(PBAL)、经胸壁穿刺肺吸引(LA)、环甲膜穿刺经气管吸引(TTA)。

**(三)胸部 X 线**

(1)早期病变肺段纹理增粗、稍模糊。

(2)典型表现为大叶性、肺段或亚肺段分布的浸润、实变阴影,可见支气管气道征及肋膈角变钝。

(3)病变吸收较快时可出现浓淡不均假空洞征。

(4)吸收较慢时可出现机化性肺炎。

(5)老年人、婴儿多表现为支气管肺炎。

## 四、鉴别诊断

**(一)干酪样肺炎**

常有结核中毒症状,胸部 X 线表现肺实变、消散慢,病灶多在肺尖或锁骨下、下叶后段或下叶背段,新旧不一、有钙化点、易形成空洞并肺内播散。痰抗酸菌染色可发现结核菌,PPD试验常阳性,青霉素G治疗无效。

### (二)其他病原体所致肺炎

(1)多为院内感染,金黄色葡萄球菌肺炎和克雷伯杆菌肺炎的病情通常较重。

(2)多有基础疾病。

(3)痰或血的细菌培养阳性可鉴别。

### (三)急性肺脓肿

早期临床症状相似,病情进展可出现咳大量脓臭痰,查痰菌多为金黄色葡萄球菌、克雷伯杆菌、革兰氏阴性杆菌、厌氧菌等。胸部X线可见空洞及液平。

### (四)肺癌伴阻塞性肺炎

常有长期吸烟史、刺激性干咳和痰中带血史,无明显急性感染中毒症状;痰脱落细胞可阳性;症状反复出现;可发现肺肿块、肺不张或肿大的肺门淋巴结;胸部CT及支气管镜检查可帮助鉴别。

### (五)其他

ARDS、肺梗死、放射性肺炎和胸膜炎等。

## 五、治疗

### (一)抗菌药物治疗

首先应给予经验性抗生素治疗,然后根据细菌培养结果进行调整。经治疗不好转者,应再次复查病原学及药物敏感试验进一步调整治疗方案。

1.轻症患者

(1)首选青霉素:青霉素每天240万单位,分3次肌内注射。或普鲁卡因青霉素每天120万单位,分2次肌内注射,疗程5~7 d。

(2)青霉素过敏者:可选用大环内酯类。红霉素每天2 g,分4次口服,或红霉素每天1.5 g分次静脉滴注;或罗红霉素每天0.3 g,分2次口服;或林可霉素每天2 g,肌内注射或静脉滴注;或克林霉素每天0.6~1.8 g,分2次肌内注射,或克林霉素每天1.8~2.4 g分次静脉滴注。

2.较重症患者

青霉素每天120万单位,分2次肌内注射,加用丁胺卡那每天0.4 g分次肌内注射;或红霉素每天1.0~2.0 g,分2~3次静脉滴注;或克林霉素每天0.6~1.8 g,分3~4次静脉滴注;或头孢噻吩钠(先锋霉素Ⅰ)每天2~4 g,分3次静脉注射。

疗程2周或体温下降3 d后改口服。老人、有基础疾病者可适当延长。8%~15%青霉素过敏者对头孢菌素类有交叉过敏应慎用。如为青霉素速发性变态反应则禁用头孢菌素。如青霉素皮试阳性而头孢菌素皮试阴性者可用。

3.重症或有并发症患者(如胸膜炎)

青霉素每天1 000万~3 000万单位;分4次静脉滴注;头孢唑啉钠(先锋霉素Ⅴ),每天2~4 g分2次静脉滴注。

4.极重症者如并发脑膜炎

头孢曲松每天1~2 g分次静脉滴注;碳青霉烯类如亚胺培南-西司他丁(泰能)每天2 g,分次静脉滴注;或万古霉素每天1~2 g,分次静脉滴注并加用第三代头孢菌素;或亚胺培南加第三代头孢菌素。

5.耐青霉素肺炎链球菌感染者

近来,耐青霉素肺炎链球菌感染不断增多,通常最小抑制浓度(MIC)0.1～1.0 mg/L 为中度耐药,MIC≥2.0 mg/L 为高度耐药。临床上可选用以下抗生素:克林霉素每天 0.6～1.8 g 分次静脉滴注;或万古霉素每天 1～2 g 分次静脉滴注;或头孢曲松每天 1～2 g 分次静脉滴注;或头孢噻肟每天 2～6 g 分次静脉滴注;或氨苄西林-舒巴坦、替卡西林-棒酸、阿莫西林-棒酸。

(二)支持疗法

包括卧床休息、维持水和电解质平衡等。应根据病情及检查结果决定补液种类。给予足够热量及蛋白质和维生素。

(三)对症治疗

胸痛者止痛;刺激性咳嗽可给予可待因,止咳祛痰可用氯化铵或棕色合剂,痰多者禁用止咳剂;发热物理降温,不用解热药;呼吸困难者鼻导管吸氧。烦躁、谵妄者服用地西泮 5 mg 或水合氯醛 1～1.5 g 灌肠,慎用巴比妥类。鼓肠者给予缸管排气,胃扩张给予胃肠减压。

(四)并发症的处理

(1)呼吸衰竭:机械通气、支持治疗(面罩、气管插管、气管切开)。

(2)脓胸:穿刺抽液必要时肋间引流。

(五)感染性休克的治疗

(1)补充血容量:右旋糖酐-40 和平衡盐液静脉滴注,以维持收缩压在 12.0～13.3 kPa(90～100 mmHg)。脉压＞4.0 kPa(30 mmHg),尿量＞30 mL/h,中心静脉压 0.6～1.0 kPa(4.4～7.4 mmHg)。

(2)血管活性药物的应用:输液中加入血管活性药物以维持收缩压 12.0 kPa(90 mmHg)以上。为升高血压的同时保证和调节组织血流灌注,近年来主张血管活性药物为主,配合收缩性药物,常用的有多巴胺、间羟胺、去甲肾上腺素和山莨菪碱等。

(3)控制感染:及时、有效地控制感染是治疗中的关键。要及时选择足量、有效的抗生素静脉并联合给药。

(4)糖皮质激素的应用:病情或中毒症状重及上述治疗血压不恢复者,在使用足量抗生素的基础上可给予氢化可的松 100～200 mg 或地塞米松 5～10 mg 静脉滴注,病情好转立即停药。

(5)纠正水、电解质和酸碱平衡紊乱:严密监测血压、心率、中心静脉压、血气、水、电解质变化,及时纠正。

(6)纠正心力衰竭:严密监测血压、心率、中心静脉压、意识及末梢循环状态,及时给予利尿及强心药物,并改善冠状动脉供血。

(赵 月)

# 第三节 葡萄球菌肺炎

## 一、定义

葡萄球菌肺炎是致病性葡萄球菌引起的急性化脓性肺部炎症,主要为原发性(吸入性)金黄色葡萄球菌肺炎和继发性(血源性)金黄色葡萄球菌肺炎。临床上化脓坏死倾向明显,病情严重,细菌耐药率高,预后多较凶险。

## 二、易感人群和传播途径

多见于儿童和年老体弱者,尤其是长期应用糖皮质激素、抗肿瘤药物及其他免疫抑制剂者、慢性消耗性疾病患者,如糖尿病、恶性肿瘤、再生障碍性贫血、严重肝病、急性呼吸道感染和长期应用抗生素的患者。金黄色葡萄球菌肺炎的传染源主要有葡萄球菌感染病灶,特别是感染医院内耐药菌株的患者,其次为带菌者。主要通过接触和空气传播,医务人员的手、诊疗器械、患者的生物用品及铺床、换被褥都可能是院内交叉感染的主要途径。细菌可以通过呼吸道吸入或血源播散导致肺炎。目前因介入治疗的广泛开展和各种导管的应用,为表皮葡萄球菌的入侵提供了更多的机会,其在院内感染性肺炎中的比例也在提高。

## 三、病因

葡萄球菌为革兰氏阳性球菌,兼性厌氧,分为金黄色葡萄球菌、表皮葡萄球菌、腐生葡萄球菌,其中金黄色葡萄球菌致病性最强。血浆凝固酶可以使纤维蛋白原转变成纤维蛋白,后者包绕于菌体表面,从而逃避白细胞的吞噬,与细菌的致病性密切相关。凝固酶阳性的细菌,如金黄色葡萄球菌,凝固酶阴性的细菌,如表皮葡萄球菌、腐生葡萄球菌。但抗甲氧西林金黄色葡萄球菌(MRSA)和抗甲氧西林凝固酶阴性葡萄球菌(MRSCN)的感染日益增多,同时对多种抗生素耐药,包括喹诺酮类、大环内酯类、四环素类、氨基糖苷类等。近年来,国外还出现了耐万古霉素金黄色葡萄球菌(VRSA)的报道。目前 MRSA 分为两类,分别是医院获得性 MRSA(HA-MRSA)和社区获得性 MRSA(CA-MRSA)。

## 四、诊断

### (一)临床表现

(1)多数急性起病,血行播散者常有皮肤疖痈史,皮肤黏膜烧伤、裂伤、破损,一些患者有金黄色葡萄球菌败血症病史,部分患者找不到原发灶。

(2)通常全身中毒症状突出,衰弱、乏力、大汗、全身关节肌肉酸痛、急起高热、寒战、咳嗽、由咳黄脓痰演变为脓血痰或粉红色乳样痰、无臭味儿、胸痛和呼吸困难进行性加重、发绀,重者甚至出现呼吸窘迫及血压下降、少尿等末梢循环衰竭的表现。少部分患者肺炎症状不典型,可亚急性起病。

(3)血行播散引起者早期以中毒性表现为主,呼吸道症状不明显。有时虽无严重的呼吸系统症状和高热,而患者已发生中毒性休克,出现少尿、血压下降。

(4)早期呼吸道体征轻微与其严重的全身中毒症状不相称是其特点之一,不同病情及病期体征不同,典型大片实变少见,如有则病侧呼吸运动减弱,局部叩诊浊音,可闻及管样呼吸音。有时可闻及湿啰音,双侧或单侧。合并脓胸、脓气胸时,视程度不同可有相应的体征。部分患者可有肺外感染灶、皮疹等。

(5)社区获得性肺炎中,若出现以下情况需要高度怀疑 CA-MRSA 的可能:流感样前驱症状;严重的呼吸道症状伴迅速进展的肺炎,并发展为 ARDS;体温超过 39 ℃;咯血;低血压;血白细胞计数降低;X 线检查显示多叶浸润阴影伴空洞;近期接触 CA-MRSA 的患者;属于 CA-

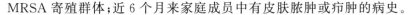

MRSA 寄殖群体;近 6 个月来家庭成员中有皮肤脓肿或疖肿的病史。

### (二)实验室及辅助检查

外周血白细胞数在 $20\times10^9/L$ 左右,可高达 $50\times10^9/L$,重症者白细胞可低于正常。中性粒细胞数增高,有中毒颗粒、核左移现象。血行播散者血培养阳性率可达 $50\%$。原发吸入者阳性率低。痰涂片革兰氏染色可见大量成堆的葡萄球菌和脓细胞,白细胞内见到球菌有诊断价值。普通痰培养阳性有助于诊断,但有假阳性,通过保护性毛刷采样定量培养,细菌数量 $>10^3$ cfu/mL 时几乎没有假阳性。

血清胞壁酸抗体测定对早期诊断有帮助,血清滴度 $\geq 1:4$ 为阳性,特异性较高。

### (三)影像学检查

肺浸润、肺脓肿、肺气囊肿和脓胸、脓气胸是金黄色葡萄球菌感染的四大 X 线征象,在不同类型和不同病期以不同的组合表现。早期病变发展,金黄色葡萄球菌最常见的胸部 X 线片异常是支气管肺炎伴或不伴脓肿形成或胸腔积液。原发性感染者早期胸部 X 线表现为大片絮状、密度不均的阴影,可呈节段或大叶分布,也呈小叶样浸润,病变短期内变化大,可出现空洞或蜂窝状透亮区,或在阴影周围出现大小不等的气肿大泡。血源性感染者的胸部 X 线表现呈两肺多发斑片状或团块状阴影或多发性小液平空洞。

## 五、鉴别诊断

### (一)其他细菌性肺炎

如流感嗜血杆菌、克雷伯杆菌、肺炎链球菌引起的肺炎,典型者可通过发病年龄、起病急缓、痰的颜色、痰涂片、胸部 X 线等检查加以初步鉴别。各型不典型肺炎的临床鉴别较困难,最终的鉴别均需病原学检查。

### (二)肺结核

上叶金黄色葡萄球菌肺炎易与肺结核混淆,尤其是干酪性肺炎,也有高热、畏寒、大汗、咳嗽、胸痛,胸部 X 线也有相似之处,还应与发生在下叶的不典型肺结核鉴别,通过仔细询问病史及相关的实验室检查大多可以区别,还可以观察治疗反应帮助诊断。

## 六、治疗

### (一)对症治疗

休息、祛痰、吸氧、物理或化学降温、合理饮食、防止脱水和电解质紊乱,保护重要脏器功能。

### (二)抗菌治疗

1.经验性治疗

治疗的关键是尽早选用敏感有效的抗生素,防止并发症。可根据金黄色葡萄球菌感染的来源(社区还是医院)和本地区近期药敏资料选择抗生素。社区获得性感染考虑为金黄色葡萄球菌感染,不宜选用青霉素,应选用苯唑西林和头孢唑林等第一代头孢菌素,若效果欠佳,在进一步病原学检查时可换用糖肽类抗生素治疗。怀疑医院获得性金黄色葡萄球菌肺炎,则首选糖肽类抗生素。经验性治疗中,尽可能获得病原学结果,根据药敏结果修改治疗方案。

2.针对病原菌治疗

治疗应依据痰培养及药物敏感试验结果选择抗生素。对青霉素敏感株,首选大剂量青霉素治疗,过敏者,可选大环内酯类、克林霉素、半合成四环素类、SMZco 或第一代头孢菌素。甲氧西林敏感的产青霉素酶菌仍以耐酶半合成青霉素治疗为主,如甲氧西林、苯唑西林、氯唑西林,也可选头孢菌素(第一代或第二代头孢菌素)。对 MRSA 和 MRSCN 首选糖肽类抗生素:①万古霉素,1～2 g/d(或去甲万古霉素1.6 g/d),但要将其血药浓度控制在 20 $\mu$g/mL 以下,防止其耳、肾毒性的发生。②替考拉宁,0.4 g,首3 剂每12 h 1 次,以后维持剂量为 0.4 g/d,肾功能不全者应调整剂量。疗程不少于 3 周。MRSA、MRSCN还可选择利奈唑胺,(静脉或口服)一次600 mg,每 12 h 1 次,疗程 10～14 d。

### (三)治疗并发症

如并发脓胸或脓气胸时可行闭式引流,抗感染时间可延至 8～12 周。合并脑膜炎时,最好选用脂溶性强的抗生素,如头孢他啶、头孢哌酮、万古霉素及阿米卡星等,疗程要长。

### (四)其他治疗

避免应用可导致血白细胞数减少的药物和糖皮质激素。

## 七、临床路径

### (一)询问既往史

详细询问近期有无皮肤感染、中耳炎、进行介入性检查或治疗,有无慢性肝肾疾病、糖尿病病史,是否接受放化疗或免疫抑制剂治疗。了解起病急缓、痰的性状及演变,有无胸痛、呼吸困难、程度及全身中毒症状,尤应注意高热、全身中毒症状明显与呼吸系统症状不匹配者。

### (二)体格检查

体检要注意生命体征,皮肤黏膜有无感染灶和皮疹,肺部是否有实变体征,还要仔细检查心脏有无新的杂音。

### (三)辅助检查

包括血常规、血培养(发热时)、痰的涂片和培养(用抗生素之前)、胸部 X 线检查,并动态观察胸部影像学变化,必要时可行支气管镜检查及局部灌洗。

### (四)处理

应用有效的抗感染治疗,加强对症支持,防止并积极治疗并发症。

### (五)预防

增强体质,防止流感,可进行疫苗注射。彻底治疗皮肤及深部组织的感染,加强年老体弱者的营养支持,隔离患者和易感者,严格抗生素的使用规则,规范院内各项操作及消毒制度,减少交叉感染。

(刘艳利)

# 第四节　病毒性肺炎

病毒性肺炎是由不同种类病毒侵犯肺脏引起的肺部炎症,通常是由于上呼吸道病毒感染向下呼吸道蔓延所致。临床主要表现为发热、头痛、全身酸痛、干咳等。本病一年四季均可发生,但冬春季更为多见。肺炎的发生除与病毒的毒力、感染途径及感染数量有关外,还与宿主年龄、呼吸道局部和全身免疫功能状态有关。通常小儿发病率高于成人,婴幼儿发病率高于年长儿童。

据报道在非细菌性肺炎中病毒性肺炎占 25%～50%,婴幼儿肺炎中约 60% 为病毒性肺炎。

## 一、流行病学

罹患各种病毒感染的患者为主要传染源,通常以空气飞沫传播为主,患者和隐性感染者说话、咳嗽、打喷嚏时可将病毒播散到空气中,易感者吸入后即可被感染。其次通过被污染的食具、玩具及与患者直接接触也可引起传播。粪-口传播仅见于肠道病毒。此外,也可以通过输血和器官移植途径传播,在新生儿和婴幼儿中母婴间的垂直传播也是一条重要途径。

病毒性肺炎以婴幼儿和老年人多见,流感病毒性肺炎则好发于原有心肺疾病和慢性消耗性疾病患者。某些免疫功能低下者,如艾滋病患者、器官移植者,肿瘤患者接受大剂量免疫抑制剂、细胞毒药物及放射治疗(简称放疗)时,病毒性肺炎的发生率明显升高。据报道骨髓移植患者中约 50% 可发生弥漫性间质性肺炎,其中约半数为巨细胞病毒(CMV)所致。肾移植患者中约 30% 发生 CMV 感染,其中 40% 为 CMV 肺炎。

病毒性肺炎一年四季均可发生,但以冬春季节为多,流行方式多表现为散发或暴发。一般认为,在引起肺炎的病毒中以流感病毒最多见。根据近年来我国北京、上海、广州、河北、新疆等地区病原学监测,小儿下呼吸道感染中腺病毒和呼吸道合胞病毒引起者分别占第 1、2 位。北方地区发病率普遍高于南方,病情也比较严重。此外,近年来随着器官移植的广泛开展,CMV 肺炎的发生率有明显增高趋势。

## 二、病因

### (一)流感病毒

流感病毒属正黏液病毒科,为单股 RNA 类病毒,有甲、乙、丙 3 型,流感病毒性肺炎多由甲型流感病毒引起,由乙型和丙型引起者较少。甲型流感病毒抗原变异比较常见,主要是血凝素和神经氨酸酶的变异。当抗原转变产生新的亚型时可引起大流行。

### (二)腺病毒

腺病毒为无包膜的双链 DNA 病毒,主要在细胞核内繁殖,耐湿、耐酸、耐脂溶剂能力较强。现已分离出 41 个与人类有关的血清型,其中容易引起肺炎的有 3、4、7、11、14 和 21 型。我国以 3、7 型最为多见。

### (三)呼吸道合胞病毒(RSV)

RSV 系具有包膜的单股 RNA 病毒,属副黏液病毒科肺病毒属,仅 1 个血清型。RSV 极不稳定,室温中两天内效价下降 100 倍,为下呼吸道感染的重要病原体。

### (四)副流感病毒

副流感病毒属副黏液病毒科,与流感病毒一样表面有血凝素和神经氨酸酶。与人类相关的副流感病毒分为 1、2、3、4 四型,其中 4 型又分为 A、B 两个亚型。在原代猴肾细胞或原代人胚肾细胞培养中可分离出本病毒。近年来,在我国北京和南方一些地区调查结果表明引起婴幼儿病毒性肺炎的病原体排序中副流感病毒仅次于合胞病毒和腺病毒,居第 3 位。

### (五)麻疹病毒

麻疹病毒属副黏液病毒科,仅有 1 个血清型。电镜下呈球形或多形性。外壳小突起中含血凝素,但无神经氨酸酶,故与其他副黏液病毒不同。该病毒在人胚和猴肾细胞中培养 5～10 d 后可出现多核巨细胞和核内包涵体。本病毒经上呼吸道和眼结膜侵入人体引起麻疹。肺炎是麻疹最常见的并发症,也是引起麻疹患儿死亡的主要原因。

### (六)水痘带状疱疹病毒(VZV)

VZV 为双链 DNA 病毒,属疱疹病毒科,仅对人有传染性。其在外界环境中生存力很弱,可被乙醚灭活。该病毒在被感染的细胞核内增生,存在于患者疱疹的疱浆、血液及口腔分泌物中。接种人胚羊膜等组织内可产生特异性细胞病变,在细胞核内形成包涵体。成人水痘患者发生水痘肺炎的较多。

### (七)鼻病毒

鼻病毒属微小核糖核酸病毒群,为无包膜单股 RNA 病毒,已发现 100 多个血清型。鼻病毒是人类普通感冒的主要病原,也可引起下呼吸道感染。

### (八)巨细胞病毒(CMV)

CMV 属疱疹病毒科,是在宿主细胞核内复制的 DNA 病毒。CMV 具有很强的种族特异性。人的 CMV 只感染人。CMV 通常是条件病原体。除可引起肺炎外还可引起全身其他脏器感染。

此外,EB 病毒、冠状病毒及柯萨奇病毒、埃可病毒等也可引起肺炎,只是较少见。

## 三、发病机制与病理

病毒性肺炎通常是上呼吸道病毒感染向下蔓延累及肺脏的结果。正常人群感染病毒后并不一定发生肺炎,只有在呼吸道局部或全身免疫功能低下时才会发病。上呼吸道发生病毒感染时常损伤上呼吸道黏膜,屏障和防御功能下降,造成下呼吸道感染,甚至引起细菌性肺炎。

单纯病毒性肺炎的主要病理改变为细支气管及其周围炎和间质性肺炎。细支气管病变包括上皮破坏、黏膜下水肿,管壁和管周可见以淋巴细胞为主的炎性细胞浸润,在肺泡壁和肺泡间隔的结缔组织中有单核细胞浸润,肺泡水肿,被覆着含有蛋白和纤维蛋白的透明膜,使肺泡内气体弥散距离增大。严重时出现以细支气管为中心的肺泡组织片状坏死,在坏死组织周边可见包涵体。在由合胞病毒、麻疹病毒、CMV 引起的肺炎患者的肺泡腔内还可见到散在的多核巨细胞。腺病毒性肺炎患者常可出现肺实变,以左下叶最多见,实质以外的肺组织可有明显过度充气。

继发细菌性肺炎时肺泡腔可见大量的以中性粒细胞为主的炎性细胞浸润。严重者可形成小脓肿,或形成纤维条索性、化脓性胸膜炎及广泛性出血。

## 四、临床表现

病毒性肺炎通常起病缓慢,绝大部分患者开始时均有咽干、咽痛,其后打喷嚏、鼻塞、流涕、发热、头痛、食欲减退、全身酸痛等上呼吸道感染症状,病变进一步向下发展累及肺脏发生肺炎时则表现为咳嗽,多为阵发性干咳,并有气急、胸痛、持续高热。此时体征尚不明显,有时可在下肺区闻及细湿啰音。病程多为 2 周左右,病情较轻。婴幼儿及免疫缺陷者罹患病毒性肺炎时病情多比较严重,除肺炎的一般表现外,还多有持续高热、剧烈咳嗽、血痰、气促、呼吸困难,发绀、心悸等。体检可见三凹征和鼻翼翕动。在肺部可闻及广泛的干、湿啰音和哮鸣音,也可出现急性呼吸窘迫综合征(ARDS)、心力衰竭、急性肾衰竭、休克。胸部 X 线检查主要为间质性肺炎,两肺呈网状阴影,肺纹理增粗、模糊。严重者两肺中下野可见弥漫性结节性浸润,但大叶性实变少见。胸部 X 线改变多在 2 周后逐渐消退,有时可遗留散在的结节状钙化影。

流感病毒性肺炎多见于流感流行时,慢性心肺疾病患者及孕妇为易感人群。起病前流感症状明显,多有高热,呼吸道症状突出,病情多比较严重,病程达 3～4 周,病死率较高。腺病毒感所致肺炎表现突然高热,体温达 39 ℃~40 ℃,呈稽留热,热程较长。半数以上患者出现呕吐、腹胀、腹泻,可能与腺病毒在肠道内繁殖有关。合胞病毒性肺炎绝大部分为 2 岁以内儿童,多有一过性高热,喘憋症状明显。麻疹病毒性肺炎为麻疹并发症,起病初期多有上呼吸道感染症状,典型者表现为起病 2~3 d 后,首先在口腔黏膜出现麻疹斑,1~2 d 后从耳后发际开始出皮疹,以后迅速扩展到颜面、颈部、躯干、四肢。麻疹肺炎可发生于麻疹的各个病期,但以出疹后一周内最多见。因此在患儿发疹期,尤其是疹后期发热持续不退,或退热后又发热,同时呼吸道症状加重,肺部出现干湿啰音,提示继发肺炎。水痘是由水痘带状疱疹病毒引起的一种以全身皮肤水疱疹为主要表现的急性传染病。成人水痘并发肺炎较为常见。原有慢性疾病和(或)免疫功能低下者水痘并发肺炎的机会多。水痘肺炎多发生于水痘出疹后 1~6 d,高热、咳嗽、血痰,两肺可闻及湿啰音和哮鸣音,很少有肺实变。

## 五、实验室检查

### (一)血液及痰液检查

病毒性肺炎患者血白细胞总数一般多正常,也可降低,红细胞沉降率往往正常。继发细菌感染时血白细胞总数增多和中性粒细胞增高。痰涂片所见的白细胞以单核细胞为主,痰培养多无致病细菌生长。

### (二)病原学检查

1.病毒分离

由于合胞病毒、流感病毒、单纯疱疹病毒等对外界温度特别敏感,故发病后应尽早用鼻咽拭子取材,或收集鼻咽部冲洗液、下呼吸道分泌物,取材后放置冰壶内尽快送到实验室。如有可能最好床边接种标本,通过鸡胚接种、人胚气管培养等方法分离病毒。上述方法可靠、重复性好、特异性强,但操作烦琐费时,对急性期诊断意义不大。但对流行病学具有重要作用。

2.血清学检查

血清学诊断技术包括补体结合试验、中和试验和血凝抑制试验等。比较急性期和恢复期双份血清抗体滴度,效价升高 4 倍或 4 倍以上即可确诊。本法主要为回顾性诊断,不适合早期诊断。采用急性期单份血清检测合胞病毒、副流感病毒的特异性 IgM 抗体,其敏感性和特异性比较高,可作为早期诊断指标。

3.特异性快速诊断

(1)电镜技术:用于合胞病毒、副流感病毒、单纯疱疹病毒及腺病毒之诊断。由于检查耗时、技术复杂、费用较高,难以推广使用。

(2)免疫荧光技术:其敏感性和特异性均与组织培养相近。其合胞病毒抗原检测的诊断准确率达 70%~98.9%,具有快速、简便、敏感、特异性高等特点。

(3)酶联免疫吸附试验及酶标组化法:广泛用于检测呼吸道病毒抗原,既快速又简便。

4.包涵体检测

CMV 感染时可在呼吸道分泌物,包括支气管肺泡灌洗液和经支气管肺活检标本中发现嗜酸粒细胞核内和胞质内含包涵体的巨细胞,可确诊。

## 六、诊断

病毒性肺炎的诊断主要依据是其临床表现及相关实验室检查。由于各型病毒性肺炎缺乏明

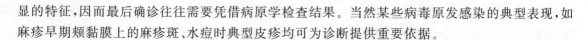 

显的特征,因而最后确诊往往需要凭借病原学检查结果。当然某些病毒原发感染的典型表现,如麻疹早期颊黏膜上的麻疹斑、水痘时典型皮疹均可为诊断提供重要依据。

### 七、鉴别诊断

主要需与细菌性肺炎进行鉴别。病毒性肺炎多见于小儿,常有流行,发病前多有上呼吸道感染和全身不适等前驱表现,外周血白细胞总数正常或偏低,分类中性粒细胞不高。而细菌性肺炎以成人多见,无流行性,血白细胞总数及中性粒细胞明显增高。X 线检查时病毒性肺炎以间质性肺炎为主,肺纹理增粗,而细菌性肺炎多以某一肺叶或肺段病变为主,显示密度均匀的片状阴影。中性粒细胞碱性磷酸酶试验、四唑氮盐还原试验、C 反应蛋白水平测定,以及疫苗培养和病毒学检查均有助于两种肺炎的鉴别。需要注意的是呼吸道病毒感染基础上容易继发肺部细菌感染,其中以肺炎链球菌、金黄色葡萄球菌、流感嗜血杆菌及溶血性链球菌为多见,通常多发生于原有病毒感染热退 1~4 d 后患者再度畏寒、发热,呼吸道症状加剧,咳嗽、咳黄痰、全身中毒症状明显。

此外,病毒性肺炎尚需与病毒性上呼吸道感染、急性支气管炎、支原体肺炎、衣原体肺炎和某些传染病的早期进行鉴别。

### 八、治疗

目前缺少特效抗病毒药物,因而仍以对症治疗为主。

**(一)一般治疗**

退热、止咳、祛痰、维持呼吸道通畅、给氧,纠正水和电解质、酸碱失衡。

**(二)抗病毒药物**

金刚烷胺,成人 0.1 g,每天 2 次;小儿酌减,连服 3~5 d。早期应用对防治甲型流感有一定效果。利巴韦林对合胞病毒、腺病毒及流感病毒性肺炎均有一定疗效,每天用量为 10 mg/kg,口服或肌内注射。近来提倡气道内给药。年龄＜2 岁者每次 10 mg,2 岁以上的每次 20~30 mg,溶于 30 mL 蒸馏水内雾化吸入,每天 2 次,连续 5~7 d。由 CMV、疱疹病毒引起的肺炎患者可用阿昔洛韦、阿糖腺苷等治疗。

**(三)中药**

板蓝根、黄芪、金银花、大青叶、连翘、贯仲、菊花等可能有一定效果。

**(四)生物制剂**

有报道肌内注射 γ-干扰素治疗小儿呼吸道病毒感染,退热快、体征恢复迅速、缩短疗程、无明显不良反应。雾化吸入从初乳中提取的 SIgA 治疗婴幼儿 RSV 感染也取得良好效果。此外还可试用胸腺素、转移因子等制剂。继发细菌性肺炎时应给予敏感的抗生素。

### 九、预后

大多数病毒性肺炎预后良好,无后遗症。但是如为流感后发生重症肺炎,或年老体弱、原有慢性病者感染病毒性肺炎后易继发细菌性肺炎,预后较差。另外,CMV 感染者治疗也颇为棘手。

### 十、预防

接种流感疫苗、水痘疫苗和麻疹疫苗对于预防相应病毒感染有一定效果,但免疫功能低下者禁用麻疹减毒活疫苗。口服 3、4、7 型腺病毒减毒活疫苗对预防腺病毒性肺炎有一定效果。早期较大剂量注射丙种球蛋白对于麻疹和水痘的发病有一定预防作用。应用含高滴度 CMV 抗体免疫球蛋白被动免疫对预防 CMV 肺炎也有一定作用。对于流感病毒性肺炎、CMV 肺炎、水痘疱疹病毒性肺炎患者应予隔离,减少交叉感染。

（谢德芳）

# 第五节　肺炎支原体肺炎

## 一、定义

肺炎支原体肺炎是由肺炎支原体引起的急性呼吸道感染和肺部炎症,即"原发性非典型肺炎",占社区获得性肺炎的 15％～30％。

## 二、病因

支原体是介于细菌与病毒之间能独立生活的最小微生物,无细胞壁,仅有 3 层膜组成细胞膜,共有30 余种,部分可寄生于人体,但不致病,至目前为止,仅肯定肺炎支原体能引起呼吸道病变。当其进入下呼吸道后,一般并不侵入肺泡内,当存在超免疫反应时,可导致肺炎和神经系统、心脏损害。

## 三、诊断

### (一)临床表现

1.病史

本病潜伏期 2～3 周,儿童、青年发病率高,以秋冬季为多发,以散发为主,多由患者急性期飞沫经呼吸道吸入而感染。

2.症状

起病较细菌性肺炎和病毒性肺炎缓慢,约半数患者并无症状。典型肺炎表现者仅占 10％,还可以咽炎、支气管炎、大疱性鼓膜炎形式出现。开始表现为上呼喊道感染症状,咳嗽、头痛、咽痛、低热继之出现中度发热,顽固的刺激性咳嗽常为突出表现,也可有少量黏痰或少量脓性痰。

3.体征

胸部体检可无胸部体征或仅有少许湿啰音。其临床症状轻,体征轻于胸部 X 线片表现是其特点之一。

4.肺外表现

极少数患者可伴发肺外其他系统的病变,出现胃肠炎、溶血性贫血、心肌炎、心包炎、肝炎。少数还伴发周围神经炎、脑膜炎及小脑共济失调等神经系统症状。

本病的症状一般较轻,发热持续 1～3 周,咳嗽可延长至 4 周或更久始消失。极少数伴有肺外严重并发症时可能引起死亡。

### (二)胸部 X 线检查

胸部 X 线片表现多样化,但无特异性,肺部浸润多呈斑片状或均匀的模糊阴影,中、下肺野明显,有时呈网状、云雾状、粟粒状或间质浸润,严重者中、下肺结节影,少数病例可有胸腔积液。

### (三)实验室检查

血常规显示白细胞总数正常或轻度增加,以淋巴细胞为主。红细胞沉降率加快。痰、鼻分泌物和咽拭子培养可获肺炎支原体,但检出率较低。目前诊断主要靠血清学检查。可通过补体结合试验、免疫荧光试验、酶联免疫吸附试验测定血清中特异性抗体。补体结合抗体于起病 10 d 后出现,在恢复期滴度高于或>1∶64,抗体滴度呈 4 倍增长对诊断有意义。应用免疫荧光技术、核酸探针及 PCR 技术直接检测抗原有更高的敏感性、特异性及快速性。

### (四)诊断依据

肺炎支原体肺炎的诊断需结合临床症状、胸部影像学检查和实验室资料确诊。

## 四、鉴别诊断

### (一)病毒性肺炎

发病以冬春季节多见。免疫力低下的儿童和老年人是易感人群。不同病毒可有其特征性表现。麻疹病毒所致口腔黏膜斑,从耳后开始逐渐波及全身的皮疹。疱疹病毒性肺炎可同时伴发有皮肤疱疹。巨细胞病毒所致伴有迁移性关节痛、肌肉痛的发热。本病肺实变体征少见,这种症状重而体征少、胸部 X 线表现轻不对称性是病毒性肺炎的特点之一。用抗生素治疗无效。确诊有赖于病原学和血清学检查。

### (二)肺炎球菌肺炎

起病急骤,先有寒战,继之高热,体温可达 39 ℃~41 ℃,多为稽留热,早期有干咳,渐有少量黏痰、脓性痰或典型的铁锈色痰。常有肺实变体征或胸部 X 线改变,痰中可查到肺炎链球菌。

### (三)军团菌肺炎

本病多发生在夏秋季,中老年发病多,暴发性流行,持续性高热,发热约半数超过 40 ℃,1/3 有相对缓脉。呼吸系统症状相对较少,而精神神经系统症状较多,约 1/3 的患者出现嗜睡、神志模糊、谵语、昏迷、痴呆、焦虑、惊厥、定向障碍、抑郁、幻觉、失眠、健忘、言语障碍、步态失常等。早期部分患者有消化道症状,尤其是水样腹泻。从痰、胸液、血液中可直接分离出军团菌,血清学检查有助于诊断。

### (四)肺结核

起病缓慢,有结核接触史,病变位于上肺野,短期内不消失,痰中可查到结核分枝杆菌,红霉素治疗无效。

## 五、治疗

### (一)抗感染治疗

肺炎支原体肺炎主要应用大环内酯类抗生素,红霉素为首选,剂量为 1.5~2.0 g/d,分 3~4 次服用,或用交沙霉素 1.2~1.8 g/d,克拉霉素每次 0.5 g,2 次/天,疗程 10~14 d。新型大环内酯类抗生素,如克拉霉素和阿奇霉素对肺炎支原体感染效果良好,克拉霉素每次 0.5 g,2 次/天;阿奇霉素第 1 d 0.5 g,后 4 d 每次 0.25 g,1 次/天。也可应用氟喹诺酮类抗菌药物,如氧氟沙星、环丙沙星或左氧氟沙星等;病情重者可静脉给药,但不宜用于 18 岁以下的患者和孕妇。

**（二）对症和支持**

如镇咳和雾化吸入治疗。

**（三）其他**

出现严重肺外并发症,应给予相应处理。

（申　伟）

# 第六节　肺炎衣原体肺炎

衣原体是一组专性细胞内寄生物。目前已发现衣原体有 4 个种:沙眼衣原体、鹦鹉热衣原体、肺炎衣原体和牲畜衣原体。其中与肺部感染关系最大的是鹦鹉热衣原体和肺炎衣原体,下面分别介绍由这两种衣原体引起的肺炎。

## 一、鹦鹉热肺炎

鹦鹉热是由鹦鹉热衣原体引起的急性传染病。这种衣原体寄生于鹦鹉、鸽、鸡、野鸡、火鸡、鸭、鹅、孔雀等百余种鸟类体内。由于最先是在鹦鹉体内发现的,并且是最常见的宿主,故得此名。

病原体吸入后首先在呼吸道局部的单核、巨噬细胞系统中繁殖,之后经血液循环播散到肺内及其他器官。肺内病变常位于肺门,并向外周扩散引起小叶性和间质性肺炎,以下垂部位的肺叶、肺段为主。早期肺泡内充满中性粒细胞及渗出液,其后为单核细胞。病变部位可发生突变、小量出血,严重时发生肺组织坏死,或者黏稠的明胶样黏液分泌物阻塞支气管引起严重缺氧。此外本病也可累及肝、脾、心、肾、消化道和脑、脑膜。

**（一）临床表现**

本病潜伏期多为 7～15 d。起病多隐袭。少数无症状,起病轻者如流感样,中重度者急性起病,寒战、高热,第一周体温可高达 40 ℃。头痛、乏力、肌肉痛、关节痛、畏光、鼻出血。1 周之后咳嗽、少量黏痰,重症者出现精神症状,如嗜睡、谵妄、木僵、抽搐,并出现缺氧、呼吸窘迫。此外,还可出现一些消化道症状,如食欲下降、恶心、呕吐、腹痛。主要体征:轻症者只有咽部充血;中、重度者出现类似伤寒的玫瑰疹,相对缓脉,肺部可闻及湿啰音;重症者可出现肺实变体征,此外还可出现黄疸、肝大、脾大、浅表淋巴结肿大。

**（二）辅助检查**

血白细胞数多正常,红细胞沉降率增快。将患者血及支气管分泌物接种到鸡胚、小白鼠或组织培养液中,可分离到衣原体。特异性补体结合试验或凝集试验呈阳性,急性期与恢复期(发病后 2～3 周)双份血清补体试验滴度增加 4 倍有诊断意义。X 线检查显示从肺门向外周放射状浸润病灶,下叶为多,呈弥漫性支气管肺炎或间质性肺炎表现,偶见粟粒样结节或实变影,偶有少量胸腔积液。

**（三）诊断与鉴别诊断**

参照禽类接触史、症状、体征、辅助检查结果进行诊断。由于本病临床表现、胸部 X 线检查无特异性,故应注意与各种病毒性肺炎、细菌性肺炎、真菌性肺炎及伤寒、布鲁氏菌病、传染性单核细胞增多症区别。

**（四）治疗**

四环素 2～3 g/d，分 4～6 次口服，连服 2 周，或退热后再继续服 10 d。必要时吸氧及其他对症处理，重症者可给予支持疗法。如发生急性呼吸窘迫综合征（ARDS），应迅速采取相应措施。

**（五）预后**

轻者可自愈。重症未经治疗者病死率可达 20%～40%，近年来应用抗生素治疗后病死率明显下降到 1%。

## 二、肺炎衣原体肺炎

肺炎衣原体目前已经成为社区获得性肺炎的第 3 或第 4 位最常见的致病菌，在社区获得性肺炎住院患者中由肺炎衣原体致病的占 6%～10%。研究发现，肺炎衣原体感染流行未找到鸟类引起传播的证据，提示肺炎衣原体是一种人类病原体，属于人-人传播，可能主要是通过呼吸道的飞沫传染，无症状携带者和长期排菌状态者（有时可长达 1 年）可促进传播。该病潜伏期 10～65 d。年老体弱、营养不良、COPD、免疫功能低下者易被感染。据报道近一半的人一生中感染过肺炎衣原体。肺炎衣原体易感性与年龄有关，儿童抗体检出率较低，5 岁者抗体检出率＜5%，10 岁时＜10%，而青少年时期迅速升高达30%～40%，中老年检出率仍高达 50%。有人报道肺炎衣原体感染分布呈双峰型，第 1 峰在 8～9 岁，第 2 峰从 70 岁开始。感染的性别差异在儿童时期不明显，但进入成年期则男性高于女性，到老年期更明显。肺炎衣原体感染一年四季均可发生，通常持续 5～8 个月。感染在热带国家多见，既可散发也可呈暴发流行（社区或家庭内）。感染后免疫力很弱，易于复发，每隔 3～4 年可有一次流行高峰，持续 2 年左右。

**（一）临床表现**

肺炎衣原体主要引起急性呼吸道感染，包括肺炎、支气管炎、鼻旁窦炎、咽炎、喉炎、扁桃体炎，临床上以肺炎为主。起病多隐袭，早期表现为上呼吸道感染症状，与支原体肺炎颇为相似，通常症状较轻，发热、寒战、肌痛、咳嗽，肺部可听到湿啰音。发生咽喉炎者表现为咽喉痛、声音嘶哑。有些患者可表现为两阶段病程：开始表现为咽炎，经对症处理好转，1～3 周后又发生肺炎或支气管炎，此时咳嗽加重。少数患者可无症状。肺炎衣原体也可使患有其他疾病的老年住院患者、大手术后患者、严重外伤者罹患肺炎，往往为重症感染。原有 COPD、心力衰竭患者感染肺炎衣原体时症状较重、咳脓痰、呼吸困难，甚或引起死亡。肺炎衣原体感染时也可伴有肺外表现，如中耳炎、结节性红斑、心内膜炎、急性心肌梗死、关节炎、甲状腺炎、脑炎、吉兰-巴雷综合征等。

**（二）辅助检查**

血白细胞正常或稍高，红细胞沉降率加快，由于本病临床表现缺乏特异性，所以其诊断主要依据是有关病因的特殊实验室检查，包括病原体分离和血清学检测。

1.病原体分离培养

可从痰、咽拭子、扁桃体隐窝拭子、咽喉分泌物、支气管肺泡灌洗液中直接分离肺炎衣原体。采集标本后立即置于转运保存液中，在 4 ℃下送到实验室进行分离培养。肺炎衣原体培养较困难，培养基包括鸡胚卵黄囊、HeLa229 细胞、HL 细胞等。最近认为 HEP-2 细胞株可以促进肺炎衣原体生长，使临床标本容易分离。

## 2.酶联免疫吸附法(ELISA)

测定痰标本中肺炎衣原体抗原。其原理是用属特异性脂多糖单克隆抗体对衣原体抗原进行特异性检测,然后用沙眼衣原体种特异性主要外膜蛋白(MOMP)的单克隆抗体对沙眼衣原体进行直接衣原体显像。如果特异性衣原体抗原检测阳性,而沙眼衣原体种特异性检测阴性,则该微生物为肺炎衣原体或鹦鹉热衣原体;如标本对所有检测均呈阳性,则为沙眼衣原体。

## 3.应用 PCR 技术检测肺炎衣原体

按照 MOMP 基因保守区序列设计的引物可检测各种衣原体,按可变区肺炎衣原体种特异性的核酸序列设计的引物可以特异性地检测肺炎衣原体。PCR 检测需要注意质量控制,避免出现较多假阳性。

## 4.血清学试验

有两种,即 TWAR 株衣原体抗原的微量免疫荧光(MIF)抗体试验和补体结合(CF)抗体试验。前者是一种特异性检查方法,可用于鉴别 3 种衣原体;后一种试验属于非特异性,对所有衣原体均可发生反应。MIF 抗体包括特异性 IgG 和 IgM,可以鉴别新近感染或既往感染,初次感染或再感染。IgG 抗体阳性但效价不高,提示为既往感染。因为 IgM 和 CF 抗体通常在感染后 2～6 个月逐渐消失,而 IgG 抗体可持续存在。所以 IgG 抗体可用来普查肺炎衣原体感染。急性感染的抗体反应有两种形式:①初次感染或原发感染后免疫反应,多见于年轻人,早期衣原体 CF 抗体迅速升高,而 MIF 抗体出现较慢。其中 IgM 发病后 3 周才出现,IgG 发病后6～8 周才出现。②再次感染或重复感染后免疫反应,多见于年龄较大的成年人,IgG 抗体常在1～2 周出现,效价可以很高,往往没有衣原体 CF 抗体及 IgM 抗体出现,或其效价很低。目前制定的血清学阳性反应诊断标准:MIF 抗体急性感染期双份血清效价升高 4 倍以上,或单次血清标本 IgM ≥1：16,和(或)单次血清标本 IgG≥1：512。既往感染史时 IgG＜1：512,但是≥1：16,衣原体 CF 抗体效价升高 4 倍以上,或≥1：64。重复感染者多有 CF 抗体和 IgM 抗体。大多数老年人多为再次感染,常无 CF 抗体反应。如果 CF 抗体效价升高,常提示为肺炎支原体感染。

## 5.胸部 X 线片

多显示肺叶或肺部浸润病灶,可见于双肺任何部位,但多见于下叶。

## (三)诊断和鉴别诊断

当肺炎患者应用 β-内酰胺类抗生素治疗无效,患者仍旧干咳时应警惕肺炎衣原体感染。由于目前临床上缺乏特异性诊断肺炎衣原体感染的方法,所以确诊主要依靠实验室检查。应注意与肺炎支原体肺炎相鉴别。

## (四)治疗

对于肺炎衣原体有效的抗生素有米诺环素、多西环素、红霉素。另外,利福平、罗比霉素(RKM)、罗红霉素(RXM)、克拉霉素(CAM)等效果也很好。喹诺酮类如氧氟沙星、妥舒沙星也有效。通常成人首选四环素,孕妇和儿童首选红霉素。剂量稍大,疗程应充分,如四环素或红霉素 2 g/d,10～14 d,或 1 g/d 连用 21 d。

（申　伟）

# 第七节 铜绿假单胞菌肺炎

铜绿假单胞菌是自然界普遍存在的革兰氏阴性需氧菌,分布广泛,几乎在任何有水的环境中均可生长,包括土壤、水的表面、植物、食物等。铜绿假单胞菌无芽孢,菌体一端单毛或多毛,有动力,能产生蓝绿色水溶性色素而形成绿色脓液。通过黏附和定植于宿主细胞,局部侵入及全身扩散而感染机体。其感染途径为皮肤、消化道、呼吸道、泌尿生殖道、骨关节、各种检查等。

## 一、易感因素

由于铜绿假单胞菌是人体的正常菌群之一,很少引起健康人的感染,而多发生于有基础疾病的患儿,包括严重心肺疾病、早产儿、烧伤、中性粒细胞缺乏、原发性免疫缺陷病、支气管扩张症、恶性肿瘤等。接受免疫抑制和长期(至少 7 d 以上)广谱抗生素治疗、外科手术和机械通气后的儿童患铜绿假单胞杆菌肺炎的概率增加。故铜绿假单胞菌是院内获得性感染的重要病原菌。最近的研究表明在院内获得性肺炎中铜绿假单胞菌占 21%,是继金黄色葡萄球菌之后的第 2 位常见病原菌。沙特阿拉伯在 PICU 的一项研究表明,呼吸机相关肺炎中铜绿假单胞菌感染占56.8%。虽然铜绿假单胞菌是院内获得性感染的常见病原菌,但 1.5%～5% 社区获得性肺炎是铜绿假单胞菌感染引起的。

## 二、发病机制

铜绿假单胞菌的主要致病物质为铜绿假单胞菌外毒素 A(pseudomonas exotoxin A,PEA)及内毒素,后者包括脂多糖及原内毒素蛋白(original endotoxin protein,OEP),OEP 具有神经毒作用。PEA 对巨噬细胞吞噬功能有抑制作用。铜绿假单胞菌肺炎的发病机制较复杂,引起感染的原因包括微生物及宿主两方面,而宿主的局部和全身免疫功能低下为主要因素。当人体细胞损伤或出现病毒感染时有利于铜绿假单胞菌的黏附。感染的严重程度依赖于细菌致病因子和宿主的反应。铜绿假单胞菌可以仅仅是定植,存在于碳水化合物的生物被膜中,偶尔有少数具有免疫刺激作用的基因表达。但也可以出现侵袭性感染,附着并损害上皮细胞,注射毒素,快速触发编程性细胞死亡和上皮细胞的完整性。上皮细胞在防御铜绿假单胞菌感染中起重要作用,中性粒细胞是清除细菌的主要吞噬细胞,肺泡巨噬细胞通过激活细胞表面受体产生细胞因子而参与宿主的炎症应答。许多细胞因子在铜绿假单胞菌感染宿主的免疫应答中起重要作用,包括TNF-$\alpha$、IL-4 和 IL-10。

由于抗生素的广泛应用可以引起铜绿假单胞菌定植,由于机械通气、肿瘤、前驱病毒感染,使患者气道受损,引起定植在气道的铜绿假单胞菌感染,出现肺炎、脓毒症甚至死亡。囊性纤维化(cystic fibrosis,CF)患者存在气道上皮和黏液下腺跨膜传导调节蛋白功能缺陷,因此 CF 患者对铜绿假单胞菌易感,而且可以引起逐渐加重的肺部疾病。美国对 CF 患者的研究数据表明58.7% 患者存在铜绿假单胞菌感染。反复铜绿假单胞菌感染引起的慢性气道炎症是 CF 患者死亡的主要原因。在一项对儿童 CF 患者的纵列研究中表明,到 3 岁时 97% CF 儿童气道存在铜绿假单胞菌定植。接受免疫抑制剂治疗、中性粒细胞缺乏和 HIV 患者,由于丧失黏膜屏障、减少

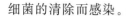

细菌的清除而感染。

当健康人暴露于严重污染的烟雾、水源时也可以感染,引起重症社区获得性肺炎。

### 三、病理

一些动物试验的研究表明,铜绿假单胞菌感染的家兔肺部早期病理改变为出血、渗出、中性粒细胞浸润、肺小脓肿形成等急性炎症反应。随着细菌反复吸入,逐渐出现较多的慢性炎症及在慢性炎症基础上急性发作的病理改变,如细支气管纤毛倒伏、部分脱落,管腔有脓栓形成,肺泡间隔增宽,炎细胞浸润以淋巴细胞为主。当停止吸入菌液后,这种慢性炎症改变持续存在,长时间不消失。

### 四、临床表现

铜绿假单胞杆菌肺炎是一种坏死性支气管肺炎。患者临床表现为寒战、中等度发热,早晨比下午高,感染中毒症状重、咳嗽、胸痛、呼吸困难和发绀;咳出大量绿色脓痰,可有咯血;脉搏相对缓慢;肺部无明显大片实变的体征,有弥漫性细湿啰音及喘鸣音;如合并胸腔积液可出现病变侧肺部叩浊音,呼吸音减低或出现胸膜摩擦音;可有低血压、意识障碍、多系统损害表现,出现坏疽性深脓疱病、败血症、感染中毒性休克、DIC。一半患者有吸入病史。

在北京儿童医院收治的铜绿假单胞菌肺炎患儿中部分是社区获得性感染,往往为败血症的一部分。部分患儿存在基础疾病。是否存在感染性休克与肺出血对预测铜绿假单胞菌感染的预后至关重要。根据北京儿童医院对 8 例社区获得性铜绿假单胞菌败血症的研究发现,5 例死亡患儿均死于感染性休克,或合并肺出血。

### 五、实验室检查

多数患者血白细胞轻-中度增高,但 1/3 患者白细胞计数可减少,并可见贫血、血小板计数减少及黄疸。根据北京儿童医院临床观察铜绿假单胞菌感染患儿外周血白细胞数最高可达 $71.9 \times 10^9/L$,最低 $1.0 \times 10^9/L$,血小板最低 $24 \times 10^9/L$。CRP 显著增高,大部分患儿 $>100$ mg/L;痰或胸腔积液中可找到大量革兰氏阴性杆菌,培养阳性。部分患儿血培养阳性。

### 六、影像学表现

胸部 X 线和 CT:可见结节状浸润阴影及许多细小脓肿,后可融合成大脓肿;一侧或双侧出现,但以双侧或多叶病变为多,多伴有胸腔积液或脓胸。

Winer-Muram 等对呼吸机相关铜绿假单胞菌肺炎的影像学研究显示:83％有肺内局限性透光度降低,多为多部位或双侧弥漫性病变;89.7％有胸腔积液,其中约 1/4 为脓胸;10.3％出现肺气肿;23％患者出现空洞,可单发或多发,可以是薄壁空洞或厚壁空洞,以大空洞(直径>3 cm)多见。Shah 等对铜绿假单胞菌肺炎的胸部 CT 研究显示:肺内实变见于所有患者,82％为多叶病变或上叶病变;50％为结节状病变,32％呈小叶中心芽孢状分布,18％为随机分布的大结节;31％可见磨玻璃样改变;57％为支气管周围渗出病变;46％双侧、18％单侧胸腔积液;29％为坏死病变(图 3-1～图 3-3)。

### 七、鉴别诊断

(1)其他细菌性肺炎:临床和影像学表现与其他细菌性肺炎相似。但如果在高危人群中出现上述表现,应考虑到铜绿假单胞菌肺炎,确诊需要依靠痰、胸腔积液或血培养。

（2）小叶性干酪性肺炎。

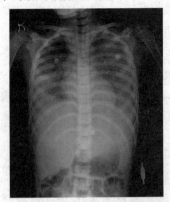

图 3-1 铜绿假单胞菌肺炎胸部 X 线(一)

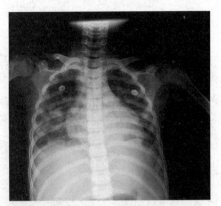

图 3-2 铜绿假单胞菌肺炎胸部 X 线(二)

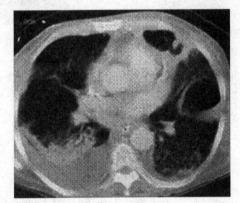

图 3-3 胸部 CT

肺内实变,磨玻璃样改变,左舌、下叶空洞,右侧胸腔积液和右下叶肺不张

## 八、治疗

提倡早期、及时应用敏感抗生素联合治疗,保护重要脏器功能和加强支持治疗。

美国胸科学会(ATS)发表的关于《成人医院获得性肺炎经验性治疗指南》,推荐对于有铜绿假单胞菌感染可能的患者使用氨基糖苷类(阿米卡星、庆大霉素或妥布霉素)或氟喹诺酮类(环丙沙星或左氧氟沙星),联合以下药物中的一种:抗假单胞菌的头孢菌素(头孢吡肟或头孢他啶)或抗假单胞菌的碳青霉烯类(亚胺培南或美罗培南)或 β-内酰胺类加酶抑制剂(哌拉西林他唑巴坦),作为经验性治疗的抗生素选择。但由于喹诺酮类和氨基糖苷类抗生素不良反应严重或可以引起未成熟动物的软骨发育不良,在儿童患者中慎用或禁用。

由于铜绿假单胞菌在自然界普遍存在,具有天然和获得性耐药性,目前耐药菌株有随抗生素使用频率的增加而逐年增多的趋势,存在较严重的交叉耐药现象,因此常给治疗带来困难。有研究表明静脉使用多黏菌素 E 治疗多重耐药铜绿假单胞菌感染效果良好(有效率 61%)。对铜绿假单胞菌无抗菌活性的罗红霉素与 β-内酰胺类药物联合治疗后疗效明显增强。阿奇霉素也可以在治疗铜绿假单胞菌生物被膜感染中对亚胺培南起到协同作用。

在成人患者中有雾化吸入妥布霉素和多黏菌素 E 预防和治疗多重耐药铜绿假单胞菌感染

的研究,但缺乏儿童中安全性和有效性的研究。

对铜绿假单胞菌感染的免疫治疗越来越被重视,静脉注射丙种球蛋白可提高重症患者的治愈率。

## 九、预后

本病的预后与机体的免疫状态、是否存在基础疾病、细菌的接种量、对抗生素的敏感性及是否早期使用有效抗生素治疗有关。社区获得性铜绿假单胞菌肺炎病死率相对较低,约8%,院内获得性感染死亡率较高,铜绿假单胞菌引起的呼吸机相关肺炎的病死率高达50%～70%。免疫缺陷患者中铜绿假单胞菌肺炎的死亡率高达40%。

(毕晓慧)

# 第八节　流感嗜血杆菌肺炎

## 一、定义

流感嗜血杆菌肺炎是由流感嗜血杆菌引起的肺炎,易发生于3岁以下婴幼儿,近年成人发病逐渐增多,发病率仅次于肺炎链球菌肺炎,位居第二位。

## 二、病因

(1)人群中流感嗜血杆菌的带菌率很高,多寄生于上呼吸道(鼻咽部),为致病菌,通常并不致病,在6个月至5岁的婴幼儿和慢性肺部疾病患者中易诱发肺炎,秋冬期为发病高峰期,常发生于上呼吸道感染之后。

(2)流感嗜血杆菌肺炎的传染源为本病患者、恢复期患者及带菌者,主要通过呼吸道在人与人之间进行传播。

## 三、诊断

流感嗜血杆菌肺炎的临床表现及胸部X线征象与其他病原体引起的肺炎相似。因此,本病的诊断主要依据流感嗜血杆菌的分离。

### (一)病史

(1)常见有慢性肺部疾病的患者或者有基础免疫缺陷的患者。

(2)有上呼吸道感染史。

### (二)临床表现

(1)起病前多有上呼吸道感染,有高热、咳嗽、咳脓痰,伴气急、胸痛,偶有肌肉疼痛、关节痛。原有慢性阻塞性肺疾病的患者通常起病较为缓慢,表现为咳嗽、咳痰加重,可出现呼吸困难和发绀。严重患者有呼吸衰竭的临床表现。在免疫功能低下患者多数起病急,临床表现与肺炎链球菌肺炎相似。但本病并发脓胸较肺炎链球菌肺炎多见。75%可出现胸腔积液,少数患者并发脑膜炎、败血症。

（2）体征与一般肺炎相似，有实变时可有轻度叩诊浊音，听诊呼吸音减低，可闻及支气管呼吸音、散在或局限的干湿啰音，偶有胸膜摩擦音。

（3）胸部 X 线检查：3/4 的患者可呈斑片状支气管肺炎表现，1/4 的患者显示肺段或肺叶实变，很少形成脓肿，但可伴有类肺炎样胸腔积液，肺炎吸收后形成肺气囊。

**（三）实验室检查**

1.血液检查

白细胞计数总数大多增高，重症患者白细胞计数可减低。

2.病原学检查

用痰液或胸腔积液做细菌培养，分离出流感嗜血杆菌可确诊。近年来，应用 DNA 探针与外膜蛋白特异性单克隆抗体技术检测流感嗜血杆菌，阳性率与特异性均较高。

## 四、鉴别诊断

**（一）肺炎链球菌肺炎**

（1）起病急骤，寒战、高热、咳嗽、咳铁锈色痰。

（2）胸部 X 线表现大叶性、肺段或亚段分布的均匀密度增高阴影。

（3）病原菌检查：痰直接涂片染色，发现典型的革兰氏染色阳性、带荚膜的双球菌即可初步诊断。痰培养分离出典型的菌落是确诊的主要依据。

**（二）军团菌肺炎**

（1）典型症状有高热、相对缓脉、肌肉痛、乏力。

（2）肺外表现：恶心、呕吐、腹痛、腹泻、头痛、嗜睡等神经系统症状及肾功能损害。

（3）胸部 X 线表现：肺外周的斑片状实质浸润阴影，可多叶受累，少数可有空洞形成。

（4）实验室检查：低钠血症，可有血肌酐、转氨酶及乳酸脱氢酶升高。

（5）抗体测定：血清军团菌抗体滴度升高达 4 倍或 4 倍以上。

（6）病原菌检查：痰培养，分离出军团杆菌，对本病诊断有决定意义。

## 五、治疗

**（一）抗生素治疗**

（1）首选头孢噻肟、头孢曲松或其他第二、三代头孢菌素。

（2）次选大环内酯类、环丙沙星、氧氟沙星、左氧氟沙星、亚胺培南或美罗培南。

（3）对青霉素一般不敏感，非产 β-内酰胺酶者经典用药为氨苄西林 6～12 g/d，分 2～3 次静脉滴注；或用阿莫西林 1.5～3 g，分 3 次静脉滴注。

（4）β-内酰胺类药物与 β-内酰胺酶抑制剂的复合制剂，如替卡西林-克拉维酸复合制剂（每次 3.2 g，每天 3～4 次静脉滴注），对 β-内酰胺酶稳定，目前可作为优先选用的药物。

**（二）对症治疗**

严重患者应卧床休息，高热者给予退热治疗，气急者给予吸氧，加强营养，维持水、电解质平衡。

（毕晓慧）

# 第九节　肺　脓　肿

## 一、病因及发病机制

肺脓肿是由于各种病原菌感染产生肺部化脓性炎症、组织坏死、破坏、液化而形成。

正常人呼吸道的鼻腔、口咽部有大量细菌寄殖,据报道每毫升唾液中含有 $10^8$ 个厌氧菌,比需氧菌含量($10^7$/mL)高出 10 倍,齿缝中有更多的厌氧菌存在,牙周炎部位厌氧菌含量则更高。肺脓肿的致病菌与口咽部的寄殖菌之间密切相关,且常为多种细菌混合感染,其中厌氧菌感染占重要地位,常见的厌氧菌为产黑色素类杆菌、口腔类杆菌、核酸杆菌、消化球菌、消化链球菌、韦荣球菌、微需氧链球菌等。脆弱类杆菌亦占一定比例,坏死梭杆菌已较少见。需氧菌、兼性厌氧菌主要为金葡菌、化脓链球菌(A 组溶血性链球菌)、肺炎杆菌、铜绿假单胞菌等,由于它们的毒力强、生长繁殖快,容易产生肺组织坏死、形成脓肿。其他如大肠埃希菌、变形杆菌、不动杆菌属、军团菌等亦偶可引起肺脓肿。

肺脓肿的发生途径主要为吸入性感染,占 60% 以上,其次为肺外化脓性感染通过血道产生血源性肺脓肿和继发于其他肺部疾病的感染所致继发性肺脓肿。

### (一)吸入性肺脓肿

深睡时约 50% 正常人可将口咽部分泌物吸入肺部,但借咳嗽反射和其他呼吸道正常防御机制,如支气管纤毛活动、肺泡巨噬细胞对细菌的吞噬作用而不致引起疾病。神志改变患者吸入的机会则更多,约占 75%,当咳嗽反射受到抑制和机体免疫功能减退时,若吸入含有大量细菌的上呼吸道分泌物,细菌就可能在肺部生长繁殖,产生化脓性肺炎引起组织坏死、脓肿形成,特别是口腔卫生不良、齿龈炎、牙周炎,齿槽溢脓、上呼吸道手术、全身麻醉、神志不清、食管病变、置鼻饲管、酗酒、体弱有基础疾病的老年人等更易于发病。少数病例可无明显吸入史。医院外感染的吸入性肺脓肿中,厌氧菌感染占重要比例,为 85%~93%,单纯厌氧菌感染占 1/3~3/4;而院内获得性感染肺脓肿中,厌氧菌占 25% 左右。

### (二)血源性肺脓肿

它是由于肺外部位感染病灶的细菌或脓毒性栓子经血道播散至肺部引起小血管梗死,产生化脓性炎症、组织坏死导致肺脓肿。病原菌以金葡菌最为常见,往往来源于皮肤感染如疖痈,伤口感染、骨髓炎等。泌尿道、腹腔或盆腔感染产生败血症所致肺脓肿的致病菌常为革兰阴性杆菌,厌氧菌血行播散引起肺脓肿相对较少发生,其多起源于腹腔和盆腔感染,主要为金黄色葡萄球菌。

### (三)继发性肺脓肿

继发性肺脓肿是在某些肺部疾病基础上继发感染所致,常见为支气管囊肿,支气管扩张、癌性空洞、肺结核空洞,支气管肿瘤或异物吸入阻塞支气管引起的远端肺化脓炎症等产生的脓肿。其中,阿米巴肺脓肿多继发于阿米巴肝脓肿。由于肝脓肿好发于肝右叶的顶部,易穿破膈肌至右肺下叶,形成阿米巴肺脓肿。

## 二、临床表现及特征

急性肺脓肿起病急骤、高热、畏寒,部分患者有寒战、咳嗽、咳黏液痰或黏脓性痰,可伴患侧胸痛、气促。1～2周后有大量脓性痰咳出,每天量数百毫升,约60%痰带臭味,提示厌氧菌感染。咯血常见,约占80%,常有吸入史。单纯厌氧菌感染肺脓肿的症状有时发病较隐袭,病史常超过2周,开始仅出现乏力、低热、咳嗽,继而有明显中毒症状及咳脓性臭痰或有体重减轻、贫血等表现。血源性肺脓肿常有肺外感染史,先出现畏寒、高热,1～2周后始有咳嗽、咳少量黏痰、胸闷不适等呼吸道症状,少有咳脓臭痰或咯血。继发性肺脓肿起病缓慢,咳脓性痰量相对较少,一般少带臭味,发病前常伴有原发疾病的相应临床表现。初始肺部可无阳性体征发现,或于患侧出现湿啰音。随后出现实变体征,可闻及支气管呼吸音,肺脓腔较大时,支气管呼吸音更为明显,可能有空瓮声。病变累及胸膜可闻及摩擦音,产生脓胸或脓气胸则出现相应体征。

X线表现:早期胸片显示大片边缘模糊的致密阴影,约75%位于右上叶后段或下叶尖段;少数亦可在基底段。病灶多紧贴胸膜或叶间裂。形成脓腔后,于立位可见带有液平的空洞,其周围有炎性浸润阴影;亦可于开始见到多个小透亮区的炎症浸润,而后再融合成一较大空洞,多房空洞则出现多个液平、引流支气管阻塞可产生薄壁、张力性空洞,经治疗空洞缩小、关闭,炎症吸收、消散不留痕迹或仅留少许纤维条索状影,如伴脓胸即出现胸腔积液征象。

血源性肺脓肿开始见两肺多发性片状炎症阴影,边缘模糊,大小不一,主要位于两肺周围部位,以后逐渐边缘清楚呈圆形或椭圆形致密影,并形成含有液平的多个脓腔,治疗后炎症吸收,局部纤维化或形成气囊,以后逐渐消失。经常伴有胸腔积液或液气胸征象。

## 三、诊断及鉴别诊断

发病急、高热、畏寒、咳嗽、咳大量脓性臭痰为肺脓肿典型症状,有吸入史者对诊断更有帮助,周围血白细胞计数及中性粒细胞增多,胸部X线片显示脓肿或脓腔伴液平为诊断肺脓肿的重要依据。细菌学诊断可作痰或血培养鉴定致病菌,然而痰液检查往往受到口咽部寄居菌的污染,培养结果不能真正代表肺部感染的病原菌,为尽量减少污染,自下呼吸道直接采样的方法最为理想,尤其对厌氧菌感染的诊断更为必要。常用方法为经气管吸引或经纤维支气管镜以防污染标本刷采样并作细菌定量培养,可获较为可靠的结果。

肺脓肿应与下列疾病相鉴别。

### (一)细菌性肺炎

早期肺脓肿与细菌性肺炎在症状及X线表现上很相似。细菌性肺炎中肺炎球菌肺炎最常见,常有口唇疱疹、铁锈色痰而无大量黄脓痰。胸部X线片示肺叶或段实变或呈片状淡薄炎性病变,边缘模糊不清,但无脓腔形成。其他有化脓性倾向的葡萄球菌、肺炎杆菌肺炎等。痰或血的细菌分离可作出鉴别。

### (二)空洞性肺结核

发病缓慢,病程长,常伴有结核毒性症状,如午后低热、乏力、盗汗、长期咳嗽、咯血等。胸部X线片示空洞壁较厚,其周围可见结核浸润病灶,或伴有斑点、结节状病变,空洞内一般无液平面,有时伴有同侧或对侧的结核播散病灶。痰中可找到结核分枝杆菌。继发感染时,亦可有多量黄脓痰,应结合过去史,在治疗继发感染的同时,反复查痰可确诊。

### (三)支气管肺癌

肿瘤阻塞支气管引起远端肺部阻塞性炎症,呈肺叶、段分布。癌灶坏死液化形成癌性空洞。发病较慢,常无或仅有低度毒性症状。胸部 X 线片示空洞常呈偏心、壁较厚、内壁凹凸不平,一般无液平面,空洞周围无炎症反应。由于癌肿经常发生转移,故常见到肺门淋巴结肿大。通过 X 线体层摄片、胸部 CT 扫描、痰脱落细胞学检查和纤维支气管镜检查可确诊。

### (四)肺囊肿继发感染

肺囊肿呈圆形、腔壁薄而光滑,常伴有液平面,周围无炎性反应。患者常无明显的毒性症状或咳嗽。若用感染前的 X 线片相比较,则更易鉴别。

## 四、急救处理

上呼吸道、口腔的感染灶必须加以根治。口腔手术时,应将分泌物尽量吸出。昏迷或全身麻醉患者,应加强护理,预防肺部感染。早期和彻底治疗是根治肺脓肿的关键。

治疗原则为抗感染和引流。

### (一)抗生素治疗

急性肺脓肿的感染细菌包括绝大多数的厌氧菌都对青霉素敏感,疗效较佳,故最常用。剂量根据病情,严重者静脉滴注(1 000~2 000)万 U/d,一般可用(400~800)万单位,每天分 2~3 次肌内注射。在有效抗生素治疗下,体温 3~10 d 可下降至正常,一般急性肺脓肿经青霉素治疗均可获痊愈。脆性类杆菌对青霉素不敏感,可用林可霉素 0.5 g,每天 3~4 次口服;或 0.6 g 每天 2~3 次肌内注射;病情严重者可用 1.8 g 加于 5% 葡萄糖溶液 500 mL 内静脉滴注,每天一次。或克林霉素 0.15~0.30 g,每天 4 次口服。或甲硝唑 0.4 g,每天 3 次口服。嗜肺军团杆菌所致的肺脓肿,红霉素治疗有良效。抗生素疗程一般为 8~12 周,或直至临床症状完全消失,X 线片显示脓腔及炎性病变完全消散,仅残留条索状纤维阴影为止。在全身用药的基础上,加用局部治疗,如环甲膜穿刺、鼻导管气管内或经纤维支气管镜滴药,常用青霉素 800 万(稀释 2~5 mL),滴药后按脓肿部位采取适当体位,静卧 1 h。

血源性肺脓肿为脓毒血症的并发症,应按脓毒血症治疗。

### (二)痰液引流

祛痰药如氯化铵 0.3 g、沐舒坦 30 mg、化痰片 500 mg、祛痰灵 10 mL,每天 3 次口服,可使痰液易咳出。痰浓稠者,可用气道湿化如蒸气吸入、超声雾化吸入等以利痰液的引流。患者一般情况较好,发热不高者,体位引流可助脓液的排出。使脓肿部位处于高位,在患部轻拍,2~3 次/天,每次 10~15 min。有明显痰液阻塞征象,可经纤维支气管镜冲洗并吸引。

(徐 燕)

# 第十节 间质性肺疾病

## 一、定义

间质性肺疾病亦称作弥漫性实质性肺疾病,是一组主要累及肺间质和肺泡腔,导致肺泡-毛细血管功能单位丧失的弥漫性肺疾病。临床主要表现为进行性加重的呼吸困难、限制性通气功能障碍伴弥散功能降低、低氧血症以及影像学上的双肺弥散性病变,间质性肺疾病可最终发展为弥漫性肺纤维化和蜂窝肺,导致呼吸衰竭而死亡。

## 二、流行病学

各间质性肺疾病的流行病学不一且资料尚不完整。特发性肺纤维化和肺结节病是间质性肺疾病中两个较为重要的亚型。美国 21 世纪初的流行病学调查显示,特发性肺纤维化的患病率和年发病率分别是(14.0~42.7)/10 万和(6.8~16.3)/10 万。我国则缺乏相应资料,但临床实践中发现近年来特发性肺纤维化发病率整体呈现上升趋势。对于肺结节病流行病学来说,由于部分病例无症状可以自然痊愈,所以尚无确切数据。肺结节病多发于小于 40 岁的中青年人群,女性发病稍高于男性,根据研究样本不同,患病率从不足 1/10 万到高于 40/10 万都有报道。

## 三、分类

间质性肺疾病包括 200 多种急性和慢性肺部疾病,目前国际上将间质性肺疾病/弥漫性实质性肺疾病分为 4 大类。

(1)已知病因的弥漫性实质性肺疾病,如药物诱发性、职业或环境有害物质诱发性(铍、石棉)弥漫性实质性肺疾病或胶原血管病的肺表现等。

(2)特发性间质性肺炎包括 7 种临床病理类型。特发性肺纤维化/普通型间质性肺炎;非特异性间质性肺炎;隐源性机化性肺炎/机化性肺炎;急性间质性肺炎/弥漫性肺泡损伤;呼吸性细支气管炎伴间质性肺疾病/呼吸性细支气管炎;脱屑性间质性肺炎;淋巴细胞性间质性肺炎。

(3)肉芽肿性弥漫性实质性肺疾病,如肺结节病、外源性变应性肺泡炎、韦氏肉芽肿病等。

(4)其他少见的弥漫性实质性肺疾病,如肺泡蛋白质沉积症、肺出血-肾炎综合征、肺淋巴管平滑肌瘤病、朗格汉斯细胞组织细胞增多症、慢性嗜酸性粒细胞性肺炎、特发性肺含铁血黄素沉着症等。

## 四、病因与发病机制

### (一)特发性肺纤维化

特发性肺纤维化病因尚不清楚。危险因素包括吸烟和环境暴露(如金属粉尘、木尘等),吸烟指数超过 20 盒/年,患特发性肺纤维化的危险性明显增加。还有研究提示特发性肺纤维化与病毒感染(如 EB 病毒)的关系,但是病毒感染在特发性肺纤维化的确切作用不明确。特发性肺纤维化常合并胃食管反流,提示胃食管反流导致微小吸入可能与特发性肺纤维化发病有关,但两者之间的因果关系还不明确。特发性肺纤维化也存在一定的遗传易感性,但没有特定遗传异常被证实。

目前认为特发性肺纤维化起源于肺泡上皮反复发生微小损伤后的异常修复。在已知或未知的遗传/环境因素的多重持续损伤下,受损的肺泡上皮细胞启动"重编程",导致细胞自噬降低,凋亡增加,上皮再生修复不足,残存细胞发生间充质样转化,呈现促纤维化表型,大量分泌促纤维化因子,形成促纤维化微环境,使成纤维细胞活化转变为肌成纤维细胞,产生过量的细胞外基质沉积,导致纤维瘢痕与蜂窝肺形成,肺结构破坏和功能丧失。

### (二)肺结节病

肺结节病的确切病因和发病机制还不清楚,可能与遗传因素、环境因素、免疫机制等有关。目前的观点是遗传易感者受特定的环境抗原刺激,诱发受累脏器局部产生 Th1 型免疫反应,导致细胞聚集、增生、分化和肉芽肿形成;同时产生的细胞因子和化学趋化因子可促进肉芽肿形成。

## 五、治疗管理

间质性肺疾病的药物治疗主要以免疫抑制剂、糖皮质激素以及抗纤维化等药物为主,本节以特发性间质性肺炎和肺结节病为例。

### (一)特发性间质性肺炎的药物治疗

1.特发性肺纤维化

尚无肯定显著有效的治疗药物。根据近年来的随机对照临床试验的结果,结合我国临床实际情况,可参考使用下列药物。

(1)吡非尼酮:是一种多效性的吡啶化合物,具有抗炎、抗纤维化和抗氧化特性。该药能够显著地延缓用力肺活量下降速率,可能在一定程度上降低病死率,但不良反应包括光过敏、乏力、皮疹、胃部不适和畏食。推荐轻度结节病到中度肺功能障碍的特发性肺纤维化患者应用吡非尼酮治疗。重度肺功能受损的特发性肺纤维化患者服用吡非尼酮治疗能否获益仍需进一步研究。

(2)尼达尼布:是一种多靶点酪氨酸激酶抑制剂,能够显著地减少特发性肺纤维化患者用力肺活量下降的绝对值,可一定程度上缓解疾病进程,有望成为特发性肺纤维化治疗的增加选项。最常见的不良反应是腹泻,大多数病情不严重,无严重不良事件发生。推荐轻到中度肺功能障碍的特发性肺纤维化患者应用尼达尼布治疗。重度肺功能障碍的特发性肺纤维化患者服用尼达尼布治疗能否获益仍需进一步探讨。

(3)抗酸药:特发性肺纤维化合并高发的胃食管反流病,其中近半数患者没有临床症状。慢性微小吸入包括胃食管反流是继发气道和肺部炎症的危险因素,可能引起或加重特发性肺纤维化。应用抗酸药包括质子泵抑制剂或组胺 $H_2$ 受体拮抗剂,可能降低胃食管反流相关肺损伤的风险。虽然没有足够的证据证实抗酸药治疗能够延缓特发性肺纤维化肺功能的下降,抗酸治疗也不能降低特发性肺纤维化患者的全因病死率或住院率。但是鉴于慢性微小吸入包括胃食管反流可能的肺损伤作用,特发性肺纤维化患者可以规律应用抗酸治疗。特发性肺纤维化抗酸治疗的有效性和安全性以及与抗纤维化治疗药物的相互作用,需要进一步研究。

(4)乙酰半胱氨酸:能够打破黏蛋白的二硫键,降低黏液的黏稠度;高剂量(1 800 mg/d)时,乙酰半胱氨酸在特发性肺纤维化患者体内可以转化为谷胱甘肽前体,间接提高肺泡上皮细胞衬液中谷胱甘肽水平,起到抗氧化作用。乙酰半胱氨酸单药治疗可以改善特发性肺纤维化患者的咳痰症状,长期服用安全性好。在临床试验中,乙酰半胱氨酸单药治疗对特发性肺纤维化患者用力肺活量的下降没有延缓作用,不能提高生活质量,也不能降低特发性肺纤维化急性加重频率和病死率,但对于部分 *TOLLIP* 基因表型的特发性肺纤维化患者,乙酰半胱氨酸有一定疗效。并且,乙酰半胱氨酸联合吡非尼酮治疗中晚期特发性肺纤维化患者优于单用吡非尼酮。对于已经应用乙酰半胱氨酸单药治疗的特发性肺纤维化患者,可以维持治疗。

**2.特发性肺纤维化急性加重的治疗**

由于特发性肺纤维化急性加重病情严重,病死率高,虽然缺乏随机对照研究,临床上仍然应用激素冲击疗法(甲泼尼龙 500～1 000 mg/d)或高剂量激素治疗[泼尼松≥1 mg/(kg·d)]。激素的剂量、使用途径和疗程尚没有形成一致的意见。也可以联用免疫抑制剂,如环磷酰胺、环孢素等。氧疗、机械通气和对症治疗是特发性肺纤维化急性加重患者的主要治疗手段。

**(二)肺结节病的药物治疗**

肺结节病有一定的自发缓解率,且因影像学分期不同而不同:Ⅰ期肺结节病的自发缓解率为 55%～90%,Ⅱ期肺结节病的自发缓解率为 40%～70%,Ⅲ期肺结节病的自发缓解率为 10%～20%,Ⅳ期肺结节病不能自发缓解。因而肺结节病的治疗需要根据临床表现、受累部位及其严重程度、患者治疗意愿以及基础疾病,制订个体化治疗方案,以改善临床症状,降低器官功能受损,提高生活质量,延长生存期,减少复发。无症状的 0 期或Ⅰ期胸内结节病不需系统性糖皮质激素治疗。

无症状的Ⅱ期或Ⅲ期肺结节病,若疾病稳定且仅有轻度肺功能异常,也不主张系统性激素的治疗。

**1.系统性激素治疗**

(1)适应证:①有明显的呼吸系统症状,如咳嗽、呼吸困难、胸痛等和(或)明显的全身症状,如乏力、发热、体重下降等;②肺功能进行性恶化;③肺内阴影进行性加重;④有肺外重要脏器的受累,如心脏、眼部、肝脏等。

(2)激素的用法及用量:对于肺结节病,通常起始剂量为泼尼松(或相当剂量的其他激素)0.5 mg/(kg·d)或 20～40 mg/d;2～4 周后逐渐减量,5～10 mg/d 维持,总疗程 6～24 个月。同其他需要接受激素治疗的疾病类似,迄今尚无结节病患者的激素减量的具体方案,建议针对不同患者的病情程度、临床医师的用药习惯、激素相关的不良反应等制订个体化减量方案。激素应用期间,对于无高钙血症的患者,可以加用双膦酸盐和钙剂,以减少激素所导致的骨质疏松。吸入激素的治疗可以减轻咳嗽、气短等呼吸系统症状,尤其适用于气管镜下表现为支气管黏膜多发结节,且不需要给予全身激素治疗的胸内结节病患者。

**2.免疫抑制剂治疗**

(1)适应证:激素治疗不能控制疾病进展,激素减量后复发或不能耐受激素治疗。

(2)用法用量:一般建议选择甲氨蝶呤,每周 10～15 mg;若不能耐受可选择硫唑嘌呤、来氟米特及吗替麦考酚酯等。生物制剂如肿瘤坏死因子-α 拮抗剂对于激素和免疫抑制剂治疗后仍无效、反复复发或合并神经系统受累的患者,可以考虑使用英夫利西单抗或阿达木单抗。

**3.肺移植**

肺移植是终末期肺结节病可以考虑的唯一有效的治疗方法。移植指征是活动耐力下降(NYHA 功能Ⅲ或Ⅳ级),符合下列任意一条:①静息状态下低氧血症;②肺动脉高压;③右心房压增高>2.0 kPa(15 mmHg)。

(徐　燕)

# 第十一节 慢性阻塞性肺疾病

## 一、定义

慢性阻塞性肺疾病是一种常见的可预防和可治疗的肺部疾病,以持续呼吸症状和气流受限为特征,病情呈进行性发展,通常由长期暴露于有害颗粒或气体的环境,引起气道和(或)肺泡异常所致。

## 二、流行病学

慢性阻塞性肺疾病目前为世界上第四大死亡病因,其患病率、发病率和死亡率因不同国家和不同群体而异,且在发展中国家有暴发性增长趋势。慢性阻塞性肺疾病作为一种慢性疾病,患者长年患病,并过早死于该疾病或其并发症。患者因肺功能进行性减退,严重影响日常工作和生活质量,从而导致经济和社会负担加重。

根据 2022 年版《慢性阻塞性肺疾病全球倡议》(简称 2022 GOLD 指南)报道,目前全球每年约有 300 万人死于慢性阻塞性肺疾病。由于持续暴露于慢性阻塞性肺疾病危险因素和人口逐渐老龄化,预计慢性阻塞性肺疾病的发病率在未来 40 年仍会继续上升,截至 2060 年可能每年有超过 540 万人死于慢性阻塞性肺疾病及其相关疾病。大多数国家数据显示,与高患病率相比,低于 6% 的成人被告知他们患有慢性阻塞性肺疾病,这反映了慢性阻塞性肺疾病患者普遍存在对疾病认知度低和诊断不足等问题。此外,数据显示 40 岁以上人群患病率更高,男性患病率比女性高。

## 三、病因与发病机制

### (一)病因

慢性阻塞性肺疾病的病因目前尚未完全明确,危险因素包括环境暴露(吸烟、生物燃料暴露、空气污染等)与宿主因素(基因异常、肺发育异常和衰老等)。

### (二)发病机制

慢性阻塞性肺疾病的发病机制包括炎症机制、蛋白酶-抗蛋白酶失衡机制、氧化应激机制和细支气管周围与间质纤维化。此外,自主神经功能失衡、营养不良、气温变化等也可能参与了慢性阻塞性肺疾病的发生发展过程。

## 四、病情评估与疾病分期

### (一)综合评估

2022 GOLD 指南中,根据患者肺功能情况、症状评估和疾病恶化风险评估,可对患者的整体病情做出综合评估并分组。

### (二)疾病分期

根据慢性阻塞性肺疾病患者在不同时期可有不同的临床表现,可划分为稳定期和急性加重期。

**1.稳定期**

稳定期主要表现为咳嗽、咳痰、气促等，症状稳定或较轻。确诊为慢性阻塞性肺疾病的患者，一般情况下通过教导其正确使用吸入装置，督促其保持良好的用药依从性，可使病情得到良好控制。

**2.急性加重期**

急性加重期主要表现为短期内咳嗽、咳痰、气促或喘息加重，痰量增多并呈脓性或黏液脓性，以及发热等症状。导致慢性阻塞性肺疾病急性加重期的常见原因包括环境影响（如天气变化、空气污染和有害气体等）、病毒或细菌感染、患者用药不规范或依从性差、吸入装置使用不正确等。

## 五、治疗管理

### (一)治疗原则

(1)稳定期治疗：减少症状，降低急性发作的频率和严重程度，缓解或阻止肺功能进行性下降，预防疾病进展，并改善运动耐量和健康状况。

(2)急性加重期治疗：减轻急性加重的病情，治疗并发症，缩短住院时间和降低死亡率。

### (二)常见治疗药物

慢性阻塞性肺疾病药物治疗是以支气管扩张药为核心，在扩张支气管的情况下结合患者实际情况，还可进行祛痰、抗感染等其他对症处理。

**1.支气管扩张药**

支气管扩张药是增加第一秒用力呼气量和(或)改变其他肺活量变量的药物，通过改变气道平滑肌张力起作用，呼气流量的改善反映了呼吸道的扩张。支气管扩张药倾向于减少休息和运动期间的动态过度充气，并改善运动表现。这些变化的程度并不容易通过休息时测量的第一秒用力呼气量的改善来预测，尤其是在严重和非常严重的慢性阻塞性肺疾病患者当中。慢性阻塞性肺疾病的治疗中支气管扩张药通常定期用于预防或减轻症状，其毒性与剂量有关，通常不建议定期使用短效支气管扩张药。

(1)$\beta_2$受体激动剂。①作用机制是选择性兴奋支气管平滑肌 $\beta_2$ 受体，激活腺苷酸环化酶，使腺苷三磷酸转化为环腺苷酸，发挥扩张支气管的作用；增加气道黏液运输的速度，有助于分泌物清除；不被儿茶酚-O-甲基转移酶灭活，支气管舒张作用持久；对 $\beta_1$ 受体兴奋所产生的心血管不良反应轻，适用于肺源性心脏病患者。②常用药物：短效 $\beta_2$ 受体激动剂，如沙丁胺醇、特布他林；长效 $\beta_2$ 受体激动剂既有单药也有与吸入性糖皮质激素或长效抗胆碱能药物联合应用的制剂，具有选择性作用的长效 $\beta_2$ 受体激动剂包括福莫特罗、沙美特罗、茚达特罗、维兰特罗。③使用注意事项：详见表 3-3、表 3-4。④不良反应：$\beta_2$ 受体激动剂可以产生窦性心动过速，并有可能在敏感患者中引起心律失常。无论以何种方式给药，在使用较高剂量的 $\beta_2$ 受体激动剂治疗的一些老年患者中，可能会出现剧烈的躯体震颤等现象。尽管可能发生低钾血症，特别是当与噻嗪类利尿剂联合使用时，在慢性心力衰竭患者的静息条件下可导致血氧消耗增加，但这些代谢效应会随着时间的推移而降低（即显示快速耐受）。使用短效 $\beta_2$ 受体激动剂和长效 $\beta_2$ 受体激动剂后，可发生轻微的氧分压下降，但这些变化的临床意义尚不确定。尽管之前有关于在哮喘治疗中使用 $\beta_2$ 受体激动剂的担忧，但研究表明慢性阻塞性肺疾病患者使用 $\beta_2$ 受体激动剂与肺功能丧失或死亡率升高没有联系。

表 3-3 短效 $\beta_2$ 受体激动剂使用注意事项

| 药物 | 特点 | 禁忌 | 相互作用 |
|---|---|---|---|
| 沙丁胺醇<br>特布他林<br>丙卡特罗 | 起效快，3～5 min 见效，主要用于缓解症状，按需使用。<br>主要用于维持症状的缓解，需多次反复用药 | 对本品及肾上腺素受体激动剂有过敏史者禁用 | 与其他肾上腺素受体激动剂联用，可能导致不良反应增加。<br>与茶碱类药物联用可增强松弛支气管平滑肌的作用，不良反应增加。<br>联用单胺氧化酶抑制剂和三环类抗抑郁药不良反应增加 |

表 3-4 长效 $\beta_2$ 受体激动剂使用注意事项

| 药物 | 特点 | 禁忌 | 相互作用 |
|---|---|---|---|
| 福莫特罗 | 吸入 2～5 min 起效；药效持续 12 h，半衰期为 14 h。<br>口服 30 min 起效，药效持续 20 h | 对本品及肾上腺素受体激动剂有过敏史者禁用 | 联用肾上腺素及异丙肾上腺素等儿茶酚胺可能引起心律不齐，或引起心脏停搏，应避免联用。<br>联用黄嘌呤衍生物、糖皮质激素及利尿剂，可能造成低钾血症而导致心律不齐 |
| 福莫特罗/布地奈德 | — | 对布地奈德、福莫特罗或吸入乳糖（含少量牛乳蛋白质）有变态反应的患者禁用 | 联用伊曲康唑可升高布地奈德血药浓度。<br>联用 β 受体阻滞剂能减弱或抑制福莫特罗的作用。<br>联用单胺氧化酶抑制剂，包括特性相似的物质，如呋喃唑酮和丙卡巴肼，可能会突然引起高血压反应 |
| 沙美特罗 | 10～20 min 起效；药效持续 12 h，半衰期为 14 h | 对本品中任何成分有过敏史者禁用 | 联用 β 受体阻滞剂，可能使哮喘患者产生严重的支气管痉挛 |
| 沙美特罗/氟替卡松 | — | 不适用于缓解急性哮喘发作，缓解急性哮喘发作需要使用快速短效的支气管扩张药（如沙丁胺醇）。<br>应建议患者随时携带能够快速缓解哮喘急性发作的药物 | 联用 β 受体阻滞剂，可能使哮喘患者产生严重的支气管痉挛。联合酮康唑（吸入制剂），可使丙酸氟替卡松血浆含量增加 |
| 茚达特罗 | 5 min 起效；半衰期为 40～52 h | 未使用长期哮喘控制药物的哮喘患者禁用所有的长效 $\beta_2$ 受体激动剂。<br>对茚达特罗或其他辅料有过敏史的患者禁用 | 联用甲基黄嘌呤衍生物、类固醇或非保钾利尿剂可能会增强潜在的低钾血症效应 |

(2)M 受体拮抗剂。①作用机制是抑制气道平滑肌 M 受体,阻止胆碱能神经兴奋导致的气道平滑肌收缩,抑制节后胆碱能神经兴奋引起的黏液过量分泌。与其他支气管扩张药一起使用,可增加运动量和改善症状及生活质量。②常用药物:短效抗胆碱能药物,如异丙托溴铵;长效抗胆碱能药物,如噻托溴铵、阿地溴铵、格隆溴铵、芜地溴铵。③使用注意事项:详见表 3-5、表 3-6。④不良反应:部分 M 受体拮抗剂可抑制腺体分泌,使痰液难以咳出,还可引起心率加快、瞳孔扩大和尿潴留等不良反应,故不宜用于纤毛-黏液清除功能减退、咳嗽无力的老年人,特别是患有前列腺肥大、膀胱排尿无力、青光眼(可能与患者戴面罩雾化吸入导致溶液与眼睛接触有关)或有心脏疾病的老年人。

表 3-5　短效 M 受体拮抗剂使用注意事项

| 药物 | 特点 | 禁忌 | 相互作用 |
| --- | --- | --- | --- |
| 异丙托溴铵 | 吸入 5 min 起效;药效持续 4~6 h | 本品禁用于梗阻性肥厚型心肌病、快速性心律失常。对大豆卵磷脂或有关的食品(如大豆和花生)过敏者禁用本品。这些患者可以使用不含大豆卵磷脂的本品的雾化吸入剂。对阿托品或其衍生物或本品其他成分过敏者禁用 | 联用黄嘌呤衍生物、β 肾上腺素类和抗胆碱类药物可增加不良反应。吸入卤化羟类麻醉剂(如卤烷、三氯乙烯和恩氟烷)可以增加 β 受体激动剂对心血管作用的易感性 |

表 3-6　长效 M 受体拮抗剂使用注意事项

| 药物 | 特点 | 禁忌 | 相互作用 |
| --- | --- | --- | --- |
| 噻托溴铵 | 吸入 5 min 可达血药浓度峰值;药效持续 24 h,半衰期为 36 h | 禁用于对噻托溴铵或本品所含有其他成分(如乳糖)过敏者。禁用于对阿托品或其衍生物过敏者 | 同短效抗胆碱能药物 |

2.甲基黄嘌呤类

关于黄嘌呤衍生物的作用机制仍然存在争议,它们可能作为非选择性磷酸二酯酶抑制剂发挥作用,也有报道称其具有一系列非支气管扩张药作用。茶碱是最常用的甲基黄嘌呤类药物,该药由细胞色素 P450 酶代谢。多种因素可导致茶碱代谢改变,包括年龄、患者病理生理状态、联用药物的性质等。

(1)作用机制:抑制磷酸二酯酶活性,减少环腺苷酸水解,支气管平滑肌环腺苷酸水平上升,支气管舒张;增加气道廓清,促进排痰,使通气顺畅;增加机体免疫调节作用;强心利尿,兴奋呼吸中枢,消除膈肌疲劳,改善呼吸功能。

(2)常用药物:如氨茶碱、茶碱和多索茶碱等。

(3)使用注意事项:详见表 3-7。

表 3-7　甲基黄嘌呤类使用注意事项

| 药物 | 特点 | 禁忌 | 相互作用 |
|---|---|---|---|
| 氨茶碱 茶碱 | — | 对本品过敏的患者、活动性消化性溃疡和未经控制的惊厥性疾病患者禁用 | 联用地尔硫䓬、维拉帕米、美西律、西咪替丁、雷尼替丁、红霉素、氧氟沙星、环丙沙星等,其血药浓度升高,毒性增加 联用苯巴比妥、苯妥英、利福平,其血药浓度降低 增加锂盐的肾排泄 增加咖啡因或其他黄嘌呤类药物作用和毒性 |
| 多索茶碱 | 松弛支气管平滑肌痉挛的作用较氨茶碱强 10～15 倍,并具有茶碱所没有的镇咳作用。 无腺苷受体拮抗作用,故与茶碱相比,较少引起中枢、胃肠道及心血管等肺外系统的不良反应 | 同上 | 同上 |

（4）不良反应:治疗窗狭窄是黄嘌呤衍生物的特点,治疗剂量与中毒剂量很接近,且毒性与剂量有关。甲基黄嘌呤是磷酸二酯酶的非特异性抑制剂,这解释了它广泛的毒性作用。常见不良反应包括由房性和室性心律失常引起的心悸和严重的惊厥(无论先前是否有癫痫病史都可能发生),其他不良反应包括头痛、失眠、恶心。

3.糖皮质激素

慢性阻塞性肺疾病药物治疗过程中,糖皮质激素占有重要地位,给药方式包括吸入用药(吸入性糖皮质激素)和全身用药(口服/静脉)。稳定期患者通常采用吸入性糖皮质激素联合长效 $\beta_2$ 受体激动剂或长效抗胆碱能药物控制病情。急性加重期通常采用全身应用糖皮质激素。糖皮质激素对支气管哮喘的治疗效果较好,但对慢性阻塞性肺疾病的效果目前尚不明确,因此,慢性阻塞性肺疾病患者应用糖皮质激素需谨慎。

（1）作用机制:①减少炎症细胞如巨噬细胞、中性粒细胞、嗜酸性粒细胞、肥大细胞、淋巴细胞的数量,进而减少白介素-8、肿瘤坏死因子-α 等细胞因子的分泌;②使炎症部位血管通透性降低,减少炎症细胞和体液的渗出;③阻断花生四烯酸代谢,减少前列腺素和白三烯的合成等。

（2）常用药物:①吸入性糖皮质激素,如丙酸倍氯米松、布地奈德和氟替卡松;②全身用糖皮质激素,如泼尼松、泼尼松龙或甲泼尼龙等。

（3）糖皮质激素联合疗法。①双联吸入疗法(吸入性糖皮质激素＋一种长效支气管扩张药):联合不同作用机制和持续时间药物进行治疗可以增加支气管扩张的程度,而不良反应相等或更少。对于伴有急性加重或中-重度的慢性阻塞性肺疾病患者,吸入性糖皮质激素联合长效 $\beta_2$ 受体激动剂对于改善肺功能及健康状况,以及减少急性加重比单一组分更有效。常用的吸入性糖皮质激素＋长效 $\beta_2$ 受体激动剂有沙美特罗替卡松粉吸入剂、布地奈德福莫特罗粉吸入剂、倍氯米松福莫特罗吸入气雾剂等。②三联吸入疗法（吸入性糖皮质激素＋两种长效支气管扩张药）：吸入性糖皮质激素＋长效 $\beta_2$ 受体激动剂＋长效抗胆碱能药物的三联治疗是常见的治疗方案。在吸入性糖皮质激素＋长效 $\beta_2$ 受体激动剂基础上增加长效抗胆碱能药物可改善肺功能及症状，特别是急性加重风险。

（4）注意事项：详见表 3-8、表 3-9。

表 3-8　全身用糖皮质激素使用注意事项

| 药物 | 特点 | 禁忌 | 相互作用 |
| --- | --- | --- | --- |
| 可的松<br>氢化可的松 | 短效，药效持续 8～12 h | 对本品及肾上腺皮质激素类药物有过敏史的患者禁用；高血压、血栓症、胃与十二指肠溃疡、精神病、电解质代谢异常、心肌梗死、内脏手术、青光眼等患者一般不宜使用；特殊情况下权衡利弊使用，但应注意病情恶化的可能 | 联用巴比妥类、苯妥英、利福平，本品代谢促进作用减弱。<br>联用水杨酸类药物可增加其毒性<br>可减弱抗凝血药、口服降血糖药的作用，应调整剂量<br>联用利尿剂（保钾利尿剂除外）可引起低钾血症，应注意用量 |
| 甲泼尼龙<br>泼尼松<br>泼尼松龙 | 中效，药效维持 12～36 h | 同上 | 同上 |
| 地塞米松<br>倍他米松 | 长效，药效持续 36～54 h | 同上 | 同上 |

表 3-9　吸入性糖皮质激素使用注意事项

| 药物 | 特点 | 禁忌 | 相互作用 |
| --- | --- | --- | --- |
| 倍氯米松 | — | 对本品及肾上腺皮质激素类药物有过敏史的患者禁用；高血压、血栓症、胃与十二指肠溃疡、精神病、电解质代谢异常、心肌梗死、内脏手术、青光眼等患者一般不宜使用；特殊情况下权衡利弊使用，但应注意病情恶化的可能 | 联用巴比妥类、苯妥英、利福平，本品代谢促进作用减弱<br>联用水杨酸类药物可增加其毒性<br>可减弱抗凝血药、口服降血糖药的作用，应调整剂量<br>联用利尿剂（保钾利尿剂除外）可引起低钾血症，应注意用量 |
| 布地奈德 | 抗炎作用较强，是倍氯米松的 2 倍，氢化可的松的 600 倍，地塞米松的 20～30 倍 | 同上 | 同上 |
| 氟替卡松 | 脂溶性居所有糖皮质激素之首 | 同上 | 同上 |

续表

| 药物 | 特点 | 禁忌 | 相互作用 |
| --- | --- | --- | --- |
| 曲安奈德 | 其抗炎和抗过敏作用较强而持久。肌内注射后在数小时内生效,经 1～2 d 达到最大效应,作用可维持 2～3 周 | 同上 | 同上 |

(5)不良反应如下。①吸入性糖皮质激素,来自随机对照试验的高质量证据表明,吸入性糖皮质激素使用与口腔念珠菌感染、声音嘶哑、皮肤瘀伤和肺炎的患病率升高有关。吸入性糖皮质激素单独使用,有证据表明血嗜酸性粒细胞计数<2%会增加患肺炎的风险。在中度慢性阻塞性肺疾病患者的研究中,吸入性糖皮质激素单独使用或与长效 $\beta_2$ 受体激动剂联合使用并未增加肺炎的风险。不同的随机对照试验研究结果显示,接受吸入性糖皮质激素治疗后骨密度降低和骨折风险增加得到不同的结果,这可能是研究设计的差异和(或)吸入性糖皮质激素化合物之间的差异引起的。观察性研究结果表明,吸入性糖皮质激素治疗也可能与糖尿病风险增加/糖尿病控制不良有关。此外,白内障和分枝杆菌感染(包括结核病)的发生是否与使用吸入性糖皮质激素相关,由于没有这些方面的随机对照试验数据,尚不能得出确切结论。但在观察性研究和随机对照试验的荟萃分析中发现结核病患病风险增加。②全身用糖皮质激素:口服糖皮质激素有许多不良反应,包括皮质类固醇肌病,可导致慢性阻塞性肺疾病重度患者的肌肉无力、功能减退和呼吸衰竭。对于急性加重期住院患者或急诊患者,全身用糖皮质激素的疗效已被证明能够降低治疗失败率和疾病复发率,同时改善肺功能和呼吸困难。但是对于稳定期患者,其疗效缺乏高质量的临床证据,故不推荐在稳定期常规全身用糖皮质激素。

4.磷酸二酯酶 4 抑制剂

磷酸二酯酶 4 抑制剂主要指罗氟司特,本品虽没有直接扩张支气管的作用,但对于重度或极重度慢性阻塞性肺疾病患者可通过每天口服 1 次,减轻支气管炎症。罗氟司特与长效支气管扩张药联用,也可起到改善肺功能的作用。有报道指出,在有急性加重住院史的患者中,使用罗氟司特可得到更大获益。

(1)作用机制:磷酸二酯酶 4 是炎症和免疫细胞中的一种主要环腺苷酸代谢酶,磷酸二酯酶 4 抑制剂则有包括抑制炎症介质释放和抑制免疫细胞激活在内的广泛抗炎活性。

(2)常用药物:如罗氟司特。

(3)不良反应:与吸入用制剂相比,磷酸二酯酶 4 抑制剂具有更多的不良反应。最常见的是腹泻、恶心、食欲减退、体重减轻、腹痛、睡眠障碍和头痛。这些不良反应通常在治疗的早期出现且是可逆的,并随时间推移而持续减轻。在对照研究中,体重不足者应避免使用罗氟司特治疗,并建议治疗期间监测体重。此外,抑郁患者也应慎用罗氟司特。

5.抗菌药物

一些早期研究结果显示,预防性持续使用抗菌药物对慢性阻塞性肺疾病急性加重的发生率没有影响。但也有一些研究表明,使用一些抗菌药物(如大环内酯类)可能会降低病情的恶化。对于易诱发急性加重的患者,使用阿奇霉素或红霉素 1 年可减少急性加重的风险。阿奇霉素的使用与细菌耐药性的增加、QTc 间期延长和听力受损有关。分析表明,主动吸烟者使用大环内酯类的获益较少。目前尚无数据证明长期使用阿奇霉素预防治疗慢性阻塞性肺疾病 1 年以上的安全性和有效性。此外,慢性支气管炎和频繁发作的患者使用莫西沙星进行脉冲治疗,对整体急性加重无明显影响。

6.黏液溶解剂/抗氧化剂

在没有接受吸入糖皮质激素治疗的慢性阻塞性肺疾病患者中,使用黏液溶解剂/抗氧化剂(如厄多司坦、羟甲司坦和乙酰半胱氨酸)进行常规治疗,可减少患者病情恶化和适度改善健康状况。此外,由于研究人群、治疗剂量和并发症治疗的异质性,现有的研究数据并不能准确地识别慢性阻塞性肺疾病中该类药物的潜在适用群体。

7.其他具有抗炎作用的药物

两项以前的随机对照试验研究结果显示,在慢性阻塞性肺疾病患者中应用免疫调节剂,可使急性加重的严重程度降低和发作次数减少。但是这种疗法对慢性阻塞性肺疾病患者的维持治疗的长期影响,需要进一步的研究来明确。

白三烯调节剂(如孟鲁司特钠)的疗效尚未在慢性阻塞性肺疾病患者中进行充分测试,现有证据不支持其使用。

使用英夫利西单抗治疗中度至重度慢性阻塞性肺疾病后,没有证据显示其有益,也没有证据显示其有害,包括导致恶性肿瘤和肺炎。

没有证据表明补充维生素 D 对未经选择的患者的急性加重有积极影响。

对于没有心血管或代谢疾病适应证的慢性阻塞性肺疾病患者,应用辛伐他汀并不能起到预防病情恶化的作用。但对于有心血管或代谢疾病适应证的患者,他汀类药物的使用与改善预后(包括减少病情恶化和死亡率)之间的关系已在既往研究中有报道。

(三)药物治疗方案

1.稳定期药物治疗管理

建议采用个体化治疗方案,根据患者的症状水平和恶化风险,启动并升级/降级治疗。药物治疗可以减轻慢性阻塞性肺疾病患者的症状,降低病情加重的风险和严重程度,改善健康状况和运动耐受性,稳定期初始治疗方案见图 3-4。不同严重级别的患者治疗方案取决于药物的可用性以及患者的反应和偏好。稳定期治疗大多数是使用吸入药物,因此,吸入装置的正确使用技术非常重要。初始治疗中,可采用短效支气管扩张药快速缓解患者症状。不同分组的患者具体建议如下。

(1)初始治疗方案。A 组:所有 A 组患者,应根据其呼吸困难的程度给予支气管扩张药治疗,可选用短效或长效支气管扩张药。应记录使用支气管扩张药后的效果。B 组:治疗方案应选用长效支气管扩张药,长效吸入用支气管扩张药的效果优于短效制剂。没有证据表明,在该组患者中,推荐使用的长效支气管扩张药比另一种长效支气管扩张药更优(即几种长效支气管扩张药的治疗效果并无显著差异)。严重呼吸困难的患者,初始治疗可以考虑联用两种支气管扩张药。B 组患者可能存在并发症,这些并发症对其治疗后症状的改善与预后有影响,应对这些并发症影响的可能性作相关评估。C 组:初始治疗应包括单用长效支气管扩张药。两项对比研究结果显示,在预防病情恶化方面,长效抗胆碱能药物的效果优于长效 $\beta_2$ 受体激动剂,因此,建议 C 组患者初始选择长效抗胆碱能药物。D 组:一般来说,初始治疗可从长效抗胆碱能药物开始,因为它对呼吸困难的急性加重均有改善作用。对于有更严重呼吸困难症状的患者(慢性阻塞性肺疾病患者自我评估量表评分≥20),特别是表现呼吸困难和(或)运动受限者,可选用长效抗胆碱能药物＋长效 $\beta_2$ 受体激动剂联合治疗,现有研究已表明联合治疗方案较单药治疗更优。长效抗胆碱能药物＋长效 $\beta_2$ 受体激动剂对病情恶化的预防效果是否较长效抗胆碱能药物更优,目前尚不能明确。因此,是否选用长效抗胆碱能药物＋长效 $\beta_2$ 受体激动剂作为初始治疗方案,应根据患者的个体病情评估后再作决定。在一些患者当中,初始选择长效 $\beta_2$ 受体激动剂＋吸入性糖皮质激素是第一选择,这种方案可以最大程度地减少嗜酸性粒细胞计数 $\geq 0.3 \times 10^9/L$ 的患者急性加重。此外,长效 $\beta_2$ 受体激动剂＋吸入性糖皮质激素也可作为有哮喘病史的慢性阻塞性肺疾病患者首选。吸入性糖皮质激素有可能导致肺炎,因此,只有在考虑临床获益和不良反应发生风险后,才可将吸入性糖皮质激素作为初始治疗选择。

稳定期初始药物治疗方案

| 年急性加重次数≥2次,或住院次数≥1次 | C组 长效抗胆碱能药物 | D组 长效抗胆碱能药物或 长效抗胆碱能药物＋ 长效 $\beta_2$ 受体激动剂* 或吸入性糖皮质激素＋ 长效 $\beta_2$ 受体激动剂** |
| 年急性加重次数0次或 1次（没有导入入院治疗） | A组 单用支气管扩张剂 | B组 单用一种长效支气管扩张剂长效 $\beta_2$ 受体激动剂 或长效抗胆碱能药物 |
| | mMRC呼吸困难量表评分0～1, 慢性阻塞性肺疾病评估测试评分<10 | mMRC呼吸困难量表评分≥2, 慢性阻塞性肺疾病评估测试评分≥10 |

图 3-4 GOLD 2022 指南慢性阻塞性肺疾病稳定期初始药物治疗方案

* 表示当症状很严重时(如慢性阻塞性肺疾病患者自我评估量表评分>20),＊＊表示当嗜酸性粒细胞≥ $0.3 \times 10^9/L$ 时。

(2)后续治疗方案:建议基于药物治疗的效果和安全性选择升/降级策略(图3-5),应及时评估患者对升级治疗方案的反应效果。考虑变更治疗方案,特别是降级治疗时,应密切监测患者治疗效果再作出变更治疗方案的决定。目前为止,升级治疗的获益尚未得到充分的临床验证,降级治疗使用经验也有限,包括吸入性糖皮质激素的使用。

2.急性加重期药物治疗管理

慢性阻塞性肺疾病急性加重期的定义:呼吸症状急剧恶化,导致额外的治疗。多种因素可导致慢性阻塞性肺疾病急性加重期,最常见的原因是呼吸道感染、暴露于细微颗粒中(如 PM2.5)和季节变更(冬季好发)。急性加重期治疗目标是尽量减少当前症状恶化带来的负面影响,并防止随后的不良事件。慢性阻塞性肺疾病急性加重程度的划分见表3-10。最常见的治疗药物主要包括 3 种,即支气管扩张药、糖皮质激素和抗菌药物。GOLD 2022 指南急性加重期药物治疗的推荐意见如下。①急性加重期初始治疗推荐使用短效 $\beta_2$ 受体激动剂,联用或不联用短效抗胆碱能药物;②全身用糖皮质激素可以改善患者肺功能(第一秒用力呼气量)、氧合情况,缩短住院天数和康复时间,但疗程不宜超过 7 d;③抗菌药物必要时可以使用,能够缩短患者康复时间,降低早期复发和因治疗失败入院的风险,疗程一般以 5～7 d 为宜;④甲基黄嘌呤类药物由于可能导致不良反应增加,一般不建议在急性加重期使用。

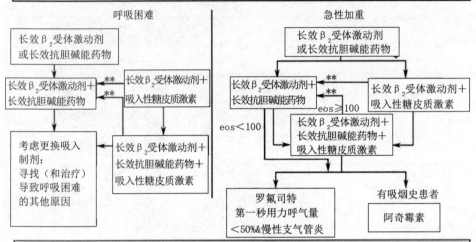

稳定期后续治疗方案

1. 如果初始治疗评估为有效,则继续维持该方案治疗
2. 如果不是: √需考虑针对主要的可治疗症状(呼吸困难或急性加重)
　　　　　　——如果呼吸困难和急性加重都要处理,需加强给药方案
　　　　　　√将患者置于与当前治疗相符的方案中并遵循适应证
　　　　　　√评估反应,回顾病情并调整
　　　　　　√这些调整建议并不依赖于诊断时的ABCD分组评估

呼吸困难

长效β₂受体激动剂
或长效抗胆碱能药物

长效β₂受体激动剂+
长效抗胆碱能药物 ** 长效β₂受体激动剂+
吸入性糖皮质激素 **

考虑更换吸入
制剂;
寻找(和治疗)
导致呼吸困难
的其他原因 长效β₂受体激动剂+
长效抗胆碱能药物+
吸入性糖皮质激素

急性加重

长效β₂受体激动剂
或长效抗胆碱能药物

长效β₂受体激动剂+
长效抗胆碱能药物 ** 长效β₂受体激动剂+
吸入性糖皮质激素

eos≥100

eos<100 长效β₂受体激动剂+
长效抗胆碱能药物+
吸入性糖皮质激素

罗氟司特
第一秒用力呼气量
<50%&慢性支气管炎 有吸烟史患者

阿奇霉素

eos:嗜酸性粒细胞计数(个/微升)
如果eos≥300或eos≥200且年急性加重次数≥2/年住院次数1次
当考虑肺炎、初始适应证不适宜或吸入性糖皮质激素效果不佳时应停用或更换吸入性糖皮质激素

图 3-5　GOLD 2022 指南稳定期后续治疗方案

表 3-10　慢性阻塞性肺疾病急性加重严重程度

| 严重程度 | 治疗方案 |
| --- | --- |
| 轻度 | 单用短效支气管扩张约 |
| 中度 | 在短效 β₂ 受体激动剂的基础上加用抗菌药物或糖皮质激素 |
| 重度 | 需要在住院治疗或急诊就医;发生呼吸衰竭 |

(1)支气管扩张药在急性加重期的应用。虽然目前没有来自随机对照试验的高质量证据,但建议使用短效 β₂ 受体激动剂作为急性加重期的初始扩张支气管治疗方案。短效 β₂ 受体激动剂是通过定量吸入器或雾化吸入给药,两者效果无明显差异,但雾化吸入给药对于重症患者可能更适宜。不建议患者连续接受雾化吸入给药,若使用定量吸入器给药,应每小时吸 1 剂,重复 2~3 次,然后根据患者的反应调整为每 2~4 h 1 次。虽然目前还没有临床研究评估吸入式长效支气管扩张药(β₂受体激动剂、M 受体拮抗剂或联合用药)联合或不联合吸入性糖皮质激素在急性加重期的疗效,但建议在急性加重期继续使用这些长效药物,并在患者出院前尽快使用。由于存在显著的不良反应,不建议在这些患者中使用静脉注射甲基黄嘌呤类药物(茶碱或氨茶碱)。

(2)糖皮质激素在急性加重期的应用。研究数据表明,急性加重期全身应用糖皮质激素可缩短患者康复时间,改善肺功能。此外还能改善氧合情况,降低早期复发风险和减少住院天数。建议可每天口服 40 mg 泼尼松,连续 5 d。口服泼尼松和静脉用同样有效。单独雾化吸入布地奈德可能是治疗某些患者病情恶化时的一种可选的替代方案,与静脉注射甲泼尼龙具有类似的疗效,这些方案之间的选择取决于当地的治疗费用。在发生上呼吸道感染的时候,吸入性糖皮质激素＋长效 $\beta_2$ 受体激动剂联合治疗 10 d 的强化方案可减少病情恶化,尤其是对病情严重的患者。有研究表明,糖皮质激素对血液中嗜酸性粒细胞水平较低的急性加重期患者,可能疗效较差。

(3)抗菌药物在急性加重期的应用。急性加重期抗菌药物的应用需评估患者是否有以下适应证。①患者出现脓痰(呼吸困难加重、痰量增加和痰液变脓 3 个症状同时出现,或仅出现包括脓痰在内的任何 2 个症状)需给予抗菌药物治疗;②需要机械通气支持的患者应给予抗菌药物治疗;③无脓痰者加强支气管扩张药雾化吸入治疗,暂不给予抗菌药物,但应密切观察病情变化,一旦出现肺部湿啰音、痰量增多、喘息加重等感染迹象应酌情加用抗菌药物。抗菌药物选择应根据当地细菌耐药情况选择,建议根据危险分层和铜绿假单胞菌感染风险制订抗感染方案:单纯慢性阻塞性肺疾病可选用大环内酯类(阿奇霉素、克拉霉素)、第一代或第二代头孢菌素(如头孢呋辛)等治疗;复杂慢性阻塞性肺疾病无铜绿假单胞菌感染风险者可选用阿莫西林/克拉维酸,也可选用左氧氟沙星或莫西沙星口服或静脉治疗;有铜绿假单胞菌感染风险的患者如能口服则可选用环丙沙星或左氧氟沙星,需要静脉用药时可选择抗铜绿假单胞菌的 β-内酰胺类或联合左氧氟沙星。轻中度慢性阻塞性肺疾病急性加重期患者抗菌药物疗程推荐为 5～7 d,疗程延长并未发现临床获益。重度慢性阻塞性肺疾病急性加重期、合并支气管扩张症、机械通气患者铜绿假单胞菌和耐药菌感染风险明显增大,抗菌药物疗程可适当延长,明确铜绿假单胞菌感染疗程可延长至 10～14 d。抗菌药物的给药途径,取决于患者的进食能力和药物的药代动力学特征,一般优先选择口服给药。呼吸困难改善和脓痰减少提示治疗有效。

(刘艳利)

# 第十二节　支气管哮喘

## 一、定义

支气管哮喘简称哮喘,是由多种细胞和细胞组分参与的慢性气道炎症性疾病,临床表现为反复发作的喘息、气急,伴或不伴胸闷或咳嗽等症状,同时伴有气道高反应性和可变的气流受限,随着病程延长可导致气道结构改变,即气道重塑。哮喘是一种异质性疾病,具有不同的临床表型。全球哮喘防治创议将哮喘定义为一种通常以慢性气道炎症为特征的异质性疾病,具有喘息、气促、胸闷和咳嗽的呼吸道症状史,呼吸道症状和强度可随时间而变化,并伴有可变的呼气气流受限。

## 二、流行病学

哮喘是一种常见的慢性呼吸道疾病,据全球哮喘防治创议统计,不同国家的患病率为 1%～18%,全球共约 3 亿人患有哮喘,每年约有 25 万人死于哮喘。近年哮喘患病率在全球范围内有逐年增长的趋势,我国的哮喘患病率也逐年上升,且不同年龄段的人群患病率存在明显差异。相关研究显示,我国14岁以上人群的哮喘患病率为1.24%,其中新诊断的患者占比高达26%。进一步分析发现,20岁以上人群的哮喘患病率更为严峻,达到4.2%,且约有四分之一的患者已经出现了气流受限的症状。根据我国人口数据进行推算,20岁以上的哮喘患者人数约为4570万。这些调查通过采用多阶段抽样方法,并结合问卷调查以及肺功能检测等多种手段,为我国哮喘流行病学研究提供了极具价值的重要数据,为后续的疾病防控和治疗策略制定奠定了坚实基础。

## 三、病因与发病机制

### (一)病因

哮喘是一种复杂的、具有多基因遗传倾向的疾病。哮喘的发病受人群携带哮喘易感基因与环境因素的影响。环境因素包括变应原性因素(如尘螨、宠物、花粉、油漆、饲料、食物、药物),以及非变应原因素(如空气污染、吸烟、运动、肥胖等)。

### (二)发病机制

哮喘的发病机制尚未完全阐明,目前可概括为气道免疫-炎症机制(气道炎症形成机制、气道高反应性和气道重构)、神经调节机制和遗传机制。

## 四、诊断要点

### (一)诊断标准

1.典型哮喘的临床症状和体征

(1)反复发作的喘息、气急、胸闷或咳嗽,多与接触变应原、冷空气、物理性和化学性刺激、病毒性上呼吸道感染、运动等有关。

(2)发作时在双肺可闻及散在或弥漫性、以呼气相为主的哮鸣音,呼气相延长。

(3)上述症状可经平喘药治疗后缓解或自行缓解。

2.可变气流受限的客观检查

检查结果:①支气管激发试验或运动试验阳性;②支气管舒张试验阳性;③平均每天呼气流量峰值变异率>10%或呼气流量峰值周变异率>20%。

符合上述症状和体征,同时具备气流受限客观检查中的任一条,并排除其他疾病所引起的喘息、气急、胸闷和咳嗽,可以诊断为哮喘。

咳嗽变异性哮喘指咳嗽作为唯一或主要症状,无喘息、气急等典型哮喘症状,同时具备可变气流受限客观检查中的任一条,排除其他疾病所引起的咳嗽。

### (二)哮喘的常见临床表型

2022年全球哮喘防治创议将哮喘表型定义为可识别的人口统计学、临床和(或)病理生理特征。常见的哮喘临床类型包括以下几种。

(1)过敏性哮喘:这是最容易识别的哮喘表型,通常始于儿童期,并与过敏性疾病(如湿疹、变应性鼻炎、食物或药物过敏)的既往和(或)家族史有关。在治疗前对这些患者的痰液进行检查通常会发现嗜酸性气道炎症。患有这种哮喘表型的患者通常对吸入性糖皮质激素的治疗反应良好。

(2)非过敏性哮喘:一些患者患有与过敏无关的哮喘。这些患者痰液的细胞特征可能是嗜中性的、嗜酸性的或仅包含少数炎症细胞。非过敏性哮喘患者对吸入性糖皮质激素的短期反应较差。

（3）成人发作（迟发）性哮喘：一些成人，特别是女性，在成年后首次出现的哮喘。这些患者往往是非过敏性的，通常需要更高剂量的吸入性糖皮质激素或用糖皮质激素难以治疗。患有成人发作性哮喘的患者应排除职业性哮喘（即因工作中暴露而引起的哮喘）。

（4）持续气流受限的哮喘：一些患有长期哮喘的患者出现持续或不完全可逆的气流受限。这被认为是气道壁重塑所致。

（5）肥胖哮喘：一些患有哮喘的肥胖患者具有明显的呼吸道症状，但几乎没有嗜酸性气道炎症。

#### （三）哮喘的分期及分级

根据临床表现，哮喘的分期可分为急性发作期、慢性持续期和临床控制期。

1.急性发作期

急性发作期是指喘息、气促、胸闷或咳嗽等症状突然发生，或原有症状加重，伴有呼气流量降低，常由接触变应原、刺激物、呼吸道感染或哮喘治疗不当所致。急性发作时病情严重程度的分级可分为轻度、中度、重度和危重4级。也可根据达到哮喘控制所采用的治疗级别来进行分级，在临床实践中更实用。轻度哮喘：经过第1级、第2级治疗能达到完全控制者。中度哮喘：经过第3级治疗能达到完全控制者。重度哮喘：需要第4级或第5级治疗才能达到完全控制，或者即使经过第4级或第5级治疗仍不能达到控制者。

2.慢性持续期

慢性持续期是指每周均不同频度和（或）不同程度地出现喘息、气促、胸闷、咳嗽等症状。可根据白天、夜间哮喘症状出现的频率和肺功能检查结果，将慢性持续期哮喘病情严重程度分为间歇状态、轻度持续、中度持续和重度持续4级。

3.临床控制期

临床控制期是指患者无喘息、气促、胸闷、咳嗽等症状4周以上，1年内无急性发作，肺功能正常。

#### （四）哮喘的评估

哮喘的评估内容包括评估患者的临床控制水平，患者有无未来急性发作的危险因素，哮喘的过敏状态及触发因素，患者的药物使用情况及患者是否有并发症。其中，评估患者的临床控制水平是根据患者的症状、用药情况、肺功能检查结果等复合指标将患者分为完全控制、部分控制和未控制。据此来确定治疗方案和调整控制用药。哮喘评估的主要方法包括了解患者哮喘症状、肺功能、哮喘控制测试问卷、呼出气一氧化氮、痰嗜酸性粒细胞计数、外周血嗜酸性粒细胞计数、血清总免疫球蛋白E和变应原特异性免疫球蛋白E和变应原检测。

### 五、治疗管理

目前尚不能根治哮喘，但长期规范化治疗可以使大多数哮喘患者达到良好或完全的临床控制。哮喘的治疗目标是长期控制症状，预防未来风险的发生，即在使用最小有效剂量药物治疗或不用药物的基础上，能使患者保持正常活动水平。哮喘的治疗包括非药物治疗和药物治疗。

#### （一）非药物治疗

非药物治疗可减轻哮喘患者的症状，降低未来急性发作的风险，包括脱离变应原，避免接触其他非特异性刺激因素，戒烟或避免香烟暴露，进行规律的体育活动和健康饮食等。

#### (二)药物治疗

1.药物分类

哮喘的治疗药物包括控制性药物和缓解性药物。前者是指需要长期使用的药物,用于使哮喘维持临床控制。后者是指按需使用的药物,用于缓解哮喘急性发作症状。具体药物分类见表 3-11。

表 3-11　哮喘治疗药物分类

| 控制性药物 | 缓解性药物 |
| --- | --- |
| 吸入性糖皮质激素 | 短效 $\beta_2$ 受体激动剂 |
| 全身用糖皮质激素 | 短效吸入性抗胆碱能药物 |
| 白三烯调节剂 | 短效茶碱 |
| 长效 $\beta_2$ 受体激动剂(不单独使用) | 全身用糖皮质激素 |
| 长效抗胆碱能药物 | |
| 缓释茶碱 | |
| 甲磺司特 | |
| 色甘酸钠 | |

(1)糖皮质激素:是目前控制哮喘最有效的药物。糖皮质激素分为吸入性糖皮质激素和全身用糖皮质激素(静脉和口服),其中吸入性糖皮质激素已成为目前哮喘长期治疗的首选药物。常用药物有倍氯米松、布地奈德、氟替卡松、莫米松等。根据哮喘病情选择吸入不同吸入性糖皮质激素剂量。为减少大剂量吸入性糖皮质激素的不良反应,可采用低、中剂量吸入性糖皮质激素与其他药物联合使用。

(2)$\beta_2$ 受体激动剂:分为短效 $\beta_2$ 受体激动剂和长效 $\beta_2$ 受体激动剂,其中短效 $\beta_2$ 受体激动剂是治疗哮喘急性发作的首选药物,有吸入、静脉和口服 3 种剂型,首选吸入剂型。常用的吸入型品种有沙丁胺醇和特布他林。短效 $\beta_2$ 受体激动剂应按需间歇性使用,不宜长期、单一使用。长效 $\beta_2$ 受体激动剂舒张支气管平滑肌的作用可维持 12 h 以上,目前在我国临床使用的吸入型长效 $\beta_2$ 受体激动剂主要有沙美特罗和福莫特罗,以及超长效的茚达特罗、维兰特罗及奥达特罗等,可通过气雾剂、干粉剂等装置给药。福莫特罗起效最快,也可作为缓解药物按需使用。长期单独使用长效 $\beta_2$ 受体激动剂有增加哮喘死亡的风险,不推荐长期单独使用长效 $\beta_2$ 受体激动剂治疗。吸入性糖皮质激素+长效 $\beta_2$ 受体激动剂复方制剂则具有协同的抗炎和平喘作用,可获得相当于或优于加倍剂量吸入性糖皮质激素的疗效,并可增加患者的依从性,减少大剂量吸入性糖皮质激素的不良反应,尤其适合于中至重度慢性持续哮喘患者的长期治疗,其中低剂量吸入性糖皮质激素+福莫特罗复合制剂可作为按需使用药物,包括用于预防运动性哮喘。

(3)白三烯调节剂:包括白三烯受体拮抗剂和 5-脂氧合酶抑制剂,是目前除吸入性糖皮质激素外唯一可单独应用的哮喘控制性药物,可作为轻度哮喘的替代治疗药物,也可作为中、重度哮喘的联合治疗用药。在我国主要使用白三烯受体拮抗剂,包括孟鲁司特和扎鲁司特。

(4)茶碱类药物:有口服和静脉剂型,口服常用药物有氨茶碱和缓释茶碱,口服缓释茶碱特别适用于夜间哮喘症状的控制。而静脉给药适用于部分中至重度哮喘急性发作,且使用静脉制剂时建议监测茶碱的血药浓度。

(5)抗胆碱药:分为短效抗胆碱药和长效抗胆碱药,常用的短效抗胆碱能药物品种是异丙托溴铵,有气雾剂型和雾化溶液剂型。短效抗胆碱能药物主要用于哮喘急性发作的治疗,多与$\beta_2$受体激动剂联合应用,如雾化吸入异丙托溴铵与沙丁胺醇复合制剂是治疗哮喘急性发作的常用药物。常用的长效抗胆碱能药物为噻托溴铵,目前有干粉吸入剂和喷雾剂。

(6)甲磺司特:是一种选择性 Th2 细胞因子抑制剂,可抑制白介素-4、白介素-5 的产生及免疫球蛋白 E 的合成,减少嗜酸性粒细胞浸润,减轻气道高反应性。该药为口服制剂,安全性好,适用于过敏性哮喘患者的治疗。

(7)抗免疫球蛋白 E 抗体:主要用于经吸入大剂量吸入性糖皮质激素,并联合长效 $\beta_2$ 受体激动剂、长效抗胆碱能药物等其他控制药物治疗后症状仍未控制,且血清总免疫球蛋白 E 水平升高的重度过敏性哮喘患者,如奥马珠单抗。

2.哮喘急性发作期的治疗

哮喘急性发作期治疗原则是去除诱因,根据患者病情选择使用短效支气管扩张药,合理氧疗,适时足量地全身使用糖皮质激素。

3.慢性持续期的治疗

哮喘慢性持续期的治疗应在评估和监测患者哮喘控制水平的基础上,定期根据长期治疗分级方案做出调整,以维持患者的控制水平。咳嗽变异性哮喘的治疗原则与典型哮喘的治疗相同。2022 年全球哮喘防治创议哮喘阶梯治疗方案见表 3-12 和表 3-13。如果使用该级治疗方案不能够使哮喘得到控制,治疗方案应该升级直至达到哮喘得到控制为止。

表 3-12　2022 年全球哮喘防治创议哮喘阶梯治疗方案(成人及 12 岁以上青少年)

| 项目 | 第1级 | 第2级 | 第3级 | 第4级 | 第5级 |
|---|---|---|---|---|---|
| 控制药物和首选缓解方案(方案 1),与短效 $\beta_2$ 受体激动剂相比,使用吸入性糖皮质激素-福莫特罗作为缓解药物可降低哮喘急性发作风险 | 按需低剂量吸入性糖皮质激素-福莫特罗 | | 低剂量维持吸入性糖皮质激素使用福莫特罗 | 中剂量维持吸入性糖皮质激素使用福莫特罗 | 添加长效抗胆碱能药物 根据表型评估。考虑高剂量维持使用吸入性糖皮质激素-福莫特罗,±抗-免疫球蛋白 E,抗白介素-5/5R,抗白介素-4R,抗-胸腺基质淋巴生成素 |
| | 缓解药物:按需使用低剂量吸入性糖皮质激素-福莫特罗 | | | | |
| 控制药物和备选缓解药物(方案 2),在将短效 $\beta_2$ 受体激动剂作为缓解治疗之前,医师需评估患者对控制治疗的依从性 | 使用短效 $\beta_2$ 受体激动剂联合吸入性糖皮质激素 | 低剂量维持使用吸入性糖皮质激素 | 低剂量维持使用吸入性糖皮质激素-长效 $\beta_2$ 受体激动剂 | 中/高剂量维持使用吸入性糖皮质激素-长效 $\beta_2$ 受体激动剂 | 添加长效抗胆碱能药物根据表型评估。考虑高剂量维持使用吸入性糖皮质激素-长效 $\beta_2$ 受体激动剂,±抗-免疫球蛋白 E,抗白介素-5/5R,抗白介素-4R,抗-胸腺基质淋巴生成素 |
| | 缓解药物:按需使用短效 $\beta_2$ 受体激动剂 | | | | |

续表

| 项目 | 第1级 | 第2级 | 第3级 | 第4级 | 第5级 |
|---|---|---|---|---|---|
| 控制哮喘的其他选择(适应证有限,疗效或安全性证据不足) | | 使用短效 $\beta_2$ 受体激动剂时联合低剂量吸入性糖皮质激素或每天白三烯受体拮抗剂或添加尘螨过敏免疫舌下含片 | 中等剂量吸入性糖皮质激素或添加白三烯受体拮抗剂或添加尘螨过敏免疫舌下含片 | 添加长效抗胆碱能药物或白三烯受体拮抗剂或转换到高剂量吸入性糖皮质激素 | 添加阿奇霉素(成人)或白三烯受体拮抗剂;作为最后选择可考虑添加低剂量口服糖皮质激素但需考虑不良反应 |

表3-13　2022年全球哮喘防治创议哮喘阶梯治疗方案(6～11岁儿童)

| 项目 | 第1级 | 第2级 | 第3级 | 第4级 | 第5级 |
|---|---|---|---|---|---|
| 首选控制药物 | 使用短效 $\beta_2$ 受体激动剂联合低剂量吸入性糖皮质激素 | 每天低剂量吸入性糖皮质激素 | 低剂量吸入性糖皮质激素-长效 $\beta_2$ 受体激动剂,或中剂量吸入性糖皮质激素,或极低剂量吸入性糖皮质激素-福莫特罗作为维持和缓解药物 | 中剂量吸入性糖皮质激素-长效 $\beta_2$ 受体激动剂,或低剂量吸入性糖皮质激素-福莫特罗作为维持和缓解药物 | 根据表型评估±高剂量吸入性糖皮质激素-长效 $\beta_2$ 受体激动剂或附加疗法(如抗-免疫球蛋白E,抗白介素-4R) |
| 其他控制药物 | 考虑每天低剂量吸入性糖皮质激素 | 每天白三烯受体拮抗剂或使用短效 $\beta_2$ 受体激动剂联合低剂量吸入性糖皮质激素 | 低剂量吸入性糖皮质激素+白三烯受体拮抗剂 | 添加噻托溴铵或添加白三烯受体拮抗剂 | 添加抗白介素-5,或作为最后选择,添加低剂量吸入性糖皮质激素但需考虑不良反应 |
| 缓解药物 | 按需使用短效 $\beta_2$ 受体激动剂(或吸入性糖皮质激素-福莫特罗) | | | | |

4.升级和降级治疗

如果使用当前级别治疗方案不能使哮喘得到控制,治疗方案应升级,直至哮喘得到控制为止。当哮喘症状得到控制并维持至少3个月,且肺功能恢复并维持平稳状态,可考虑降级治疗。推荐的药物减量方案通常是首先减少激素用量(口服或吸入),再减少激素的使用频次(由每天2次减至每天1次),然后再减去与激素合用的控制药物,以最低剂量吸入性糖皮质激素维持治疗直到最终停止治疗。降级治疗原则包括以下五个方面。

(1)哮喘症状控制且肺功能稳定3个月以上,可考虑降级治疗,若存在急性发作的危险因素,一般不推荐降级治疗。

(2)选择适当的时机,避开患者呼吸道感染、妊娠、旅行期等。

(3)通常每3个月减少吸入性糖皮质激素 $25\%\sim30\%$ 是安全可行的。

（4）降级治疗后一旦症状恶化,则需恢复原来的治疗方案。

（5）若患者低剂量控制药物达到哮喘控制 1 年,并且哮喘症状不再发作,可考虑停用药物治疗。

（毕晓慧）

# 第十三节　支气管扩张症

## 一、定义

支气管扩张症是由各种病因引起的反复发生的化脓性感染,导致中小支气管反复损伤和（或）阻塞,致使支气管壁结构破坏,引起支气管异常和持久性扩张,临床表现为慢性咳嗽、大量咳痰和（或）间断咯血、伴或不伴气促和呼吸衰竭等轻重不等的症状。

## 二、流行病学

近年来国际上报道的支气管扩张症发病率和患病率有所升高,这可能与人口老龄化及慢性呼吸道疾病增加有关。然而,我国目前尚缺乏大规模的流行病学调查数据。该病患病率随年龄增长而升高,常与其他肺部疾病（如 COPD、哮喘或既往感染后遗症）合并存在,这增加了临床管理的复杂性。未来需加强流行病学研究,以制定更精准的防治策略。

## 三、病因与发病机制

支气管扩张症是由多种疾病（原疾病）引起的一种病理性改变。各种病因引起的支气管扩张症的发生率文献报道不一,且不同人种发生率不同。多数儿童和成人的支气管扩张症继发于肺炎或其他呼吸道感染（如结核）。免疫缺陷在儿童支气管扩张症患者中常见,成人少见。其他原因还包括异物和误吸、大气道先天性异常、纤毛功能异常、结缔组织病、炎症性肠病和 α1-胰蛋白酶抑制剂缺乏等。

支气管扩张症分为先天性和继发性两种。先天性支气管扩张症比较少见,由先天性发育缺陷及遗传因素等引起。继发性支气管扩张症发病机制的关键环节包括支气管感染和支气管阻塞,这两者相互影响,形成恶性循环。

## 四、诊断

根据反复咳脓痰、咯血病史和既往有诱发支气管扩张的呼吸道感染病史,胸部高分辨 CT 检查显示支气管扩张的异常影像学改变,即可诊断为支气管扩张。纤维支气管镜检查或局部支气管造影,可明确出血、扩张或阻塞的部位。

## 五、治疗管理

支气管扩张症的治疗目标是确定并治疗潜在病因以阻止疾病进展,维持或改善肺功能,减少日间症状和急性加重次数,提高患者的生活质量。支气管扩张症治疗包括物理治疗和药物治疗。

**（一）物理治疗**

物理治疗可促进呼吸道分泌物的排出，提高通气的有效性，维持或改善运动耐力，缓解气短、胸痛症状。物理治疗包括排痰（体位引流、震动拍击、主动呼吸训练、辅助排痰技术等）和吸气肌训练。

**（二）药物治疗**

1.抗菌药物治疗

支气管扩张症患者若出现咳嗽、痰量增加和（或）喘息、气急、咯血及发热等全身症状时需考虑使用抗生素。支气管扩张症的急性加重一般由定植菌群引起，最常分离出的细菌为流感嗜血杆菌和铜绿假单胞菌。其他革兰氏阳性菌（如肺炎球菌和金黄色葡萄球菌）也可定植于患者的下呼吸道。支气管扩张症急性加重期患者送痰培养后随即开始经验性抗感染，根据有无铜绿假单胞菌感染的危险因素及既往细菌培养结果选择抗菌药物。对有铜绿假单胞菌感染高危因素的患者，应经验性选择有抗铜绿假单胞菌活性的抗菌药物，无铜绿假单胞菌感染高危因素的患者应经验性使用对流感嗜血杆菌有活性的抗菌药物，然后再根据痰培养结果和治疗反应调整抗感染方案。支气管扩张症急性加重期抗感染的最佳疗程尚未确定，建议疗程 14 d 左右。

对于每年经历 3 次或更多次急性加重的支气管扩张症稳定期患者，可考虑使用抗生素预防急性加重，如吸入多黏菌素、吸入庆大霉素、口服阿奇霉素或红霉素。

2.咯血的治疗

大咯血需要紧急处理，经内科治疗无效，可考虑介入栓塞治疗或外科手术治疗。药物治疗方面包括垂体后叶激素、止血药（如氨基己酸、氨甲苯酸、酚磺乙胺等）和其他药物（如酚妥拉明、普鲁卡因等），其中垂体后叶激素为治疗大咯血的首选药物，但忌用于支气管扩张症伴有冠状动脉粥样硬化性心脏病、高血压、肺源性心脏病、心力衰竭患者及孕妇。

3.其他药物治疗

（1）祛痰药：气道黏液高分泌及黏液清除障碍导致黏液潴留是支气管扩张症的特征性改变。吸入高渗药物如高张盐溶液可增强理疗效果，祛痰药如溴己新也有助于清除气道分泌物。

（2）支气管扩张药：由于支气管扩张症患者常合并气流阻塞及气道高反应性，因此，经常使用支气管扩张药，但目前尚无确切依据。在患有支气管扩张的慢性阻塞性肺疾病和哮喘患者中使用支气管扩张药则遵循慢性阻塞性肺疾病或哮喘的指南建议。合并气道阻塞的患者应进行支气管舒张试验评价气道对 $\beta_2$ 受体激动剂或抗胆碱药的反应性，以指导治疗。不常规应用甲基黄嘌呤类药物。

（3）糖皮质激素：对于没有其他适应证（如变应性支气管肺曲霉病、哮喘、慢性阻塞性肺疾病和炎症性肠病）的支气管扩张症患者，不要常规给予吸入性糖皮质激素，也不要长期口服糖皮质激素。

（毕晓慧）

# 第十四节  急性呼吸窘迫综合征

## 一、病因

临床上可将急性呼吸窘迫综合征（ARDS）相关危险因素分为 9 类，见表 3-14。其中部分诱因易持续存在或者很难控制,是引起治疗效果不好,甚至患者死亡的重要原因。严重感染、DIC、胰腺炎等是难治性 ARDS 的常见原因。

表 3-14　ARDS 的相关危险因素

| | |
|---|---|
| 感染 | 秋水仙碱 |
| 　细菌(多为革兰阴性需氧菌和金黄色葡萄球菌) | 　三环类抗抑郁药 |
| 　真菌和肺孢子菌 | 弥散性血管内凝血(DIC) |
| 　病毒 | 　血栓性血小板减少性紫癜(TTP) |
| 　分枝杆菌 | 　溶血性尿毒症综合征 |
| 　立克次体 | 　其他血管炎性综合征 |
| 误吸 | 　热射病 |
| 　胃酸 | 　胰腺炎 |
| 　溺水 | 吸入 |
| 　碳氢化合物和腐蚀性液体 | 　来自易燃物的烟雾 |
| 创伤(通常伴有休克或多次输血) | 　气体($NO_2$、$NH_3$、$Cl_2$、镉、光气、氧气) |
| 　软组织撕裂 | 代谢性疾病 |
| 　烧伤 | 　酮症酸中毒 |
| 　头部创伤 | 　尿毒症 |
| 　肺挫伤 | 其他 |
| 　脂肪栓塞 | 　羊水栓塞 |
| 药物和化学品 | 　妊娠物滞留体内 |
| 　鸦片制剂 | 　子痫 |
| 　水杨酸盐 | 　蛛网膜或颅内出血 |
| 　百草枯(除草剂) | 　白细胞凝集反应 |
| 　副醛(催眠药) | 　反复输血 |
| 　氯乙基戊烯炔醇(镇静药) | 　心肺分流 |

## 二、发病机制

### (一)炎症细胞、炎症介质及其作用

#### 1.中性粒细胞

中性粒细胞是 ARDS 发病过程中重要的效应细胞,其在肺泡内大量募集是发病早期的组织学特征。中性粒细胞可通过许多机制介导肺损伤,包括释放活性氮、活性氧、细胞因子、生长因子等放大炎症反应。此外,中性粒细胞还能大量释放蛋白水解酶,尤其是弹性蛋白酶,损伤肺组织。其他升高的蛋白酶包括胶原酶和明胶酶 A、B,同时也可检测到高水平的内源性金属酶抑制剂,如组织金属蛋白酶抑制剂(TIMP),说明蛋白酶/抗蛋白酶平衡在中性粒细胞诱发的蛋白溶解性损伤中具有重要作用。

#### 2.细胞因子

ARDS 患者体液中有多种细胞因子的水平升高,并有研究发现细胞因子之间的平衡是炎症反应程度和持续时间的决定因素。患者体内的细胞因子反应相当复杂,包括促炎因子、抗炎因子

以及促炎因子内源性抑制剂等相互作用。在 ARDS 患者支气管肺泡灌洗液（BALF）中,炎症因子如 IL-1β、TNF-α 在肺损伤发生前后均有升高,但相关的内源性抑制剂如 IL-1β 受体拮抗剂及可溶性 TNF-α 受体升高更为显著,提示在 ARDS 发病早期即有显著的抗炎反应。

虽然一些临床研究提示 ARDS 患者 BALF 中细胞群 NF-κB 的活性升高,但是后者的活化水平似乎与 BALF 中性粒细胞数量、IL-8 水平及病死率等临床指标并无相关性。而另一项对 15 例败血症患者外周血单核细胞核提取物中 NF-κB 活性的研究表明,NF-κB 的结合活性与 A-PACHE-II 评分类似,可以作为评价 ARDS 预后的精确指标。虽然该实验结果提示总 NF-κB 活性水平可能是决定 ARDS 预后的指标,但仍需要大量的研究证实。

3.氧化/抗氧化平衡

ARDS 患者肺部的氧气和抗氧化反应严重失衡。正常情况下,活性氧、活性氮被复杂的抗氧化系统拮抗,如抗氧化酶（超氧化物歧化酶、过氧化氢酶）、低分子清除剂（维生素 E、维生素 C 和谷酰胺）,清除或修复氧化损伤的分子（多种 DNA 的蛋白质分子）。研究发现 ARDS 患者体内氧化剂增加和抗氧化剂降低几乎同时发生。

内源性抗氧化剂水平改变会影响 ARDS 的患病风险,如慢性饮酒者在遭受刺激事件如严重创伤、胃内容物误吸后易诱发 ARDS。但易患 ARDS 风险增加的内在机制尚不明确。近来有研究报道慢性饮酒者 BALF 中谷胱甘肽水平约比健康正常人低 7 倍而氧化谷酰胺比例增高,提示体内抗氧化剂如谷胱甘肽水平发生改变的个体可能在特定临床条件下更易发生 ARDS。

4.凝血机制

ARDS 患者凝血因子异常导致凝血与抗凝失衡,最终造成肺泡内纤维蛋白沉积。ARDS 的高危人群及 ARDS 患者 BALF 中凝血活性增强,组织因子（外源性凝血途径中血栓形成的启动因子）水平显著升高。ARDS 发生 3 d 后凝血活性达到高峰,之后开始下降,同时伴随抗凝活性下降。ARDS 患者 BALF 中促进纤维蛋白溶解的纤溶酶原抑制剂-1 水平降低。败血症患者中内源性抗凝剂如抗凝血酶III和蛋白 C 含量降低,其低水平与较差的预后相关。

恢复凝血/抗凝平衡可能对 ARDS 有一定的治疗作用。给予严重败血症患者活化蛋白 C,其病死率从 30.8% 下降至 24.7%,其主要不良反应是出血。活化蛋白 C 还能使 ARDS 患者血浆 IL-6 水平降低,说明它除了抗凝效果外还具有抗炎效应。但活性蛋白 C 是否对各种原因引起的 ARDS 均有效尚待进一步研究。

(二)肺泡毛细血管膜损害

1.肺毛细血管内皮细胞

肺毛细血管内皮细胞损伤是 ARDS 发病过程中的一个重要环节,对其超微结构的变化特征也早有研究。同时测量肺泡渗出液及血浆中的蛋白含量能够反映毛细血管通透性增高的程度,早期 ARDS 中水肿液/血浆蛋白比>0.75,相反压力性肺水肿患者的水肿液/血浆蛋白比<0.65。ARDS 患者肺毛细血管的通透性较压力性肺水肿患者高,并且上皮细胞间形成了可逆的细胞间隙。

2.肺泡上皮细胞

肺泡上皮细胞损伤在 ARDS 的形成过程中发挥了重要作用。正常肺组织中,肺泡上皮细胞是防止肺水肿的屏障。ARDS 发病早期,由于上皮细胞自身的受损、坏死及由其损伤造成的肺间质压力增高可破坏该屏障。肺泡II型上皮细胞可产生合成表面活性物质的蛋白和脂质成分。ARDS 患者表面活性物质减少、成分改变及其功能抑制将导致肺泡萎陷及低氧血症。肺泡II型上皮细胞的损伤造成表面活性物质生成减少及细胞代谢障碍。此外，肺泡渗出液中存在的蛋白酶和血浆蛋白通过破坏肺泡腔中的表面活性物质使其失活。

肺泡上皮细胞在肺水肿时有主动转运肺泡腔中水、盐的作用。肺泡Ⅱ型上皮细胞通过 $Na^+$ 的主动运输来驱动液体的转运。大多数早期 ARDS 患者肺泡液体主动清除能力下降，且与预后呈负相关。在肺移植后肺再灌注损伤患者中也存在类似的现象。虽然 ARDS 患者肺泡液主动清除能力下降的确切机制尚不明了，但推测其可能与肺泡上皮细胞间紧密连接或肺泡Ⅱ型上皮细胞受损的程度有关。

## 三、诊断

1967 年 Ashbaugh 等首次报告 ARDS，1994 年北美呼吸病-欧洲危重病学会专家联席评审会议发表了 ARDS 的诊断标准（AECC 标准），但其可靠性和准确性备受争议。ARDS 诊断标准（柏林标准）将 ARDS 定义为：①7 d 内起病，出现高危肺损伤、新发或加重的呼吸系统症状；②胸X 线片或 CT 示双肺透亮度下降且难以完全由胸腔积液、肺（叶）不张或结节解释；③肺水肿原因难以完全由心力衰竭或容量过负荷来解释，如果不存在危险因素，则需要进行客观评估（如超声心动图），以排除静水压增高型水肿；④依据至少 0.49 kPa 呼气末正压机械通气（positive end expiratory pressure，PEEP）下的氧合指数对 ARDS 进行分级，即轻度（氧合指数为 200～300 mmHg）、中度（氧合指数为 100～200 mmHg）和重度（氧合指数为≤100 mmHg）。

中华医学会呼吸病分会也提出了类似的急性肺损伤/ARDS 的诊断标准（草案）。

（1）有发病的高危因素。

（2）急性起病、呼吸频数和（或）呼吸窘迫。

（3）低氧血症，ALI 时动脉血氧分压（$PaO_2$）/吸入氧浓度（$FiO_2$）≤40.0 kPa（300 mmHg）；ARDS 时 $PaO_2/FiO_2$≤26.7 kPa（200 mmHg）。

（4）胸部 X 线检查两肺浸润阴影。

（5）肺毛细血管楔压（PCWP）≤2.4 kPa（18 mmHg）或临床上能除外心源性肺水肿。

凡符合以上五项可以诊断为 ALI 或 ARDS。

## 四、治疗的基本原则

ARDS 治疗的关键在于控制原发病及其病因，如处理各种创伤，尽早找到感染灶，针对病原菌应用敏感的抗生素，制止严重反应进一步对肺的损伤；更紧迫的是要及时改善患者的严重缺氧，避免发生或加重多脏器功能损害。

## 五、治疗策略

### （一）原发病治疗

全身性感染、创伤、休克、烧伤、急性重症胰腺炎等是导致 ALI/ARDS 的常见病因。严重感染患者有 25％～50％ 发生 ALI/ARDS，而且在感染、创伤等导致的多器官功能障碍综合征（MODS）中，肺往往也是最早发生衰竭的器官。目前认为，感染、创伤后的全身炎症反应是导致 ARDS 的根本原因。控制原发病，遏制其诱导的全身失控性炎症反应，是预防和治疗 ALI/ARDS 的必要措施。

推荐意见 1：积极控制原发病是遏制 ALI/ARDS 发展的必要措施（推荐级别：E 级）。

### (二)呼吸支持治疗

#### 1.氧疗

ALI/ARDS 患者吸氧治疗的目的是改善低氧血症,使动脉血氧分压($PaO_2$)达到 8.0～10.7 kPa(60～80 mmHg)。可根据低氧血症改善的程度和治疗反应调整氧疗方式,首先使用鼻导管,当需要较高的吸氧浓度时,可采用可调节吸氧浓度的文丘里面罩或带贮氧袋的非重吸式氧气面罩。ARDS 患者往往低氧血症严重,大多数患者一旦诊断明确,常规的氧疗常常难以奏效,机械通气仍然是最主要的呼吸支持手段。

推荐意见 2:氧疗是纠正 ALI/ARDS 患者低氧血症的基本手段(推荐级别:E 级)。

#### 2.无创机械通气

无创机械通气(NIV)可以避免气管插管和气管切开引起的并发症,近年来得到了广泛的推广应用。尽管随机对照试验(RCT)证实 NIV 治疗 COPD 和心源性肺水肿导致的急性呼吸衰竭的疗效肯定,但是 NIV 在急性低氧性呼吸衰竭中的应用却存在很多争议。迄今为止,尚无足够的资料显示 NIV 可以作为 ALI/ARDS 导致的急性低氧性呼吸衰竭的常规治疗方法。

不同研究中 NIV 对急性低氧性呼吸衰竭的治疗效果差异较大,可能与导致低氧性呼吸衰竭的病因不同有关。2004 年一项荟萃分析显示,在不包括 COPD 和心源性肺水肿的急性低氧性呼吸衰竭患者中,与标准氧疗相比,NIV 可明显降低气管插管率,并有降低 ICU 住院时间及住院病死率的趋势。但分层分析显示 NIV 对 ALI/ARDS 的疗效并不明确。最近 NIV 治疗 54 例 ALI/ARDS 患者的临床研究显示,70%的患者应用 NIV 治疗无效。逐步回归分析显示,休克、严重低氧血症和代谢性酸中毒是 ARDS 患者 NIV 治疗失败的预测指标。一项 RCT 研究显示,与标准氧疗比较,NIV 虽然在应用第 1 h 明显改善ALI/ARDS患者的氧合,但不能降低气管插管率,也不改善患者预后。可见,ALI/ARDS 患者应慎用 NIV。

推荐意见 3:预计病情能够短期缓解的早期 ALI/ARDS 患者可考虑应用无创机械通气(推荐级别:C 级)。

推荐意见 4:合并免疫功能低下的 ALI/ARDS 患者早期可首先试用无创机械通气(推荐级别:C 级)。

推荐意见 5:应用无创机械通气治疗 ALI/ARDS 应严密监测患者的生命体征及治疗反应。神志不清、休克、气道自洁能力障碍的 ALI/ARDS 患者不宜应用无创机械通气(推荐级别:C 级)。

#### 3.有创机械通气

(1)机械通气的时机选择:ARDS 患者经高浓度吸氧仍不能改善低氧血症时,应气管插管进行有创机械通气。ARDS 患者呼吸功明显增加,表现为严重的呼吸困难,早期气管插管机械通气可降低呼吸功,改善呼吸困难。虽然目前缺乏 RCT 研究评估早期气管插管对 ARDS 的治疗意义,但一般认为,气管插管和有创机械通气能更有效地改善低氧血症,降低呼吸功,缓解呼吸窘迫,并能够更有效地改善全身缺氧,防止肺外器官功能损害。

推荐意见 6:ARDS 患者应积极进行机械通气治疗(推荐级别:E 级)。

(2)肺保护性通气:由于 ARDS 患者大量肺泡塌陷,肺容积明显减少,常规或大潮气量通气易导致肺泡过度膨胀和气道平台压过高,加重肺及肺外器官的损伤。

推荐意见 7:对 ARDS 患者实施机械通气时应采用肺保护性通气策略,气道平台压不应超过 2.9～3.4 kPa(30～35 cmH$_2$O)(推荐级别:B 级)。

（3）肺复张：充分复张 ARDS 塌陷肺泡是纠正低氧血症和保证 PEEP 效应的重要手段。为限制气道平台压而被迫采取的小潮气量通气往往不利于 ARDS 塌陷肺泡的膨胀，而 PEEP 维持肺复张的效应依赖于吸气期肺泡的膨胀程度。目前临床常用的肺复张手法包括控制性肺膨胀、PEEP 递增法及压力控制法（PCV 法）。其中实施控制性肺膨胀采用恒压通气方式，推荐吸气压为 $2.9 \sim 4.4$ kPa（$30 \sim 45$ $cmH_2O$），持续时间为 $30 \sim 40$ s。

推荐意见 8：可采用肺复张手法促进 ARDS 患者的塌陷肺泡复张，改善氧合（推荐级别：E 级）。

（4）PEEP 的选择：ARDS 广泛肺泡塌陷不但可导致顽固的低氧血症，而且部分可复张的肺泡周期性塌陷开放而产生剪切力，会导致或加重呼吸机相关性肺损伤。充分复张塌陷肺泡后应用适当水平的 PEEP 防止呼气末肺泡塌陷，改善低氧血症，并避免剪切力，防治呼吸机相关性肺损伤。因此，ARDS 应采用能防止肺泡塌陷的最低 PEEP。

推荐意见 9：应使用能防止肺泡塌陷的最低 PEEP，有条件的情况下，应根据静态 P-V 曲线低位转折点压力 +2 $cmH_2O$ 来确定 PEEP（推荐级别：C 级）。

（5）自主呼吸：自主呼吸过程中膈肌主动收缩可增加 ARDS 患者肺重力依赖区的通气，改善通气血流比例失调，改善氧合。一项前瞻对照研究显示，与控制通气相比，保留自主呼吸的患者镇静剂使用量、机械通气时间和 ICU 住院时间均明显减少。因此，在循环功能稳定、人机协调性较好的情况下，ARDS 患者机械通气时有必要保留自主呼吸。

推荐意见 10：ARDS 患者机械通气时应尽量保留自主呼吸（推荐级别：C 级）。

（6）半卧位：ARDS 患者合并呼吸机相关性肺炎（VAP）往往使肺损伤进一步恶化，预防 VAP 具有重要的临床意义。机械通气患者平卧位易发生 VAP。研究表明，由于气管插管或气管切开导致声门的关闭功能丧失，机械通气患者胃肠内容物易反流误吸进入下呼吸道，导致 VAP。<30°角的平卧位是院内获得性肺炎的独立危险因素。

推荐意见 11：若无禁忌证，机械通气的 ARDS 患者应采用 $30° \sim 45°$ 半卧位（推荐级别：B 级）。

（7）俯卧位通气：俯卧位通气通过降低胸腔内压力梯度、促进分泌物引流和促进肺内液体移动，明显改善氧合。

推荐意见 12：常规机械通气治疗无效的重度 ARDS 患者，若无禁忌证，可考虑采用俯卧位通气（推荐级别：D 级）。

（8）镇静镇痛与肌松：机械通气患者应考虑使用镇静镇痛剂，以缓解焦虑、躁动、疼痛，减少过度的氧耗。合适的镇静状态、适当的镇痛是保证患者安全和舒适的基本环节。

推荐意见 13：对机械通气的 ARDS 患者，应制订镇静方案（镇静目标和评估）（推荐级别：B 级）。

推荐意见 14：对机械通气的 ARDS 患者，不推荐常规使用肌松剂（推荐级别：E 级）。

4.液体通气

部分液体通气是在常规机械通气的基础上经气管插管向肺内注入相当于功能残气量的全氟碳化合物，以降低肺泡表面张力，促进肺重力依赖区塌陷肺泡复张。

5.体外膜氧合技术（ECMO）

建立体外循环后可减轻肺负担，有利于肺功能恢复。

### (三)ALI/ARDS 药物治疗

**1.液体管理**

高通透性肺水肿是 ALI/ARDS 的病理生理特征,肺水肿的程度与 ALI/ARDS 的预后呈正相关。因此,通过积极的液体管理,改善 ALI/ARDS 患者的肺水肿具有重要的临床意义。

研究显示,液体负平衡与感染性休克患者病死率的降低显著相关,且对于创伤导致的 ALI/ARDS 患者,液体正平衡使患者的病死率明显增加。应用利尿药减轻肺水肿可能改善肺部病理情况,缩短机械通气时间,进而减少呼吸机相关性肺炎等并发症的发生。但是利尿减轻肺水肿的过程可能会导致心输出量下降,器官灌注不足。因此,ALI/ARDS 患者的液体管理必须考虑两者的平衡,必须在保证脏器灌注的前提下进行。

推荐意见 15:在保证组织器官灌注的前提下,应实施限制性的液体管理,有助于改善 ALI/ARDS患者的氧合和肺损伤(推荐级别:B 级)。

推荐意见 16:存在低蛋白血症的 ARDS 患者,可通过补充白蛋白等胶体溶液和应用利尿药,有助于实现液体负平衡,并改善氧合(推荐级别:C 级)。

**2.糖皮质激素**

全身和局部的炎症反应是 ALI/ARDS 发生和发展的重要机制,研究显示血浆和肺泡灌洗液中的炎症因子浓度升高与 ARDS 的病死率呈正相关。长期以来,大量的研究试图应用糖皮质激素控制炎症反应,预防和治疗 ARDS。早期的三项多中心 RCT 研究观察了大剂量糖皮质激素对 ARDS 的预防和早期治疗作用,结果糖皮质激素既不能预防 ARDS 的发生,对早期 ARDS 也没有治疗作用。但对于变应原因导致的 ARDS 患者,早期应用糖皮质激素经验性治疗可能有效。此外感染性休克并发 ARDS 的患者,如合并有肾上腺皮质功能不全,可考虑应用替代剂量的糖皮质激素。

推荐意见 17:不推荐常规应用糖皮质激素预防和治疗 ARDS(推荐级别:B 级)。

**3.一氧化氮(NO)吸入**

NO 吸入可选择性地扩张肺血管,而且 NO 分布于肺内通气良好的区域,可扩张该区域的肺血管,显著降低肺动脉压,减少肺内分流,改善通气血流比例失调,并且可减少肺水肿形成。临床研究显示,NO 吸入可使约 60% 的 ARDS 患者氧合改善,同时肺动脉压、肺内分流明显下降,但对平均动脉压和心输出量无明显影响。但是氧合改善效果也仅限于开始 NO 吸入治疗的 24～48 h 内。两个 RCT 研究证实 NO 吸入并不能改善 ARDS 的病死率。因此,吸入 NO 不宜作为 ARDS 的常规治疗手段,仅在一般治疗无效的严重低氧血症时可考虑应用。

推荐意见 18:不推荐吸入 NO 作为 ARDS 的常规治疗(推荐级别:A 级)。

**4.肺泡表面活性物质**

ARDS 患者存在肺泡表面活性物质减少或功能丧失,易引起肺泡塌陷。肺泡表面活性物质能降低肺泡表面张力,减轻肺炎症反应,阻止氧自由基对细胞膜的氧化损伤。目前肺泡表面活性物质的应用仍存在许多尚未解决的问题,如最佳用药剂量、具体给药时间、给药间隔和药物来源等。因此,尽管早期补充肺表面活性物质有助于改善氧合,还不能将其作为 ARDS 的常规治疗手段。有必要进一步研究,明确其对 ARDS 预后的影响。

**5.前列腺素 $E_1$**

前列腺素 $E_1$(PGE$_1$)不仅是血管活性药物,还具有免疫调节作用,可抑制巨噬细胞和中性粒细胞的活性,发挥抗炎作用。但是 PGE$_1$ 没有组织特异性,静脉注射 PGE$_1$ 会引起全身血管舒张,导致低血压。静脉注射 PGE$_1$ 用于治疗 ALI/ARDS 目前已经完成了多个 RCT 研究,但无论是持续静脉注射 PGE$_1$,还是间断静脉注射脂质体 PGE$_1$,与安慰剂组相比,PGE$_1$ 组在 28 d 的病死率、机械通气时间和氧合等方面并无益处。有研究报道吸入型 PGE$_1$ 可以改善氧合,但这需要进一步的 RCT 来研究证实。因此,只有在 ALI/ARDS 患者低氧血症难以纠正时,可以考虑吸入PGE$_1$ 治疗。

6.N-乙酰半胱氨酸和丙半胱氨酸

抗氧化剂 N-乙酰半胱氨酸(NAC)和丙半胱氨酸通过提供合成谷胱甘肽(GSH)的前体物质半胱氨酸,提高细胞内 GSH 水平,依靠 GSH 氧化还原反应来清除体内氧自由基,从而减轻肺损伤。静脉注射 NAC 对 ALI 患者可以显著改善全身氧合和缩短机械通气时间。而近期在 ARDS 患者中进行的Ⅱ期临床试验证实,NAC 有缩短肺损伤病程和阻止肺外器官衰竭的趋势,不能减少机械通气时间和降低病死率。丙半胱氨酸的Ⅱ、Ⅲ期临床试验也证实不能改善 ARDS 患者预后。因此,尚无足够证据支持 NAC 等抗氧化剂用于治疗 ARDS。

7.环氧化酶抑制剂

布洛芬等环氧化酶抑制剂可抑制 ALI/ARDS 患者血栓素 A2 的合成,对炎症反应有强烈的抑制作用。小规模临床研究发现布洛芬可改善全身性感染患者的氧合与呼吸力学。对严重感染的临床研究也发现布洛芬可以降低体温、减慢心率和减轻酸中毒,但是亚组分析(ARDS 患者130 例)显示,布洛芬既不能降低危重 ARDS 患者的患病率,也不能改善 ARDS 患者的 30 d 生存率。因此,布洛芬等环氧化酶抑制剂尚不能用于 ALI/ARDS 的常规治疗。

8.细胞因子单克隆抗体或拮抗药

炎症性细胞因子在 ALI/ARDS 发病中具有重要作用。动物实验应用单克隆抗体或拮抗药中和肿瘤坏死因子(TNF)、白细胞介素(IL)-1 和 IL-8 等细胞因子可明显减轻肺损伤,但多数临床试验获得阴性结果。细胞因子单克隆抗体或拮抗药是否能够用于 ALI/ARDS 的治疗,目前尚缺乏临床研究证据。因此,不推荐抗细胞因子单克隆抗体或拮抗药用于 ARDS 治疗。

9.己酮可可碱及其衍化物利索茶碱

己酮可可碱及其衍化物利索茶碱均可抑制中性粒细胞的趋化和激活,减少促炎因子TNFA、IL-1 和 IL-6 等释放,利索茶碱还可抑制氧自由基释放。但目前尚无 RCT 试验证实己酮可可碱对 ALI/ARDS 的疗效。因此,己酮可可碱或利索茶碱不推荐用于 ARDS 的治疗。

10.重组人活化蛋白C

重组人活化蛋白 C(rhAPC)具有抗血栓、抗感染和纤溶特性,已被试用于治疗严重感染。Ⅲ期临床试验证实,持续静脉注射 rhAPC 24 $\mu$g/(kg·h)×96 h 可以显著改善重度严重感染患者(APACHE Ⅱ>25)的预后。基于 ARDS 的本质是全身性炎症反应,且凝血功能障碍在ARDS 发生中具有重要地位,rhAPC 有可能成为 ARDS 的治疗手段。但目前尚无证据表明rhAPC 可用于 ARDS 治疗,当然在严重感染导致的重度 ARDS 患者,如果没有禁忌证,可考虑应用 rhAPC。rhAPC 高昂的治疗费用也限制了它的临床应用。

11.酮康唑

酮康唑是一种抗真菌药,但可抑制白三烯和血栓素 A2 合成,同时还可抑制肺泡巨噬细胞释放促炎因子,有可能用于 ARDS 的治疗。但是目前没有证据支持酮康唑可用于 ARDS 的常规治疗,同时为避免耐药,对于酮康唑的预防性应用也应慎重。

12.鱼油

鱼油富含 $\omega$-3 脂肪酸,如二十二碳六烯酸(DHA)、二十碳五烯酸(EPA)等,也具有免疫调节作用,可抑制二十烷花生酸样促炎因子释放,并促进 $PGE_1$ 生成。研究显示,通过肠道为 ARDS 患者补充 EPA、$\gamma$-亚油酸和抗氧化剂,可使患者肺泡灌洗液内中性粒细胞减少,IL-8 释放受到抑制,病死率降低。对机械通气的 ALI 患者的研究也显示,肠内补充 EPA 和 $\gamma$-亚油酸可以显著改善氧合和肺顺应性,明显缩短机械通气时间,但对生存率没有影响。

推荐意见 19:补充 EPA 和 $\gamma$-亚油酸有助于改善 ALI/ARDS 患者氧合,缩短机械通气时间(推荐级别:C 级)。

(毕晓慧)

# 第十五节 呼吸衰竭

呼吸衰竭是由各种原因引起的肺通气和(或)换气功能严重障碍,使静息状态下亦不能维持足够的气体交换,导致低氧血症伴(或不伴)高碳酸血症,进而引起一系列病理生理改变和相应临床表现的综合征。明确诊断有赖于动脉血气分析,在海平面、静息状态、呼吸空气条件下,动脉血氧分压 $PaO_2 < 8.0$ kPa(60 mmHg),伴或不伴二氧化碳分压 $PaCO_2 > 6.7$ kPa(50 mmHg),可诊断为呼吸衰竭。

呼吸衰竭分型。① Ⅰ 型呼吸衰竭:以 $PaO_2 < 8.0$ kPa(60 mmHg),$PaCO_2$ 正常或降低为特征。在急性肺损伤早期,如因严重创伤、休克等导致肺毛细血管内皮细胞和肺泡上皮细胞受损,气体交换膜通透性增加,氧气难以从肺泡进入血液,进而出现 Ⅰ 型呼吸衰竭,此时血气分析可精准捕捉到这一变化。② Ⅱ 型呼吸衰竭:特点为 $PaO_2 < 8.0$ kPa(60 mmHg)且 $PaCO_2 > 6.7$ kPa(50 mmHg)。常见于慢性阻塞性肺疾病急性加重期,由于小气道阻塞、肺泡通气不足,二氧化碳排出受阻,同时氧气吸入不足,导致血气异常。

## 一、急性呼吸衰竭

急性呼吸衰竭是指患者因某种突发的致病因素,如严重肺疾病、创伤、休克、电击、急性气道阻塞等,使肺通气和(或)换气功能迅速出现严重障碍,短时间内发生的呼吸衰竭。因机体不能很快代偿,需及时抢救,否则将危及患者生命。常见的病因有呼吸系统疾病,如严重呼吸系统感染、急性呼吸道阻塞性病变、重度或危重哮喘、各种原因引起的急性肺水肿等,导致肺通气和(或)换气障碍;急性颅内感染、颅脑外伤、脑血管病变等可直接或间接抑制呼吸中枢;脊髓灰质炎、重症肌无力等可损伤神经-肌肉传导系统,引起肺通气不足。

### (一)临床表现

急性呼吸衰竭临床主要表现为低氧血症引起的呼吸困难和多脏器功能障碍。呼吸困难是呼吸衰竭最早出现的症状,早期表现为呼吸频率增快,病情进展则出现呼吸困难,表现为辅助呼吸肌活动加强,如三凹征;呼吸衰竭若是由中枢神经抑制性药物或中枢性疾病引起,可表现为潮式呼吸、比奥呼吸等呼吸节律改变。发绀是缺氧的典型表现,当动脉血氧饱和度低于 90% 时,口唇、指甲等处可见发绀。临床上要注意的是红细胞增多者发绀更明显,贫血者发绀不明显或不出现发绀。急性缺氧可表现出精神错乱、狂躁、昏迷、抽搐等精神症状,若同时有 $CO_2$ 潴留,可表现出嗜睡、淡漠、扑翼样震颤,严重的出现呼吸骤停。多数患者有心动过速;严重低氧血症和酸中毒则导致心肌损害、心律失常、周围循环衰竭、血压下降等。严重呼吸衰竭对胃肠道黏膜以及肝肾功能产生影响,可出现丙氨酸氨基转移酶和血浆尿素氮升高、蛋白尿、上消化道出血等。

**(二)病情评估**

1.病史询问

迅速了解患者有无严重呼吸系统感染、急性肺水肿、自发性气胸等呼吸系统疾病史及药物治疗情况等;仔细了解有无创伤(溺水、电击)、药物中毒等情况;快速判断有无颅脑损伤(如急性颅内感染、颅脑外伤、脑血管疾病等)并发急性呼吸衰竭的情况;通过相关症状(氧合、发绀、心律失常、意识等)快速判断病情发展时期。

2.体格检查

快速评估患者基本生命体征及血氧饱和度等,仔细观察患者有无口唇、指甲发绀情况,球结膜有无充血、水肿,皮下有无出血,呼吸频率、节律和幅度的改变;观察患者有无狂躁、昏迷、抽搐、扑翼样震颤等情况,评估患者缺氧和 $CO_2$ 潴留状况;监测心电图、血压评估是否出现循环系统障碍;有无肢体水肿、血尿、呕血等症状判断是否累及消化道及泌尿系统。

**(三)辅助检查**

1.动脉血气分析

动脉血气分析是诊断急性呼吸衰竭的金标准,通过采集动脉血(常用桡动脉、股动脉等),利用血气分析仪测定血液中的氧分压($PaO_2$)、二氧化碳分压($PaCO_2$)、酸碱度(pH)、血氧饱和度($SaO_2$)以及碳酸氢根($HCO_3^-$)等参数。这些指标能直观反映肺部气体交换及酸碱平衡状况。

除判断呼吸衰竭类型,血气分析还能揭示酸碱失衡情况。①呼吸性酸中毒:多因肺通气功能障碍,$CO_2$ 潴留所致,表现为 pH 降低,$PaCO_2$ 升高,$HCO_3^-$ 代偿性升高(急性时变化不明显,慢性时升高明显)。例如呼吸中枢抑制导致呼吸浅慢,$CO_2$ 在体内大量积聚,血气分析显示 pH 下降,$PaCO_2$ 显著升高。②呼吸性碱中毒:常由过度通气引起,$PaCO_2$ 降低,pH 升高,$HCO_3^-$ 代偿性降低。如精神性过度通气患者,可出现呼吸性碱中毒,血气分析可见 $PaCO_2$ 明显降低,pH 上升。③代谢性酸中毒:病因多样,如乳酸酸中毒、肾功能衰竭等。表现为 pH 降低,$HCO_3^-$ 降低,$PaCO_2$ 代偿性降低。在感染性休克患者中,组织灌注不足,无氧代谢增加,乳酸大量堆积,引发代谢性酸中毒,血气分析呈现相应改变。④代谢性碱中毒:可因大量呕吐、使用排钾利尿剂等导致,pH 升高,$HCO_3^-$ 升高,$PaCO_2$ 代偿性升高。⑤混合性酸碱失衡:临床上常见两种或两种以上酸碱失衡同时存在,如呼吸性酸中毒合并代谢性酸中毒,多见于心肺复苏后患者,既有呼吸功能未恢复导致的 $CO_2$ 潴留,又因组织缺氧产生乳酸酸中毒,血气分析结果复杂,需综合判断。

2.胸部影像学检查

(1)胸部 X 线检查:是急性呼吸衰竭初步评估的常用手段,操作简便、成本较低。它通过 X 线穿透胸部,不同组织对 X 线吸收程度不同,从而在胶片上形成影像。医师可借此观察肺部的整体形态、大小、肺纹理、心脏轮廓以及有无明显病变。多种病因导致的急性呼吸衰竭在 X 线上有各异表现。急性左心衰竭引发的肺水肿,典型表现为肺门周围呈蝶形分布的大片状阴影,且随病情进展,阴影范围可扩大。肺炎患者的 X 线片常显示肺部有斑片状或大片状高密度影,可单发或多发,不同病原菌感染所致肺炎的影像特点有所差异,如大叶性肺炎多累及一个肺叶或肺段,呈大片实变影;支气管肺炎则以双肺中下野散在的小片状影为主。气胸在 X 线上表现为肺组织被压缩,可见无肺纹理的透亮区,肺组织向肺门方向萎缩。

(2)胸部CT:相比胸部X线,胸部CT具有更高分辨率,能清晰显示肺部的细微结构,包括肺实质、支气管、血管等。它通过断层扫描,获取胸部不同层面的图像信息,对一些隐匿性病变或X线难以发现的病变具有独特诊断价值。在急性呼吸窘迫综合征早期,胸部X线可能仅表现为肺纹理增多、模糊,但CT能更早发现双肺弥漫性分布的磨玻璃样阴影,随着病情进展,可出现实变影,且病变多以重力依赖区(如肺底部、背部)更为明显。对于肺栓塞患者,CT肺动脉造影可直观显示肺动脉内的血栓,表现为血管内的充盈缺损,是诊断肺栓塞的重要无创检查方法。间质性肺疾病导致的急性呼吸衰竭,CT可清晰显示肺间质的增厚、纤维化改变,如蜂窝肺、网格影等,有助于明确病因和评估病情严重程度。

3.肺功能检查

通气功能评估原理及指标:肺功能检查对于评估急性呼吸衰竭患者的通气功能至关重要。主要通过肺量计等设备,测量患者在不同呼吸状态下的气体容积和流速。常用指标包括肺活量,即最大吸气后所能呼出的最大气量;用力肺活量指在最大吸气后,以最快速度呼气所能呼出的全部气量;第一秒用力呼气容积是指在用力呼气的第1s内所呼出的气量;最大通气量代表在单位时间内(通常为1分钟)所能呼吸的最大气量。

阻塞性通气功能障碍常见于慢性阻塞性肺疾病、支气管哮喘等疾病。以$FEV_1/FVC<70\%$为特征性表现,同时$FEV_1$占预计值百分比下降。在COPD患者中,由于小气道狭窄、阻塞,气体呼出受限,导致$FEV_1$降低更为明显,$FEV_1/FVC$比值下降,肺功能检查可动态监测病情进展及评估治疗效果,如在使用支气管扩张剂后,$FEV_1$等指标的改善情况可反映药物疗效。

限制性通气功能障碍多由胸廓畸形、肺纤维化、胸膜病变等引起。此时肺活量、用力肺活量等指标降低,而$FEV_1/FVC$可正常甚至升高。例如,胸廓畸形患者胸廓活动受限,肺扩张不足,导致肺活量、用力肺活量下降,但由于气道通畅,$FEV_1$相对减少程度较小,$FEV_1/FVC$比值正常或升高。肺功能检查结果有助于明确呼吸衰竭的病因及类型,为制定针对性治疗方案提供依据。

4.心电图检查

呼吸衰竭对心脏电活动影响机制:急性呼吸衰竭时,机体处于缺氧和二氧化碳潴留状态,这会对心脏的电生理活动产生显著影响。缺氧可使心肌细胞的代谢和功能发生改变,导致细胞膜电位异常;二氧化碳潴留则可引起血液pH下降,进一步影响心脏的传导系统和心肌收缩力。①窦性心动过速:是急性呼吸衰竭常见的心电图表现之一。由于机体缺氧,通过神经反射等机制,兴奋交感神经,使心率加快,以增加心输出量,提高氧气输送。心电图表现为窦性心律,心率超过100次/分钟。②肺性P波:在慢性阻塞性肺疾病等导致的呼吸衰竭患者中较为常见。因长期缺氧和二氧化碳潴留,引起肺动脉高压,右心房负荷增加,导致右心房肥大。心电图上表现为P波高尖,在Ⅱ、Ⅲ、aVF导联明显,其电压≥0.25 mV。③右心室肥厚或劳损:长期肺动脉高压可使右心室压力负荷过重,逐渐导致右心室肥厚和劳损。心电图可出现$V_1$导联R波增高,$R/S>1$,$V_5$导联S波加深,同时可伴有ST-T改变,如ST段压低、T波倒置等,反映右心室心肌的复极异常。

5.其他检查

(1)血常规:白细胞计数及分类对判断是否存在感染具有重要价值。细菌感染时,白细胞计数常升高,中性粒细胞比例也明显升高,如肺炎链球菌肺炎患者,白细胞计数可达$(10\sim20)\times10^9/L$,中性粒细胞比例可超过80%。病毒感染时,白细胞计数可正常或降低,淋巴细胞比例相

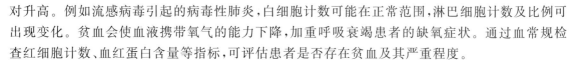

对升高。例如流感病毒引起的病毒性肺炎,白细胞计数可能在正常范围,淋巴细胞计数及比例可出现变化。贫血会使血液携带氧气的能力下降,加重呼吸衰竭患者的缺氧症状。通过血常规检查红细胞计数、血红蛋白含量等指标,可评估患者是否存在贫血及其严重程度。

(2)血生化检查:呼吸衰竭可导致肝肾功能损害。缺氧和二氧化碳潴留可引起肝脏淤血、肝细胞缺氧性损伤,导致转氨酶升高,胆红素代谢异常。肾功能方面,可出现血肌酐、尿素氮升高,这是由于肾脏灌注不足、缺氧及毒素蓄积等多种因素导致。例如在严重呼吸衰竭合并感染性休克时,肾脏灌注急剧减少,可引发急性肾损伤,血生化指标可及时反映肝肾功能变化,指导临床治疗,如调整药物剂量、采取保护肝肾功能措施等。

(3)电解质紊乱监测:急性呼吸衰竭患者常伴有电解质紊乱。二氧化碳潴留导致呼吸性酸中毒时,肾脏会进行代偿调节,使氢离子排出增加,钾离子排出减少,可引起高钾血症;而在过度通气导致呼吸性碱中毒时,细胞外钾离子向细胞内转移,可出现低钾血症。此外,还可能出现低钠、低氯等电解质紊乱。通过监测血钠、血钾、血氯等电解质指标,及时发现并纠正紊乱,维持内环境稳定,对呼吸衰竭的治疗和预后至关重要。

(4)凝血功能检查:对于存在肺栓塞高危因素的急性呼吸衰竭患者,凝血功能检查中的D-二聚体测定意义重大。D-二聚体是纤维蛋白降解产物,当体内有血栓形成并溶解时,D-二聚体水平升高。在肺栓塞患者中,由于肺动脉内血栓形成,激活纤溶系统,D-二聚体常显著升高。但需注意,D-二聚体升高并非肺栓塞所特有,其他如感染、创伤、肿瘤等也可导致其升高,因此需要结合临床症状(如突发胸痛、呼吸困难、咯血等)、体征及其他检查综合判断。除D-二聚体,还可检测凝血酶原时间、活化部分凝血活酶时间、纤维蛋白原等指标,评估患者整体凝血状态。在弥散性血管内凝血等严重凝血功能障碍疾病中,这些指标会出现明显异常,而呼吸衰竭患者在某些严重情况下,凝血功能检查可帮助早期发现并干预凝血异常,改善患者预后。

(5)痰涂片和培养:对于怀疑肺部感染导致呼吸衰竭的患者,痰涂片是快速初步判断病原菌类型的方法。通过将痰液标本涂片、染色后,在显微镜下观察细菌形态。若发现革兰氏阳性球菌,呈葡萄串状排列,可能为葡萄球菌;若为矛头状成双排列,可能为肺炎链球菌。革兰氏阴性杆菌形态多样,如杆状、球杆状等,常见的有大肠埃希菌、肺炎克雷伯菌等。痰涂片结果可指导临床医师经验性选用抗生素。

(6)病原菌鉴定及药敏试验:痰培养能准确鉴定病原菌种类,并进行药敏试验。将痰液接种于合适培养基,在适宜条件下培养,观察细菌生长情况,根据细菌的菌落形态、生化反应等特征鉴定病原菌。药敏试验则通过将病原菌与不同抗生素接触,观察细菌生长抑制情况,确定病原菌对各种抗生素的敏感性,为临床精准选用抗生素提供依据,提高抗感染治疗效果,避免滥用抗生素。

**(四)治疗**

急性呼吸衰竭治疗的核心目标是迅速纠正呼吸功能障碍,保障机体氧供,同时积极探寻并解决引发呼吸衰竭的根源问题,全方位维护患者的生命健康。

1.保持呼吸道通畅

保持呼吸道通畅堪称呼吸衰竭治疗的基石。对于昏迷患者,采取仰卧位并将头后仰,托起下颌且打开口腔,这一简单操作能有效防止舌根后坠阻塞气道,为气体顺利进出创造条件。比如在紧急救援现场,第一时间对昏迷的呼吸衰竭患者实施此操作,可即刻缓解部分通气受阻状况。

及时清除呼吸道分泌物及异物至关重要。可借助吸痰装置,如电动吸痰器,通过吸痰管深入气道,将痰液、血块、呕吐物等阻碍物吸出。在操作过程中,要严格遵循无菌原则,防止引发医源性感染。对于痰液黏稠难以吸出的情况,可先进行雾化吸入,利用生理盐水、氨溴索等药物稀释痰液,增强其流动性以便更易吸出。

若上述基础方法效果欠佳,构建人工气道便成为关键之举。简易人工气道中的口咽通气道,适用于因舌后坠导致气道梗阻的患者,可快速插入口腔,支撑起气道空间。鼻咽通气道则更适合口腔有损伤或牙关紧闭无法经口置入的患者,经鼻腔插入,同样能起到开放气道的作用。喉罩操作相对简便,能在较短时间内建立有效的通气途径,在一些紧急且缺乏气管插管条件的场景中发挥重要作用。而气管内导管,无论是经口腔或鼻腔的气管插管,还是气管切开后置入导管,都是极为可靠的重建呼吸通道手段。气管插管适用于多数需要紧急建立人工气道的患者,能迅速实现有效通气,但留置时间过长可能引发诸多并发症,如气道黏膜损伤、声带损伤等。气管切开则常用于预计需要长期机械通气的患者,其优势在于减少无效腔通气,便于痰液引流与气道管理,不过也存在手术创伤、感染风险增加等问题。

一旦出现支气管痉挛,快速缓解痉挛、恢复气道通畅刻不容缓。可使用 $\beta_2$ 肾上腺素受体激动剂,如沙丁胺醇、特布他林,通过作用于气道平滑肌上的 $\beta_2$ 受体,使平滑肌舒张,从而迅速扩张支气管。可采用雾化吸入的方式,让药物直接作用于气道,起效迅速。抗胆碱药如异丙托溴铵,能阻断乙酰胆碱对气道平滑肌的收缩作用,与 $\beta_2$ 受体激动剂联合使用,协同增效。糖皮质激素具有强大的抗感染作用,可减轻气道炎症水肿,缓解支气管痉挛,常用的有甲泼尼龙、地塞米松等,对于急性呼吸衰竭患者,多采用静脉给药,以快速发挥药效。茶碱类药物如氨茶碱,除了舒张支气管外,还能增强呼吸肌的收缩力,但其治疗窗较窄,使用时需密切监测血药浓度,防止中毒。

2.氧疗

氧疗旨在提升吸入氧浓度,以此纠正患者的缺氧状态。但需明确,氧疗无法增加肺泡通气量,也不能助力二氧化碳排出。确定吸氧浓度的关键原则是在确保动脉血氧分压迅速提升至 $8.0\ kPa$(60 mmHg),或经皮血氧饱和度达到 $90\%$ 以上的同时,尽可能降低吸氧浓度。

对于 I 型呼吸衰竭患者,因其主要问题为氧合功能障碍而无二氧化碳潴留,较高浓度($>35\%$)给氧能快速缓解低氧血症,且不会引发二氧化碳潴留问题。例如,在急性呼吸窘迫综合征导致的 I 型呼吸衰竭早期,给予高浓度吸氧可显著改善患者的氧合状态。而对于伴有高碳酸血症的急性呼吸衰竭患者,如慢性阻塞性肺疾病急性加重期引发的呼吸衰竭,此时需要精准设定给氧浓度,以达到上述氧合目标的最低值为宜。过高的吸氧浓度可能抑制呼吸中枢,导致二氧化碳排出进一步减少,加重二氧化碳潴留。

鼻导管或鼻塞是最常用的吸氧方式,操作简便,患者耐受性较好,适用于轻度呼吸衰竭或对吸氧浓度要求不高的患者,一般可提供 $24\%\sim40\%$ 的吸氧浓度。面罩吸氧能提供更高的吸氧浓度,可达 $40\%\sim60\%$,适用于需要较高吸氧浓度的患者,常见的面罩有普通面罩、储氧面罩等。储氧面罩在患者吸气时能提供额外的氧气储备,可有效提高吸氧浓度,适用于严重低氧血症患者。

3.应用呼吸兴奋剂

呼吸兴奋剂的使用有着严格的原则。首先,必须确保气道通畅,否则药物刺激呼吸肌收缩,却因气道阻塞无法实现有效通气,反而会致使呼吸肌疲劳加剧,进一步加重二氧化碳潴留。例如,在气道存在大量痰液堵塞的情况下,使用呼吸兴奋剂不仅无法改善通气,还会使病情恶化。其次,患者的呼吸肌功能应基本正常,这样呼吸兴奋剂才能有效发挥作用。再者,对于脑缺氧、脑水肿未纠正且频繁抽搐的患者,要谨慎使用,因为此类患者的呼吸中枢功能紊乱,呼吸兴奋剂可

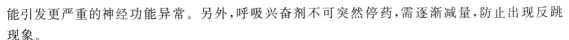

能引发更严重的神经功能异常。另外,呼吸兴奋剂不可突然停药,需逐渐减量,防止出现反跳现象。

呼吸兴奋剂主要适用于以中枢抑制为主、通气量不足引发的呼吸衰竭,如药物中毒导致的呼吸抑制。常用药物尼可刹米,能直接兴奋延髓呼吸中枢,也可通过刺激颈动脉体和主动脉体化学感受器,反射性地兴奋呼吸中枢,使呼吸加深加快。纳洛酮则可拮抗各类阿片受体,逆转阿片类药物中毒导致的呼吸抑制。

4.机械通气

当机体遭遇严重的通气和(或)换气功能障碍时,人工辅助通气装置,即有创或无创呼吸机,便成为维持生命的关键保障。它能够确保必要的肺泡通气量,降低动脉血二氧化碳分压,显著改善肺的气体交换功能,同时让疲惫的呼吸肌得以充分休息,为其功能恢复创造条件。

当急性呼吸衰竭患者昏迷程度逐渐加深,呼吸变得不规则甚至出现暂停,呼吸道分泌物大量增多,且咳嗽和吞咽反射明显减弱乃至消失时,应果断进行气管插管并启用机械通气。在使用机械通气过程中,需依据患者的血气分析结果,如 $PaO_2$、$PaCO_2$、pH 值等,以及临床资料,如患者的病情变化、呼吸频率、胸廓起伏等,精准调整呼吸机参数。潮气量的设置要避免过大导致气压伤,或过小引起通气不足;呼吸频率要根据患者的自主呼吸情况进行合理匹配;吸呼比的调整则需考虑气体交换效率和患者的舒适度等因素。

机械通气过程中,必须严密观察并妥善处理可能出现的并发症。通气过度易引发呼吸性碱中毒,此时需适当降低呼吸机的通气量或调整呼吸频率。通气不足则会加重原有的呼吸性酸中毒和低氧血症,应及时检查呼吸机参数设置及管路连接是否正常,必要时调整参数。循环功能障碍如血压下降、心输出量减少、脉搏增快等,可能与机械通气影响心脏回心血量有关,可通过适当调整呼吸机参数,如降低呼气末正压,同时密切监测血流动力学指标,必要时给予血管活性药物支持。气道压力过高或潮气量过大可能引发气压伤,如气胸、纵隔气肿、间质性肺气肿等,因此要严格控制气道压力和潮气量,采用肺保护性通气策略。人工气道长期留置还易并发呼吸机相关肺炎,这就要求加强气道管理,严格遵守无菌操作原则,定期进行口腔护理,合理使用抗生素预防感染。

5.病因治疗

病因治疗是急性呼吸衰竭治疗的根本所在。一方面要全力治疗呼吸衰竭及其引发的各类危害,如纠正低氧血症、改善呼吸性酸碱失衡等。另一方面,针对不同病因需采取精准有效的治疗措施。若是肺部感染导致的呼吸衰竭,应根据病原菌培养及药敏试验结果,选用敏感的抗生素进行抗感染治疗。对于哮喘持续状态引发的呼吸衰竭,除使用支气管扩张药物外,还需给予糖皮质激素等抗感染治疗,同时避免接触变应原。因胸部外伤导致的呼吸衰竭,若存在血气胸,需及时进行胸腔闭式引流,处理伤口,稳定胸廓。

在急性呼吸衰竭治疗过程中,维持水、电解质酸碱平衡至关重要。要密切留意血容量变化,防止出现血容量不足,以免影响组织灌注,加重器官功能损害;同时也要避免过大的液体负荷,防止诱发或加重肺水肿,进一步恶化呼吸功能。通过监测中心静脉压、尿量、血压等指标,合理调整补液量和速度。

加强对重要脏器功能的监测和支持是治疗的关键环节。心脏功能监测可通过心电图、超声心动图等手段,评估心脏的节律和收缩舒张功能,必要时给予强心、抗心律失常等药物治疗。肾功能监测通过观察尿量、血肌酐、尿素氮等指标,及时发现肾功能损害,调整药物剂量,避免使用肾毒性药物。肝脏功能监测可通过检测转氨酶、胆红素等指标,了解肝脏代谢功能,必要时给予保肝药物。积极预防和治疗并发症,特别是要全力防治多脏器功能障碍综合征,这是急性呼吸衰竭患者预后不良的重要因素。通过加强营养支持、维持内环境稳定、合理使用抗生素等综合措施,降低多器官功能障碍综合征的发生风险,一旦发生,要及时进行多学科联合救治。

## 二、慢性呼吸衰竭

慢性呼吸衰竭指在海平面、休息状态、吸入室内空气时,动脉血气持续异常,$PaO_2$<8.0 kPa(60 mmHg)、$PaCO_2$>6.7 kPa(50 mmHg)而 pH 仍在正常范围(pH 7.35~7.44)的情况。此外,呼吸功能障碍的发生发展较缓慢,历时数天、数周或数月,主要为高碳酸血症性呼吸衰竭,早期也可为Ⅰ型呼吸衰竭。患者的呼吸性酸中毒可由肾脏增强排酸保碱而得以代偿,其低张性缺氧也可由红细胞增多、微血管增生、心输出量增加、血流加快等代偿,从而维持组织必需的供氧量。因此患者在静息时可不出现呼吸衰竭的临床症状,仍能从事轻工作或日常生活活动。很多稳定的非卧床的患者,虽有持续的轻度慢性呼吸衰竭,可不需特殊治疗,但有潜在生命威胁,可突然合并急性呼吸衰竭,使气体交换急性恶化,并出现明显的功能代谢障碍,称失代偿性慢性呼吸衰竭或慢性呼吸衰竭急性加重。

### (一)病因

慢性呼吸衰竭可发生于许多疾病,最多见于慢性阻塞性肺疾病和睡眠呼吸暂停综合征。其病因可归为以下两类。

1.慢性肺部和呼吸道疾病

慢性肺和呼吸道疾病严重时可发生慢性呼吸衰竭,其中最重要的是 COPD,占全部慢性呼吸衰竭患者的一半以上。其次为支气管哮喘以及支气管扩张、肺结核、特发性肺纤维化、慢性血栓栓塞性肺动脉高压等。患者可先发生由肺换气功能障碍所致的低氧血症性呼吸衰竭,后多合并全肺通气不足而发展为高碳酸血症性呼吸衰竭。

2.慢性呼吸运动受限的疾病

神经系统或呼吸肌功能障碍,如原发性低通气、中枢神经系统退行性病或血管疾病、睡眠呼吸暂停、脑干损伤、膈神经麻痹、低钾血症性软瘫,或胸廓疾病如胸廓畸形、胸膜增厚,以及呼吸肌无力、呼吸肌疲劳等,使肺通气不足而发生高碳酸血症性呼吸衰竭。

此外,某些呼吸系以外的疾病也可能引起慢性呼吸衰竭,如肥胖症、肝硬化、心脏手术后。

### (二)发病机制

慢性呼吸衰竭发病的基本机制也包括肺通气功能障碍和换气功能障碍。不同疾病发生慢性呼吸衰竭的具体机制可有不同特点,同一种疾病发生慢性呼吸衰竭又可存在多种机制。

1.通气功能障碍

包括慢性支气管炎、肺气肿和已形成慢性气道阻塞的支气管哮喘,其通气障碍的发病机制主要有以下几种。①阻塞性通气障碍是患者通气不足的主要机制。尤其慢性支气管炎时,大支气管的黏液腺肥大,管壁增厚,管腔变狭小;黏膜杯状细胞增多,黏液分泌过多,因纤毛细胞减少,纤毛粘连倒伏甚至脱落,黏稠的分泌物不能排除而滞留于气道内并形成栓子,使气道阻塞。小气道因炎症,管壁充血水肿、炎性细胞浸润,有时管壁肉芽组织增生;炎性介质引起支气管、细支气管强烈收缩;管周组织增生和纤维化;气道表面磷脂酰丝氨酸减少;外周气道炎症时呼吸道感受器的敏感性增高或上皮损伤,受烟雾尘埃或冷空气等刺激极易发生支气管强烈收缩。这些变化都可使小气道管腔变小阻力增大。动力性压缩也是气道阻力增大的一个因素。由于小气道阻塞及肺泡壁弹性组织破坏,弹性回缩力减弱,使气道等压点上移,加之小气道管壁本身较薄又有炎症破坏,导致在用力呼气时,在肺容量还比较大时,等压点下游的气道被压缩,即发生动力性压缩,使呼气阻力更增加。②限制性通气障碍。肺气肿患者的静态肺顺应性可增加,但纤维化严重者可降低,而慢性支气管炎患者静态肺顺应性可正常,COPD时动态肺顺应性常是降低的。肺气肿患者的肺泡壁上肺泡间隔的附着点减少使牵拉肺泡的作用减少,从而导致肺泡扩张受限。营养不良、缺氧、酸中毒以及呼吸肌疲劳等,都可使呼吸肌收缩力减弱。

2.换气功能障碍

慢性支气管炎与阻塞性肺气肿虽都有气道阻塞,肺泡通气不足,但常非均匀分布,程度轻重也不一;肺气肿的肺泡壁破坏、毛细血管床受压破坏和血流减少,或还有肺小血管收缩或微血栓,这些病变也非均匀分布,所以患者肺内可首先出现通气血流比值减小和增大的肺区。由于代偿性呼吸运动增强,使总的肺泡通气量可不降低,但因肺泡通气血流比例失调,因此早期可主要因此导致换气严重障碍而引起Ⅰ型呼吸衰竭。

通气血流比值增大的肺区,形成无效腔样通气,加上患者呼吸快而潮气变小,使无效腔通气增加,故生理无效腔与潮气量的比值增加,可高达潮气量的 $60\%\sim70\%$。通气血流比值减小的肺区增多使功能分流大量增加,有的患者还有真性分流增加,可高达 $30\%\sim50\%$。弥散功能也可由于肺泡大量破坏,弥散面积减少或肺泡膜炎性增厚而受损,尤其在肺血流加快时。

3.慢性呼吸衰竭急性加重

慢性呼吸衰竭患者虽然有 $PaO_2$ 降低和 $PaCO_2$ 升高,但通过机体的代偿在静息时可无组织缺氧和酸中毒的临床表现。在某些诱因作用下,如呼吸道感染,加重气道阻塞;肺栓塞影响肺循环或肺泡通气血流比例;应用镇静药、麻醉药呼吸中枢受抑;气胸导致呼吸受限;静脉输液过多引起肺水肿;发热、寒战或体力活动增加氧耗;以及氧疗控制不当、左心功能障碍等,均可加剧肺的负荷与呼吸能力间的矛盾,出现慢性呼吸衰竭急性加重。上述诱因中最常见的是呼吸道的病毒或细菌感染,由此引起的发热和呼吸运动增强可增加全身尤其是呼吸肌耗氧量;气道炎症可增加气道阻力和呼吸肌负荷;部分气道阻塞引起功能性分流。患者可出现呼吸困难、心功能障碍甚至发生肺性脑病。

**(三)临床表现**

慢性呼吸衰竭的临床表现包括原发疾病的临床表现以及由缺氧、二氧化碳潴留所引起的各脏器损害的表现。

1.呼吸困难

呼吸衰竭患者在临床上往往早期出现呼吸困难,表现为呼吸费力、呼吸急促、鼻翼翕动,当呼吸中枢受抑制时,也可以出现呼吸节律紊乱,表现为呼吸匀缓、昏睡,危重者呈潮式呼吸、叹息样呼吸等。

2.发绀

发绀主要取决于缺氧的程度,舌色发绀较口唇和甲床出现的更早、更明显。

3.神经精神症状

可有注意力不集中、定向障碍、嗜睡、抽搐,甚至昏迷。

4.其他器官受损表现

心血管系统可有心悸、心律失常、体表静脉充盈、球结膜充血水肿、皮肤潮湿多汗、右侧心力衰竭和低血压等；消化系统可见肝功能异常或因应激性溃疡致消化道出血；泌尿系统可出现蛋白尿、管型尿等，严重者发生肾功能不全。

**5.酸碱失衡和电解质紊乱**

由于缺氧和（或）二氧化碳潴留，以及临床上应用激素、利尿药等药物，患者可出现多种酸碱失衡和离子紊乱。

**6.其他**

因感染致慢性呼吸衰竭急性加重时，多数患者并无发热，而主要表现为气短和咳黄痰。

**（四）辅助检查**

**1.血常规**

多数由于长期缺氧致红细胞增加，血红蛋白增加，合并感染时可有增生性核左移。

**2.动脉血气分析**

血气分析能反映呼吸衰竭的性质和程度，对指导治疗和判断预后也有意义。$pH < 7.35$ 为酸血症，$pH > 7.45$ 为碱血症，$pH$ 受呼吸和代谢双重因素的影响。人体血液 $pH$ 保持在正常范围主要依靠血液缓冲系统以及肺和肾的调节作用。$PaO_2$ 和 $PaCO_2$ 是诊断呼吸衰竭的指标，临床上以 $PaO_2 < 8.0$ kPa($60$ mmHg)作为判断呼吸衰竭的标准。$PaCO_2 > 6.0$ kPa($45$ mmHg)表示有 $CO_2$ 潴留，提示通气不足，$PaCO_2 < 4.7$ kPa($35$ mmHg)表示 $CO_2$ 呼出过多，提示通气过度。

**3.X 线检查**

可见肺纹理增多、肺气肿和肺动脉高压征象。肺动脉高压 X 线诊断标准为右下肺动脉干 $> 15$ mm，肺动脉段突出 $> 3$ mm，圆锥部膨隆，锥高 $> 7$ mm。

**4.心电图**

右心负荷增加的表现，包括电轴右偏、重度顺钟向转位、肺性 P 波、右心室肥厚改变。

**5.痰细菌培养**

尽量在应用抗生素之前留取标本行痰液病原学检查并做药敏试验，指导临床用药。

**（五）治疗**

慢性呼吸衰竭的治疗原则是治疗病因、去除诱因、保持呼吸道通畅、纠正缺氧、缓解二氧化碳潴留、对症治疗由缺氧和二氧化碳潴留所引起的各种症状。

**1.保持呼吸道通畅，增加通气量**

使用支气管扩张药、加强气道湿化、雾化吸入祛痰药物等，必要时机械通气。急诊常用的支气管舒张药有 $\beta_2$ 受体激动药、抗胆碱药及甲基黄嘌呤类。$\beta_2$ 受体激动药主要是沙丁胺醇、特布他林等，吸入 $100 \sim 200$ $\mu g$ 后数分钟内开始起效，$15 \sim 30$ 分钟达到峰值，主要用于缓解症状，按需使用，24 小时内不超过 $1\ 200$ $\mu g$。抗胆碱药主要有异丙托溴铵气雾剂，吸入 $40 \sim 80$ $\mu g$ 时起效慢，但持续时间长。氨茶碱类药物可解除气道平滑肌痉挛，还有改善心输出量、舒张全身和肺血管、增加水盐排出、兴奋中枢神经系统、改善呼吸肌功能以及某些抗炎作用等。氨茶碱血浓度监测对估计疗效和不良反应有一定意义。血氨茶碱浓度 $> 5$ mg/L 即有治疗作用；$> 15$ mg/L 时不良反应明显增加。

**2.抗感染治疗**

积极防治感染是治疗慢性呼吸衰竭的关键。有条件时应尽早行痰培养及药物敏感试验，明确致病菌以及选用敏感有效的抗生素。慢性呼吸衰竭多有混合感染，经验性治疗常常需要联合应用抗生素。

3.氧疗

无严重合并症的慢性呼吸衰竭患者采用控制性氧疗后易达到满意的氧合水平,$PaO_2 > 8.0$ kPa(60 mmHg)或 $SaO_2 > 90\%$。但吸入氧浓度不宜过高,需注意可能发生潜在的 $CO_2$ 潴留及呼吸性酸中毒。氧疗30分钟后应复查动脉血气,以确认是否达到氧合的预期要求,且未引起 $CO_2$ 潴留和(或)呼吸性酸中毒。

4.无创机械通气

对于需要通气支持的患者,条件允许时可以先试用无创通气,如效果欠佳及时转为有创通气。有创通气撤机时也可以采取由有创到无创的过渡。应用无创通气时患者必须具备的基本条件是意识清楚、有自主咳痰能力、自主呼吸能力、血流动力学稳定并且能够耐受无创通气。无创通气可以避免人工气道的不良反应和并发症(气道损伤、呼吸机相关性肺炎等),但是不具有人工气道的部分作用(如气道引流、良好的密封性等)。①绝对禁忌证:自主呼吸消失、微弱或很不稳定,难以触发无创通气;非 $CO_2$ 潴留造成的神志改变;缺乏通畅的气道,如严重的面部创伤以及需要立即清除大气道内分泌物;频繁的恶心和呕吐或呼吸道分泌物多,需要气管插管引流或保护呼吸道者;严重的高血压;1周内胃部手术;频繁发作的心绞痛、正在发生的心律失常。②相对禁忌证:气道分泌物多或排痰障碍;重症感染;极度紧张;严重低氧血症或严重酸中毒;重度肥胖;近期上腹部手术后(尤其是需要严格胃肠减压者)。

经无创正压通气治疗1～2小时后复查动脉血气,如果临床情况改善,建议继续无创通气治疗,否则应该及时转为有创通气。

5.有创机械通气

临床上根据不同的基础疾病以及疾病所处的不同时期,做到个体化的机械通气,以提高通气效率,减少并发症。参数参考值潮气量7～15 mL/kg,每分钟呼吸频率16～30次/分钟。吸气流量递减型,足够可变,峰值40～100 L。吸气时间0.8～1.2 s,吸气压力1.0～2.5 kPa(10～25 $cmH_2O$);呼气压力依患者情况而定,常用0.3～0.5 kPa(3～5 $cmH_2O$)。

6.纠正酸碱失衡和离子紊乱

呼吸衰竭导致的酸碱平衡和离子紊乱是复杂的,可出现混合性酸碱失衡和各种离子紊乱,既包括有实际离子浓度的下降,也有离子的代偿性转移。临床上能否及时纠正内环境紊乱对可否顺利撤机以及康复有重要影响,应将复杂的酸碱和电解质紊乱综合考虑,首先明确和处理原发因素。

7.对症支持治疗

对慢性呼吸衰竭患者不推荐长期口服糖皮质激素治疗,主张短疗程应用激素,以泼尼龙为例,通常起始剂量为每天30～40 mg,之后逐渐减量,也可以静脉给予甲泼尼龙40 mg,每天1次,3～5天后改为口服。一般总疗程7～10天,延长给药时间不能增加疗效,反而会使不良反应增加。应注意补充营养,对不能进食者需经胃肠补充要素饮食或予静脉高营养。对卧床、红细胞增多症或脱水的患者,需考虑使用肝素或低分子量肝素。注意痰液引流,积极排痰治疗(如刺激咳嗽、叩击胸部、体位引流等方法)。强心药以及利尿药是慢性呼吸衰竭尤其是合并肺源性心脏病的患者的二线用药。存在低氧血症或低钾血症时应用洋地黄类药物应注意其不良反应,应用利尿药时应注意纠正离子紊乱,尤其是低钾血症。

(徐 燕)

# 第四章　消化内科疾病的诊治

## 第一节　急性胃炎

急性胃炎是由多种不同的病因引起的急性胃黏膜炎症,包括急性单纯性胃炎、急性糜烂出血性胃炎和吞服腐蚀物引起的急性腐蚀性胃炎与胃壁细菌感染所致的急性化脓性胃炎。其中,临床意义最大和发病率最高的是以胃黏膜糜烂、出血为主要表现的急性糜烂出血性胃炎。

### 一、流行病学

迄今为止,目前国内外尚缺乏有关急性胃炎的流行病学调查。

### 二、病因

急性胃炎的病因众多,大致有外源和内源两大类,包括急性应激、化学性损伤(如药物、乙醇、胆汁、胰液)和急性细菌感染等。

#### (一)外源因素

1.药物

各种非甾体抗炎药(NSAIDs),包括阿司匹林、吲哚美辛、吡罗昔康和多种含有该类成分的复方药物。另外常见的药物有糖皮质激素和某些抗生素及氯化钾等均可导致胃黏膜损伤。

2.乙醇

主要是大量酗酒可致急性胃黏膜糜烂甚至出血。

3.生物性因素

沙门菌、嗜盐菌和葡萄球菌等细菌或其毒素可导致胃黏膜充血水肿和糜烂。幽门螺杆菌感染可引起急、慢性胃炎,发病机制类似,将在慢性胃炎节中叙述。

4.其他

某些机械性损伤(包括胃内异物、胃柿石等)可损伤胃黏膜。放射疗法可致胃黏膜受损。偶可见因吞服腐蚀性化学物质(强酸、强碱、来苏水及氯化汞、砷、磷等)引起的腐蚀性胃炎。

### (二)内源因素

#### 1.应激因素

多种严重疾病如严重创伤、烧伤或大手术及颅脑病变和重要脏器功能衰竭等均可导致胃黏膜缺血、缺氧造成损伤,通常称为应激性胃炎。如果为脑血管病变、颅脑损伤和脑手术后引起的胃、十二指肠急性溃疡,通常称为应激性溃疡;而大面积烧灼伤所致溃疡称为 Curling 溃疡。

#### 2.局部血供缺乏

局部血供缺乏主要是腹腔动脉栓塞治疗后少数因动脉硬化致胃动脉血栓形成或栓塞引起供血不足。另外,还可见于肝硬化门静脉高压并发上消化道出血者。

#### 3.急性蜂窝织炎或化脓性胃炎

此两者甚少见。

## 三、病理生理学和病理组织学

### (一)病理生理学

胃黏膜防御机制包括黏膜屏障、黏液屏障、黏膜上皮修复、黏膜和黏膜下层丰富的血流、前列腺素和肽类物质(表皮生长因子等)和自由基清除系统。上述结果结构破坏或保护因素减少,使胃腔中的 $H^+$ 逆弥散至胃壁,肥大细胞释放组胺,则血管充血甚至出血、黏膜水肿及间质液渗出,同时可刺激壁细胞分泌盐酸、主细胞分泌胃蛋白酶原。若致病因子损及腺颈部细胞,则胃黏膜修复延迟、更新受阻而出现糜烂。

严重创伤、大手术、大面积烧伤、脑血管意外和严重脏器功能衰竭及休克或者败血症等导致的急性应激的发生机制如下:急性应激→皮质-垂体前叶-肾上腺皮质轴活动亢进、交感-副交感神经系统失衡→机体的代偿功能不足→不能维持胃黏膜微循环的正常运行→黏膜缺血、缺氧→黏液和碳酸氢盐分泌减少及内源性前列腺素合成不足→黏膜屏障破坏和氢离子反弥散→降低黏膜内 pH→进一步损伤血管与黏膜→糜烂和出血。

NSAIDs 所引起者则为抑制环氧合酶(COX),致使前列腺素产生减少,黏膜缺血、缺氧。氯化钾和某些抗生素或抗肿瘤药等可直接刺激胃黏膜引起浅表损伤。

乙醇可致上皮细胞损伤和破坏,黏膜水肿、糜烂和出血。另外,幽门关闭不全、胃切除(主要是 Billroth Ⅱ式)术后可引起十二指肠-胃反流,此时由胆汁和胰液等组成的碱性肠液中的胆盐、溶血磷脂酰胆碱、磷脂酶 A 和其他胰酶可破坏胃黏膜屏障,引起急性炎症。

门静脉高压可致胃黏膜毛细血管和小静脉扩张及黏膜水肿,组织学表现为只有轻度或无炎症细胞浸润,可有显性或非显性出血。

### (二)病理组织学

急性胃炎主要病理和组织学表现以胃黏膜充血水肿、表面有片状渗出物或黏液覆盖为主。黏膜皱襞上可见局限性或弥漫性陈旧性或新鲜出血与糜烂,糜烂加深可累及胃腺体。

显微镜下可见黏膜固有层多少不等的中性粒细胞、淋巴细胞、浆细胞和少量嗜酸性粒细胞浸润,可有水肿。表面的单层柱状上皮细胞和固有腺体细胞出现变性与坏死。重者黏膜下层亦有水肿和充血。

对于腐蚀性胃炎若接触了高浓度的腐蚀物质且时间较长,则胃黏膜会出现凝固性坏死、糜烂和溃疡,重者穿孔或出血甚至腹膜炎。

另外,少见的化脓性胃炎可表现为整个胃壁(主要是黏膜下层)炎性增厚,大量中性粒细胞浸润,黏膜坏死。可有胃壁脓性蜂窝织炎或胃壁脓肿。

## 四、临床表现

### (一)症状

部分患者可有上腹痛、腹胀、恶心、呕吐、嗳气、食欲缺乏等。如伴胃黏膜糜烂出血,则有呕血和(或)黑粪,大量出血可引起出血性休克。有时上腹胀气明显。细菌感染者可出现腹泻并有疼痛、吞咽困难和呼吸困难(由于喉头水肿)。腐蚀性胃炎可吐出血性黏液,严重者可发生食管或胃穿孔,引起胸膜炎或弥漫性腹膜炎。化脓性胃炎起病常较急,有上腹剧痛、恶心和呕吐、寒战和高热等症状,血压可下降,出现中毒性休克。

### (二)体征

上腹部压痛是常见体征,尤其多见于严重疾病引起的急性胃炎出血者。腐蚀性胃炎因口腔黏膜、食管黏膜和胃黏膜都有损害,导致口腔、咽喉黏膜充血、水肿和糜烂。化脓性胃炎有时体征酷似急腹症。

## 五、辅助检查

急性糜烂出血性胃炎的确诊有赖于急诊胃镜检查,一般应在出血后 24～48 h 内进行,可见到以多发性糜烂、浅表溃疡和出血灶为特征的急性胃黏膜病损。可有黏液湖或者新鲜或陈旧血液。一般急性应激所致的胃黏膜病损以胃体、胃底部为主,而 NSAIDs 或乙醇所致的则以胃窦部为主。X 线钡剂检查并无诊断价值。出血者作呕吐物或大便潜血试验,红细胞计数和血红蛋白含量测定。由感染因素引起者,应做白细胞计数和分类检查,大便常规和培养。

## 六、诊断和鉴别诊断

主要由病史和症状做出拟诊,而经胃镜检查得以确诊。但吞服腐蚀性物质者禁忌胃镜检查。有长期服 NSAIDs、酗酒及临床重危患者,均应想到急性胃炎可能。对于鉴别诊断,腹痛为主者,应通过反复询问病史而与急性胰腺炎、胆囊炎和急性阑尾炎等急腹症,甚至急性心肌梗死相鉴别。

## 七、治疗

### (一)基础治疗

基础治疗包括给予镇静、禁食、补液、解痉、止吐等对症支持治疗。此后给予流质或半流质饮食。

### (二)针对病因治疗

针对病因治疗包括根除幽门螺杆菌、去除 NSAIDs 或乙醇等诱因。

### (三)对症处理

表现为反酸、上腹隐痛、烧灼感和嘈杂者,给予 $H_2$ 受体阻滞剂或质子泵抑制剂。以恶心、呕吐或上腹胀为主者可选用甲氧氯普胺、多潘立酮或莫沙必利等促胃动力药。以痉挛性疼痛为主者,可给予莨菪碱等药物进行对症处理。

有胃黏膜糜烂、出血者,除可用抑制胃酸分泌的 $H_2$ 受体阻滞剂或质子泵抑制剂外,还可同时应用胃黏膜保护药如硫糖铝或铝碳酸镁等。

对于较大量的出血则应采取综合措施进行抢救。当并发大量出血时,可以冰水洗胃或在冰水中加去甲肾上腺素(每 200 mL 冰水中加 8 mL),或向管内滴注碳酸氢钠,浓度 1 000 mmol/L,24 h 滴 1 L,使胃内 pH 保持在 5 以上。凝血酶是有效的局部止血药,并有促进创面愈合作用,大剂量时止血作用显著。常规的止血药,如卡巴克络、止血芳酸和酚磺乙胺等可静脉应用,但效果一般。内镜下止血往往可收到较好效果。

### 八、并发症的诊断、预防和治疗

急性胃炎的并发症包括穿孔、腹膜炎、水电解质紊乱和酸碱失衡等。为预防细菌感染可选用抗生素治疗,因过度呕吐致脱水者及时补充水和电解质,并适时检测血气,必要时纠正酸碱平衡紊乱。对于穿孔或腹膜炎者,必要时外科治疗。

### 九、预后

病因去除后,急性胃炎多在短期内恢复正常。相反病因长期持续存在,可转为慢性胃炎。由于绝大多数慢性胃炎的发生与幽门螺杆菌感染有关,而幽门螺杆菌自发清除少见,故慢性胃炎可持续存在,但多数患者无症状。流行病学研究显示,部分幽门螺杆菌相关性胃窦炎(<20%)可发生十二指肠溃疡。

(吴敬波)

# 第二节 慢 性 胃 炎

慢性胃炎是由各种病因引起的胃黏膜慢性炎症。根据新悉尼胃炎系统和我国 2006 年颁布的《中国慢性胃炎共识意见》标准,根据内镜及病理组织学变化,将慢性胃炎分为非萎缩性(浅表性)胃炎及萎缩性胃炎两大基本类型和一些特殊类型胃炎。

### 一、流行病学

幽门螺杆菌感染为慢性非萎缩性胃炎的主要病因。大致上说来,慢性非萎缩性胃炎发病率与幽门螺杆菌感染情况相平行,慢性非萎缩性胃炎流行情况因不同国家、不同地区幽门螺杆菌感染情况而异。一般幽门螺杆菌感染率发展中国家高于发达国家,感染率随年龄增加而升高。我国属幽门螺杆菌高感染率国家,人群中幽门螺杆菌感染率为 40%~70%。慢性萎缩性胃炎是原因不明的慢性胃炎,在我国是一种常见病、多发病,在慢性胃炎中占 10%~20%。

### 二、病因

#### (一)慢性非萎缩性胃炎的常见病因

1.幽门螺杆菌感染

幽门螺杆菌感染是慢性非萎缩性胃炎最主要的病因,两者的关系符合 Koch 提出的确定病原体为感染性疾病病因的 4 项基本要求,即该病原体存在于该病的患者中,病原体的分布与体内病变分布一致,清除病原体后疾病可好转,在动物模型中该病原体可诱发与人相似的疾病。

研究表明,80%~95%的慢性活动性胃炎患者胃黏膜中有幽门螺杆菌感染,5%~20%的幽门螺杆菌阴性率反映了慢性胃炎病因的多样性。幽门螺杆菌相关胃炎者,幽门螺杆菌胃内分布与炎症分布一致;根除幽门螺杆菌可使胃黏膜炎症消退,一般中性粒细胞消退较快,但淋巴细胞、浆细胞消退需要较长时间。志愿者和动物模型中已证实幽门螺杆菌感染可引起胃炎。

幽门螺杆菌感染引起的慢性非萎缩性胃炎中胃窦为主的全胃炎患者胃酸分泌可增加,十二指肠溃疡发生的概率较高;而胃体为主全胃炎患者胃溃疡和胃癌发生的危险性增加。

2.胆汁和其他碱性肠液反流

幽门括约肌功能不全时含胆汁和胰液的十二指肠液反流入胃,可削弱胃黏膜屏障功能,使胃黏膜遭到消化液侵蚀,产生炎症、糜烂、出血和上皮化生等病变。

3.其他外源因素

酗酒、服用 NSAIDs 等药物、某些刺激性食物等均可反复损伤胃黏膜。这类因素均可各自或与幽门螺杆菌感染协同作用而引起或加重胃黏膜慢性炎症。

### (二)慢性萎缩性胃炎的主要病因

1973 年,Strickland 将慢性萎缩性胃炎分为 A、B 两型,A 型是胃体弥漫萎缩,导致胃酸分泌下降,影响维生素 $B_{12}$ 及内因子的吸收,因此常合并恶性贫血,与自身免疫有关;B 型在胃窦部,少数人可发展成胃癌,与幽门螺杆菌、化学损伤(胆汁反流、非皮质激素消炎药、吸烟、酗酒等)有关,我国 80%以上的属于第 2 类。

胃内攻击因子与防御修复因子失衡是慢性萎缩性胃炎发生的根本原因。具体病因与慢性非萎缩性胃炎相似,包括幽门螺杆菌感染;长期饮浓茶、烈酒、咖啡、过热、过冷、过于粗糙的食物,导致胃黏膜的反复损伤;长期大量服用非甾体抗炎药如阿司匹林、吲哚美辛等可抑制胃黏膜前列腺素的合成,破坏黏膜屏障;烟草中的尼古丁不仅影响胃黏膜的血液循环,还可导致幽门括约肌功能紊乱,造成胆汁反流;各种原因的胆汁反流均可破坏黏膜屏障造成胃黏膜慢性炎症改变。比较特殊的是壁细胞抗原和抗体结合形成免疫复合体破坏壁细胞。胃黏膜营养因子(如促胃液素、表皮生长因子等)缺乏;心力衰竭、动脉硬化、肝硬化合并门静脉高压、糖尿病、甲状腺病、慢性肾上腺皮质功能减退、尿毒症、干燥综合征、胃血流量不足及精神因素等均可导致胃黏膜萎缩。

## 三、病理生理学和病理学

### (一)病理生理学

1.幽门螺杆菌感染

幽门螺杆菌感染途径为粪-口或口-口途径,其外壁靠黏附素紧贴胃上皮细胞。

幽门螺杆菌感染的持续存在,致使腺体破坏,最终发展成为萎缩性胃炎。而感染幽门螺杆菌后胃炎的严重程度除了与细菌本身有关外,还与患者机体情况和外界环境有关。如带有空泡毒素(VacA)和细胞毒相关基因(CagA)者,胃黏膜损伤明显较重。患者的免疫应答反应强弱、其胃酸的分泌情况、血型、民族和年龄差异等也影响胃黏膜炎症程度。此外,患者饮食情况也有一定影响作用。

2.自身免疫机制

研究早已证明,以胃体萎缩为主的 A 型萎缩性胃炎患者血清中,存在壁细胞抗体(PCA)和内因子抗体(IFA)。前者的抗原是壁细胞分泌小管微绒毛膜上的质子泵 $H^+$,$K^+$-ATP 酶,它破坏壁细胞而使胃酸分泌减少。而 IFA 则对抗内因子(壁细胞分泌的一种糖蛋白),使食物中的维

生素 $B_{12}$ 无法与后者结合被末端回肠吸收,最后引起维生素 $B_{12}$ 吸收不良,甚至导致恶性贫血。IFA 具有特异性,几乎仅见于胃萎缩伴恶性贫血者,造成胃酸和内因子分泌减少或丧失。恶性贫血是 A 型萎缩性胃炎的终末阶段,是自身免疫性胃炎最严重的标志。当泌酸腺完全萎缩时称为胃萎缩。另外,近年发现幽门螺杆菌感染者中也存在着自身免疫反应,其血清抗体能与宿主胃黏膜上皮及黏液起交叉反应,如菌体 LewisX 和 LewisY 抗原。

3.外源损伤因素破坏胃黏膜屏障

碱性十二指肠液反流等,可减弱胃黏膜屏障功能。致使胃腔内 $H^+$ 通过损害的屏障,反弥散进入胃黏膜内,使炎症不易消散。长期慢性炎症,又加重屏障功能的减退,如此恶性循环使慢性胃炎久治不愈。

4.生理因素和胃黏膜营养因子缺乏

萎缩性变化和肠化生等皆与衰老相关,而炎症细胞浸润程度与年龄关系不大。这主要是老龄者的退行性变-胃黏膜小血管扭曲,小动脉壁玻璃样变性,管腔狭窄导致黏膜营养不良、分泌功能下降。

新近研究证明,某些胃黏膜营养因子(胃泌素、表皮生长因子等)缺乏或胃黏膜感觉神经终器对这些因子不敏感可引起胃黏膜萎缩。如手术后残胃炎原因之一是 G 细胞数量减少,引起胃泌素营养作用减弱。

5.遗传因素

萎缩性胃炎、低酸或无酸、维生素 $B_{12}$ 吸收不良的患病率和 PCA、IFA 的阳性率很高,提示可能有遗传因素的影响。

**(二)病理学**

慢性胃炎病理变化是由胃黏膜损伤和修复过程引起。病理组织学的描述包括活动性慢性炎症、萎缩和化生与异型增生等。此外,在慢性炎症过程中,胃黏膜也有反应性增生变化,如胃小凹上皮形成、黏膜肌增厚、淋巴滤泡形成、纤维组织和腺管增生等。

近几年对于慢性胃炎尤其是慢性萎缩性胃炎的病理组织学,有不少新的进展。以下结合中华医学会消化病学分会的"全国第二次慢性胃炎共识会议"中制定的慢性胃炎诊治的共识意见,论述以下关键进展问题。

1.萎缩的定义

国际上一个病理学家的自由组织萎缩联谊会把萎缩新定义为"萎缩是胃固有腺体的丧失",将萎缩分为 3 种情况:无萎缩、未确定萎缩和萎缩。进而将萎缩分为两个类型:非化生性萎缩和化生性萎缩。前者特点是腺体丧失伴有黏膜固有层中的纤维化或纤维肌增生;后者是胃黏膜腺体被化生的腺体所替换。这两类萎缩的程度分级仍用最初悉尼系统标准和新悉尼系统的模拟评分图,分为 4 级,即无、轻度、中度和重度萎缩。国际的萎缩新定义对我国来说不是新的,我国学者早年就认为,肠化或假幽门腺化生不是胃固有腺体,因此,尽管胃腺体数量未减少,但也属"萎缩",并在全国第一届慢性胃炎共识会议做了说明。

对于上述第 2 个问题,答案显然是肯定的。这是因为多灶性萎缩性胃炎的胃黏膜萎缩呈灶状分布,即使活检块数少,只要病理活检发现有萎缩,就可诊断为萎缩性胃炎。在此次全国慢性胃炎共识意见中强调,需注意取材于糜烂或溃疡边缘的组织易存在萎缩,但不能简单地视为萎缩性胃炎。此外,活检组织太浅、组织包埋方向不当等因素均可影响萎缩的判断。

"未确定萎缩"是国际新提出的观点,认为黏膜层炎症很明显时,单核细胞密集浸润造成腺体被取代、移置或隐匿,以致难以判断这些"看来似乎丧失"的腺体是否真正丧失,此时暂先诊断为"未确定萎缩",最后诊断延期到炎症明显消退(大部分在幽门螺杆菌根除治疗3～6个月后),再取活检时做出。对萎缩的诊断采取了比较谨慎的态度。

目前,我国共识意见并未采用此概念。原因如下:①炎症明显时腺体被破坏、数量减少,在这个时候,病理按照萎缩的定义可以诊断为萎缩,非病理不能。②一般临床希望活检后有病理结论,病理如不作诊断,会出现临床难出诊断、对治疗效果无法评价的情况。尤其在临床研究上,设立此诊断项会使治疗前或治疗后失去相当一部分统计资料。慢性胃炎是个动态过程,炎症可以有两个结局:完全修复和不完全修复(纤维化和肠化)。炎症明显期病理无责任预言今后趋向哪个结局,可以预料对萎缩采用的诊断标准不一,治疗有效率也不一,采用"未确定萎缩"的研究课题,因为事先去除了一部分可逆的萎缩,萎缩的可逆性就低。

2.肠化分型的临床意义与价值

AB-PAS和HID-AB黏液染色能区分肠化亚型,然而,肠化分型的意义并未明了。传统观念认为,肠化亚型中的小肠型和完全型肠化无明显癌前病变意义,而大肠型肠化的胃癌发生危险性增高,从而引起临床的重视。支持肠化分型有意义的学者认为化生是细胞表型的一种非肿瘤性改变,通常在长期不利环境作用下出现。这种表型改变可以是干细胞内出现体细胞突变的结果,也可以是表现遗传修饰的变化导致后代细胞向不同方向分化的结果。胃内肠化生部位发现很多遗传改变,这些改变甚至可出现在异型增生前。他们认为肠化生中不完全型结肠型者,具有大多数遗传学改变,有发生胃癌的危险性。但近年越来越多的临床资料显示其预测胃癌价值有限而更强调重视肠化范围,肠化分布范围越广,其发生胃癌的危险性越高。10多年来罕有从大肠型肠化随访发展成癌的报道。另外从病理检测的实际情况看,肠化以混合型多见,大肠型肠化的检出率与活检块数有密切关系,即活检块数越多,大肠型肠化检出率越高。客观地讲,该型肠化生的遗传学改变和胃不典型增生(上皮内瘤)的改变相似。因此,对肠化分型的临床意义和价值的争论仍未有定论。

3.关于异型增生

异型增生(上皮内瘤变)是重要的胃癌癌前病变。分为轻度和重度(低级别和高级别)两级。异型增生和上皮内瘤变是同义词,后者是WHO国际癌症研究协会推荐使用的术语。

4.萎缩和肠化发生过程是否存在不可逆转点

胃黏膜萎缩的产生主要有两种途径:一是干细胞区室和(或)腺体被破坏;二是选择性破坏特定的上皮细胞而保留干细胞。这两种途径在慢性幽门螺杆菌感染中均可发生。

萎缩与肠化的逆转报道已经不在少数,但是否所有患者均有逆转可能,是否在萎缩的发生与发展过程中存在某一不可逆转点,这一转折点是否可能为肠化生。已明确幽门螺杆菌感染可诱发慢性胃炎,经历慢性炎症→萎缩→肠化→异型增生等多个步骤最终发展至胃癌。可否通过根除幽门螺杆菌来降低胃癌发生率始终是近年来关注的热点。多数研究表明,根除幽门螺杆菌可防止胃黏膜萎缩和肠化的进一步发展,但萎缩、肠化是否能得到逆转尚待更多研究证实。

Mera和Correa等最新报道了一项长达12年的大型前瞻性随机对照研究,纳入795例具有胃癌前病变的成人患者,随机给予他们抗幽门螺杆菌治疗和(或)抗氧化治疗。他们观察到萎缩黏膜在幽门螺杆菌根除后持续保持阴性12年后可以完全消退,而肠化黏膜也有逐渐消退的趋向,但可能需要随访更长时间。他们认为通过抗幽门螺杆菌治疗来进行胃癌的化学预防是可行的策略。

但是,部分学者认为在考虑萎缩的可逆性时,需区分缺失腺体的恢复和腺体内特定细胞的再生。在后一种情况下,干细胞区室被保留,去除有害因素可使壁细胞和主细胞再生,并完全恢复腺体功能。当腺体及干细胞被完全破坏后,腺体的恢复只能由周围未被破坏的腺窝单元来完成。

当萎缩伴有肠化生时,逆转机会进一步减小。如果肠化生是对不利因素的适应性反应,而且不利因素可以被确定和去除,此时肠化生有可能逆转。但是,肠化生还有很多其他原因,如胆汁反流、高盐饮食、乙醇。这意味着在幽门螺杆菌感染个体的同时,感染以外的其他因素亦可以引发或加速化生的发生。如果肠化生是稳定的干细胞内体细胞突变的结果,则改变黏膜的环境也许不能使肠化生逆转。

1992—2002 年文献 34 篇,根治幽门螺杆菌后萎缩可逆和无好转的基本各占一半,主要由于萎缩诊断标准、随访时间和间隔长短、活检取材部位和数量不统一造成。建议今后制订统一随访方案,联合各医疗单位合作研究,使能得到大宗病例的统计资料。根治幽门螺杆菌可以产生某些有益效应,如消除炎症,消除活性氧所致的 DNA 损伤,缩短细胞更新周期,提高低胃酸者的泌酸量,并逐步恢复胃液维生素 C 的分泌。在预防胃癌方面,这些已被证实的结果可能比希望萎缩和肠化生逆转重要得多。

实际上,国际著名学者对是否有此不可逆转点也有争论。如美国的 Correa 教授并不认同它的存在,而英国 Aberdeen 大学的 Emad Munir El-Omar 教授则强烈认为在异型增生发展至胃癌的过程中有某个节点,越过此点则基本处于不可逆转阶段,但至今为止尚未明确此点的确切位置。

## 四、临床表现

流行病学研究表明,多数慢性非萎缩性胃炎患者无任何症状。少数患者可有上腹痛或不适、上腹胀、早饱、嗳气、恶心等非特异性消化不良症状。某些慢性萎缩性胃炎患者可有上腹部灼痛、胀痛、钝痛或胀闷且以餐后为主,食欲缺乏、恶心、嗳气、便秘或腹泻等症状。内镜检查和胃黏膜组织学检查结果与慢性胃炎患者症状的相关分析表明,患者的症状缺乏特异性,且症状有无及严重程度与内镜所见及组织学分级并无肯定的相关性。

伴有胃黏膜糜烂者,可有少量或大量上消化道出血,长期少量出血可引起缺铁性贫血。胃体萎缩性胃炎可出现恶性贫血,常有全身衰弱、疲软、神情淡漠、隐性黄疸等症状,消化道症状一般较少。体征多不明显,有时上腹轻压痛,胃体胃炎严重时可有舌炎和贫血。慢性萎缩性胃炎的临床表现不仅缺乏特异性,而且与病变程度并不完全一致。

## 五、辅助检查

### (一)胃镜及病理组织学检查

1.胃镜检查

随着内镜器械的长足发展,内镜观察更加清晰。内镜下慢性非萎缩性胃炎可见红斑(点状、片状、条状),黏膜粗糙不平,出血点(斑),黏膜水肿及渗出等基本表现,尚可见糜烂及胆汁反流。萎缩性胃炎则主要表现为黏膜色泽白,不同程度的皱襞变平或消失。在不过度充气状态下,可透见血管纹,轻度萎缩时见到模糊的血管,重度时看到明显血管分支。内镜下肠化黏膜呈灰白色颗粒状小隆起,重者贴近观察有绒毛状变化。肠化也可以呈平坦或凹陷外观。如果喷撒亚甲蓝色素,肠化区可能被染上蓝色,非肠化黏膜不着色。

胃黏膜血管脆性增加可致黏膜下出血,谓之壁内出血,表现为水肿或充血。胃黏膜上见点状、斑状或线状出血,可与多发、新鲜和陈旧性出血相混杂。如观察到黑色附着物常提示糜烂等原因导致的出血。

值得注意的是,少数幽门螺杆菌感染性胃炎可有胃体部皱襞肥厚,甚至宽度达到 5 mm 以上,且在适当充气后皱襞不能展平,用活检钳将黏膜提起时,可见帐篷征,这是和恶性浸润性病变的鉴别点之一。

2.病理组织学检查

萎缩的确诊依赖于病理组织学检查。萎缩的肉眼诊断与病理诊断符合率仅为 38%～78%,这与萎缩或肠化甚至幽门螺杆菌的分布都是非均匀的,或者说多灶性萎缩性胃炎的胃黏膜萎缩呈灶状分布有关。当然,只要病理活检发现有萎缩,就可诊断为萎缩性胃炎。但如果未能发现萎缩,却不能轻易排除之。如果不取足够多的标本或者内镜医师并未在病变最重部位(这也需要内镜医师的经验)活检,则势必可能遗漏病灶。反之,当在糜烂或溃疡边缘的组织活检时,即使病理发现了萎缩,却不能简单地视为萎缩性胃炎,这是因为活检组织太浅、组织包埋方向不当等因素影响萎缩的判断。还有,根除幽门螺杆菌可使胃黏膜活动性炎症消退,慢性炎症程度减轻。一些因素可影响结果的判断,例如:①活检部位的差异。②幽门螺杆菌感染时胃黏膜大量炎症细胞浸润,形如萎缩;但根除幽门螺杆菌后胃黏膜炎症细胞消退,黏膜萎缩、肠化可望恢复。然而在胃镜活检取材多少问题上,病理学家的要求与内镜医师出现了矛盾。从病理组织学观点来看,5 块或更多则有利于组织学的准确判断,然而,就内镜医师而言,考虑到患者的医疗费用,主张 2～3 块即可。

(二)幽门螺杆菌检测

活组织病理学检查时可同时检测幽门螺杆菌,并可在内镜检查时多取 1 块组织做快速尿素酶检查以增加诊断的可靠性。其他检查幽门螺杆菌的方法包括:①胃黏膜直接涂片或组织切片,然后以 Gram 或 Giemsa 或 Warthin-Starry 染色(经典方法),甚至 HE 染色,免疫组化染色则有助于检测球形幽门螺杆菌;②细菌培养,为金标准,需特殊培养基和微需氧环境,培养时间 3～7 d,阳性率可能不高但特异性高,且可做药物敏感试验;③血清幽门螺杆菌抗体测定,多在流行病学调查时用;④尿素呼吸试验,是一种非侵入性诊断法,口服 $^{13}$C 或 $^{14}$C 标记的尿素后,检测患者呼气中的 $^{13}CO_2$ 或 $^{14}CO_2$ 量,结果准确;⑤聚合酶链反应法(PCR 法),能特异地检出不同来源标本中的幽门螺杆菌。

根除幽门螺杆菌治疗后,可在胃镜复查时重复上述检查,亦可采用非侵入性检查手段,如 $^{13}$C 或 $^{14}$C 尿素呼气试验、粪便幽门螺杆菌抗原检测及血清学检查。应注意,近期使用抗生素、质子泵抑制剂、铋剂等药物,因有暂时抑制幽门螺杆菌作用,会使上述检查(血清学检查除外)呈假阴性。

(三)X 线钡剂检查

X 线钡剂检查主要是可以很好地显示胃黏膜相的气钡双重造影。对于萎缩性胃炎,常常可见胃皱襞相对平坦和减少。但依靠 X 线诊断慢性胃炎价值不如胃镜和病理组织学检查。

(四)实验室检查

1.胃酸分泌功能测定

非萎缩性胃炎胃酸分泌常正常,有时可以增高。萎缩性胃炎病变局限于胃窦时,胃酸可正常或低酸,低酸是由于泌酸细胞数量减少和 $H^+$ 向胃壁反弥散导致。测定基础胃液分泌量(BAO)

及注射组胺或五肽胃泌素后测定最大泌酸量(MAO)和高峰泌酸量(PAO)判断胃泌酸功能,有助于萎缩性胃炎的诊断及指导临床治疗。A 型慢性萎缩性胃炎患者多无酸或低酸,B 型慢性萎缩性胃炎患者可正常或低酸,往往在给予促胃酸分泌刺激药后,也不见胃液和胃酸分泌。

2.胃蛋白酶原测定

胃体黏膜萎缩时血清胃蛋白酶原(PG)Ⅰ水平及 PGⅠ/Ⅱ比例下降,严重时可伴餐后血清 G-17 水平升高;胃窦黏膜萎缩时餐后血清 G-17 水平下降,严重时可伴 PGⅠ水平及 PGⅠ/Ⅱ比例下降。然而,这主要是一种统计学上的差异(图 4-1)。

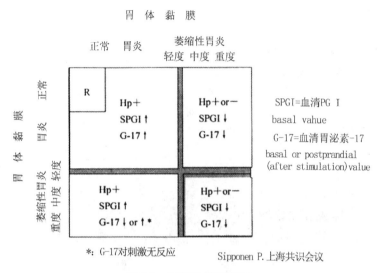

图 4-1 胃蛋白酶原测定

日本学者发现无症状胃癌患者,本法 85% 阳性,PGⅠ或比值降低者,推荐进一步胃镜检查,以检出伴有萎缩性胃炎的胃癌。该试剂盒用于诊断萎缩性胃炎和判断胃癌倾向在欧洲国家应用要多于我国。

3.血清促胃液素测定

如果以放射免疫法检测血清促胃液素,则正常值应低于 100 pg/mL。慢性萎缩性胃炎胃体为主者,因壁细胞分泌胃酸缺乏,反馈性地 G 细胞分泌促胃液素增多,致促胃液素浓度升高。特别是当伴有恶性贫血时,该值可达 1 000 pg/mL 或更高。注意此时要与胃泌素瘤相鉴别,后者是高胃酸分泌。慢性萎缩性胃炎以胃窦为主时,空腹血清促胃液素正常或降低。

4.自身抗体

血清 PCA 和 IFA 阳性对诊断慢性胃体萎缩性胃炎有帮助,尽管血清 IFA 阳性率较低,但胃液中 IFA 阳性十分有助于恶性贫血的诊断。

5.血清维生素 $B_{12}$ 浓度和维生素 $B_{12}$ 吸收试验

慢性胃体萎缩性胃炎时,维生素 $B_{12}$ 缺乏,常低于 200 ng/L。维生素 $B_{12}$ 吸收试验(Schilling 试验)能检测维生素 $B_{12}$ 在末端回肠吸收情况且可与回盲部疾病和严重肾功能障碍相鉴别。同时服用 $^{58}Co$ 和 $^{57}Co$(加有内因子)标记的氰钴素胶囊。此后收集 24 h 尿液。如两者排出率均大于 10% 则正常,若尿中 $^{58}Co$ 排出率低于 10%,而 $^{57}Co$ 的排出率正常则常提示恶性贫血;而两者均降低的常常是回盲部疾病或者肾衰竭者。

## 六、诊断和鉴别诊断

### (一)诊断

鉴于多数慢性胃炎患者无任何症状,或即使有症状也缺乏特异性,且缺乏特异性体征,因此,根据症状和体征难以做出慢性胃炎的正确诊断。慢性胃炎的确诊主要依赖于内镜检查和胃黏膜活检组织学检查,尤其是后者的诊断价值更大。

按照悉尼胃炎标准要求,完整的诊断应包括病因、部位和形态学三方面。例如,诊断为胃窦为主慢性活动性幽门螺杆菌胃炎和 NSAIDs 相关性胃炎。当胃窦和胃体炎症程度相差 2 级或以上时,加上"为主"修饰词,如"慢性(活动性)胃炎,胃窦显著"。当然这些诊断结论最好是在病理报告后给出,实际的临床工作中,胃镜医师可根据胃镜下表现给予初步诊断。病理诊断则主要根据新悉尼胃炎系统如图 4-2 所示。

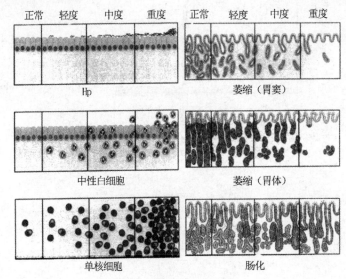

图 4-2 新悉尼胃炎系统

对于自身免疫性胃炎诊断,要予以足够的重视。因为胃体活检者甚少,或者很少开展 PCA 和 IFA 的检测,诊断该病者很少。为此,如果遇到以全身衰弱和贫血为主要表现,而上消化道症状往往不明显者,应做血清促胃液素测定和(或)胃液分析,异常者进一步做维生素 $B_{12}$ 吸收试验,血清维生素 $B_{12}$ 浓度测定可确诊。注意不能仅仅凭活检组织学诊断本病,特别标本数少时,这是因为幽门螺杆菌感染性胃炎后期,胃窦肠化,幽门螺杆菌上移,胃体炎症变得显著,可与自身免疫性胃炎表现相重叠,但后者胃窦黏膜的变化很轻微。另外,淋巴细胞性胃炎也可出现类似情况,而其并无泌酸腺萎缩。A 型、B 型萎缩性胃炎特点见表 4-1。

表 4-1 A 型和 B 型慢性萎缩性胃炎的鉴别

| 项 目 | | A 型慢性萎缩性胃炎 | B 型慢性萎缩性胃炎 |
|---|---|---|---|
| 部位 | 胃窦 | 正常 | 萎缩 |
| | 胃体 | 弥漫性萎缩 | 多样性 |
| 血清促胃液素 | | 明显升高 | 不定,可以降低或不变 |
| 胃酸分泌 | | 降低 | 降低或正常 |

续表

| 项　目 | A型慢性萎缩性胃炎 | B型慢性萎缩性胃炎 |
| --- | --- | --- |
| 自身免疫抗体(内因子抗体和壁细胞抗体)阳性率 | 90% | 10% |
| 恶性贫血发生率 | 90% | 10% |
| 可能的病因 | 自身免疫,遗传因素 | 幽门螺杆菌、化学损伤 |

**(二)鉴别诊断**

1.功能性消化不良

2006年,《中国慢性胃炎共识意见》将消化不良症状与慢性胃炎做了对比:一方面,慢性胃炎患者可有消化不良的各种症状;另一方面,一部分有消化不良症状者如果胃镜和病理检查无明显阳性发现,可能仅仅为功能性消化不良。当然,少数功能性消化不良患者可同时伴有慢性胃炎。这样在慢性胃炎与消化不良症状、功能性消化不良之间形成较为错综复杂的关系。但一般说来,消化不良症状的有无和严重程度与慢性胃炎的内镜所见或组织学分级并无明显相关性。

2.早期胃癌和胃溃疡

几种疾病的症状有重叠或类似,但胃镜及病理检查可鉴别。重要的是,如遇到黏膜糜烂,尤其是隆起性糜烂,要多取活检和及时复查,以排除早期胃癌。这是因为即使是病理组织学诊断,也有一定局限性。原因:①胃黏膜组织学变化易受胃镜检查前夜的食物(如某些刺激性食物加重黏膜充血)性质、被检查者近日是否吸烟、胃镜操作者手法的熟练程度、患者恶心反应等诸种因素影响;②活检是点的调查,而慢性胃炎病变程度在整个黏膜面上并非一致,要多点活检才能做出全面估计,判断治疗效果时,尽量在黏膜病变较重的区域或部位活检,如系治疗前后比较,则应在相同或相近部位活检;③病理诊断易受病理医师主观经验的影响。

3.慢性胆囊炎与胆石症

其与慢性胃炎症状十分相似,同时并存者也较多。对于中年女性诊断慢性胃炎时,要仔细询问病史,必要时行胆囊B超检查,以了解胆囊情况。

4.其他

慢性肝炎和慢性胰腺疾病等,也可出现与慢性胃炎类似症状,在详询病史后,行必要的影像学检查和特异的实验室检查。

## 七、预后

慢性萎缩性胃炎常合并肠上皮化生。慢性萎缩性胃炎绝大多数预后良好,少数可癌变,其癌变率为1%~3%。目前认为慢性萎缩性胃炎若早期发现,及时积极治疗,病变部位萎缩的腺体是可以恢复的,其可转化为非萎缩性胃炎或被治愈,改变了以往人们对慢性萎缩性胃炎不可逆转的认识。根据萎缩性胃炎每年癌变率0.5%~1%,胃镜和病理检查的随访间期定位多长才既提高早期胃癌的诊断率,又方便患者和符合医药经济学要求。这也一直是不同地区和不同学者分歧较大的问题。在我国,城市和乡村由于不同胃癌发生率和医疗条件差异,如果纯粹从疾病进展和预防角度考虑,一般认为,不伴有肠化和异型增生的萎缩性胃炎可1~2年做内镜和病理随访1次;活检有中重度萎缩伴有肠化的萎缩性胃炎1年左右随访1次。伴有轻度异型增生并剔除取于癌旁者,根据内镜和临床情况缩短至6~12个月随访1次;而重度异型增生者需立即复查胃镜和病理,必要时手术治疗或内镜下局部治疗。

## 八、治疗

慢性非萎缩性胃炎的治疗目的是缓解消化不良症状和改善胃黏膜炎症。治疗应尽可能针对病因,遵循个体化原则。消化不良症状的处理与功能性消化不良相同。无症状、幽门螺杆菌阴性的非萎缩性胃炎无须特殊治疗。

### (一)一般治疗

慢性萎缩性胃炎患者,不论其病因如何,均应戒烟、戒酒,避免使用损害胃黏膜的药物如NSAIDs等,避免食用对胃黏膜有刺激性的食物和饮品,如过于酸、甜、咸、辛辣和过热、过冷食物,浓茶、咖啡等。饮食宜规律,少吃油炸、烟熏、腌制食物,不食腐烂变质的食物,多吃新鲜蔬菜和水果,所食食品要新鲜并富于营养,保证有足够的蛋白质、维生素(如维生素 C 和叶酸等)及铁质摄入,精神上乐观,生活要规律。

### (二)针对病因或发病机制的治疗

#### 1.根除幽门螺杆菌

慢性非萎缩性胃炎的主要症状为消化不良,其症状应归属于功能性消化不良范畴。目前,国内外均推荐对幽门螺杆菌阳性的功能性消化不良行根除治疗。因此,有消化不良症状的幽门螺杆菌阳性慢性非萎缩性胃炎患者均应根除幽门螺杆菌。另外,如果伴有胃黏膜糜烂,也该根除幽门螺杆菌。大量研究结果表明,根除幽门螺杆菌可使胃黏膜组织得到改善;对预防消化性溃疡和胃癌等有重要意义;对改善或消除消化不良症状具有费用-疗效比优势。

#### 2.保护胃黏膜

近年来,有关前列腺素和胃黏膜血流量等成为胃黏膜保护领域的研究热点。这与 NSAIDs 药物的广泛应用带来的不良反应日益引起学者的重视有关。美国加州大学戴维斯分校的 Tarnawski 教授的研究显示,前列腺素保护胃黏膜抵抗致溃疡及致坏死因素损害的机制不仅是抑制胃酸分泌。当然表皮生长因子(EGF)、成纤维生长因子(bFGF)和血管内皮生长因子(VEGF)及热休克蛋白等都是重要的黏膜保护因子,在抵御黏膜损害中起重要作用。

然而,当机休遇到有害因素强烈攻击时,仅依靠自身的防御修复能力是不够的,强化黏膜防卫能力,促进黏膜的修复是治疗胃黏膜损伤的重要环节之一。具有保护和增强胃黏膜防御功能或者防止胃黏膜屏障受到损害的一类药物统称为胃黏膜保护药。包括铝碳酸镁、硫糖铝、胶体铋剂、地诺前列酮、替普瑞酮、吉法酯、谷氨酰胺类、瑞巴派特等。另外,吉法酯能增加胃黏膜更新、提高细胞再生能力,增强胃黏膜对胃酸的抵抗能力,达到保护胃黏膜作用。

#### 3.抑制胆汁反流

促胃动力药如多潘立酮可防止或减少胆汁反流;胃黏膜保护药,特别是有结合胆酸作用的铝碳酸镁制剂,可增强胃黏膜屏障、结合胆酸,从而减轻或消除胆汁反流所致的胃黏膜损害。考来烯胺可络合反流至胃内的胆盐,防止胆汁酸破坏胃黏膜屏障,方法为每次 3~4 g,每天 3~4 次。

### (三)对症处理

消化不良症状的治疗由于临床症状与慢性非萎缩性胃炎之间并不存在明确关系,因此,症状治疗事实上属于功能性消化不良的经验性治疗。慢性胃炎伴胆汁反流者可应用促胃动力药(如多潘立酮)和(或)有结合胆酸作用的胃黏膜保护药(如铝碳酸镁制剂)。

(1)有胃黏膜糜烂和(或)以反酸、上腹痛等症状为主者,可根据病情或症状严重程度选用抗酸药、$H_2$ 受体阻滞剂或质子泵抑制剂。

（2）促胃动力药如多潘立酮、马来酸曲美布汀、莫沙必利、盐酸伊托必利主要用于以上腹饱胀、恶心或呕吐等为主要症状者。

（3）胃黏膜保护药如硫糖铝、瑞巴派特、替普瑞酮、吉法酯、依卡倍特适用于有胆汁反流、胃黏膜损害和(或)症状明显者。

（4）抗抑郁药或抗焦虑治疗：可用于有明显精神因素的慢性胃炎伴消化不良症状患者，同时应予耐心解释或心理治疗。

（5）助消化治疗：对于伴有腹胀、食欲缺乏等消化不良症状而无明显上述胃灼热、反酸、上腹饥饿痛症状者，可选用含有胃酶、胰酶和肠酶等复合酶制剂治疗。

（6）其他对症治疗：包括解痉止痛、止吐、改善贫血等。

（7）对于贫血，若为缺铁，应补充铁剂。大细胞贫血者根据维生素 $B_{12}$ 或叶酸缺乏分别给予补充。

（吴敬波）

# 第三节　消化性溃疡

消化性溃疡主要指发生在胃和十二指肠的慢性溃疡，即胃溃疡（GU）和十二指肠溃疡（DU），因溃疡形成与胃酸/胃蛋白酶的消化作用有关而得名。溃疡的黏膜缺损超过黏膜肌层，不同于糜烂。

## 一、流行病学

消化性溃疡是全球性常见病。西方国家资料显示，自 20 世纪 50 年代以后，消化性溃疡发病率呈下降趋势。我国临床统计资料提示，消化性溃疡患病率在近十多年来亦开始呈下降趋势。本病可发生于任何年龄，但中年最为常见，DU 多见于青壮年，而 GU 多见于中老年，后者发病高峰比前者约迟 10 年。男性患病比女性较多。临床上 DU 比 GU 为多见，两者之比为(2～3)：1，但有地区差异，在胃癌高发区 GU 所占的比例有增加。

## 二、病因和发病机制

在正常生理情况下，胃十二指肠黏膜经常接触有强侵蚀力的胃酸和在酸性环境下被激活、能水解蛋白质的胃蛋白酶。此外，还经常受摄入的各种有害物质的侵袭，但却能抵御这些侵袭因素的损害，维持黏膜的完整性，这是因为胃、十二指肠黏膜具有一系列防御和修复机制。目前认为，胃十二指肠黏膜的这一完善而有效的防御和修复机制，足以抵抗胃酸/胃蛋白酶的侵蚀。一般而言，只有当某些因素损害了这一机制才可能发生胃酸/胃蛋白酶侵蚀黏膜而导致溃疡形成。近年的研究已经明确，幽门螺杆菌和非甾体抗炎药是损害胃十二指肠黏膜屏障从而导致消化性溃疡发病的最常见病因。少见的特殊情况，当过度胃酸分泌远远超过黏膜的防御和修复作用时也可能导致消化性溃疡发生。现将这些病因及其导致溃疡发生的机制分述如下。

### (一)幽门螺杆菌

确认幽门螺杆菌为消化性溃疡的重要病因主要基于两方面的证据：①消化性溃疡患者的幽

门螺杆菌检出率显著高于对照组的普通人群,DU 的检出率约为 90%、GU 为 70%～80%(幽门螺杆菌阴性的消化性溃疡患者往往能找到 NSAIDs 服用史等其他原因);②大量临床研究肯定,成功根除幽门螺杆菌后溃疡复发率明显下降,用常规抑酸治疗后愈合的溃疡年复发率为 50%～70%,而根除幽门螺杆菌可使溃疡复发率降至 5% 以下,这就表明去除病因后消化性溃疡可获治愈。至于为什么在感染幽门螺杆菌的人群中仅有少部分人(约 15%)发生消化性溃疡,一般认为,这是幽门螺杆菌、宿主和环境因素三者相互作用的不同结果。

幽门螺杆菌感染导致消化性溃疡发病的确切机制尚未阐明。目前比较普遍接受的一种假说试图将幽门螺杆菌、宿主和环境 3 个因素在 DU 发病中的作用统一起来。该假说认为,胆酸对幽门螺杆菌生长具有强烈的抑制作用,因此,正常情况下幽门螺杆菌无法在十二指肠生存,十二指肠球部酸负荷增加是 DU 发病的重要环节,因为酸可使结合胆酸沉淀,从而有利于幽门螺杆菌在十二指肠球部生长。幽门螺杆菌只能在胃上皮组织定植,因此,在十二指肠球部存活的幽门螺杆菌只有当十二指肠球部发生胃上皮化生才能定植下来,而据此认为十二指肠球部的胃上皮化生是十二指肠对酸负荷的一种代偿反应。十二指肠球部酸负荷增加的原因,一方面与幽门螺杆菌感染引起慢性胃窦炎有关,幽门螺杆菌感染直接或间接作用于胃窦 D、G 细胞,削弱了胃酸分泌的负反馈调节,从而导致餐后胃酸分泌增加;另一方面,吸烟、应激和遗传等因素均与胃酸分泌增加有关(详后述)。定植在十二指肠球部的幽门螺杆菌引起十二指肠炎症,炎症削弱了十二指肠黏膜的防御和修复功能,在胃酸/胃蛋白酶的侵蚀下最终导致 DU 发生。十二指肠炎症同时导致十二指肠黏膜分泌碳酸氢盐减少,间接增加十二指肠的酸负荷,进一步促进 DU 的发生和发展过程。

对幽门螺杆菌引起 GU 的发病机制研究较少,一般认为是幽门螺杆菌感染引起的胃黏膜炎症削弱了胃黏膜的屏障功能,胃溃疡好发于非泌酸区与泌酸区交界处的非泌酸区侧,反映了胃酸对屏障受损的胃黏膜的侵蚀作用。

### (二)NSAIDs

NSAIDs 是引起消化性溃疡的另一个常见病因。大量研究资料显示,服用 NSAIDs 患者发生消化性溃疡及其并发症的危险性显著高于普通人群。临床研究报道,在长期服用 NSAIDs 患者中 10%～25% 可发现胃或十二指肠溃疡,有 1%～4% 的患者发生出血、穿孔等溃疡并发症。NSAIDs 引起的溃疡,GU 较 DU 多见。溃疡形成及其并发症发生的危险性除与服用 NSAIDs 种类、剂量、疗程有关外,也与高龄、同时服用抗凝血药、糖皮质激素等因素有关。

NSAIDs 通过削弱黏膜的防御和修复功能而导致消化性溃疡发病,损害作用包括局部作用和系统作用两方面,系统作用是主要致溃疡机制,主要是通过抑制环氧合酶(COX)起作用。COX 是花生四烯酸合成前列腺素的关键限速酶,COX 有两种异构体,即结构型 COX-1 和诱生型 COX-2。COX-1 在组织细胞中恒量表达,催化生理性前列腺素合成而参与机体生理功能调节;COX-2 主要在病理情况下由炎症刺激诱导产生,促进炎症部位前列腺素的合成。传统的 NSAIDs 如阿司匹林、吲哚美辛等旨在抑制 COX-2 而减轻炎症反应,但特异性差,同时抑制了 COX-1,导致胃肠黏膜生理性前列腺素 E 合成不足。后者通过增加黏液和碳酸氢盐分泌、促进黏膜血流增加、细胞保护等作用在维持黏膜防御和修复功能中起重要作用。

NSAIDs 和幽门螺杆菌是引起消化性溃疡发病的两个独立因素,至于两者是否有协同作用则尚无定论。

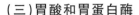

### （三）胃酸和胃蛋白酶

消化性溃疡的最终形成是由于胃酸/胃蛋白酶对黏膜自身消化所致。因胃蛋白酶活性是pH 依赖性的,在 pH>4 时便失去活性,因此,在探讨消化性溃疡发病机制和治疗措施时主要考虑胃酸。无酸情况下罕有溃疡发生及抑制胃酸分泌药物能促进溃疡愈合的事实均确证胃酸在溃疡形成过程中的决定性作用,是溃疡形成的直接原因。胃酸的这一损害作用一般只有在正常黏膜防御和修复功能遭受破坏时才能发生。

DU 患者中约有 1/3 存在五肽胃泌素刺激最大酸排量(MAO)增高,其余患者 MAO 多在正常高值,DU 患者胃酸分泌增高的可能因素及其在 DU 发病中的间接及直接作用已如前述。GU患者基础酸排量(BAO)及 MAO 多属正常或偏低。对此,可能解释为 GU 患者多伴多灶萎缩性胃炎,因而胃体壁细胞泌酸功能已受影响,而 DU 患者多为慢性胃窦炎,胃体黏膜未受损或受损轻微因而仍能保持旺盛的泌酸能力。少见的特殊情况如促胃液素瘤患者,极度增加的胃酸分泌的攻击作用远远超过黏膜的防御作用,而成为溃疡形成的起始因素。近年来非幽门螺杆菌、非NSAIDs(也非胃泌素瘤)相关的消化性溃疡报道有所增加,这类患者病因未明,是否与高酸分泌有关尚待研究。

### （四）其他因素

下列因素与消化性溃疡发病有不同程度的关系。

(1)吸烟:吸烟者消化性溃疡发病率比不吸烟者高,吸烟影响溃疡愈合和促进溃疡复发。吸烟影响溃疡形成和愈合的确切机制未明,可能与吸烟增加胃酸分泌、减少十二指肠及胰腺碳酸氢盐分泌、影响胃十二指肠协调运动、黏膜损害性氧自由基增加等因素有关。

(2)遗传:遗传因素曾一度被认为是消化性溃疡发病的重要因素,但随着幽门螺杆菌在消化性溃疡发病中的重要作用得到认识,遗传因素的重要性受到挑战。例如,消化性溃疡的家族史可能是幽门螺杆菌感染的"家庭聚集"现象;O 型血胃上皮细胞表面表达更多黏附受体而有利于幽门螺杆菌定植。因此,遗传因素的作用有待进一步研究。

(3)急性应激可引起应激性溃疡已是共识。但在慢性溃疡患者,情绪应激和心理障碍的致病作用却无定论。临床观察发现长期精神紧张、过劳,确实易使溃疡发作或加重,但这多在慢性溃疡已经存在时发生,因此,情绪应激可能主要起诱因作用,可能通过神经内分泌途径影响胃十二指肠分泌、运动和黏膜血流的调节。

(4)胃十二指肠运动异常:研究发现部分 DU 患者胃排空增快,这可使十二指肠球部酸负荷增大;部分 GU 患者有胃排空延迟,这可增加十二指肠液反流入胃,加重胃黏膜屏障损害。但目前认为,胃肠运动障碍不大可能是原发病因,但可加重幽门螺杆菌或 NSAIDs 对黏膜的损害。

简言之,消化性溃疡是一种多因素疾病,其中幽门螺杆菌感染和服用 NSAIDs 是已知的主要病因,溃疡发生是黏膜侵袭因素和防御因素失平衡的结果,胃酸在溃疡形成中起关键作用。

## 三、病理

DU 发生在球部,前壁比较常见;GU 多在胃角和胃窦小弯。组织学上,GU 大多发生在幽门腺区(胃窦)与泌酸腺区(胃体)交界处的幽门腺区一侧。幽门腺区黏膜可随年龄增长而扩大(假幽门腺化生和(或)肠化生),使其与泌酸腺区的交界线上移,故老年患者 GU 的部位多较高。溃疡一般为单个,也可多个,呈圆形或椭圆形。DU 直径多小于 10 mm,GU 比 DU 稍大。亦可见到直径大于 2 cm 的巨大溃疡。溃疡边缘光整、底部洁净,由肉芽组织构成,上面覆盖有灰白色或灰黄色纤维渗出物。活动性溃疡周围黏膜常有炎症水肿。溃疡浅者累及黏膜肌层,深者达肌层甚至浆膜层,溃破血管时引起出血,穿破浆膜层时引起穿孔。溃疡愈合时周围黏膜炎症、水肿消退,边缘上皮细胞增生覆盖溃疡面,其下的肉芽组织纤维转化,变为瘢痕,瘢痕收缩使周围黏膜皱襞向其集中。

## 四、临床表现

上腹痛是消化性溃疡的主要症状,但部分患者可无症状或症状较轻以至不为患者所注意,而以出血、穿孔等并发症为首发症状。典型的消化性溃疡有如下临床特点:①慢性过程,病史可达数年至数十年。②周期性发作,发作与自发缓解相交替,发作期可为数周或数月,缓解期亦长短不一,短者数周、长者数年;发作常有季节性,多在秋冬或冬春之交发病,可因精神情绪不良或过劳而诱发。③发作时上腹痛呈节律性,表现为空腹痛即餐后 2~4 h 和(或)午夜痛,腹痛多进食或服用抗酸药后缓解,典型节律性表现在 DU 多见。

### (一)症状

上腹痛为主要症状,性质多为灼痛,亦可为钝痛、胀痛、剧痛或饥饿样不适感。多位于中上腹,可偏右或偏左。一般为轻至中度持续性痛。疼痛常有典型的节律性如上述。腹痛多在进食或服用抗酸药后缓解。

部分患者无上述典型表现的疼痛,而仅表现为无规律性的上腹隐痛或不适。具或不具典型疼痛者均可伴有反酸、嗳气、上腹胀等症状。

### (二)体征

溃疡活动时上腹部可有局限性轻压痛,缓解期无明显体征。

## 五、特殊类型的消化性溃疡

### (一)复合溃疡

复合溃疡指胃和十二指肠同时发生的溃疡。DU 往往先于 GU 出现。幽门梗阻发生率较高。

### (二)幽门管溃疡

幽门管位于胃远端,与十二指肠交界,长约 2 cm。幽门管溃疡与 DU 相似,胃酸分泌一般较高。幽门管溃疡上腹痛的节律性不明显,对药物治疗反应较差,呕吐较多见,较易发生幽门梗阻、出血和穿孔等并发症。

### (三)球后溃疡

DU 大多发生在十二指肠球部,发生在球部远段十二指肠的溃疡称球后溃疡。多发生在十二指肠乳头的近端。具 DU 的临床特点,但午夜痛及背部放射痛多见,对药物治疗反应较差,较易并发出血。

### (四)巨大溃疡

巨大溃疡指直径大于 2 cm 的溃疡。对药物治疗反应较差、愈合时间较慢,易发生慢性穿透或穿孔。胃的巨大溃疡注意与恶性溃疡鉴别。

### (五)老年人消化性溃疡

近年,老年人发生消化性溃疡的报道增多。临床表现多不典型,GU 多位于胃体上部甚至胃底部,溃疡常较大,易误诊为胃癌。

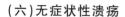

### （六）无症状性溃疡

约 15％消化性溃疡患者可无症状，而以出血、穿孔等并发症为首发症状。可见于任何年龄，以老年人较多见；NSAIDs 引起的溃疡近半数无症状。

## 六、实验室和其他检查

### （一）胃镜检查

胃镜检查是确诊消化性溃疡首选的检查方法。胃镜检查不仅可对胃十二指肠黏膜直接观察、摄像，还可在直视下取活组织作病理学检查及幽门螺杆菌检测，因此胃镜检查对消化性溃疡的诊断及胃良、恶性溃疡鉴别诊断的准确性高于 X 线钡餐检查。例如，在溃疡较小或较浅时钡餐检查有可能漏诊；钡餐检查发现十二指肠球部畸形可有多种解释；活动性上消化道出血是钡餐检查的禁忌证；胃的良、恶性溃疡鉴别必须由活组织检查来确定。

内镜下消化性溃疡多呈圆形或椭圆形，也有呈线形，边缘光整，底部覆有灰黄色或灰白色渗出物，周围黏膜可有充血、水肿，可见皱襞向溃疡集中。内镜下溃疡可分为活动期（A）、愈合期（H）和瘢痕期（S）3 个病期，其中每个病期又可分为 1 和 2 两个阶段。

### （二）X 线钡餐检查

X 线钡餐检查适用于对胃镜检查有禁忌或不愿接受胃镜检查者。溃疡的 X 线征象有直接和间接两种：龛影是直接征象，对溃疡有确诊价值；局部压痛、十二指肠球部激惹和球部畸形、胃大弯侧痉挛性切迹均为间接征象，仅提示可能有溃疡。

### （三）幽门螺杆菌检测

幽门螺杆菌检测应列为消化性溃疡诊断的常规检查项目，因为有无幽门螺杆菌感染决定治疗方案的选择。检测方法分为侵入性和非侵入性两大类。前者需通过胃镜检查取胃黏膜活组织进行检测，主要包括快速尿素酶试验、组织学检查和幽门螺杆菌培养；后者主要有 $^{13}$C 或 $^{14}$C 尿素呼气试验、粪便幽门螺杆菌抗原检测及血清学检查（定性检测血清抗幽门螺杆菌 IgG 抗体）。

快速尿素酶试验是侵入性检查的首选方法，操作简便、费用低。组织学检查可直接观察幽门螺杆菌，与快速尿素酶试验结合，可提高诊断准确率。幽门螺杆菌培养技术要求高，主要用于科研。$^{13}$C 或 $^{14}$C 尿素呼气试验检测幽门螺杆菌敏感性及特异性高而无须胃镜检查，可作为根除治疗后复查的首选方法。

应注意，近期应用抗生素、质子泵抑制剂、铋剂等药物，因有暂时抑制幽门螺杆菌作用，会使上述检查（血清学检查除外）呈假阴性。

### （四）胃液分析和血清促胃液素测定

一般仅在疑有促胃液素瘤时作鉴别诊断之用。

## 七、诊断和鉴别诊断

慢性病程、周期性发作的节律性上腹疼痛，且上腹痛可为进食或抗酸药所缓解的临床表现是诊断消化性溃疡的重要临床线索。但应注意，一方面有典型溃疡样上腹痛症状者不一定是消化性溃疡，另一方面部分消化性溃疡患者症状可不典型甚至无症状。因此，单纯依靠病史难以做出可靠诊断。确诊有赖胃镜检查。X 线钡餐检查发现龛影亦有确诊价值。

鉴别诊断本病主要临床表现为慢性上腹痛，当仅有病史和体检资料时，需与其他有上腹痛症状的疾病如肝、胆、胰、肠疾病和胃的其他疾病相鉴别。功能性消化不良临床常见且临床表现与消化性溃疡相似,应注意鉴别。如做胃镜检查,可确定有无胃、十二指肠溃疡存在。

胃镜检查如见胃、十二指肠溃疡,应注意与引起胃十二指肠溃疡的少见特殊病因或以溃疡为主要表现的胃十二指肠肿瘤鉴别。其中,与胃癌、促胃液素瘤的鉴别要点如下。

**(一)胃癌**

内镜或 X 线检查见到胃的溃疡,必须进行良性溃疡(胃溃疡)与恶性溃疡(胃癌)的鉴别。Ⅲ型(溃疡型)早期胃癌单凭内镜所见与良性溃疡鉴别有困难,放大内镜和染色内镜对鉴别有帮助,但最终必须依靠直视下取活组织检查鉴别。恶性溃疡的内镜特点:①溃疡形状不规则,一般较大;②底凹凸不平、苔污秽;③边缘呈结节状隆起;④周围皱襞中断;⑤胃壁僵硬、蠕动减弱(X 线钡餐检查亦可见上述相应的 X 线征)。活组织检查可以确诊,但必须强调,对于怀疑胃癌而一次活检阴性者,必须在短期内复查胃镜进行再次活检;即使内镜下诊断为良性溃疡且活检阴性,仍有漏诊胃癌的可能,因此对初诊为胃溃疡者,必须在完成正规治疗的疗程后进行胃镜复查,胃镜复查溃疡缩小或愈合不是鉴别良、恶性溃疡的最终依据,必须重复活检加以证实。

**(二)促胃液素瘤**

该病亦称 Zollinger-Ellison 综合征,是胰腺非 β 细胞瘤分泌大量促胃液素所致。肿瘤往往很小(直径<1 cm),生长缓慢,半数为恶性。大量促胃液素可刺激壁细胞增生,分泌大量胃酸,使上消化道经常处于高酸环境,导致胃、十二指肠球部和不典型部位(十二指肠降段、横段、甚或空肠近端)发生多发性溃疡。胃泌素瘤与普通消化性溃疡的鉴别要点是该病溃疡发生于不典型部位,具难治性特点,有过高胃酸分泌(BAO 和 MAO 均明显升高,且 BAO/MAO>60%)及高空腹血清促胃液素(>200 pg/mL,常>500 pg/mL)。

## 八、并发症

**(一)出血**

溃疡侵蚀周围血管可引起出血。出血是消化性溃疡最常见的并发症,也是上消化道大出血最常见的病因(约占所有病因的 50%)。

**(二)穿孔**

溃疡病灶向深部发展穿透浆膜层则并发穿孔。溃疡穿孔临床上可分为急性、亚急性和慢性 3 种类型,以第一种常见。急性穿孔的溃疡常位于十二指肠前壁或胃前壁,发生穿孔后胃肠的内容物漏入腹腔而引起急性腹膜炎。十二指肠或胃后壁的溃疡深至浆膜层时已与邻近的组织或器官发生粘连,穿孔时胃肠内容物不流入腹腔,称为慢性穿孔,又称为穿透性溃疡。这种穿透性溃疡改变了腹痛规律,变得顽固而持续,疼痛常放射至背部。邻近后壁的穿孔或游离穿孔较小,只引起局限性腹膜炎时称亚急性穿孔,症状较急性穿孔轻而体征较局限,且易漏诊。

**(三)幽门梗阻**

幽门梗阻主要是由 DU 或幽门管溃疡引起。溃疡急性发作时可因炎症水肿和幽门部痉挛而引起暂时性梗阻,可随炎症的好转而缓解;慢性梗阻主要由于瘢痕收缩而呈持久性。幽门梗阻临床表现:餐后上腹饱胀、上腹疼痛加重,伴有恶心、呕吐,大量呕吐后症状可以改善,呕吐物含发酵酸性宿食。严重呕吐可致失水和低氯低钾性碱中毒。可发生营养不良和体重减轻。体检可见胃型和胃蠕动波,清晨空腹时检查胃内有振水声。进一步做胃镜或 X 线钡剂检查可确诊。

**(四)癌变**

少数 GU 可发生癌变,DU 则否。GU 癌变发生于溃疡边缘,据报道癌变率在 1% 左右。长

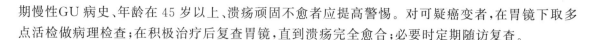

期慢性GU病史、年龄在45岁以上、溃疡顽固不愈者应提高警惕。对可疑癌变者,在胃镜下取多点活检做病理检查;在积极治疗后复查胃镜,直到溃疡完全愈合;必要时定期随访复查。

# 九、治疗

治疗的目的是消除病因、缓解症状、愈合溃疡、防止复发和防治并发症。针对病因的治疗如根除幽门螺杆菌,有可能彻底治愈溃疡病,是近年消化性溃疡治疗的一大进展。

## (一)一般治疗

生活要有规律,避免过度劳累和精神紧张。注意饮食规律,戒烟、酒。服用 NSAIDs 者尽可能停用,即使未用亦要告诫患者今后慎用。

## (二)治疗消化性溃疡的药物及其应用

治疗消化性溃疡的药物可分为抑制胃酸分泌的药物和保护胃黏膜的药物两大类,主要起缓解症状和促进溃疡愈合的作用,常与根除幽门螺杆菌治疗配合使用。现就这些药物的作用机制及临床应用分别简述如下。

### 1.抑制胃酸药物

溃疡的愈合与抑酸治疗的强度和时间成正比。抗酸药具中和胃酸作用,可迅速缓解疼痛症状,但一般剂量难以促进溃疡愈合,故目前多作为加强止痛的辅助治疗。$H_2$ 受体阻滞剂($H_2RA$)可抑制基础及刺激的胃酸分泌,以前一作用为主,而后一作用不如PPI充分。使用推荐剂量各种 $H_2RA$ 溃疡愈合率相近,不良反应发生率均低。西咪替丁可通过血脑屏障,偶有精神异常不良反应;与雄性激素受体结合而影响性功能;经肝细胞色素 P450 代谢而延长华法林、苯妥英钠、茶碱等药物的肝内代谢。雷尼替丁、法莫替丁和尼扎替丁上述不良反应较少。已证明 $H_2RA$ 全天剂量于睡前顿服的疗效与一天 2 次分服相仿。由于该类药物价格较PPI便宜,临床上特别适用于根除幽门螺杆菌疗程完成后的后续治疗,及某些情况下预防溃疡复发的长程维持治疗。质子泵抑制剂作用于壁细胞胃酸分泌终末步骤中的关键酶$H^+$,$K^+$-ATP酶,使其不可逆失活,因此抑酸作用比 $H_2RA$ 更强且作用持久。与 $H_2RA$ 相比,PPI促进溃疡愈合的速度较快、溃疡愈合率较高,因此特别适用于难治性溃疡或 NSAIDs 溃疡患者不能停用 NSAIDs 时的治疗。对根除幽门螺杆菌治疗,PPI与抗生素的协同作用较 $H_2RA$ 好,因此是根除幽门螺杆菌治疗方案中最常用的基础药物。使用推荐剂量的各种PPI,对消化性溃疡的疗效相仿,不良反应均少。

### 2.保护胃黏膜药物

硫糖铝和胶体铋目前已少用作治疗消化性溃疡的一线药物。枸橼酸铋钾因兼有较强抑制幽门螺杆菌作用,可作为根除幽门螺杆菌联合治疗方案的组分,但要注意此药不能长期服用,因会过量蓄积而引起神经毒性。米索前列醇具有抑制胃酸分泌、增加胃十二指肠黏膜的黏液及碳酸氢盐分泌和增加黏膜血流等作用,主要用于 NSAIDs 溃疡的预防,腹泻是常见不良反应,因会引起子宫收缩故孕妇忌服。

## (三)根除幽门螺杆菌治疗

对幽门螺杆菌感染引起的消化性溃疡,根除幽门螺杆菌不但可促进溃疡愈合,而且可预防溃疡复发,从而彻底治愈溃疡。因此,凡有幽门螺杆菌感染的消化性溃疡,无论初发或复发、活动或静止、有无并发症,均应予以根除幽门螺杆菌治疗。

### 1.根除幽门螺杆菌的治疗方案

已证明在体内具有杀灭幽门螺杆菌作用的抗生素有克拉霉素、阿莫西林、甲硝唑(或替硝唑)、四环素、呋喃唑酮、某些喹诺酮类如左氧氟沙星等。PPI 及胶体铋体内能抑制幽门螺杆菌，与上述抗生素有协同杀菌作用。目前尚无单一药物可有效根除幽门螺杆菌，因此必须联合用药。应选择幽门螺杆菌根除率高的治疗方案力求一次根除成功。研究证明以 PPI 或胶体铋为基础加上两种抗生素的三联治疗方案有较高根除率。这些方案中，以 PPI 为基础的方案所含 PPI 能通过抑制胃酸分泌提高口服抗生素的抗菌活性从而提高根除率，再者 PPI 本身具有快速缓解症状和促进溃疡愈合作用，因此是临床中最常用的方案。而其中，又以 PPI 加克拉霉素再加阿莫西林或甲硝唑的方案根除率最高。幽门螺杆菌根除失败的主要原因是患者的服药依从性问题和幽门螺杆菌对治疗方案中抗生素的耐药性。因此，在选择治疗方案时要了解所在地区的耐药情况，近年世界不少国家和我国一些地区幽门螺杆菌对甲硝唑和克拉霉素的耐药率在增加，应引起注意。呋喃唑酮(200 mg/d，分 2 次)耐药性少见、价廉，国内报道用呋喃唑酮代替克拉霉素或甲硝唑的三联疗法亦可取得较高的根除率，但要注意呋喃唑酮引起的周围神经炎和溶血性贫血等不良反应。治疗失败后的再治疗比较困难，可换用另外两种抗生素(阿莫西林原发和继发耐药均极少见，可以不换)如 PPI 加左氧氟沙星(500 mg/d，每天 1 次)和阿莫西林，或采用 PPI 和胶体铋合用再加四环素(1 500 mg/d，每天 2 次)和甲硝唑的四联疗法。

2.根除幽门螺杆菌治疗结束后的抗溃疡治疗

在根除幽门螺杆菌疗程结束后，继续给予一个常规疗程的抗溃疡治疗(如 DU 患者予 PPI 常规剂量、每天 1 次、总疗程 2~4 周，或 $H_2RA$ 常规剂量、疗程 4~6 周；GU 患者 PPI 常规剂量、每天 1 次、总疗程4~6周，或 $H_2RA$ 常规剂量、疗程 6~8 周)是最理想的。这在有并发症或溃疡面积大的患者尤为必要，但对无并发症且根除治疗结束时症状已得到完全缓解者，也可考虑停药以节省药物费用。

3.根除幽门螺杆菌治疗后复查

治疗后应常规复查幽门螺杆菌是否已被根除，复查应在根除幽门螺杆菌治疗结束至少 4 周后进行，且在检查前停用 PPI 或铋剂 2 周，否则会出现假阴性。可采用非侵入性的[13]C或[14]C尿素呼气试验，也可通过胃镜在检查溃疡是否愈合的同时取活检做尿素酶和(或)组织学检查。对未排除胃恶性溃疡或有并发症的消化性溃疡应常规进行胃镜复查。

### (四)NSAIDs 溃疡的治疗、复发预防及初始预防

对服用 NSAIDs 后出现的溃疡，如情况允许应立即停用 NSAIDs，如病情不允许可换用对黏膜损伤少的 NSAIDs 如特异性 COX-2 抑制剂(如塞来昔布)。对停用 NSAIDs 者，可予常规剂量常规疗程的 $H_2RA$ 或 PPI 治疗；对不能停用 NSAIDs 者，应选用 PPI 治疗($H_2RA$ 疗效差)。因幽门螺杆菌和 NSAIDs 是引起溃疡的两个独立因素，因此应同时检测幽门螺杆菌，如有幽门螺杆菌感染应同时根除幽门螺杆菌。溃疡愈合后，如不能停用 NSAIDs，无论幽门螺杆菌阳性还是阴性都必须继续 PPI 或米索前列醇长程维持治疗以预防溃疡复发。对初始使用 NSAIDs 的患者是否应常规给药预防溃疡的发生仍有争论。已明确的是，对于发生 NSAIDs 溃疡并发症的高危患者，如既往有溃疡病史、高龄、同时应用抗凝血药(包括低剂量的阿司匹林)或糖皮质激素者，应常规予抗溃疡药物预防，目前认为 PPI 或米索前列醇预防效果较好。

### (五)溃疡复发的预防

有效根除幽门螺杆菌及彻底停服 NSAIDs，可消除消化性溃疡的两大常见病因，因而能大大减少溃疡复发。对溃疡复发同时伴有幽门螺杆菌感染复发(再感染或复燃)者，可予根除幽门螺杆菌再治疗。下列情况则需用长程维持治疗来预防溃疡复发：①不能停用 NSAIDs 的溃疡患

者,无论幽门螺杆菌阳性还是阴性(如前述);②幽门螺杆菌相关溃疡,幽门螺杆菌感染未能被根除;③幽门螺杆菌阴性的溃疡(非幽门螺杆菌、非 NSAIDs 溃疡);④幽门螺杆菌相关溃疡,幽门螺杆菌虽已被根除,但曾有严重并发症的高龄或有严重伴随病患者。长程维持治疗一般以 $H_2RA$ 或 PPI 常规剂量的半量维持,而 NSAIDs 溃疡复发的预防多用 PPI 或米索前列醇,已如前述。

### (六)外科手术指征

由于内科治疗的进展,目前外科手术主要限于少数有并发症者,包括:①大量出血经内科治疗无效;②急性穿孔;③瘢痕性幽门梗阻;④胃溃疡癌变;⑤严格内科治疗无效的顽固性溃疡。

## 十、预后

由于内科有效治疗的发展,预后远较过去为佳,病死率显著下降。死亡主要见于高龄患者,死亡的主要原因是并发症,特别是大出血和急性穿孔。

(吴敬波)

# 第四节　应激性溃疡

应激性溃疡(SU)又称急性胃黏膜病变(AGML)或急性应激性黏膜病(ASML),是指机体在各类严重创伤或疾病等应激状态下发生的食管、胃或十二指肠等部位黏膜的急性糜烂或溃疡。现已证实,SU 在重症患者中很常见,75%～100%的重症患者在进入 ICU 24 h 内发生 SU。0.6%～6%的 SU 并发消化道大出血,而一旦并发大出血,会导致约 50%患者死亡。SU 病灶通常较浅,很少侵及黏膜肌层以下,穿孔少见。

## 一、病因

诱发 SU 的病因较多,常见病因包括严重创伤及大手术后、全身严重感染、多脏器功能障碍综合征和(或)多脏器功能衰竭、休克及心肺脑复苏后、心脑血管意外、严重心理应激等。其中由严重烧伤导致者又称 Curling 溃疡,继发于重型颅脑外伤的又称 Cushing 溃疡。

## 二、病理生理

目前认为 SU 的发生是由于胃运动、分泌、血流、胃肠激素等多种因素的综合作用,使损伤因素增强,胃黏膜防御作用减弱,不足以抵御胃酸和胃蛋白酶的侵袭,最终导致胃黏膜损害和溃疡形成(图 4-3)。

正常生理状态下,胃十二指肠黏膜具有一系列防御和修复机制,以抵御各种侵袭因素的损害,维持黏膜的完整性。这些防御因素主要包括上皮前的黏液和碳酸氢盐屏障、上皮细胞及上皮后的微循环。

### (一)黏液和碳酸氢盐屏障

胃黏液是由黏膜上皮细胞分泌的一种黏稠、不溶性的胶冻状物,其主要成分为糖蛋白,覆盖在胃黏膜表面形成黏液层,此层将胃腔与黏膜上皮细胞顶面隔开,并与来自血流或细胞内代谢产

生的 $HCO_3^-$ 一起构成黏液和碳酸氢盐屏障。黏液层是不流动层,$H^+$ 在其中扩散极慢,其中的 $HCO_3^-$ 可充分与 $H^+$ 中和,并造成黏液层的胃腔侧与黏膜侧之间存在 pH 梯度,从而减轻胃酸对黏膜上皮细胞的损伤。

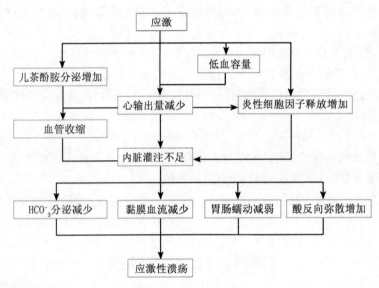

图 4-3　SU 病理生理

### (二)胃黏膜屏障

胃黏膜上皮细胞层是保护胃黏膜的重要组成部分,胃腔面的细胞膜由脂蛋白构成,可阻碍胃腔内 $H^+$ 顺浓度梯度进入细胞内,避免了细胞内 pH 降低。同时上皮细胞能在黏膜受损后进行快速迁移和增生,加快黏膜修复。

### (三)黏膜血流

可为黏膜提供氧、营养物质及胃肠肽类激素等以维持其正常功能,还可及时有效清除代谢产物和逆向弥散至黏膜内的 $H^+$,维持局部微环境稳定。此外,胃黏膜内存在许多具有细胞保护作用的物质,如胃泌素、前列腺素、生长抑素、表皮生长因子等,有保护细胞,抑制胃酸分泌,促进上皮再生的作用。

在创伤、休克等严重应激情况下,黏膜上皮细胞功能障碍,不能产生足够的 $HCO_3^-$ 和黏液,黏液和碳酸氢盐屏障受损;同时交感神经兴奋,使胃的运动功能减弱,幽门功能紊乱,十二指肠内容物反流入胃,加重对胃黏膜屏障的破坏;应激状态下胃黏膜缺血性坏死,微循环障碍使黏膜上皮细胞更新减慢;应激时前列腺素(PGs)水平降低,儿茶酚胺大量释放,可激活并产生大量活性氧,其中的超氧离子可使细胞膜脂质过氧化,破坏细胞完整性,并减少核酸合成,使上皮细胞更新速度减慢,加重胃黏膜损伤。活性氧还可与血小板活化因子(PAF)、白三烯(LTC)、血栓素($TXB_2$)等相互作用,参与多种原因所致的 SU 发病过程。

## 三、临床表现

消化道出血是 SU 的主要表现,可出现呕血和(或)黑便,或仅有胃液或大便潜血阳性。出血的显著特点是具有间歇性,可间隔多天,这种间歇特性可能是由于原有黏膜病灶愈合同时又有新病灶形成所致。消化道出血量大时常有血压下降,心率增快,体位性晕厥,皮肤湿冷,尿少等末梢循环衰竭表现,连续出血可导致血红蛋白下降,血尿素氮增多,甚至出现重要脏器功能衰竭。除出血外,SU 可出现上腹痛、腹胀、恶心、呕吐、反酸等消化道症状,但较一般胃、十二指肠溃疡病轻。由于 SU 常并发于严重疾病或多个器官损伤,其临床表现容易被原有疾病掩盖。

## 四、辅助检查

### (一)胃镜检查

胃镜检查是目前诊断 SU 的主要方法。病变多见于胃体及胃底部,胃窦部少见,仅在病情发展或恶化时才累及胃窦部。胃镜下可见胃黏膜充血、水肿、点片状糜烂、出血,以及大小不一的多发性溃疡,溃疡边缘整齐,可有新鲜出血或血斑。Curling 溃疡多发生在胃和食管,表现为黏膜局灶性糜烂,糜烂局部可有点片状或条索状出血,或呈现大小不等的瘀点及瘀斑,溃疡常为多发,形态不规则,境界清楚,周围黏膜水肿不明显,直径多在 0.5~1.0 cm。Curling 溃疡内镜下表现与其他类型 SU 相似,但病变形态多样,分布较广,病程后期胃黏膜病变处因细菌感染可见脓苔。

### (二)介入血管造影

行选择性胃十二指肠动脉造影,当病灶活动性出血量大于 0.5 mL/min 时,可于出血部位见到造影剂外溢、积聚,有助于出血定位。但阴性结果并不能排除 SU。

### (三)其他

X 线钡剂造影不适用于危重患者,诊断价值较小,现已很少应用。

## 五、诊断

SU 的诊断主要靠病史和临床表现。中枢神经系统病变(颅内肿瘤、外伤、颅内大手术等)、严重烧伤、外科大手术、创伤和休克、脓毒血症和尿毒症等患者出现上腹部疼痛或消化道出血时,要考虑到 SU 可能,确诊有赖于胃镜检查。

## 六、治疗

### (一)抑酸治疗

目标是使胃内 pH>4,并延长 pH>4 的持续时间,从而降低 SU 的严重程度,治疗和预防 SU 并发的出血。目前常用的抑酸药物主要有 $H_2$ 受体阻滞剂和质子泵抑制剂。$H_2$ 受体阻滞剂可拮抗胃壁细胞膜上的 $H_2$ 受体,抑制基础胃酸分泌,也抑制组胺、胰岛素、促胃液素、咖啡因等引起的胃酸分泌,降低胃酸,保护胃黏膜,并通过干扰组胺作用,间接影响垂体激素的分泌和释放,从而达到控制 SU 出血的作用。常用药物有雷尼替丁(100 mg 静脉滴注,2~4 次/天),法莫替丁(20 mg 静脉滴注,2 次/天)。质子泵抑制剂能特异性作用于胃黏膜壁细胞中的 $H^+$,$K^+$-ATP 酶,使其不可逆性失活,从而减少基础胃酸分泌和各种刺激引起的胃酸分泌,保护胃黏膜,缓解胃肠血管痉挛状态,增加因应激而减少的胃黏膜血流,显著降低出血率和再次出血的发生率。但质子泵抑制剂减少胃酸同时也降低胃肠道的防御功能,利于革兰阴性杆菌生长,不利于对肺部感染及肠道菌群的控制,长期应用还可引起萎缩性胃炎等,并可能与社区获得性肺炎或医院获得性肺炎相关。常用药物如奥美拉唑和潘妥拉唑,40 mg 静脉滴注,2 次/天。

### (二)保护胃黏膜

前列腺素 $E_2$ 可增加胃十二指肠黏膜的黏液和碳酸氢盐分泌,改善黏膜血流,增强胃黏膜防护作用,同时可抑制胃酸分泌。硫糖铝、氢氧化铝凝胶等可黏附于胃壁起到保护胃黏膜的作用,并可以降低胃内酸度。用法可从胃管反复灌注药物。

### (三)其他药物

近年研究认为氧自由基的大量释放是 SU 的重要始动因子之一,别嘌醇、维生素 E 及中药复方丹参、小红参等具有拮抗氧自由基的作用,但临床实际效果还需循证医学方法证实。

### (四)SU 并发出血的处理

一般先采用非手术疗法,包括输血,留置胃管持续胃肠负压吸引,使用抑酸药物,冰盐水洗胃等。有条件时可行介入治疗,行选择性动脉插管(胃左动脉)后灌注血管升压素。另外,如果患者情况可以耐受,可行内镜下止血,如钛夹止血、套扎止血、局部应用组织黏附剂和药物止血、黏膜内或血管内注射止血剂、高频电和氩离子凝固止血等。若非手术治疗无效,对持续出血或短时间内反复大量出血,范围广泛的严重病变,需及时手术治疗,原则是根据患者全身情况、病变部位、范围大小及并发症等选择最简单有效的术式。病变范围不大或十二指肠出血为主者,多主张行胃大部切除或胃大部切除加选择性迷走神经切断术。若病变范围广泛,弥漫性大量出血,特别是病变波及胃底者,可视情况保留 10% 左右的胃底,或行全胃切除术,但全胃切除创伤大,应谨慎用于 SU 患者。

## 七、预防

预防 SU 的基本原则是积极治疗原发病,纠正休克和抑制胃酸。具体措施包括:积极治疗原发病和防治并发症;维护心肺等重要器官正常功能;及时纠正休克,维持有效循环容量;控制感染;维持水、电解质及酸碱平衡;预防性应用抑酸药物;避免应用激素及阿司匹林、吲哚美辛等非甾体抗炎药;对有腹胀及呕吐者留置胃管减压,以降低胃内张力,减轻胃黏膜缺血和十二指肠反流液对胃黏膜的损害。

（马晓辉）

# 第五节 肝 脓 肿

## 一、细菌性肝脓肿

### (一)流行病学

细菌性肝脓肿通常指由化脓性细菌引起的感染,故亦称化脓性肝脓肿。本病病原菌可来自胆管疾病(占 16%～40%),门静脉血行感染(占 8%～24%),经肝动脉血行感染报道不一,最多者为 45%,直接感染者少见,隐匿感染占 10%～15%。致病菌以革兰阴性菌最多见,其中 2/3 为大肠埃希菌,粪链球菌和变形杆菌次之;革兰阳性球菌以金黄色葡萄球菌最常见。临床常见多种细菌的混合感染。细菌性肝脓肿 70%～83% 发生于肝右叶,这与门静脉分支走行有关。左叶者占 10%～16%;左右叶均感染者为 6%～14%。脓肿多为单发且大,多发者较少且小。少数细菌性肝脓肿患者的肺、肾、脑及脾等亦可有小脓肿。尽管目前对本病的认识、诊断和治疗方法都有所改进,但病死率仍为 30%～65%,其中多发性肝脓肿的病死率为 50%～88%,而孤立性肝脓肿的病死率为 12.5%～31.0%。本病多见于男性,男女比例约为 2:1。但目前的许多报道指出,本病的性别差异已不明显,这可能与女性胆管疾病发生率较高,而胆源性肝脓肿在化脓性肝脓肿发生中占主导地位有关。本病可发生于任何年龄,但中年以上者约占70%。

**(二)病因**

肝由于接受肝动脉和门静脉双重血液供应,并通过胆管与肠道相通,发生感染的机会很多。但是在正常情况下由于肝的血液循环丰富和单核-吞噬细胞系统的强大吞噬作用,可以杀伤入侵的细菌并且阻止其生长,不易形成肝脓肿。但是如各种原因导致机体抵抗力下降时,或当某些原因造成胆管梗阻时,入侵的细菌便可以在肝内重新生长引起感染,进一步发展形成脓肿。化脓性肝脓肿是一种继发性病变,病原菌可由下列途径进入肝。

**1.胆道系统**

这是目前最主要的侵入途径,也是细菌性肝脓肿最常见的原因。当各种原因导致急性梗阻性化脓性胆管炎,细菌可沿胆管逆行上行至肝,形成脓肿。胆管疾病引起的肝脓肿占肝脓肿发病率的21.6%～51.5%,其中肝胆管结石并发肝脓肿更多见。胆管疾病引起的肝脓肿常为多发性,以肝左叶多见。

**2.门静脉系统**

腹腔内的感染性疾病,如坏疽性阑尾炎、内痔感染、胰腺脓肿、溃疡性结肠炎及化脓性盆腔炎等均可引起门脉属支的化脓性门静脉炎,脱落的脓毒性栓子进入肝形成肝脓肿。近年来由于抗生素的应用,这种途径的感染已大为减少。

**3.肝动脉**

体内任何部位的化脓性疾病,如急性上呼吸道感染、亚急性细菌性心内膜炎、骨髓炎和痈等,病原菌由体循环经肝动脉侵入肝。当机体抵抗力低下时,细菌可在肝内繁殖形成多发性肝脓肿,多见于小儿败血症。

**4.淋巴系统**

与肝相邻部位的感染如化脓性胆囊炎、膈下脓肿、肾周围脓肿、胃及十二指肠穿孔等,病原菌可经淋巴系统进入肝,亦可直接侵及肝。

**5.肝外伤后继发感染**

开放性肝外伤时,细菌从创口进入肝或随异物直接从外界带入肝引发脓肿。闭合性肝外伤时,特别是中心型肝损伤患者,可在肝内形成血肿,易导致内源性细菌感染。尤其是合并肝内小胆管损伤,则感染的机会更高。

**6.医源性感染**

近年来,由于临床上开展了许多肝脏手术及侵入性诊疗技术,如肝穿刺活检术、经皮肝穿刺胆管造影术(PTC)、内镜逆行胰胆管造影术(ERCP)等,操作过程中有可能将病原菌带入肝形成肝的化脓性感染。肝脏手术时由于局部止血不彻底或术后引流不畅,形成肝内积血积液时均可引起肝脓肿。

**7.其他**

有一些原因不明的肝脓肿,如隐源性肝脓肿,可能肝内存在隐匿性病变。当机体抵抗力减弱时,隐匿病灶"复燃",病菌开始在肝内繁殖,导致肝的炎症和脓肿。Ranson指出,25%隐源性肝脓肿患者伴有糖尿病。

**(三)病理**

细菌性肝脓肿的病理变化与细菌的感染途径、种类、数量、毒性、患者全身情况和治疗及时与否等因素密切相关。化脓性细菌侵入肝脏后,发生炎症反应,或形成许多小脓肿,在适当的治疗下,散在的小脓肿多能吸收机化,但在病灶较密集部位由于肝组织的破坏,小的脓肿可融合成一个或数个较大的脓肿。细菌性肝脓肿可以是多发的,也可以是单发的。从病因角度来看,血源性感染者常为多发性,病灶多见于右叶或累及全肝;胆源性肝脓肿亦常为多发且与胆管相通;外伤性和隐源性脓肿多属单发性。细菌性肝脓肿常有肝增大,重量增加,肝包膜有炎性改变,常与周围脏器如膈肌、网膜粘连,脓腔大小不一,相互融合,坏死区域可构成蜂窝状外观。显微镜下见门脉炎症,静脉壁有圆形细胞浸润,管腔内存在白细胞及细胞碎片,脓腔内含有坏死组织。由化脓性胆管炎所致的多发性脓肿,脓腔内有胆汁性脓液。当脓肿转为慢性后,周围肉芽组织和纤维组织增生,脓肿周围形成一定厚度的纤维组织膜。肝脓肿可侵蚀并穿破邻近脏器,可向膈上穿入胸腔,造成脓肿-肺-支气管瘘;可穿入腹腔导致化脓性腹膜炎;胆源性脓肿可并发胆管出血,脓肿愈合后,可能因门静脉血栓形成而导致门静脉高压症。由于肝脏血供丰富,肝脓肿形成发展过程中,大量细菌毒素被吸收,临床上可表现为严重的全身毒血症,如寒战、高热甚至中毒性休克等一系列全身性感染的表现。

### (四)临床表现

细菌性肝脓肿并无典型的临床表现,急性期常被原发性疾病的症状所掩盖,一般起病较急,全身脓毒性反应显著。

#### 1.寒战和高热

多为最早也是最常见的症状。患者在发病初期骤感寒战,继而高热,热型呈弛张型,体温在38 ℃～40 ℃,最高可达 41 ℃,伴有大量出汗,脉率增快,一天数次,反复发作。

#### 2.肝区疼痛

由于肝增大和肝被膜急性膨胀,肝区出现持续性钝痛;出现的时间可在其他症状之前或之后,亦可与其他症状同时出现,疼痛剧烈者常提示单发性脓肿;疼痛早期为持续性钝痛,后期可呈剧烈锐痛,随呼吸加重者提示脓肿位于肝膈顶部;疼痛可向右肩部放射,左肝脓肿也可向左肩部放射。

#### 3.乏力、食欲缺乏、恶心和呕吐

由于伴有全身毒性反应及持续消耗,患者可出现乏力、食欲缺乏、恶心、呕吐等消化道症状。少数患者还出现腹泻、腹胀以及顽固性呃逆等症状。

#### 4.体征

肝区压痛和肝增大最常见。右下胸部和肝区叩击痛;若脓肿移行于肝表面,则其相应部位的皮肤呈红肿,且可触及波动性肿块。右上腹肌紧张,右季肋部饱满,肋间水肿并有触痛。左肝脓肿时上述症状出现于剑突下。并发于胆管梗阻的肝脓肿患者常出现黄疸。其他原因的肝脓肿,一旦出现黄疸,表示病情严重,预后不良。少数患者可出现右侧反应性胸膜炎和胸腔积液,可查及肺底呼吸音减弱、啰音和叩诊浊音等。晚期患者可出现腹水,这可能是由于门静脉炎以及周围脓肿的压迫影响门静脉循环及肝受损,长期消耗导致营养性低蛋白血症引起。

### (五)诊断及鉴别诊断

#### 1.病史及体征

在急性肠道或胆管感染的患者中,突然发生寒战、高热、肝区疼痛、压痛和叩击痛等,应高度怀疑本病的可能,做进一步详细检查。

2.实验室检查

血白细胞计数明显升高,总数达$(10\sim20)\times10^9/L$或以上,中性粒细胞在90%以上,并可出现核左移或中毒颗粒,ALT、碱性磷酸酶升高,其他肝功能检查也可出现异常。

3.B超检查

B超检查是诊断肝脓肿最方便、简单又无痛苦的方法,可显示肝内液性暗区,区内有"絮状回声"并可显示脓肿部位、大小及距体表深度,并用以确定脓腔部位作为穿刺点和进针方向,或为手术引流提供进路。此外,还可供术后动态观察及追踪随访。能分辨肝内直径2 cm以上的脓肿病灶,可作为首选检查方法,其诊断阳性率可达96%以上。

4.X线和CT检查

X线检查可见肝阴影增大、右侧膈肌升高和活动受限,肋膈角模糊或胸腔少量积液,右下肺不张或有浸润,以及膈下有液气面等。肝脓肿在CT图像上均表现为密度减低区,吸收系数介于肝囊肿和肝肿瘤之间。CT可直接显示肝脓肿的大小、范围、数量、相位置,但费用昂贵。

5.其他

如放射性核素肝扫描(包括ECT)、选择性腹腔动脉造影等对肝脓肿的诊断有一定价值。但这些检查复杂费时,因此在急性期患者最好选用操作简便、安全、无创伤性的B超检查。

**(六)鉴别诊断**

1.阿米巴性肝脓肿

阿米巴性肝脓肿的临床症状和体征与细菌性肝脓肿有许多相似之处,但两者的治疗原则有本质上的差别,前者以抗阿米巴和穿刺抽脓为主,后者以控制感染和手术治疗为主,故在治疗前应明确诊断,阿米巴肝脓肿常有阿米巴肠炎和脓血便的病史,发生肝脓肿后病程较长,全身情况尚可,但贫血较明显。肝显著增大,肋间水肿,局部隆起和压痛较明显。若粪便中找到阿米巴原虫或滋养体,则更有助于诊断。此外,诊断性肝脓肿穿刺液为"巧克力"样,可找到阿米巴滋养体。

2.胆囊炎、胆石症

此类病有典型的右上腹部绞痛和反复发作的病史,疼痛放射至右肩或肩胛部,右上腹肌紧张,胆囊区压痛明显或触及增大的胆囊,X线检查无膈肌抬高,运动正常。B超检查有助于鉴别诊断。

3.肝囊肿合并感染

这些患者多数在未合并感染前已明确诊断。对既往未明确诊断的患者合并感染时,需详细询问病史和仔细检查,亦能加以鉴别。

4.膈下脓肿

膈下脓肿往往有腹膜炎或上腹部手术后感染史,脓毒血症和局部体征较化脓性肝脓肿为轻,主要表现为胸痛,深呼吸时疼痛加重。X线检查见膈肌抬高、僵硬、运动受限明显,或膈下出现气液平。B超可发现膈下有液性暗区。但当肝脓肿穿破合并膈下感染者,鉴别诊断就比较困难。

5.原发性肝癌

巨块型肝癌中心区液化坏死而继发感染时易与肝脓肿相混淆。但肝癌患者的病史、发病过程及体征等均与肝脓肿不同,如能结合病史、B超和AFP检测,一般不难鉴别。

6.胰腺脓肿

有急性胰腺炎病史,脓肿症状之外尚有胰腺功能不良的表现;肝无增大,无触痛;B超以及CT等影像学检查可辅助诊断并定位。

### （七）并发症

细菌性肝脓肿如得不到及时、有效的治疗,脓肿破溃后向各个脏器穿破可引起严重并发症。右肝脓肿可向膈下间隙穿破形成膈下脓肿;亦可再穿破膈肌而形成脓肿;甚至能穿破肺组织至支气管,脓液从气管排除,形成支气管胸膜瘘;如脓肿同时穿破胆管则形成支气管胆瘘。左肝脓肿可穿破入心包,发生心包积脓,严重者可发生心脏压塞。脓肿可向下穿破入腹腔引起腹膜炎。有少数病例,脓肿穿破入胃、大肠,甚至门脉、下腔静脉等;若同时穿破门静脉或胆管,大量血液由胆管排入十二指肠,可表现为上消化道大出血。细菌性肝脓肿一旦出现并发症,病死率成倍增加。

### （八）治疗

细菌性肝脓肿是一种继发疾病,如能及早重视治疗原发病灶可起到预防的作用。即便在肝脏感染的早期,如能及时给予大剂量抗生素治疗,加强全身支持疗法,也可防止病情进展。

1.药物治疗

对急性期,已形成而未局限的肝脓肿或多发性小脓肿,宜采用此法治疗。即在治疗原发病灶的同时,使用大剂量有效抗生素和全身支持治疗,以控制炎症,促使脓肿吸收自愈。全身支持疗法很重要,由于本病的患者中毒症状严重,全身状况较差,故在应用大剂量抗生素的同时应积极补液,纠正水、电解质紊乱,给予B族维生素、维生素C、维生素K,反复多次输入少量新鲜血液和血浆以纠正低蛋白血症,改善肝功能和输注免疫球蛋白。目前多主张有计划地联合应用抗生素,如先选用对需氧菌和厌氧菌均有效的药物,待细菌培养和药敏结果再选用敏感抗生素。多数患者可望治愈,部分脓肿可局限化,为进一步治疗提供良好的前提。多发性小脓肿经全身抗生素治疗不能控制时,可考虑在肝动脉或门静脉内置管滴注抗生素。

2.B超引导下经皮穿刺抽脓或置管引流术

适用于单个较大的脓肿,在B超引导下以粗针穿刺脓腔,抽吸脓液后反复注入生理盐水冲洗,直至抽出液体清亮,拔出穿刺针。亦可在反复冲洗吸净脓液后,置入引流管,以备术后冲洗引流之用,至脓腔直径小于1.5 cm时拔除。这种方法简便,创伤小,疗效亦满意。特别适用于年老体虚及危重患者。操作时应注意:①选择脓肿距体表最近点穿刺,同时避开胆囊、胸腔或大血管;②穿刺的方向对准脓腔的最大径;③多发性脓肿应分别定位穿刺。但是这种方法并不能完全替代手术,因为脓液黏稠,会造成引流不畅,引流管过粗易导致组织或脓腔壁出血,对多分隔脓腔引流不彻底,不能同时处理原发病灶,厚壁脓肿经抽脓或引流后,脓壁不易塌陷。

3.手术疗法

（1）脓肿切开引流术:适用于脓肿较大或经非手术疗法治疗后全身中毒症状仍然较重或出现并发症者,如脓肿穿入腹腔引起腹膜炎或穿入胆管等。常用的手术途径有以下几种。①经腹腔切开引流术:取右肋缘下斜切口,进入腹腔后,明确脓肿部位,用湿盐水垫保护手术野四周以免脓液污染腹腔。先试穿刺抽得脓液后,沿针头方向用直血管钳插入脓腔,排出脓液,再用手指伸进脓腔,轻轻分离腔内间隔组织,用生理盐水反复冲洗脓腔。吸净后,脓腔内放置双套管负压吸引。脓腔内及引流管周围用大网膜覆盖,引流管自腹壁戳口引出。脓液送细菌培养。这种入路的优点是病灶定位准确,引流充分,可同时探查并处理原发病灶,是目前临床最常用的手术方式。②腹膜外脓肿切开引流术:位于肝右前叶和左外叶的肝脓肿,与前腹膜已发生紧密粘连,可采用前侧腹膜外入路引流脓液。方法是做右肋缘下斜切口或右腹直肌切口,在腹膜外间隙,用手指推开肌层直达脓肿部位。此处腹膜有明显的水肿,穿刺抽出脓液后处理方法同上。③后侧脓肿切开引流术:适用于肝右叶膈顶部或后侧脓肿。患者左侧卧位,左侧腰部垫一沙袋。沿右侧第 12 肋稍偏外侧做一切口,切除一段肋骨,在第 1 腰椎棘突水平的肋骨床区做一横切口,显露膈肌,有时需将膈肌切开到达。肾后脂肪囊区。用手指沿肾后脂肪囊向上分离,显露肾上极与肝下面的腹膜后间隙直达脓肿。将穿刺针沿手指方向刺入脓腔,抽得脓液后,用长弯血管钳顺穿刺方向插入脓腔,排出脓液。用手指扩大引流口,冲洗脓液后,置入双套管或多孔乳胶管引流,切口部分缝合。

(2)肝叶切除术。适用于:①病期长的慢性厚壁脓肿,切开引流后脓肿壁不塌陷,长期留有无效腔,伤口经久不愈合者;②肝脓肿切开引流后,留有窦道长期不愈者;③合并某肝段胆管结石,因肝内反复感染、组织破坏、萎缩,失去正常生理功能者;④肝左外叶内多发脓肿致使肝组织严重破坏者。肝叶切除治疗肝脓肿应注意术中避免炎性感染扩散到术野或腹腔,特别对肝断面的处理要细致妥善,术野的引流要通畅,一旦局部感染,将导致肝断面的胆瘘、出血等并发症。肝脓肿急诊切除肝叶,有使炎症扩散的危险,应严格掌握手术指征。

### (九)预后

本病的预后与年龄、身体素质、原发病、脓肿数量、治疗及时与合理以及有无并发症等密切相关。有人报道多发性肝脓肿的病死率明显高于单发性肝脓肿。年龄超过 50 岁者的病死率为79%,而 50 岁以下则为 53%。手术死亡率为 10%～33%。全身情况较差,肝明显损害及合并严重并发症者预后较差。

## 二、阿米巴性肝脓肿

### (一)流行病学

阿米巴性肝脓肿是肠阿米巴病最多见的主要并发症。本病常见于热带与亚热带地区。好发于20～50岁的中青年男性,男女比例约为 10:1。脓肿以肝右后叶最多见,占 90%以上,左叶不到 10%,左右叶并发者亦不罕见。脓肿单腔者为多。国内临床资料统计,肠阿米巴病并发肝脓肿者占 1.8%～20.0%,最高者可达 67%。综合国内外报道 4 819 例中,男性为 90.1%,女性为9.9%。农村高于城市。

### (二)病因

阿米巴性肝脓肿是由溶组织阿米巴原虫所引起;有的在阿米巴痢疾期间形成,有的发生于痢疾之后数周或数月。据统计,60%发生在阿米巴痢疾后 4～12 周,但也有在长达 20～30 年或之后发病者。

溶组织阿米巴是人体唯一的致病型阿米巴,在其生活史中主要有滋养体型和虫卵型。前者为溶组织阿米巴的致病型,寄生于肠壁组织和肠腔内,通常可在急性阿米巴痢疾的粪便中查到,在体外自然环境中极易被破坏死亡,不易引起传染;虫卵仅在肠腔内形成,可随粪便排出,对外界抵抗力较强,在潮湿低温环境中可存活 12 d,在水中可存活 9～30 d,在低温条件下其寿命可为6～7 周。虽然没有侵袭力,但为重要的传染源。当人吞食阿米巴虫卵污染的食物或饮水后,在小肠下段,由于碱性肠液的作用,阿米巴原虫脱卵而出并大量繁殖成为滋养体,滋养体侵犯结肠黏膜形成溃疡,常见于盲肠、升结肠等处,少数侵犯乙状结肠和直肠。寄生于结肠黏膜的阿米巴原虫,分泌溶组织酶,消化溶解肠壁上的小静脉,阿米巴滋养体侵入静脉,随门静脉血流进入肝;也可穿过肠壁直接或经淋巴管到达肝内。进入肝的阿米巴原虫大多数被肝内单核吞噬细胞消灭;仅当侵入的原虫数量多、毒力强而机体抵抗力降低时,其存活的原虫即可繁殖,引起肝组织充血炎症,继而原虫阻塞门静脉末梢,造成肝组织局部缺血性坏死;又因原虫产生溶组织酶,破坏静脉壁,溶解肝组织而形成脓肿。

## (三)病理

进入肝内的阿米巴原虫,大部分在小叶间静脉内被消灭,在此过程中只出现肝轻度到中等度增大、肝区隐痛而无明显局限性病变。少量未被消灭的原虫,于门静脉小支内继续繁殖,阻塞了门静脉小支末梢,因原虫不断分泌溶组织酶,使肝细胞溶解破坏,致肝组织呈点状或片状坏死,周围充血,以后坏死斑点逐渐融合成团块样病变,此即所谓阿米巴性肝炎或肝脓肿前期。此期若能得到及时有效治疗,坏死灶可被吸收,代以纤维结缔组织。若得不到及时治疗,病情继续发展,使已变性的肝细胞进一步溶解液化形成肝脓肿;脓肿呈巧克力色(即果酱色),较黏稠、无臭味,脓液中除含有变性坏死的肝细胞外,还有红细胞、白细胞、脂肪、阿米巴滋养体及麦克-雷登结晶等,一般是无菌的。原虫在脓液中很难发现,但在脓肿壁上搔刮则容易找到。除肝脏外,原虫还可经过肝静脉进入体循环,停留在肺、脑等器官,形成阿米巴性肺脓肿或脑脓肿。自阿米巴原虫进入肝脏到脓肿形成,平均需要1个月左右。脓肿可分3层:外层早期系炎性肝细胞,随后有纤维结缔组织伸入,最后形成纤维膜;中层为间质;内层中央区为脓液。脓肿部位以肝右叶居多,尤其是右肝的顶部最为多见,或在其下面近结肠肝曲处,这可能与肝的门静脉血流有关。结肠阿米巴病变以右半结肠为主,而右半结肠的血流通过肠系膜上静脉多沿门静脉主干的右侧流入右半肝,故原虫可随静脉血流进入右半肝。据报道阿米巴性肝脓肿位于右肝者占81%～96%,国内资料为90%～94%。典型的阿米巴性肝脓肿多为单发,文献报道一组3 406例阿米巴性肝脓肿中,单发脓肿占83%。脓肿如不及时治疗,可逐渐增大,最大者可容纳数百至上千毫升脓液。慢性脓肿常合并有大肠埃希菌、葡萄球菌、链球菌、变形杆菌、产气杆菌等的继发性感染,如发生穿破则感染率更高。如继发细菌感染,则脓液多呈黄色或绿色,并有臭味,患者可有发热等脓毒血症表现。

## (四)临床表现

本病的发展过程一般比较缓慢,急性阿米巴肝炎期较短暂,如不能及时治疗,继之为较长时期的慢性期。其发病可在肠阿米巴病数周至数年之后,甚至可长达30年后才出现阿米巴性肝脓肿。

### 1.急性肝炎期

在肠阿米巴病过程中,出现肝区疼痛、肝增大、压痛明显,伴有体温升高(持续在38 ℃～39 ℃)、脉速、大量出汗等症状亦可出现。此期如能及时、有效治疗,炎症可得到控制,避免脓肿形成。

### 2.肝脓肿期

临床表现取决于脓肿的大小、位置、病程长短及有无并发症等。但大多数患者起病比较缓慢,病程较长,此期间主要表现为发热、肝区疼痛及肝增大等。

(1)发热:大多起病缓慢,持续发热(38 ℃～39 ℃),常以弛张热或间歇热为主;在慢性肝脓肿患者体温可正常或仅为低热;如继发细菌感染或其他并发症时,体温可高达40 ℃以上;常伴有畏寒、寒战或多汗。体温大多晨起低,在午后上升,夜间热退时有大汗淋漓;患者多有食欲缺乏、腹胀、恶心、呕吐甚至腹泻、痢疾等症状;体重减轻、虚弱乏力、消瘦、精神不振、贫血等亦常见。

(2)肝区疼痛:常为持续性疼痛,偶有刺痛或剧烈疼痛;疼痛可随深呼吸、咳嗽及体位变化而加剧。疼痛部位因脓肿部位而异,当脓肿位于右膈顶部时,疼痛可放射至右肩胛或右腰背部;也可因压迫或炎症刺激右膈肌及右下肺而导致右下肺肺炎、胸膜炎,产生气急、咳嗽、肺底湿啰音等。如脓肿位于肝的下部,可出现上腹部疼痛症状。

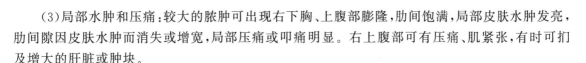

(3)局部水肿和压痛:较大的脓肿可出现右下胸、上腹部膨隆,肋间饱满,局部皮肤水肿发亮,肋间隙因皮肤水肿而消失或增宽,局部压痛或叩痛明显。右上腹部可有压痛、肌紧张,有时可扪及增大的肝脏或肿块。

(4)肝增大:肝往往呈弥漫性增大,病变所在部位有明显的局限性压痛及叩击痛。右肋缘下常可扪及增大的肝,下缘钝圆有充实感,质中坚,触痛明显,且多伴有腹肌紧张。部分患者的肝有局限性波动感,少数患者可出现胸腔积液。

(5)慢性病例:慢性期疾病可迁延数月甚至1~2年。患者呈消瘦、贫血和营养性不良性水肿甚至胸腔积液和腹水;如不继发细菌性感染发热反应可不明显。上腹部可扪及增大坚硬的包块。少数患者由于巨大的肝脓肿压迫胆管或肝细胞损害而出现黄疸。

**(五)并发症**

1.继发细菌感染

多见于慢性病例,致病菌以金黄色葡萄球菌和大肠埃希菌多见。患者表现为症状明显加重,体温上升至40℃以上,呈弛张热,血白细胞计数升高,以中性粒细胞为主,抽出的脓液为黄色或黄绿色,有臭味,光镜下可见大量脓细胞。但用抗生素治疗难以奏效。

2.脓肿穿破

巨大脓肿或表面脓肿易向邻近组织或器官穿破。向上穿破膈下间隙形成膈下脓肿;穿破膈肌形成脓胸或肺脓肿;也有穿破支气管形成肝-支气管瘘,常突然咳出大量棕色痰,伴胸痛、气促,胸部X线检查可无异常,脓液自气管咳出后,增大的肝可缩小;肝左叶脓肿可穿破至心包,呈化脓性心包炎表现,严重时引起心脏压塞;穿破胃时,患者可呕吐出血液及褐色物;肝右下叶脓肿可与结肠粘连并穿入结肠,表现为突然排除大量棕褐色黏稠脓液,腹痛轻,无里急后重症状,肝迅速缩小,X线显示肝脓肿区有积气影;穿破至腹腔引起弥漫性腹膜炎。有学者报道1122例阿米巴性肝脓肿,破溃293例,其中穿入胸腔占29%、肺占27%、心包占15.3%、腹腔占11.9%、胃占3%、结肠2.3%、下腔静脉2.3%、其他9.25%。国内资料显示,发生破溃的276例中,破入胸腔占37.6%、肺27.5%、支气管10.5%、腹腔16.6%、其他7.6%。

3.阿米巴原虫血行播散

阿米巴原虫经肝静脉、下腔静脉到肺,也可经肠道下至静脉或淋巴道入肺,双肺呈多发性小脓肿。在肝或肺脓肿的基础上易经血循环至脑,形成阿米巴性脑脓肿,其病死率极高。

**(六)辅助检查**

1.实验室检查

(1)血液常规检查:急性期白细胞总数可达$(10\sim20)\times10^9$/L,中性粒细胞比例在80%以上,明显升高者应怀疑合并有细菌感染。慢性期白细胞计数升高不明显。病程长者贫血较明显,红细胞沉降率可增快。

(2)肝功能检查:肝功能多数在正常范围内,偶见谷丙转氨酶、碱性磷酸酶升高,血浆白蛋白下降。少数患者血清胆红素可升高。

(3)粪便检查:仅供参考,因为阿米巴包囊或原虫阳性率不高,仅少数患者的新鲜粪便中可找到阿米巴原虫,国内报道阳性率约为14%。

(4)血清补体结合试验:对诊断阿米巴病有较大价值。有报道结肠阿米巴期的阳性率为15.5%,阿米巴肝炎期为83%,肝脓肿期可为92%~98%,且可发现隐匿性阿米巴肝病,治疗后即可转阴。但由于在流行区内无症状的带虫者和非阿米巴感染的患者也可为阳性,故诊断时应结合具体患者进行分析。

2.超声检查

B超检查对肝脓肿的诊断有肯定的价值,准确率在90%以上,能显示肝浓性暗区。同时B超定位有助于确定穿刺或手术引流部位。

3.X线检查

由于阿米巴性肝脓肿多位于肝右叶膈面,故在X线透视下可见到肝阴影增大,右膈肌抬高,运动受限或横膈呈半球形隆起等征象。有时还可见胸膜反应或积液,肺底有云雾状阴影等。此外,如在X线片上见到脓腔内有液气面,则对诊断有重要意义。

4.CT检查

CT检查可见脓肿部位呈低密度区,造影强化后脓肿周围呈环形密度增高带影,脓腔内可有气液平面。囊肿的密度与脓肿相似,但边缘光滑,周边无充血带;肝肿瘤的CT值明显高于肝脓肿。

5.放射性核素肝扫描

放射性核素肝扫描可发现肝内有占位性病变,即放射性缺损区,但直径小于2 cm的脓肿或多发性小脓肿易被漏诊或误诊,因此仅对定位诊断有帮助。

6.诊断性穿刺抽脓

诊断性穿刺抽脓是确诊阿米巴肝脓肿的主要证据,可在B超引导下进行。典型的脓液呈巧克力色或咖啡色,黏稠无臭味。脓液中查滋养体的阳性率很低(为3%~4%),若将脓液按每毫升加入链激酶10 U,在37 ℃条件下孵育30 min后检查,可提高阳性率。从脓肿壁刮下的组织中,几乎都可找到活动的阿米巴原虫。

7.诊断性治疗

如上述检查方法未能确定诊断,可试用抗阿米巴药物治疗。如果治疗后体温下降,肿块缩小,诊断即可确立。

**(七)诊断及鉴别诊断**

对中年男性患有长期不规则发热、出汗、食欲缺乏、体质虚弱、贫血、肝区疼痛、肝大并有压痛或叩击痛,特别是伴有痢疾史时,应疑为阿米巴性肝脓肿。但缺乏痢疾史,也不能排除本病的可能性,因为40%阿米巴肝脓肿患者可无阿米巴痢疾史,应结合各种检查结果进行分析。应与以下疾病相鉴别。

1.原发性肝癌

同样有发热、右上腹痛和肝大等,但原发性肝癌常有传染性肝炎病史,并且合并肝硬化占80%以上,肝质地较坚硬,并有结节。结合B超检查、放射性核素肝扫描、CT、肝动脉造影及AFP检查等,不难鉴别。

2.细菌性肝脓肿

细菌性肝脓肿病程急骤,脓肿以多发性为主,且全身脓毒血症明显,一般不难鉴别。

3.膈下脓肿

膈下脓肿常继发于腹腔继发性感染,如溃疡病穿孔、阑尾炎穿孔或腹腔手术之后。本病全身症状明显,但腹部体征轻;X线检查肝向下推移,横膈普遍抬高和活动受限,但无局限性隆起,可见膈下发现液气面;B超提示膈下液性暗区而肝内则无液性区;放射性核素肝扫描不显示肝内有缺损区;MRI检查在冠状切面上能显示位于膈下与肝间隙内有液性区,而肝内正常。

4.胰腺脓肿

本病早期为急性胰腺炎症状。脓毒症状之外可有胰腺功能不良,如糖尿、粪便中有未分解的脂肪和未消化的肌纤维。肝增大亦甚轻,无触痛。胰腺脓肿时膨胀的胃挡在病变部前面。B超扫描无异常所见,CT可帮助定位。

**(八)治疗**

本病的病程长,患者的全身情况较差,常有贫血和营养不良,故应加强营养和支持疗法,给予高糖类、高蛋白、高维生素和低脂肪饮食,必要时可补充血浆及蛋白,同时给予抗生素治疗,最主要的是应用抗阿米巴药物,并辅以穿刺排脓,必要时采用外科治疗。

1.药物治疗

(1)甲硝唑:为首选治疗药物,视病情可给予口服或静脉滴注,该药疗效好,毒性小,疗程短,除妊娠早期均可适用,治愈率为70%～100%。

(2)依米丁:由于该药毒性大,目前已很少使用。对阿米巴滋养体有较强的杀灭作用,为根治肠内阿米巴慢性感染。本品毒性大,可引起心肌损害、血压下降、心律失常等。此外,还有胃肠道反应、肌无力、神经疼痛、吞咽和呼吸肌麻痹。故在应用期间,每天测量血压。若发现血压下降应停药。

(3)氯喹:本品对阿米巴滋养体有杀灭作用。口服后肝内浓度高于血液200～700倍,毒性小,疗效佳,适用于阿米巴性肝炎和肝脓肿。成人口服第1、第2天每天0.6 g,以后每天服0.3 g,3～4周为1个疗程,偶有胃肠道反应、头痛和皮肤瘙痒。

2.穿刺抽脓

经药物治疗症状无明显改善者,或脓腔大或合并细菌感染病情严重者,应在抗阿米巴药物应用的同时,进行穿刺抽脓。穿刺应在B超检查定位引导下和局部麻醉后进行,取距脓腔最近部位进针,严格无菌操作。每次尽量吸尽脓液,每隔3～5 d重复穿刺,穿刺术后应卧床休息。如合并细菌感染,穿刺抽脓后可于脓腔内注入抗生素。近年来,也加用脓腔内放置塑料管引流,收到良好疗效。患者体温正常,脓腔缩小为5～10 mL后,可停止穿刺抽脓。

3.手术治疗

常用术式有2种。

(1)切开引流术。下列情况可考虑该术式:①经抗阿米巴药物治疗及穿刺抽脓后症状无改善者;②脓肿伴有细菌感染,经综合治疗后感染不能控制者;③脓肿穿破至胸腔或腹腔,并发脓胸或腹膜炎者;④脓肿深在或由于位置不好不宜穿刺排脓治疗者;⑤左外叶肝脓肿,抗阿米巴药物治疗不见效,穿刺易损伤腹腔脏器或污染腹腔者。在切开排脓后,脓腔内放置多孔乳胶引流管或双套管持续负压吸引。引流管一般在无脓液引出后拔除。

(2)肝叶切除术:对慢性厚壁脓肿,引流后腔壁不易塌陷者,遗留难以愈合的无效腔和窦道者,可考虑做肝叶切除术。手术应与抗阿米巴药物治疗同时进行,术后继续抗阿米巴药物治疗。

**(九)预后**

本病预后与病变的程度、脓肿大小、有无继发细菌感染或脓肿穿破以及治疗方法等密切相关。根据国内报道,抗阿米巴药物治疗加穿刺抽脓,病死率为7.1%,但在兼有严重并发症时,病死率可增加1倍多。本病是可以预防的,主要在于防止阿米巴痢疾的感染。只要加强粪便管理,注意卫生,对阿米巴痢疾进行彻底治疗,阿米巴肝脓肿是可以预防的;即使进展到阿米巴肝炎期,如能早期诊断、及时彻底治疗,也可预防肝脓肿的形成。

(马晓辉)

# 第六节　进食障碍

进食障碍是一种以进食行为异常为主要表现的精神障碍,主要包括神经性厌食、神经性贪食、神经性呕吐及非典型进食障碍。

## 一、神经性厌食

神经性厌食(anorexia nervosa,AN)是一种多见于青少年女性的进食行为异常,特征是故意限制饮食或采取过度运动、引吐、导泻等方法减轻体重,使体重降至明显低于正常的标准。常有营养不良、代谢和内分泌紊乱。

### (一)流行病学特点

国外研究资料报道一般人群中发病率为1‰左右,在女性中发病率为0.9%～1.2%,在男性为0.3%。90%～95%的患者为女性,男女性患者的临床表现相似。发病高峰年龄为13～14岁及17～18岁。30岁后起病罕见。一般青春期前起病者症状较严重,青春期起病者预后较青春前期和成年期起病的预后好。发达国家发病率较高。

### (二)病因与发病机制

神经性厌食病因与发病机制不明,是综合因素作用的结果,与生物学因素、心理因素和社会文化因素有关。

1.生物学因素

(1)双生子研究发现基因对神经性厌食有显著影响。共患率:单卵双生子为65%;双卵双生子为32%;女性同胞6%～10%。

(2)家系研究发现进食障碍的生物学亲属中神经性厌食的患病风险增高,在女性亲属的患病相对危险度为11.4。

(3)基因研究:多基因研究提出初步的证据认为染色体1p上有易感位点。

(4)神经生化:饥饿本身可导致下丘脑及代谢的改变;神经性厌食与去甲肾上腺素、5-HT、多巴胺、阿片样神经递质的改变有关,也与神经递质如促肾上腺皮质激素释放激素的变化有关;在一定条件下,下丘脑的肾上腺素和5-HT水平与食欲下降有关,而去甲肾上腺素刺激进食;神经性厌食女性存在5-HT水平调节障碍,并且病情恢复后仍持续存在,提示5-HT递质与发病有关;另外,神经性厌食患者对高卡路里食物异常的喜好也在病情恢复后持续存在。

2.心理因素

人格因素:压抑情绪、追求完美、刻板的性格特点是发病的危险因素。

3.社会文化因素

神经性厌食女性发病率远高于男性,性成熟时(月经初潮、青春期)发病率升高。因此研究认为,社会给予女性更多的关于苗条的压力,苗条被描述为成功和美丽必备的条件。另外,传统社会希望女孩成人后表现出作为"女性"的价值,如照顾别人、注重关系、互相依赖。而男孩则被训练为独立、自主。现代社会使女性的角色转向独立和自主,因而一些女性会产生角色的困惑。而神经性厌食可能是这些压力综合作用的结果。

4.高危人群

从事某些注重外表和体重的职业,如芭蕾舞演员、长跑运动员、体操运动员、滑冰运动员及时装模特。患某些慢性疾病的女性如胆囊纤维化、糖尿病及患心境障碍,尤其是抑郁症者。追求高成就感的职业女性和同性恋男性。

(三)临床表现

1.精神症状

恐惧发胖和对体形的过度关注是临床的核心症状。多数患者存在体像障碍,即已经十分消瘦仍认为自己胖或某些部位胖、过大。患者常采取过度运动,进食后诱吐、导泻或减肥药等方式来避免体重的增加。继而有意限制饮食。对食物的选择严格,仅进食自己认为不会发胖的食物。患者进食缓慢,有时嚼而不咽,或剩下部分食物。少数患者有偷窃食物、储藏食物、强迫他人进食、暴食等行为。常伴情绪低落、易怒冲动、焦虑、强迫症状、情绪不稳。

患者常共病心境恶劣、抑郁症、焦虑障碍、物质滥用。神经性厌食共患者人格障碍常表现为强迫、人际关系不安全感、完美主义、对负性情绪不能承受、刻板地控制冲动、自我认同模糊、好争、责任感强和内疚。有暴食症状的患者还可出现冲动、自伤行为。患者通常在情感、性成熟、分离个性的问题上存在困惑,害怕被控制。

2.躯体症状

患者通常看起来比实际年龄小,但慢性者可显得老于实际年龄。患者通常瘦弱、乳房萎缩、贫血、皮肤干燥发黄(高胡萝卜素血症)、脱发、毛发和指甲变脆、细柔的胎毛样体毛、水肿。神经性厌食常伴有畏寒、头晕、便秘、腹部不适感;有暴食/清除症状的患者还可出现龋齿、指间关节处的皮肤硬皮化。患者尽管营养不良却活动增多,若出现昏睡则提示可能出现电解质紊乱、脱水、心血管损害或严重的抑郁。

3.并发症

(1)心血管并发症:明显的心动过缓(30～40 次/分钟)、心电图改变(心电低电压、T 波倒置、ST-T 改变、心律不齐)。其中 Q-T 延长、心肌损害和继发于水、电解质紊乱的心律失常可致死。

(2)内分泌并发症:停经(饥饿导致的性激素水平下降);甲状腺功能下降、生长激素分泌下降(胰岛素样生长因子)、血清瘦素水平下降。激素水平在体重恢复后可以回到正常。多尿(垂体后叶激素分泌异常)。

(3)骨骼系统:骨骼系统的改变与内分泌变化有关,大多数女性患者出现某些部位的骨密度下降,导致骨质减少或骨质疏松。体重恢复后骨密度可升高,但骨质减少常持续存在。

(4)消化道并发症:便秘、胃动力下降、胃排空延迟常见,胰腺炎也可发生。

(5)神经系统:脑灰质容积减少、脑室扩大、脑沟增宽,皮层萎缩(假性萎缩),体重恢复后可纠正。

(6)血液系统:贫血、白细胞减少症、血小板减少症。体重回升后可恢复。

(7)生育:不孕、早产及其他产科问题。

4.实验室检查

(1)全血细胞检查:Hb 可由于脱水而升高,可见白细胞减少、血小板减少。

(2)肾功能和电解质:尿素氮和肌酐升高(脱水导致),低钠血症(过量水摄入或神经性尿崩症,约 40% 患者出现,可使用垂体加压素治疗,体重回升后可逆),低钾低氯(呕吐,饥饿致)。

(3)血糖:低血糖症(长期饥饿和糖原储备底下所致)。

(4)甲状腺功能:$rT_3$ 升高,$T_3/T_4$ 低(不需要激素替代治疗,体重回升后可恢复)。

(5)白蛋白/总蛋白:通常正常。

(6)内分泌:高氢化可的松血症、生长激素水平升高、促性腺激素释放激素水平升高、性激素水平下降。

### (四)病程及预后

本病为慢性易复发性病程。少于 1/2 的患者完全康复,1/3 部分改善,1/5 迁延不愈。其中完全康复的患者中,1/3 可能复发。若起病早期获得住院治疗,则 3/4 的患者可以康复,平均达到康复的时间是5 年,提示早期治疗的患者预后好。

对预后有利的因素有病程短、治疗时体重相对较高、症状不典型(无认识症状如过分担心体重或体像障碍)。

神经性厌食是精神障碍中死亡率最高的疾病,国外报道死亡率是每年 0.56%,是一般女性的 12 倍,自杀率也增高。长期随访研究报道女患者的死亡率是 7.4%,4/10 的死亡是由于自杀。死亡的预测因素有严重低钠血症、治疗时低体重、社会功能受损、病程长、暴食及清除行为、共病物质滥用及心境障碍。除自杀外,常见的死因是营养不良和心脏衰竭。

### (五)诊断与鉴别诊断

1.神经性厌食诊断的主要依据

(1)有意限制进食或通过过度运动、诱吐、导泻、服药等方法减轻体重。

(2)担心发胖,即便已经很消瘦仍认为自己太胖。

(3)体重减轻标准的 15% 以上或 Quetelet 体重指数小于 17.5。

(4)女性闭经(连续 3 个月未行经,或只在服用激素后月经来潮),男性性功能低下或性器官发育呈幼稚型。

(5)除外由躯体疾病所致的体重减轻。

(6)除外厌食是由精神症状继发引起。

2.神经性厌食分型

(1)局限型:在当前的神经性厌食发作中,没有定期地暴食或清除行为(如呕吐、滥用泻药、利尿剂、灌肠剂)。

(2)暴食/清除型:在当前的神经性厌食发作中,有定期地暴食或清除行为(如呕吐、滥用泻药、利尿剂、灌肠剂)。

大部分神经性厌食患者有暴食/清除行为,50% 的患者诊断由局限型转为暴食/清除型,尤其在病程最初的 5 年内。

3.鉴别诊断

首先必须与由躯体疾病引起的消瘦相鉴别。如糖尿病、甲状腺功能疾病、大肠炎性疾病、胃酸异常疾病、Addison 病、肠动力障碍(如失弛缓症)及大脑肿瘤,通过详细了解病史,详细认真的体格检查以及实验室检查不难区别。另外,精神障碍中转换障碍、精神分裂症、心境障碍也可以出现体重下降、暴食及清除行为,详细的精神检查也有利于鉴别。

### (六)治疗

大部分患者因长期节食而导致营养不良、躯体状态欠佳等许多问题,应帮助其尽快恢复。必要时需住院治疗。

一般原则有以下几种。

1.治疗选择

多数患者可在门诊治疗,住院治疗的标准:①患者的体重降低到危险水平。②体重下降迅速;③存在严重抑郁;④门诊治疗失败。

2.综合治疗效果更好

(1)药物治疗:高剂量 5-HT 再摄取阻断抗抑郁药物(SSRI)如氟伏沙明(尤其针对有对食物的强迫观念者)和 5-HT 及 NE 再摄取阻断抗抑郁药物(文拉法辛)有疗效;过去采用三环类抗抑郁药(TCA)及氯米帕明帮助增加体重。安非他酮由于可能引起患者抽搐而不建议用于治疗。临床有证据发现低剂量的非典型抗精神病药物有一定疗效,没有充足的证据证明非典型抗精神病药物治疗进食障碍的利弊。单纯药物治疗效果欠佳。

(2)心理治疗:认知行为疗法(CBT)治疗、家庭治疗、人际关系治疗(IPT)。

(3)教育:营养学方面的教育。

3.可能需要强制住院

强制性治疗用于厌食症目前在伦理学上有争议,只在存在躯体危险时作为最后的手段。

4.恢复进食需注意的问题

(1)纠正水、电解质紊乱,并在恢复进食后第一周内每 3 d 复查,之后每周复查。

(2)缓慢增加热量的摄入,体重每周增加 0.5～1.0 kg 为宜。

(3)规律监测是否出现心动过缓或水肿。

## 二、神经性贪食

神经性贪食(bulimia nervosa,BN)是反复发作和不可抗拒的摄食欲望及暴食行为,进食后常采取引吐、导泻、利尿、禁食或过度运动等方法以消除暴食后发胖的一种进食障碍。可与神经性厌食交替出现。年轻女性患病率为 1%～3%。

### (一)流行病学特点

国外资料报道终身患病率为 1.0%～4.2%(美国 APA,2000),90%～95%患者为女性。典型起病年龄是青少年后期及成年早期,晚于神经性厌食。

### (二)病因与发病机制

神经性贪食病因与发病机制不明,是综合因素作用的结果,与生物学因素、心理因素和社会文化因素有关。

1.生物学因素

(1)双生子研究中单卵双生子发病较双卵双生子发病增高,遗传的可能性为 31%～83%。

(2)家系研究中,神经性贪食一级亲属进食障碍的发病高于对照者。

(3)基因方面,初步的研究发现染色体 10p 与神经性贪食的发病有关。

(4)神经生化:5-HT 在食欲、饱腹感、食物选择、进食方式有重要作用,在神经性贪食的患者,诱导进食的神经肽 Y 和肽 YY 水平升高;缩胆囊素与饱腹感和停止进食有关,在某些患者水平下降。

2.心理因素

适应困难,心理冲突,处理应激的能力差。

3.社会文化及家庭因素

完美主义、审美观的不同,家庭矛盾冲突。

（三）临床表现

1.精神症状

以频繁的失去控制的暴食发作为主要特征。患者有不可抗拒的进食欲望及食量大，进食速度快。常因腹胀疼痛才停止进食。食后因担心发胖常诱发呕吐。严重的可边吃边吐。也常采取导泻、利尿、减肥药或过度活动等方式手段来避免体重的增加。这种暴食行为常偷偷进行，患者可为此感到害羞、厌恶或内疚，常伴有情绪障碍如愤怒、焦虑、抑郁等，有的为此产生自杀观念或行动。

2.躯体症状

患者可在正常体重，也有些患者过重或者肥胖。患者可能有外周水肿、胃胀气、虚弱、疲劳和口腔科问题，在国外常由口腔科医师最早发现。由于自行诱导呕吐，患者常出现手背皮肤肿紫或结茧。

3.并发症

并发症最常由清除行为导致，也可继发于营养不良和贪食。

（1）心血管系统：低钾血症、心律失常、肌肉虚弱、手足抽搐、代谢性碱中毒（继发于呕吐或腹泻）、骨骼肌结缔组织病和心肌病（继发与催吐药）。

（2）消化系统：食管炎、胸痛、消化不良、胃食管反流症、食管破裂、食管裂孔疝、Barrett（继发于呕吐），肠易激综合征、结肠黑色素沉着病、弛缓性或泻药性结肠炎（继发于滥用泻药）。

（3）口腔/牙：釉质损害、牙龈萎缩、腮腺肿胀、唾液腺增生、血清淀粉酶增高。

（4）生殖系统：不孕、自发性流产、剖宫产、出生低体重、产后抑郁。

（四）病程和预后

症状可迁延数年呈慢性病程，发作期间食欲可正常，体重多数正常。总体预后较神经性厌食好。接受治疗的患者半数以上可有好的缓解，少数患者迁延不愈。约 1/3 的康复患者复发。预后不良的因素包括病程长、既往治疗失败、共病物质滥用、B 型性格。

死亡率较神经性厌食低，研究资料不多，有研究认为在 0.3% 左右。

（五）诊断与鉴别诊断

1.诊断依据

（1）持续或发作性的难以控制的进食欲望和行为，短时间内（2 h）摄入大量食物。

（2）有担心发胖的恐惧心理。

（3）常采用诱吐、导泻、间歇禁食、利尿或减肥药来抵消暴食引起的发胖。

（4）发作性暴食每周至少 2 次，持续至少 3 个月。

（5）除外器质性病变及精神分裂症等所致或继发的暴食。

2.分型

（1）局限型：在当前的神经性厌食发作中，没有定期地暴食或清除行为（如呕吐、滥用泻药、利尿剂、灌肠剂）。

（2）暴食/清除型：在当前的神经性厌食发作中，有定期地暴食或清除行为（如呕吐、滥用泻药、利尿剂、灌肠剂）。

患者由神经性贪食转诊为神经性厌食的情况少见。当患者在神经性厌食的情况下发生暴食时，不单独诊断神经性贪食。

3.鉴别诊断

应当注意临床有很多情况表现类似神经性贪食。

(1)神经系统疾病可影响食欲和进食行为调节,包括大脑肿瘤(垂体或下丘脑)、颞叶癫痫的暴食症状、Kleine-Levin 或 Kluver-Bucy 综合征的暴食。

(2)胃肠道疾病:如吸收障碍、溃疡、肠炎。

(3)内分泌疾病:一些激素与营养不良和低代谢有关,如肾上腺疾病、糖尿病、垂体功能障碍、甲状腺功能亢进症。

(4)精神障碍:重症抑郁、边缘人格障碍。

**(六)治疗**

一般可采用门诊治疗,若存在低血钾、水电解质紊乱或有强烈的自杀观念和行为的患者则需住院治疗。一般原则有以下几种。

(1)多数患者可在门诊治疗。

(2)综合治疗效果更好。①药物治疗:美国 FDA 批准氟西汀 60 mg/d 用于贪食症治疗,抗抑郁药物治疗贪食症剂量高于治疗抑郁症,有研究认为各种抗抑郁药物疗效没有差别。除抗抑郁药物外,其他药物不推荐用于贪食症的治疗。药物治疗疗程大于 1 年。②心理治疗:CBT 治疗疗效可靠,其他治疗包括家庭治疗、IPT 治疗、自助小组治疗也可能有效。③教育:营养学方面的教育。

(3)可能需要强制住院。

## 三、心因性呕吐

心因性呕吐又称神经性呕吐是一组以自发或故意诱发反复呕吐为特征的精神障碍,呕吐物为刚刚进食的食物。多不伴有其他的症状,呕吐常与心理社会因素有关,无器质性病变,无明显的体重减轻。

临床表现为通常在进食后无恶心及不适的情况下喷射性呕吐,不影响食欲,吐后可再食。多在情绪紧张或不畅的情况时发生。由于患者无明显的减轻体重的想法,吐后往往再食,因此身体状况多良好。

心因性呕吐的诊断标准(CCMD-3)。①自发或故意诱发反复发生与进食后的呕吐,呕吐物为刚刚进食的食物。②体重减轻不显著(体重保持在正常体重的 80% 以上)。③可有害怕发胖或减轻体重的想法。④这种呕吐几乎每天发生,并且至少持续 1 个月。⑤排除躯体疾病导致的呕吐及癔症或神经症等。

通常止呕药作用有限,行为治疗有一定疗效。此外,小剂量的舒必利治疗有效。抗抑郁药、抗焦虑药物对缓解精神症状有一定帮助。

## 四、非典型进食障碍

非典型进食障碍(eating disorder not other wise specific,EDNOS)在临床更为常见,患者表现类似神经性厌食状或暴食症状但不符合神经性厌食和神经性贪食的诊断标准(如未闭经或贪食/清除行为频率不符合标准)。有些患者不停咀嚼且吐出,有些患者夜间进食。DSM-IV-TR 关于这类障碍的诊断标准如下。

(1)符合神经性厌食除闭经外所有标准的女性患者。

(2)除体重明显下降外,符合神经性厌食所有诊断标准,患者当前可以处于正常范围体重。

(3)符合神经性贪食所有的诊断标准,除外:贪食或清除行为少于 2 次/周,或者病程少于

3个月。

(4)正常体重的患者,进食少量食物后经常使用不适当的补偿方法。

(5)反复地咀嚼和吐出大量食物,但不吞咽。

(6)贪吃症:经常进食大量食物,但缺乏神经性贪食常见的不适当补偿行为。

**(董再文)**

# 第七节　功能性消化不良

## 一、概述

功能性消化不良(FD)为一组持续或反复发作的上腹部疼痛或不适的消化不良症状,包括上腹胀痛、餐后饱胀、嗳气、早饱、腹痛、厌食、恶心呕吐等,经生化、内镜和影像检查排除了器质性疾病的临床综合征,是临床上最常见的一种功能性胃肠病,几乎每个人一生中都有过消化不良症状,只是持续时间长短和对生活质量影响的程度不同而已。国内最新资料表明,采用罗马Ⅲ诊断标准对消化专科门诊连续就诊消化不良的患者进行问卷调查,发现符合罗马Ⅲ诊断标准者占就诊患者的28.52%,占接受胃镜检查患者的7.2%。FD的病因及发病机制尚未完全阐明,可能是多种因素综合作用的结果。目前认为其发病机制与胃肠运动功能障碍、内脏高敏感性、胃酸分泌、幽门螺杆菌感染、精神心理因素等有关,而内脏运动及感觉异常可能起主导作用,是FD的主要病理生理学基础。

## 二、诊断

### (一)临床表现

FD的临床症状无特异性,主要有上消化道症状,包括上腹痛、腹胀、早饱、嗳气、恶心、呕吐、反酸、胃灼热、厌食等,以上症状多因人而异,常以其中某一种或一组症状为主,在病程中这些症状及其严重程度多发生改变。起病缓慢,病程长短不一,症状常呈持续或反复发作,也可相当一段时间无任何症状,可因饮食精神因素和应激等诱发,多数无明显诱因。腹胀为FD最常见的症状,多数患者发生于餐后或进餐加重腹胀程度,早饱、嗳气也较常见。上腹痛也是FD的常见症状,上腹痛无规律性,可表现为弥漫或烧灼样疼痛。少数可伴胃灼热、反酸症状,但经内镜及24 h食管pH检测,不能诊断为胃食管反流病。恶心呕吐不常见,一般见于胃排空明显延迟的患者,呕吐多为干呕或呕出当餐胃内食物。有的还可伴有腹泻等下消化道症状。还有不少患者同时合并精神症状如焦虑、抑郁、失眠、注意力不集中等。

### (二)诊断标准

依据FD罗马Ⅲ诊断标准,FD患者临床表现个体差异大,罗马Ⅲ标准根据患者的主要症状特点及其与症状相关的病理生理学机制及症状的模式将FD分为两个亚型,即餐后不适综合征(PDS)和上腹痛综合征(EPS),临床上两个亚型常有重叠,有时难以区分,但通过分型对不同亚型的病理生理机制的理解对选择治疗将有一定的帮助,在FD诊断中,还要注意FD与胃食管反流病和肠易激综合征等其他功能性胃肠病的重叠。

FD 的罗马Ⅲ诊断标准。①以下 1 项或多项:餐后饱胀,早饱感,上腹痛,上腹烧灼感。②无可以解释上述症状的结构性疾病的证据(包括胃镜检查),诊断前症状出现至少 6 个月,且近 3 个月符合以上诊断标准。

PDS 诊断标准必须符合以下 1 项或 2 项:①正常进食后出现餐后饱胀不适,每周至少发生数次;②早饱阻碍正常进食,每周至少发生数次。诊断前症状出现至少 6 个月,近 3 个月症状符合以上标准。支持诊断标准是可能存在上腹胀气或餐后恶心或过度嗳气。可能同时存在 EPS。

EPS 诊断标准必须符合以下所有条件:①至少中等程度的上腹部疼痛或烧灼感,每周至少发生 1 次;②疼痛呈间断性;③疼痛非全腹性,不位于腹部其他部位或胸部;④排便或排气不能缓解症状;⑤不符合胆囊或 Oddi 括约肌功能障碍的诊断标准。诊断前症状出现至少 6 个月,近 3 个月症状符合以上标准。支持诊断标准是疼痛可以烧灼样,但无胸骨后痛。疼痛可由进餐诱发或缓解,但可能发生于禁食期间。可能同时存在 PDS。

### 三、鉴别诊断

鉴别诊断如图 4-4 所示。

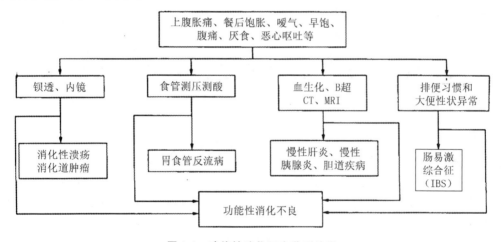

图 4-4　功能性消化不良鉴别诊断

### 四、治疗

FD 的治疗措施以对症治疗为主,目的是在于缓解或消除症状,改善患者的生活质量。

指南对 FD 治疗提出规范化治疗意见,指出 FD 的治疗策略应是依据其可能存在的病理生理学异常进行整体调节,选择个体化的治疗方案。

经验治疗适于 40 岁以下,无报警征象,无明显精神心理障碍的患者。与进餐相关的消化不良(即 PDS)者可首先用促动力药或合用抑酸药;与进餐无关的消化不良/酸相关性消化不良(即 EPS)者可选用抑酸药或合用促动力药。经验治疗时间一般为 2~4 周。无效者应行进一步检查,明确诊断后有针对性进行治疗。

## （一）药物治疗

### 1.抗酸药

抗酸剂如氢氧化铝、铝碳酸镁等可减轻症状,但疗效不及抑酸药,铝碳酸镁除抗酸外,还能吸附胆汁,伴有胆汁反流患者可选用。

### 2.抑酸药

目前广泛应用于 FD 的治疗,适用于非进餐相关的消化不良中以上腹痛、烧灼感为主要症状者。常用抑酸药包括 $H_2$ 受体阻滞剂($H_2RA$)和质子泵抑制剂(PPI)两大类。$H_2RA$ 常用药物有西咪替丁 400 mg,每天 2~3 次;雷尼替丁 150 mg,每天 2 次;法莫替丁 20 mg,每天 2 次,早、晚餐后服,或 40 mg 每晚睡前服;罗沙替丁 75 mg,每天 2 次;尼扎替丁 300 mg 睡前服。不同的 $H_2$ 受体阻滞剂抑制胃酸的强度各不相同,西咪替丁最弱,雷尼替丁和罗沙替丁比西咪替丁强 5~10 倍,法莫替丁较雷尼替丁强 7.5 倍。这类药主要经肝脏代谢,肾脏排出,因此肝肾功能损害者应减量,75 岁以上老人服用药物剂量应减少。PPI 常用药物有奥美拉唑 20 mg,每天 2 次;兰索拉唑 30 mg,每天 1 次;雷贝拉唑 10 mg,每天 1 次;泮托拉唑 40 mg,每天 1 次;埃索美拉唑 20 mg,每天 1 次。

### 3.促动力药

促动力药可明显改善与进餐相关的上腹症状,如上腹饱胀、早饱等。常用的促动力剂包括多巴胺受体阻滞剂、$5-HT_4$ 受体激动药及多离子通道调节剂等。多巴胺受体阻滞剂常用药物有甲氧氯普胺 5~10 mg,每天 3 次,饭前半小时服;多潘立酮 10 mg,每天 3 次,饭前半小时服;伊托必利 50 mg,每天 3 次,口服。甲氧氯普胺可阻断延髓催吐化学敏感区的多巴胺受体而具有强大的中枢镇吐作用,还可以增加胃肠道平滑肌对乙酰胆碱的敏感性,从而促进胃运动功能,提高静止状态时胃肠道括约肌的张力,增加食管下端括约肌张力,防止胃内容物反流,增强胃和食管的蠕动,促进胃排空及幽门和十二指肠的扩张,加速食物通过。主要的不良反应见于中枢神经系统,如头晕、嗜睡、倦怠、泌乳等,用量过大时,会出现锥体外系反应,表现为肌肉震颤、斜颈、发音困难、共济失调等。多潘立酮为选择性外周多巴胺 $D_2$ 受体阻滞剂,可增加食管下端括约肌的张力,增加胃运动,促进胃排空、止吐。不良反应轻,不引起锥体外系症状,偶有流涎、惊厥、平衡失调、泌乳现象。伊托必利通过拮抗多巴胺 $D_2$ 受体和抑制乙酰胆碱酯酶活性起作用,增加胃的内源性乙酰胆碱,促进胃排空。$5-HT_4$ 受体激动药常用药物为莫沙必利 5 mg,每天 3 次,口服。莫沙必利选择性作用于上消化道,促进胃排空,目前未见心脏严重不良反应的报道,但对 $5-HT_4$ 受体激动药的心血管不良反应仍应引起重视。多离子通道调节剂药物为马来酸曲美布汀,常用量 100~200 mg,每天 3 次口服。该药对消化道运动的兴奋和抑制具有双向调节作用,不良反应轻微。红霉素具有胃动素作用,静脉给药可促进胃排空,主要用于胃轻瘫的治疗,不推荐作为 FD 治疗的首选药物。

### 4.助消化药

消化酶和微生态制剂可作为治疗消化不良的辅助用药。复方消化酶、益生菌制剂可改善与进餐相关的腹胀、食欲缺乏等症状。

### 5.根除幽门螺杆菌治疗

根除幽门螺杆菌可使部分 FD 患者症状得以长期改善,对合并幽门螺杆菌感染的 FD 患者,应用抑酸、促动力剂治疗无效时,建议向患者充分解释根除治疗的利弊,征得患者同意后给予根除幽门螺杆菌治疗。根除幽门螺杆菌治疗可使部分 FD 患者的症状得到长期改善,使胃黏膜炎症得到消退,而长期胃黏膜炎症则是消化性溃疡、胃黏膜萎缩/肠化生和胃癌发生的基础病变,根除幽门螺杆菌可预防胃癌前病变进一步发展。

根据欧洲幽门螺杆菌小组召开的第 3 次 Maastricht Ⅲ 共识会议意见,推荐在初级医疗中实施"检测和治疗"策略,即对年龄小于 45 岁,有持续消化不良症状的成人患者应用非侵入性试验(尿素呼气试验、粪便抗原试验)检测幽门螺杆菌,对幽门螺杆菌阳性者进行根除治疗。包含PPI、阿莫西林、克拉霉素或甲硝唑每天2次给药的三联疗法仍推荐作为首选疗法。包含铋剂的四联疗法,如可获得铋剂,也被推荐作为首选治疗选择。补救治疗应结合药敏试验结果。

对 PPI(标准剂量,每天 2 次),克拉霉素(500 mg,每天 2 次),阿莫西林(1 000 mg,每天 2 次)或甲硝唑400 mg或500 mg,每天 2 次,组成的方案,疗程 14 d 比 7 d 更有效,在克拉霉素耐药率小于 15% 的地区,仍推荐 PPI 联合应用克拉霉素、阿莫西林/甲硝唑的三联短程疗法作为一线治疗方案。其中 PPI 联合克拉霉素和甲硝唑方案应当在人群甲硝唑耐药率小于 40% 时才可应用,含铋剂四联治疗除了作为二线方案使用外,还可作为可供选择的一线方案。除了药敏感试验外,对于三线治疗不做特别推荐。喹诺酮类(左氧氟沙星、利福霉素、利福布汀)抗生素与 PPI 和阿莫西林合用作为一线疗法,而不是作为补救的治疗,被评估认为有较高的根除率,但利福布汀是一种选择分枝杆菌耐药的抗生素,必须谨慎使用。

6.黏膜保护药

FD 发病原因中可能涉及胃黏膜防御功能减弱,作为辅助治疗,常用的胃黏膜保护药有硫糖铝、胶体铋、前列腺素 E,复方谷氨酰胺等,联合抑酸药可提高疗效。硫糖铝餐前 1 h 和睡前各服1.0 g,肾功不全者不宜久服。枸橼酸铋钾一次剂量 5 mL 加水至 20 mL 或胶囊 120 mg,每天 4次,于每餐前半小时和睡前一次口服,不宜久服,最长 8 周,老年人及肾功能障碍者慎用。已用于临床的人工合成的前列腺素为米索前列醇,常用剂量 200 mg,每天 4 次,主要不良反应为腹泻和子宫收缩,孕妇忌服。复方谷氨酰胺,常用量 0.67 g,每天 3 次,剂量可随年龄与症状适当增减。

**(二)精神心理治疗**

抗焦虑、抑郁药对 FD 有一定的疗效,对抑酸和促动力药治疗无效,且伴有明显精神心理障碍的患者,可选用三环类抗抑郁药或 5-HT$_4$ 再摄取抑制剂;除药物治疗外,行为治疗、认知疗法及心理干预等可能对这类患者也有益。精神心理治疗不但可以缓解症状还可提高患者的生活质量。

**(三)外科手术**

经过长期内科治疗无效的严重患者,可考虑外科手术。一般采用胃大部切除术、幽门成形术和胃空肠吻合术。

(马晓辉)

# 第八节　功能性便秘

功能性便秘(FC)是临床常见的功能性胃肠病之一,主要表现为持续性排便困难,排便次数减少或排便不尽感。严重便秘者可伴有烦躁、易怒、失眠、抑郁等心理障碍。

## 一、病因和发病机制

FC 的发病往往是多因素的综合效应。

正常的排便生理包括产生便意和排便动作两个过程。直肠壁受压力刺激并超过阈值时引起便意,这种冲动沿盆神经、腹下神经传至腰骶部脊髓的排便中枢,再上升至丘脑达大脑皮层。若环境允许排便,则耻骨直肠肌和肛门内括约肌及肛门外括约肌松弛,两侧肛提肌收缩,盆底下降,腹肌和膈肌也协调收缩,腹压增高,促使粪便排出。正常排便生理过程中出现某一环节的障碍都可能引起便秘。研究发现 FC 患者可有直肠黏膜感觉减弱、排便动作不协调,从而发生排便出口梗阻。

相当多的 FC 患者有全胃或结肠通过时间延缓,低下的结肠动力无法将大便及时地推送至直肠,从而产生便秘。食物纤维不足,水分保留少,较少的容量难以有效地刺激肠道运动,肠内容物转运减慢,而结肠细菌消化食用纤维形成的挥发性脂肪酸和胆盐衍化的脱氧胆酸减少,它们刺激结肠的分泌、抑制水与电解质的吸收的作用降低,从而引起便秘。

排便习惯不良是便秘产生的重要原因。排便动作受意识控制,反复多次的抑制排便将可能导致胃肠通过时间延长、排便次数减少、直肠感觉减退。

长期便秘会产生顽固的精神心理异常,从而加重便秘。

## 二、临床表现

功能性便秘患者主要表现为排便次数减少(<3 次/周)、粪便干硬(指 Bristol 粪便性状量表的 1 型和 2 型粪便);由于粪便干结,患者可出现排便费力,也可以有排便时肛门直肠堵塞感、排便不尽感,甚至需要手法辅助排便等。粪便性状与全胃肠传输时间具有一定相关性,提示结肠传输时间延缓;在诸多的便秘症状中,排便次数减少、粪便干硬常提示为结肠传输延缓所致的便秘,如排便费力突出、排便时肛门直肠堵塞感、排便不尽感、需要手法辅助排便则提示排便障碍的可能性更大。

部分便秘患者有缺乏便意、定时排便、想排便而排不出(空排)、排便急迫感、每次排便量少、大便失禁等现象,这些症状更可能与肛门直肠功能异常有关。功能性便秘常见的伴随症状有腹胀及腹部不适、黏液便等。辛海威等在全国进行的多中心分层调查发现,15.1%慢性便秘患者有肛门直肠疼痛,尚不清楚慢性便秘与肛门直肠疼痛的内在联系。

老年患者对便秘症状的感受和描述可能不准确,自行服用通便药或采用灌肠也会影响患者的症状。在老年人,功能性排便障碍症状更常见。需要注意的是,不少老年人,便秘症状并不明显,他们仍坚持使用泻剂或灌肠。

功能性便秘患者病程较长,患者便秘表现多为持续性,也可表现为间歇性或时轻时重,与情绪、生活习惯改变、出差或季节有关。对长期功能性便秘患者,如排便习惯和粪便性状发生改变,需警惕新近发生器质性疾病的可能性。

便秘通常不会对营养状况造成影响。功能性便秘患者在体格检查多无明显腹部体征,在部分患者可触及乙状结肠袢和盲肠袢,肠鸣音正常。出现肠型、肠蠕动波和肠鸣音改变需要与机械性和假性肠梗阻鉴别。肛门直肠指诊可触及直肠内多量干硬粪块,缩肛无力、力排时肛门括约肌不能松弛提示患者存在肛门直肠功能异常。

此外,慢性便秘患者常伴睡眠障碍、紧张沮丧情绪,或表现为焦虑、惊恐、抑郁、强迫等,伴有自主神经功能紊乱的症状。精神心理因素是引起或加重便秘的因素,使患者对便秘的感受、便秘对生活的影响放大,也影响治疗效果。

## 三、诊断原则及流程

### (一)诊断标准

功能性便秘罗马Ⅲ诊断标准如下。

(1)必须包括下列 2 个或 2 个以上的症状:①至少有 25% 的排便感到费力。②至少 25% 的排便为块状便或硬便。③至少 25% 的排便有排便不尽感。④至少 25% 的排便有肛门直肠的阻塞感。⑤至少有 25% 的排便需要人工方法辅助(如指抠、盆底支持)。⑥每周少于 3 次排便。

(2)如果不使用泻药,松散便很少见到。

(3)诊断肠易激综合征依据不充分。患者须在诊断前 6 个月出现症状,在最近的 3 个月满足诊断标准。

### (二)鉴别诊断

需要鉴别的主要是继发性便秘,主要包括以下几种因素。

(1)肠道疾病:结直肠肿瘤、肛管狭窄、直肠黏膜脱垂、Hirschsprung 病。

(2)代谢或内分泌紊乱:糖尿病、甲状腺功能减退、高钙血症、垂体功能低下、卟啉病。

(3)神经源性疾病:脑卒中、帕金森病、多发性硬化、脊髓病变、自主神经病及某些精神疾病。

(4)系统性疾病:系统性硬化、皮肌炎、淀粉样变。

(5)药物:麻醉剂、抗胆碱能药物、含阳离子类药物(铁剂、铝剂、含钙剂、钡剂)、其他药物如阿片类制剂、神经节阻断药、长春碱类、抗惊厥药物、钙通道阻滞剂等。

### (三)诊断流程

引起慢性便秘的原因很多,通过详细的病史采集、体格检查,结合适当的辅助检查,大多可以鉴别。诊断为功能性便秘者,如能区分其属于慢性传输性便秘或出口梗阻性便秘,对治疗有重要指导意义。

1.病史采集

询问患者病程及大便的频率、形状、便意、排便是否费力、有无不尽感、是否需要手法排便、用药史及盆腹腔手术史等,同时注意询问与便秘相关器质性疾病情况。

2.体格检查

注意患者全身状况,有无贫血;腹部检查有无包块或胃肠型;肛门视诊及指诊注意有无表皮脱落、皮赘、肛裂、脓肿、痔疮、直肠脱垂、肛门狭窄、直肠及肛管占位性病变、有无指套染血,指检时可让患者做排便动作,注意肛门外括约肌有无松弛或矛盾运动。还需进行神经系统相关检查,如会阴部感觉及肛门反射,如有异常注意有无神经系统病变;对男性患者,尚需注意前列腺及膀胱。

3.辅助检查

(1)患者一般常规进行粪常规及潜血检查,对疑有器质性病变患者应进行相应检查。特别是有报警体征者,如年龄超过 40 岁、贫血、便血、潜血阳性、消瘦、腹块、明显腹痛、有肿瘤家族史等,应进行内镜和必要的实验室检查。

(2)腹部平片:对于疑似肠梗阻患者,需进行腹平片检查。

(3)钡剂灌肠:可以发现乙状结肠冗长、巨结肠、巨直肠、狭窄及占位病变。

(4)肠功能检查:包括结肠动力检查、结肠传输实验、肛管直肠测压、直肠气囊排出试验等,非临床诊断必需,但对于科学评估肠功能、便秘分类、药物评估、治疗方法选择以及科学研究是必要的。

(5)排粪造影:可发现肛管直肠的功能及形态变化。

(6)肌电图:可以区分盆底随意肌群肌肉和神经功能异常,对出口梗阻型便秘的诊断具有重要意义。

## 四、治疗

由于各型便秘的发病机制不同,临床应综合患者对便秘的自我感受特点及相关检查结果,仔细分析并进行分型后采取相应的治疗措施,对于部分同时伴焦虑和抑郁的 FC 患者,应详细调查,判断精神因素和便秘的因果关系,必要时采取心理行为干预治疗。

### (一)一般疗法

采取合理的饮食习惯,增加膳食纤维及水分的摄入量。另外,需保持健康心理状态,养成良好的排便习惯,同时进行适当有规律的运动及腹部按摩。

### (二)药物治疗

经高纤维素饮食、训练排便习惯仍无效者或顽固性便秘者可考虑给予药物治疗。

1.泻剂

主要通过刺激肠道分泌、减少肠道吸收、提高肠腔内渗透压促进排便。容积性泻剂、刺激性泻剂及润滑性泻剂短时疗效理想,但长期服用不良反应大,停药后可加重便秘。渗透性泻剂不良反应相对较小,近年来,高效安全的新一代缓泻剂聚乙二醇(PEG)备受青睐,是一种长链高分子聚合物,口服后通过分子中氢键固定肠腔内水分子而增加粪便含水量,使粪便体积及重量增加,从而软化粪便,因肠道内缺乏降解 PEG 的酶,故其在肠道不被分解,相对分子量超过 3 000 则不被肠道吸收,还不影响脂溶性维生素吸收和电解质代谢,对慢传输型便秘和出口梗阻性便秘患者均有效。

2.促动力药物

西沙必利选择性促乙酰胆碱释放,从而加速胃肠蠕动,使粪便易排出,文献报道其治疗便秘的有效率为 50%～95%,但少数患者服药后可发生尖端扭转型室性心动过速伴 QT 间期延长,故已在多数国家中被撤出。莫沙比利、普芦卡比利为新型促动力药,是强效选择性 5-HT₄ 受体激动剂,通过兴奋胃肠道胆碱能中间神经元及肌间神经丛运动神经元的 5-HT₄ 受体,使神经末梢乙酰胆碱释放增加及肠肌神经对胆碱能刺激活性增高,从而促进胃肠运动,同时还增加肛管括约肌的正性促动力效应和促肛管自发性松弛。

3.微生态制剂

通过肠道繁殖并产生大量乳酸和醋酸而促进肠蠕动,有文献报道其近期治疗有一定的疗效,但尚需进一步临床观察验证。

### (三)清洁灌肠

对有粪便嵌塞或严重出口梗阻的患者需采用清洁灌肠帮助排便。一般采用甘油栓剂或开塞露灌肠。

**(四)生物反馈疗法**

该疗法借助声音和图像反馈刺激大脑,训练患者正确控制肛门外括约肌舒缩,从而阻止便秘发生。具有无痛苦、无创伤性、无药物不良反应的特点。生物反馈治疗 FC 的机制尚不十分明确。经过 12～24 个月随访观察后发现,便秘症状缓解率达 62.5%,出口梗阻性便秘有效率达72.2%。生物反馈治疗不仅是一种物理治疗方法,且有一定的心理治疗作用,其症状的改善与心理状态水平相关联。目前,生物反馈疗法多用于出口梗阻性便秘患者的治疗。

(马晓辉)

# 第五章　肾内科疾病的诊治

## 第一节　急性肾盂肾炎

急性肾盂肾炎是由各种常见的革兰氏阴性杆菌或革兰氏阳性球菌引起的炎症性疾病,它是泌尿系统感染疾病之一。泌尿系统感染性疾病是内科疾病中最常见的感染性疾病之一。根据受侵犯的部位其分为上泌尿系统感染和下泌尿系统感染。前者包括输尿管炎,肾盂肾炎,肾多发性脓肿和肾周围脓肿;后者常包括膀胱炎和尿道炎。有时当泌尿系统感染后较难准确地界定发病部位,为此,总称尿路感染。

### 一、病因病机

#### (一)发病原因

1.尿路梗阻性疾病引发

如结石、肿瘤、前列腺肥大、尿道狭窄、术后输尿管狭窄、神经源性膀胱等引发的排尿不畅,细菌不易被冲洗清除,细菌在梗阻部位大量繁殖生长而引起感染。

2.泌尿系统解剖异常

如膀胱、输尿管反流证,输尿管、肾脏、肾盂畸形结构异常,尿液排泄不畅而致感染。

3.妇女易感因素

如妊娠期、月经期、产褥期等,由于妊娠早期孕酮分泌增加,使肾盂、肾盏、输尿管张力减退,妊娠后期扩大的子宫压迫输尿管,有利于细菌的繁殖。另外,分娩时膀胱受伤更易诱致上行性感染。

4.医源性作用引发

在疾病的诊治过程中,尿路手术器械的应用,膀胱镜检查逆行肾盂造影,妇科检查,留置导尿等易引起感染。

5.代谢疾病引发

最常见的是糖尿病患者引起的感染。因糖尿病糖代谢紊乱导致血糖浓度升高,白细胞功能缺陷,易于细菌生长繁殖,常易引起感染,肾乳头坏死,肾脓肿,肾盂肾炎。

6.其他因素

尿路感染是老年人的常见病,发病率仅次于呼吸道感染。其因是老年人的免疫功能低下,抗感染能力下降,特别是伴有全身疾病者,如高血压、糖尿病、长期卧床、营养不良等。围绝经期女性雌激素分泌降低;老年男性前列腺液分泌减少,因前列腺液有抗菌作用;老年性肾血管硬化;肾及膀胱黏膜相对处于缺血状态,骨盆肌肉松弛,局部黏膜血循环不良,使尿路黏膜抗病功能下降;老年人生理性口渴感下降,饮水量减少,尿路冲洗作用减弱;阿尔茨海默病患者,大小便失常,污染会阴等。

**(二)感染途径与发病机制**

1.上行感染

绝大部分尿路感染是上行感染引发的。在正常人中,膀胱以上尿路是无菌的,后尿道也基本上是无菌的,而前尿道是有菌的。尿道黏膜有抵抗细菌侵袭的功能,且有尿液经常冲洗,故在正常情况下一般不会引起感染。当机体抵抗力下降,或外阴不洁,有粪便等感染,致病菌由前尿道通过后尿道、膀胱、输尿管、肾盂、直至肾髓质而引起急性肾盂肾炎。

2.血行感染

细菌从感染灶,如扁桃体炎、牙龈炎、皮肤等感染处,侵入血液,循环到肾脏,先在肾皮质引起多发性小脓肿,沿肾小管向下扩展,引起肾盂肾炎。但炎症也可从肾乳头部向上、向下扩散。

3.淋巴道感染

下腹部和盆腔的器官与肾,特别是升结肠与右肾的淋巴管是沟通的。当盆腔器官、阑尾和结肠发生感染时,细菌也可通过淋巴道进入肾脏而引发,但临床少见。

4.直接感染

如果邻近肾脏的器官、组织、外伤或有感染时,细菌直接进入肾脏引发感染。

**(三)尿路感染的致病菌**

1.细菌性病原体

任何细菌侵入尿路均可引起感染,最常见的致病菌是革兰氏阴性菌。大肠埃希菌是最常见的致病菌,占90%以上;也可见于克雷伯杆菌、产气杆菌等;其次是革兰氏阳性菌引起,主要是葡萄球菌和链球菌,占5%～10%;金黄色葡萄球菌较少见;腐生性葡萄球菌的尿路感染,常发生于性生活活跃的女性。妊娠期菌尿的菌种,以大肠埃希菌多见,占80%以上。

2.真菌性病原体

近年来真菌性尿路感染呈增多趋势,最常见的真菌感染由念珠菌引起。主要与长期应用糖皮质激素及细胞毒类药物和抗生素有关。糖尿病患者和长期留置导尿者也常见。

3.其他病原体

支原体、衣原体感染,多见于青年女性,一般同时伴有阴道炎。淋菌感染尿道致病也常见。另外,各种病毒也可能损害尿道感染。免疫缺陷患者,除上述病原菌外,尚可能有巨细胞病毒,或疱疹病毒感染。已有证明腺病毒是引发学龄期儿童出血性膀胱炎的原因,但对成年人损害较少。

# 二、临床表现

典型的急性肾盂肾炎起病急骤,临床表现有严重的菌尿、肾系和全身症状。常见寒战、高热、腰痛或肋脊角叩痛、尿频尿急尿痛的一组综合征。通常还伴有腹部绞痛,恶心,呕吐等。急性肾盂肾炎年龄多见于20～40岁的女性,50岁以上的男性,女婴幼儿也常见,男女比约为1∶10。任何致病菌皆可引起急性肾盂肾炎,但绝大多数为革兰氏阴性菌,如大肠埃希菌、副大肠埃希菌等,其中以大肠埃希菌为多见,占60%~70%,球菌主要为葡萄球菌,但较少见。

严重的急性肾盂肾炎可引起革兰氏阴性杆菌败血症中毒性休克;急性肾乳头坏死和发生急性肾衰竭;或感染性病灶穿破肾包膜引起肾周脓肿,或并发肾盂积液。非复杂急性肾盂肾炎90%以上可以治愈,而复杂性肾盂肾炎很难彻底治愈,需引起重视。

**(一)全身表现**

(1)寒战高热:体温多在38℃~39℃,也可高达40℃,热型不一,一般为弛张热型,也可为间歇热或稽留热,伴有头痛,全身酸痛,热退时有大汗等。

(2)腰痛,腹痛,恶心,呕吐,食欲缺乏:腰痛为酸胀刺痛,腹痛常表现为绞痛,或隐痛不一,多为输尿管炎症刺激向腹股沟反射而致。

(3)泌尿系统症状:尿频、尿急、尿痛症状。

(4)体征:肾区叩击痛,肋脊角压痛等。

(5)严重者烦躁不安,意识不清,血压下降,休克表现等。

**(二)辅助检查**

1.尿常规检测

肉眼观察尿色不清,浑浊,少数患者呈现肉眼血尿,并有腐败气味。40%~60%患者有镜下血尿。多数患者红细胞2~10个/HP,少数患者镜下大量红细胞,常见白细胞或脓细胞,离心沉渣镜下>5个/HP。急性期常呈白细胞满视野,若见到白细胞管型则为肾盂肾炎的诊断提供重要依据。尿蛋白可见24 h蛋白定量<1.0 g。

2.尿细菌培养

尿培养是确定尿路感染的重要指标。在有条件的情况下均应作尿细菌定量培养和药敏试验,中段尿培养,菌落数每毫升均≥$10^2$个即可诊断为尿路感染。

3.血常规检查

急性肾盂肾炎白细胞计数可轻或中度升高,中性粒细胞可增多,并有核左移,红细胞沉降率可增快。急性膀胱炎时,常无上述表现。

4.肾功能测定

急性肾盂肾炎时,偶有一过性尿浓缩功能障碍,治疗后可恢复。在严重感染时,少数患者可见血肌酐升高,尿素氮升高,应引起重视。尿N-乙酰葡萄糖苷酶和半乳糖苷酶多升高,尿 $\beta_2$-微球蛋白多升高,而下尿路感染多正常。

5.影像学检查

B超检查,当急性肾盂肾炎多表现为不同程度增大或正常,回声粗乱,如有结石、肿瘤、脓肿、畸形、肾盂积脓等均可发现。

静脉肾盂造影、CT等检查均可发现尿路梗阻或其他肾脏疾病。

## 三、诊断与鉴别诊断

**(一)诊断**

急性肾盂肾炎各年龄段男女均可发生,但常见于育龄女性。临床表现有两组症状群:①尿路局部表现,如尿频、尿急、尿痛等尿路刺激症状,多伴有腰痛,肾区压痛或叩击痛,或有各输尿管点压痛。如出现严重的腹痛,并向下腹部或腹股沟放射者,常提示有尿路梗阻伴感染。②全身感染表现,起病多急剧,寒战高热,全身酸痛不适,乏力,热退时大汗,约有 10％的患者可表现为食欲减退,恶心呕吐,腹痛或腹泻等消化道症状。如高热持续不退者,常提示有肾脓肿和败血症及中毒性休克可能。常伴有白细胞计数升高和红细胞沉降率增快,一般无高血压表现,少数患者可有肾功能损害而肌酐升高。尿液外观浑浊,可见脓尿和血尿。但需注意部分患者临床表现与急性膀胱炎非常相似,有条件者应做定位确诊。另外,尿路感染也是小儿时期常见病。儿童急性感染多以全身症状为主,尿路刺激征随年龄增长逐渐明显。如反复感染者,多伴有泌尿系统解剖结构异常,应认真查找原因。

在经过对症及抗菌治疗后未见好转的患者,应注意做血尿细菌培养。如患者存在真菌的易感因素,尿中白细胞计数增多,而尿细菌培养阴性和(或)镜检有真菌者,应确诊真菌感染存在。导尿标本培养菌落计数在 1 000/mL 以上有诊断价值。如导尿标本不离心,每高倍视野找到 1～3 个真菌,菌落计数多在 $1.5×10^3/mL$ 以上,其正确性可达到 80％。血培养阳性有重要的诊断价值。血清抗念珠菌抗体的测定有助于诊断。

**(二)鉴别诊断**

有典型的临床表现及尿细菌学检查阳性者诊断不难。但在不典型的患者易误认为其他系统感染,应与以下疾病相鉴别。

1.其他发热性疾病

急性肾盂肾炎以发热等全身症状较突出者,但尿路的刺激症状不明显,常易与其他感染性疾病相混淆而被误诊,如流行性感冒、疟疾、败血症、伤寒等,如能详细询问病史,注意尿路感染的局部症状及肾区叩击痛,并作尿沉渣和细菌学检查,不难鉴别。

2.腹部器官炎症

部分患者急性肾盂肾炎表现为腹痛、恶心、呕吐、白细胞计数增高等消化道症状,而无尿路感染的局部症状,常易被误诊为急性胃肠炎、急性胆囊炎、阑尾炎、附件炎,但注意询问病史及尿沉渣镜检、尿细菌培养不难鉴别。

3.肾结核

以血尿为主而伴有白细胞尿及尿路刺激征,易被误诊为肾结核,应予以排除。肾结核的主要表现,尿路刺激征更为明显,晨尿结核菌培养可阳性,而普通细菌培养阴性;尿沉渣可找到抗酸杆菌;尿结核分枝杆菌 DNA 可阳性,部分患者可有肺、附睾等肾外结核和低热等表现。但需注意肾结核常与普通菌感染并存,如普通感染经抗生素治疗后,仍残留有尿路感染症状和尿沉渣异常者,应高度注意肾结核的可能性。

4.非细菌性尿道综合征

尿路刺激症状明显,但反复多次尿检及清洁中段尿培养均为阴性,多数患者不发热,体温正常。尿道刺激综合征的病因尚不明确。

## 四、诊断标准

**(一)尿路感染的诊断标准**

(1)正规清洁中段尿(要求尿液停留在膀胱中 4 h 以上)细菌定量培养,菌落数每毫升≥$10^5$个,2 d内应重复培养 1 次。

(2)参考清洁离心中段尿沉渣检查,白细胞>10 个/HP,或有尿路感染症状者。

(3)或做膀胱穿刺尿培养,如细菌阳性(不论菌落数多少)也可确诊。

(4)做尿培养计算有困难者,可用治疗前清晨清洁尿(中段)(尿停留在膀胱 6 h 以上)正规方法的离心尿沉渣革兰氏染色找细菌,如细菌＞1/油镜视野,结合临床泌尿系统感染症状也可确诊。

(5)尿细菌数培养菌落在每毫升 $10^4 \sim 10^5$ 个者应复查。如仍为每毫升 $10^4 \sim 10^5$ 个,需结合临床表现来诊断或做膀胱穿刺尿培养来确诊。

**(二)急性肾盂肾炎的诊断标准**

结合尿路感染,尿检查阳性者,符合上述尿路感染标准者并有下列情况。

(1)尿抗体包裹细菌检查阳性者多为肾盂肾炎,阴性者多为膀胱炎。

(2)膀胱灭菌后的尿标本细菌培养结果阳性者为肾盂肾炎,阴性者多为膀胱炎。

(3)参考临床症状:有寒战、发热、体温＞38 ℃,或伴有腰痛、腹痛、肾区叩击痛或压痛,尿中有白细胞尿和管型者多为肾盂肾炎。

(4)经治疗后症状已消失,但又复发者多为肾盂肾炎(多在停药后 6 周内);用单剂量抗生素治疗无效,或复发者多为肾盂肾炎。

**(三)与慢性肾盂肾炎鉴别诊断**

(1)尿路感染病史在 1 年以上,经抗菌治疗效果不佳,多次尿细菌定量培养均阳性或频频发作者,多为慢性肾盂肾炎。

(2)经治疗症状消失后,仍有肾小管功能(尿浓缩功能)减退,能排除其他原因所致的慢性肾盂肾炎。

(3)X 线造影证实有肾盂肾盏变形,肾影不规则,甚至缩小者,或 B 超检查肾、肾盏回声粗糙不均,或肾略有缩小者为慢性肾盂肾炎的表现。

# 五、治疗

因急性肾盂肾炎未能得到彻底痊愈时,或反复发作时,可终致慢性炎症,致肾衰竭日趋严重。为此,对于初发的急性肾盂肾炎或慢性尿路感染急性发作表现为急性肾盂肾炎患者,尽力找出基础原因,如结石、肿瘤、畸形等梗阻病因及感染致病菌,力求彻底治疗。

**(一)一般治疗**

(1)感染急性期:临床症状明显时,以卧床休息为主,尤其在急性肾盂肾炎发热时,更需卧床休息。

(2)祛除病因:如结石、输尿管狭窄、前列腺肥大、尿反流、畸形等。

(3)补充水分:摄入充分的水分,给予易消化又富含维生素的食品。

(4)排空尿液:定时排空尿液,减轻膀胱内压力及减少残余尿,减轻膀胱输尿管反流。

(5)讲卫生:注意会阴部清洁卫生,定期清洁坐浴,避免上行感染。

**(二)抗生素的应用**

由于新的更为有效的抗生素不断问世,治疗尿路感染的效果不断提高。在临床中应合理选择使用以达到疗效最好、不良反应较小的目的,需注意以下原则。

仅治疗有症状的细菌尿,使用抗生素最好行清洁中段尿培养,根据药敏结果选用抗生素。若发病严重,在来不及做尿培养时应选用对革兰氏阴性杆菌有效的抗菌药物,氨苄西林加氨基糖苷类加他唑巴坦。轻者可用复方磺胺甲噁唑、喹诺酮类、氨曲南等。在治疗 72 h 无效者,应按药敏结果用药。由于第一代头孢类如氨苄西林耐药菌明显增加,故不宜作为治疗尿路感染的一线药物。复方磺胺甲噁唑和喹诺酮类对大多数尿感细菌敏感,可作为首选药物治疗。第三代头孢类或亚胺培南和氨基糖苷类抗生素可作为复杂性尿感的经验用药。氨基糖苷类抗生素有肾、耳毒性,一般采取单剂注射后,改为其他抗生素口服,可达到保持其疗效而减少不良反应。

联合用药:在病情较轻时,可选用一种药物。因病情危重,或治疗无明显好转(通常 24～36 小时可好转),若 48 h 无效,病情难于控制,或有渐进加重时,采用两种药物或应用两种以上药物联合治疗。在联合用药时应严密检测观察肾功能的变化,年龄、体质和药物的相互作用,严重者取静脉给药和肌内注射为主,轻症者多采用内服给药。抗菌药物的应用通常为 2～3 周。若尿菌仍为阳性,应 4～6 周疗程。若积极的治疗后仍持续发热者,应注意肾盂积脓或肾脏肾周脓肿的可能。

(曹　冰)

# 第二节　慢性肾盂肾炎

慢性肾盂肾炎是指肾脏肾盂由细菌感染而引发的肾脏损害和由此产生的疾病。病程常超过6个月,具有独特的肾脏、肾盂病理改变。表现复杂,症状多端。若尿路感染持续反复发作半年以上,呈持续性或间断性菌尿,同时伴有肾小管间质持续性功能和结构的改变,即可诊断为慢性肾盂肾炎。慢性肾盂肾炎如不彻底祛除病因和积极治疗,可进一步发展而损伤肾实质,出现肾小球、肾小管间质功能障碍,而致肾衰竭。其所致的肾衰竭占慢性肾衰病例总数的 2%。

## 一、病因病机

### (一)病因病机

尿路具有抵抗微生物感染的能力,其中最重要的作用是尿液冲刷的作用。如果这种作用受到影响而减弱,而容易引发细菌感染,难于控制而迁延不愈,反复发作。最终导致肾脏永久性损害。影响、减弱尿路抵抗力的因素多为复杂因素。而在尿路无复杂情况下则极少发生慢性肾盂肾炎。

慢性肾盂肾炎多发生于尿路解剖结构异常和异物长期阻塞。功能发生改变情况下,微生物尿路感染者,其细菌性尿感是在尿路解剖异常、异物长期阻塞、功能改变基础上发生的。引发慢性肾盂肾炎的因素有 3 种:①伴有慢性反流性肾盂肾炎(即反流性肾病);②伴有尿路梗阻的慢性肾盂肾炎(慢性梗阻性肾盂肾炎,如结石、肿瘤、前列腺肥大、膀胱源性、输尿管狭窄、尿道狭窄等);③为数极少的特发性慢性肾盂肾炎(即发病原因不明确者)。

### (二)病理改变

慢性肾盂肾炎的病理改变除慢性间质性肾炎改变外,同时还有肾盏肾盂的炎症纤维化及变形。主要有肾盏肾盂的炎症表现,肾盂扩大、畸形,肾皮质及乳头部有瘢痕形成,肾脏较正常缩小;双侧肾的病变常不对称,肾髓质变形,肾盂肾盏及输尿管黏膜增厚,严重者肾实质广泛萎缩;光镜下肾小管萎缩及瘢痕形成,间质可有淋巴、单核细胞浸润,急性发作时可有中性粒细胞浸润;肾小球可正常或轻度小球周围纤维化,如有长期高血压,则可见肾小球毛细血管硬化,肾小囊内胶原沉着;其中肾盂、肾盏扩张或变形是慢性肾盂肾炎的特征性表现。

## 二、临床表现

慢性肾盂肾炎临床表现多隐匿,病程较长,缠绵不愈,反复发作。根据临床表现可分为两种类型。

### (一)尿路感染表现

多数感染的症状不太明显,但有轻度尿频,排尿不适,腰部轻度隐痛或困重,下腹隐痛不适感,但更为常见的为间歇性、无症状性细菌尿和(或)间歇性低热。

### (二)慢性间质性肾炎损害的表现较突出

如尿浓缩功能减弱出现多尿,夜尿增多,尿比重或渗透压下降,脱水等。由于肾小管重吸收钠的能力下降而致低钠;并发生肾小管酸中毒和高钾血症;并可有肾性糖尿(血糖不高)和氨基酸尿;当炎症渐进侵犯肾实质时,可出现高血压、水肿、肾功能障碍。各种肾脏疾病的晚期,均可有上述表现。但在慢性肾盂肾炎或反流性肾脏病时,这些表现出现的早,通常在血肌酐 $200\sim300~\mu mol/L$ 时已出现。

### (三)特发性慢性肾盂肾炎

少数慢性肾盂肾炎表现为特发性慢性肾盂肾炎。

### (四)实验室检查

1.尿检验

与一般间质性肾炎相同,但可间歇出现真性细菌尿;白细胞尿,或偶见白细胞管型;这是与一般间质性肾炎相鉴别所在。尿细菌培养可能阴性;在急性发作时,与急性肾盂肾炎表现相同,但尿培养多有真性细菌尿。慢性肾盂肾炎尿 $\beta_2$-微球蛋白常增高;尿蛋白通常不超过 $1.0~g/24~h$,少数患者尿蛋白量 24 h 超过 $3.0~g$ 以上者,常提示预后不佳,或提示非本病的可能。

2.血生化检查

通常肾小管尿浓缩功能减低,可有尿钠、尿钾排出增多,代谢性酸中毒。尿少时血钾常增高,晚期出现肾小球功能障碍,血尿素氮、肌酐增高,肾小球滤过率下降,并导致尿毒症。

### (五)影像学检查

1.X 线检查及 CT 检查

两项检查,同时做肾盂静脉造影,诊断价值颇高。可以发现显示局灶的粗糙的皮质瘢痕,伴有邻近的肾盏变钝,或呈鼓槌状变形;肾盂扩大、积水等变形现象;发现瘢痕具有特征性意义。双肾病理变化多不对称。

2.B 超

有一定的诊断价值,无创伤而操作简便,表现肾皮质变薄,回声粗乱,肾盂肾盏扩张、积水等。彩超检查多表现血流不畅,肾内血管粗细不等,双侧肾大小不等,表面不平。

## 三、诊断与鉴别诊断

本病常隐匿发病。少数有急性肾盂肾炎既往史,尿路感染的反复发作史,多在 1 年以上。一般多在泌尿系统解剖异常或功能异常基础上发病。各种原因的尿路梗阻,或膀胱输尿管反流。如结石、肿瘤、输尿管狭窄、前列腺增生肥大;或放疗等因素引发的尿道狭窄。也可仅有尿路感染的病史,而无细菌学检查的证据。持续性肾小管功能损害,对诊断有参考价值。而影像学的改变是诊断的关键,如肾盂静脉造影、B超检查,显示局灶粗糙的肾皮质瘢痕,伴有相关肾乳头收缩,肾盏扩张变短。瘢痕常见于上下极,当久治不愈时,可出现夜尿增多、水肿、贫血、高血压及肾功能不全,主要体征有肋脊角压痛或双肾叩击痛等。

**(一)诊断**

**1.反复发作型**

该类型为典型的慢性肾盂肾炎,患者经常反复发生尿路刺激症状,伴有菌尿、白细胞尿,常有间歇性低热和中等热,肾区钝痛,诊断多不困难。

**2.长期低热型**

患者无尿路刺激症状,仅有较长时间低热,头晕,疲乏无力,体重减轻,食欲减退等一般症状,易误诊为神经性低热,结核病或其他慢性感染性疾病。

**3.血尿型**

少数患者以反复发作性血尿为特征,尿色略红而浑浊,多伴有腰脊酸痛,有轻度的尿路刺激症状,血尿可自行缓解。

**4.无症状性菌尿(也称隐匿型菌尿)**

患者既无全身症状,又无尿路刺激症状,而尿中常有多量的细菌,少量白细胞,偶见白细胞管型,此型多见于妊娠妇女及女孩。

**5.高血压型**

患者既往可有尿路刺激感染的病史。但临床表现是以头昏、头痛及疲乏为特征的高血压症状;或偶尔检查发现有高血压;而无尿路刺激症状,可间歇性菌尿。因此极易误诊为特发性高血压。

本病是急进型高血压的基础病之一,当遇有青壮年妇女患高血压者,应考虑到慢性肾盂肾炎的可能,患者可伴有蛋白尿和贫血,肾小球滤过率降低。

**(二)鉴别诊断**

有典型的临床表现及尿细菌学检查阳性者,诊断不难。但在不典型的病例中,易误诊为其他疾病。诊断和漏诊的原因主要是对本病的临床表现多样化认识不够,对本病的流行病学及易感因素注意不够。以及未及时的做影像学检查及实验室检查有关。主要应与以下疾病相鉴别。

**1.非细菌性尿道综合征**

患者有尿频、尿急、尿痛等排尿困难的症状,少数伴有下腹隐痛不适,但尿常规检验多无明显变化。尿培养多阳性,或菌落计数多 $<10^4/mL$,又称尿频-排尿困难综合征;也称症状性无菌尿;急性尿道综合征。

**2.肾结核**

如尿道刺激症状逐渐加重时,伴有低热、盗汗,应考虑肾结核。同时肾结核多伴有生殖器结核,如附睾和睾丸,或有其他系统结核病史者。而且血尿多与尿路刺激同时出现。而膀胱炎时,血尿为"终末血尿"。尿结核菌阳性,影像学检查多有帮助。

**3.慢性肾小球肾炎**

本病无尿路刺激症状,无白细胞管型,或白细胞、尿菌阴性,尿蛋白含量多,常 $>1.0 \ g/24 \ h$,肾小球功能损害较明显。

**4.慢性肾盂肾炎急性发作与急性肾盂肾炎**

慢性肾盂肾炎急性发作,常有慢性肾盂肾炎的病史。急性肾盂肾炎无慢性病史,而急骤发作,不难鉴别。

### 四、诊断标准

(1)尿路感染病史1年以上,而且经常反复发作。

(2)持续性细菌尿,尿白细胞或白细胞管型。

(3)X线造影或B超证实,有肾盂变形,肾影不规则,瘢痕形成,回声粗糙不均双肾形态不一致。

(4)经治疗症状消失后,仍有肾小管浓缩功能减退者,夜尿多,尿比重下降,肾小球滤过率下降。

### 五、治疗

对本病的治疗目是纠正尿路异常或反流,和控制感染,防止肾功能进一步恶化。选择对细菌敏感、毒性较小的抗生素,疗程要长,避免使用具有肾毒性药物。

#### (一)一般治疗

注意个人卫生,保持会阴清洁;摄入充足的水分,避免便秘;定期排空膀胱尿液,睡前排空膀胱以减轻膀胱内压及减少残余尿。注意休息,防过度疲劳;适当参加劳作和运动。

#### (二)祛除诱因

因本病迁延不愈,是有复杂因素的;因此要注意复杂因素的存在,如结石、输尿管反流、输尿管狭窄,尿道狭窄,前列腺增大,和耐药细菌的存在等。此类因素应寻求外科治疗,只有祛除了复杂因素,尿路感染才易控制痊愈。

#### (三)抗生素治疗

选择抗生素时,最好清洁中段尿细菌培养后做药敏试验,选择对细菌敏感的抗生素。如果需在培养结果前应用抗生素,需选择广谱抗生素和耐敏的抗生素,如氨苄西林、氨基糖苷类、他唑巴坦、复方磺胺甲噁唑等,疗程4~6周,以免复发。

#### (四)控制高血压

应引起重视的是慢性肾盂肾炎患者常引起高血压。而高血压又可进一步加重肾损害,因此,应严密控制高血压,尽量把血压控制在17.3/10.7 kPa(130/80 mmHg),可有效保护靶器官。

#### (五)对症治疗

控制清除体内感染病灶,如前列腺炎、慢性妇科炎症,对肾功能不全者,按肾功能不全治疗。注意维持体内水、电解质和酸碱平衡。

(曹　冰)

# 第三节　血液透析并发症与处理

#### (一)透析中低血压

透析中低血压是指透析中收缩压下降超过2.7 kPa(20 mmHg)或平均动脉压降低1.3 kPa(10 mmHg)以上,并有低血压症状。其处理程序如下。

1.紧急处理

对有症状的透析中低血压应立即采取措施处理。

(1)采取头低位。

(2)停止超滤。

(3)补充生理盐水 100 mL,或 20％甘露醇,或白蛋白溶液等。

(4)上述处理后,如血压好转,则逐步恢复超滤,期间仍应密切监测血压变化;如血压无好转,应再次予以补充生理盐水等扩容治疗,减慢血流速度,并立即寻找原因,对可纠正诱因进行干预。如上述处理后血压仍快速降低,则需应用升压药物治疗,并停止血透,必要时可以转换治疗模式,如单纯超滤、血液滤过或腹膜透析。其中最常采用的技术是单纯超滤与透析治疗结合的序贯治疗。如临床治疗中开始先进行单纯超滤,然后再透析,称为序贯超滤透析;如先行透析,然后再行单纯超滤,称为序贯透析超滤。

2.积极寻找透析中低血压原因

为紧急处理及以后预防提供依据。常见原因有以下几种。

(1)容量相关性因素:包括超滤速度过快[0.35 mL/(kg·min)]、设定的干体重过低、透析机超滤故障或透析液钠浓度偏低等。

(2)血管收缩功能障碍:包括透析液温度较高、透析前应用降压药物、透析中进食、中重度贫血、自主神经功能障碍(如糖尿病神经病变患者)及采用醋酸盐透析者。

(3)心脏因素:如心脏舒张功能障碍、心律失常(如心房颤动)、心脏缺血、心脏压塞、心肌梗死等。

(4)其他少见原因:如出血、溶血、空气栓塞、透析器反应、脓毒血症等。

3.预防

(1)建议应用带超滤控制系统的血透机。

(2)对于容量相关因素导致的透析低血压患者,应限制透析间期钠盐和水的摄入量,控制透析间期体重增长不超过 5％;重新评估干体重;适当延长每次透析时间(如每次透析延长 30 min)等。

(3)与血管功能障碍有关的透析低血压患者,应调整降压药物的剂量和给药时间,如改为透析后用药;避免透析中进食;采用低温透析或梯度钠浓度透析液进行透析;避免应用醋酸盐透析,采用碳酸氢盐透析液进行透析。

(4)心脏因素导致的应积极治疗原发病及可能的诱因。

(5)有条件时可应用容量监测装置对患者进行透析中血容量监测,避免超滤速度过快。

(6)如透析中低血压反复出现,而上述方法无效,可考虑改变透析方式,如采用单纯超滤、序贯透析和血液滤过,或改为腹膜透析。

**(二)肌肉痉挛**

肌肉痉挛多出现在每次透析的中后期。一旦出现应首先寻找诱因,然后根据原因采取处理措施,并在以后的透析中采取措施,预防再次发作。

1.寻找诱因

寻找诱因是处理的关键。透析中低血压、低血容量、超滤速度过快及应用低钠透析液治疗等导致肌肉血流灌注降低是引起透析中肌肉痉挛最常见的原因;血电解质紊乱和酸碱失衡也可引起肌肉痉挛,如低镁血症、低钙血症、低钾血症等。

2.治疗

根据诱发原因酌情采取措施,可快速输注生理盐水 100 mL(可酌情重复)、高渗葡萄糖溶液或甘露醇溶液,对痉挛肌肉进行外力挤压按摩也有一定疗效。

3.预防

针对可能的诱发因素,采取措施。

(1)防止透析低血压发生及透析间期体重增长过多,每次透析间期体重增长不超过干体重的 5%。

(2)适当提高透析液钠浓度,采用高钠透析或序贯钠浓度透析。但应注意患者血压及透析间期体重增长。

(3)积极纠正低镁血症、低钙血症和低钾血症等电解质紊乱。

(4)鼓励患者加强肌肉锻炼。

**(三)恶心和呕吐**

1.积极寻找原因

常见原因有透析低血压、透析失衡综合征、透析器反应、糖尿病导致的胃轻瘫、透析液受污染或电解质成分异常(如高钠、高钙)等。

2.处理

(1)对低血压导致者采取紧急处理措施。

(2)在针对病因处理基础上采取对症处理,如应用止吐药。

(3)加强对患者的观察及护理,避免发生误吸事件,尤其是神志欠清者。

3.预防

针对诱因采取相应预防措施是避免出现恶心、呕吐的关键,如采取措施避免透析中低血压发生。

**(四)头痛**

1.积极寻找原因

常见原因有透析失衡综合征、严重高血压和脑血管意外等。对于长期饮用咖啡者,由于透析中咖啡血浓度降低,也可出现头痛表现。

2.治疗

(1)明确病因,针对病因进行干预。

(2)如无脑血管意外等颅内器质性病变,可应用对乙酰氨基酚等止痛对症治疗。

3.预防

针对诱因采取适当措施是预防关键,包括应用低钠透析,避免透析中高血压发生,规律透析等。

**(五)胸痛和背痛**

1.积极寻找原因

常见原因是心绞痛(心肌缺血),其他原因还有透析中溶血、低血压、空气栓塞、透析失衡综合征、心包炎、胸膜炎等。

2.治疗

在明确病因的基础上采取相应治疗。

3.预防

应针对胸背疼痛的原因采取相应预防措施。

**（六）皮肤瘙痒**

皮肤瘙痒是透析患者常见不适症状，有时严重影响患者生活质量。透析治疗会促发或加重症状。

1.寻找可能原因

尿毒症患者皮肤瘙痒发病机制尚不完全清楚，与尿毒症本身、透析治疗及钙磷代谢紊乱等有关。其中透析过程中发生的皮肤瘙痒需要考虑与透析器反应等变态反应有关。一些药物或肝病也可诱发皮肤瘙痒。

2.治疗

可采取适当的对症处理措施，包括应用抗组胺药物、外用含镇痛药的皮肤润滑油等。

3.预防

针对可能的原因采取相应的预防手段，包括控制患者血清钙、磷和 iPTH 于适当水平，避免应用一些可能会引起瘙痒的药物，使用生物相容性好的透析器和管路，避免应用对皮肤刺激大的清洁剂，应用一些保湿护肤品以保持皮肤湿度，衣服尽量选用全棉制品等。

（王姗姗）

# 第六章 肿瘤内科疾病的诊治

## 第一节 甲状腺癌

甲状腺癌是最常见的内分泌系统恶性肿瘤,在内分泌恶性肿瘤中占 89％,占内分泌恶性肿瘤病死率的 59％,占全身恶性肿瘤的 0.2％(男性)～1.0％(女性),约占甲状腺原发性上皮性肿瘤的 1/3。国内的普查报道,其发生率为 11.44/10 万,其中男性为 5.98/10 万,女性为 14.56/10 万。甲状腺癌的发病率一般随年龄的增大而增加,女子的发病率约较男子多 3 倍,地区差别亦较明显,一般在地方性甲状腺肿的流行区,甲状腺癌的发病率较高,而在地方性甲状腺肿的非流行区则甲状腺癌的发病率相对较低。近年来统计资料显示,男性发病率有逐渐上升的趋势,可能与外源性放射线有关。甲状腺癌的发病率虽不是很高,但由于其在临床上与结节性甲状腺肿、甲状腺腺瘤等常难以鉴别,在具体处理时常感到为难,同时,在诊断明确的甲状腺癌进行手术时,究竟应切除多少甲状腺组织,以及是否行颈淋巴结清扫及方式等方面尚存在诸多争议。

### 一、病因

与其他肿瘤一样,甲状腺癌的发生与发展过程至今尚未完全清楚。现代研究表明,肿瘤的发生与原癌基因序列的过度表达、突变或缺失有关。在甲状腺滤泡细胞中有多种原癌基因表达,对细胞生长及分化起重要作用。最近从人甲状腺乳头状癌细胞中分离出所谓 $ptc$ 癌基因,被认为是核苷酸序列的突变,有研究发现,$ptc$ 癌基因位于 Ⅱa 型多发性内分泌瘤(MEN-Ⅱa)基因染色体 11 的近侧长臂区,其机制尚不清,$ptc$ 基因仅出现于少数甲状腺乳头状癌。$H$-$ras$、$K$-$ras$ 及 $N$-$ras$ 等癌基因的突变形式已被发现于多种甲状腺肿瘤。在髓样癌组织中发现高水平的 $H$-$ras$、$c$-$myc$ 及 $N$-$myc$ 等癌基因的表达,$P53$ 多见于伴淋巴结或远处转移的甲状腺癌灶,但这些癌基因也可在其他癌肿或神经内分泌疾病中被检出。实际上甲状腺癌的发生和生长是复杂的生物过程,受不同的癌基因和多种生长因子的影响,同时还有其他多种致癌因素的作用。已知的可能致甲状腺癌的因素包括以下几种。

#### (一)缺碘

缺碘一直被认为与甲状腺的肿瘤发生有关,但这种观点在人类始终未被证实。一些流行病学调查资料提示,甲状腺癌不仅在地方性甲状腺肿地区较多发,即使沿海高碘地区,亦较常发。

地方性甲状腺肿地区所发生的多为甲状腺滤泡或部分为间变癌,而高碘地区则多为乳头状癌;同时在地方性甲状腺肿流行区,食物中碘的增加降低了甲状腺滤泡癌的发病率,但乳头状癌的发病却呈上升趋势;其致癌因素有待研究。

**(二)放射线的影响**

放射线致癌的机制被认为是放射线诱导细胞突变,并促使其生长,在亚致死量下可杀灭部分细胞而致减少 TSH 分泌,反馈到脑垂体的促甲状腺细胞,增加 TSH 的产生,从而促进具有潜在恶性的细胞增殖、恶变。Winships 等收集的 562 例儿童甲状腺癌,其中 80% 过去曾有射线照射史,其后许多类似的报道相继出现。放射线作为致甲状腺癌的因素之一,已经广为接受。放射线致癌与放射方式有关,放射线致癌皆产生于 X 线外照射之后;从放疗到发病的时间不一,有报道最短为 2 年,最长 14 年,平均 8.5 年。

**(三)家族因素**

在一些甲状腺癌患者中,可见到一个家庭中一个以上成员同患甲状腺乳头状癌者,Stoffer 等报道,甲状腺乳头状癌家族中 3.5%~6.2% 同患甲状腺癌;而甲状腺髓样癌,有 5%~10% 甚至 20% 有明显家族史,是常染色体显性遗传,多为双侧肿瘤。

**(四)甲状腺癌与其他甲状腺疾病的关系**

这方面尚难肯定。近年关于其他甲状腺病合并甲状腺癌的报道很多,据统计甲状腺腺瘤有 4%~17% 可以并发甲状腺癌;一些甲状腺增生性病变,如腺瘤样甲状腺肿和功能亢进性甲状腺肿,分别有约 5% 及 2% 合并甲状腺癌。另有报道,桥本甲状腺炎的甲状腺间质弥漫性局灶性淋巴细胞浸润超过 50% 的患者易伴发甲状腺乳头状癌。但甲状腺癌与甲状腺疾病是否有因果关系尚需进一步研究。

## 二、病理和临床表现

甲状腺癌按细胞来源可分为滤泡源性甲状腺癌和 C 细胞源性甲状腺癌两类。前者来自滤泡上皮细胞,包括乳头状癌、滤泡状癌和未分化癌等类型;后者来自滤泡旁(C)细胞,称甲状腺髓样癌。乳头状癌和滤泡状癌又可归于“分化性癌”,与未分化癌相区别。不同类型的甲状腺癌,其生物学行为包括恶性程度、发展速度、转移规律和最终预后等有较大差别,且病理变化和临床联系密切。

**(一)乳头状癌**

1.病理

乳头状癌为甲状腺癌中最常见类型,一般占总数的 75%。此外,作为隐性癌在尸检中屡被发现,一般占尸检的 6%~13%,表明一定数量的病变,可较长时期保持隐性状态,而不发展为临床癌。乳头状癌根据癌瘤大小、浸润程度,分隐匿型、腺内型和腺外型三大类型。

小的隐匿型(直径≤1 cm),病变局限,质坚硬,呈显著浸润常伴有纤维化,状似“星状瘢痕”,故又称为隐匿硬化型癌,常在其他良性甲状腺疾病手术时偶尔发现。

大的直径可超过 10 cm,质硬或囊性感,肿瘤呈实质性时,切面粗糙、颗粒状,灰白色,几乎无包膜,半数以上可见钙化的砂粒体。镜下癌组织由乳头状结构组成,乳头一般皆细长,常见三级以上分支,有时亦可粗大,间质水肿。乳头的中心为纤维血管束,覆盖紧密排列的单层或复层立方或低柱状上皮细胞。细胞大小不均匀,核间变一般不甚明显。

乳头状癌最重要的亚型是乳头状微小癌、滤泡状癌及弥漫性硬化型癌。新近的 WHO

分型,将乳头状微小癌代替隐匿型癌。该型指肿瘤直径<1 cm。其预后好,很少发生远处转移。

对甲状腺乳头状癌的病理组织学诊断标准,近年已基本取得一致意见,即乳头状癌病理组织中,虽常伴有滤泡癌成分,有时甚至占较大比重,但只要查见浸润性生长且有磨砂玻璃样核的乳头状癌结构,不论其所占成分多少,均应诊断为乳头状癌。

2.临床表现

甲状腺乳头状癌,好发于 20～40 岁,儿童及青年人常见,女性发病率明显高于男性。70%儿童甲状腺癌及 50%以上成人甲状腺癌均属此型。肿瘤多为单发,亦有多发,不少病例与良性肿瘤难以区别,无症状,病程长,发展慢。肿瘤质硬,不规则,表面不光滑,边界欠清,活动度较差。呈腺内播散而成多发灶者可达 20%～80%。淋巴转移为其特点,颈淋巴结转移率为 50%～70%,而且往往较长时间局限于区域淋巴结系统。病程后期可发生血行转移。肺和其他远处转移少于 5%。有时颈淋巴结转移可作为首发症状。由于生长缓慢,早期常可无症状,若癌组织侵犯周围组织,则出现声音嘶哑、呼吸困难、吞咽不适等症状。

**(二)滤泡状癌**

1.病理

滤泡状癌占全部甲状腺癌的 11.6%～15.0%,占高分化癌中第二位。大体形态上,当局部侵犯不明显时,多不易与甲状腺腺瘤区别。瘤体大小不一,圆形或椭圆形,分叶或结节状,切面呈肉样,褐红色,常被结缔组织分隔成大小不一的小叶。中心区常呈纤维化或钙化。较大的肿瘤常合并出血、坏死或静脉内癌栓。

镜下本型以滤泡状结构为其主要组织学特征,瘤细胞仅轻或中度间变,无乳头状形成,无淀粉样物。癌细胞形成滤泡状或腺管状,有时呈片状。最近,世界卫生组织病理分类将胞质内充满嗜酸性红染颗粒的嗜酸性细胞癌亦归入滤泡癌中。

滤泡状癌多见于中老年女性,病程长,生长慢,颈部淋巴转移较少。而较早出现血行转移,预后较乳头状癌差。

2.临床表现

此癌 40～60 岁多见。与乳头癌相比,女性患病相对较多,男性与女性之比为 1:2,患病年龄以年龄较大者相对为多。一般病程较长,生长缓慢,少数近期生长较快,常缺乏明显的局部恶性表现,肿块直径一般为数厘米或更大,多为单发,少数可为多发或双侧,实性,硬韧,边界不清,较少发生淋巴结转移,血行转移相对较多,主要转移至肺,其次为骨。

**(三)甲状腺髓样癌**

在胚胎学上甲状腺滤泡旁细胞与甲状腺不是同源的。甲状腺髓样癌(MTC)起源于甲状腺滤泡旁细胞,故又称滤泡旁细胞癌或 C 细胞癌,可分泌降钙素,产生淀粉样物质,也可分泌其他具有生物活性物质,如前列腺素、5-HT、促肾上腺皮质激素、组胺酶等。

甲状腺髓样癌分为散发型(80%～90%)、家族型(8%～14%)及多发性内分泌瘤(少于10%)三种。甲状腺髓样癌可以通过常染色体显性遗传发展为不同的类型。甲状腺髓样癌是甲状腺癌的一个重要类型,较少见,恶性度中等,存活率小于乳头状瘤,而远大于未分化癌。早期诊断、治疗可改善预后,甚至可以治愈。甲状腺髓样癌的发病率占甲状腺癌的 3%～10%,女性较多,中位年龄在 38 岁左右,其中散发型年龄在 50 岁;家族型年龄较轻,一般不超过 20 岁。

其发病机制、病理表现及临床表现均不同于一般甲状腺癌,独成一型。

1.病理

瘤体一般呈圆形或卵圆形,边界清楚,质硬或呈不规则形,伴周围甲状腺实质浸润,切面灰白色、浅色、淡红色,可伴有出血、坏死、纤维化及钙化,肿瘤直径大多 3～4 cm,小至数毫米,大至 10 cm。镜下癌细胞多排列成实体性肿瘤,偶见滤泡,不含胶样物质。癌细胞呈圆形或多边形,体积稍大,大小较一致,间质有多少不等的淀粉样物质,番红花及刚果红染色皆阳性。淀粉样物质为肿瘤细胞产生的降钙素沉积,间质还可有钙沉积,似砂粒体,还有少量浆细胞和淋巴细胞,常见侵犯包膜和气管。在家族性甲状腺髓样癌中,总是呈现双侧肿瘤且呈多中心,大小变化很大,肿瘤具有分布在甲状腺中上部的特点。在散发性甲状腺髓样癌中一般局限于一叶,双侧多中心分布者低于 5％。

2.临床表现

所有的散发型甲状腺髓样癌及多数家族性甲状腺髓样癌都有临床症状和体征。通常甲状腺髓样癌表现为颈部肿块,70％～80％的散发型患者,因触及无痛性甲状腺结节而发现,近 10％可侵及周围组织出现声嘶、呼吸困难和吞咽困难。临床上男女发病率大致相仿。家族性为一种常染色体显性遗传性疾病,属多发性内分泌肿瘤Ⅱ型(MEN-Ⅱ),它又分为Ⅱa 型和Ⅱb 型,占 10％～15％,发病多在 30 岁左右,往往累及两侧甲状腺。临床上大多数为散发型,发病在 40 岁以后,常累及一侧甲状腺。MTC 恶性程度介于分化型癌与未分化型癌之间,早期就发生淋巴结转移。临床上,MTC 常以甲状腺肿块和淋巴结肿大就诊,由于 MTC 产生的 5-HT 和前列腺素的影响,约 1/3 患者可发生腹泻和面部潮红的类癌综合征。本病可合并肾上腺嗜铬细胞瘤,多发性唇黏膜神经瘤和甲状腺瘤等疾病。有 B 型多发性内分泌瘤(MEN-Ⅱ)和髓样癌家族史患者,不管触及甲状腺结节与否,应及时检测基础的五肽胃泌素激发反应时血清降钙素水平,以早期发现本病,明显升高时常强烈提示本病存在。此外,甲状腺结节患者伴 CEA 水平明显升高,也应考虑此病存在可能,甲状腺结节细针穿刺活检或淋巴结活检常可做出明确诊断。

**(四)甲状腺未分化癌**

未分化癌为甲状腺癌中恶性程度最高的一种,较少见,占全部甲状腺癌的 5％～14％,主要是指大细胞癌、小细胞癌和其他类型癌(鳞状细胞癌、巨细胞癌、腺样囊性癌、黏液腺癌以及分化不良的乳头状癌、滤泡状癌等)。未分化癌以老年患者居多,中位年龄为 60 岁,女性中常见的是小细胞弥漫型,男性常是大细胞型。

1.病理

未分化癌生长迅速,往往早期侵犯周围组织。肉眼观癌肿无包膜,切面呈肉色、苍白,并有出血、坏死。镜下组织学检查未分化癌可分为大细胞型及小细胞型两种。前者主要由巨细胞组成,但有梭形细胞,巨细胞体积大,奇形怪状,核大、核分裂多;后者由圆形或椭圆形小细胞组成,体积小、胞质少、核深染、核分裂多见。有资料提示表明,有的未分化癌中尚可见残留的形似乳头状或滤泡状的结构,提示这些分化型的甲状腺癌可能转变为未分化癌,小细胞型分化癌与恶性淋巴瘤在组织学上易发生混淆,可通过免疫过氧化酶染色做出鉴别。

2.临床表现

该病发病前常有甲状腺肿或甲状腺结节多年,在巨细胞癌此种表现尤为明显。肿块可于短期内急骤增大,发展迅速,形成双侧弥漫性甲状腺巨大肿块,质硬、固定、边界不清,往往伴有疼痛、呼吸或吞咽困难,早期即出现淋巴结转移及血行播散。细针吸取细胞学检查可做出诊断,但需不同位置穿刺,因癌灶坏死、出血及水肿会造成假阴性。

### 三、诊断

声嘶、吞咽困难、哮喘、呼吸困难和疼痛是常见的症状。甲状腺癌的诊断是一个困难而复杂的问题，临床上甲状腺癌多以甲状腺结节为主要表现，而甲状腺多种良性疾病亦表现为甲状腺结节，两者之间无绝对的分界线。对一个甲状腺结节患者，在诊断的同时始终存在着鉴别诊断的问题，首先要确定它是非癌性的甲状腺结节、慢性甲状腺炎或良性腺瘤，还是甲状腺癌；其次由于不同的甲状腺癌、同种甲状腺癌的不同分期其治疗方法及预后差异很大，诊断时还要决定它是哪种甲状腺癌以及它的病期（包括局部生长情况、淋巴结转移范围和有无远处转移）。由于目前所具备的辅助检查绝大多为影像学范围，对甲状腺癌的诊断并无绝对的诊断价值，而细胞组织学检查虽有较高的诊断符合率，但患者要遭受一定的痛苦，且因病理取材、检验师的实践经验等影响，存在一定的假阴性。故而，常规的询问病史、体格检查更显出其重要性。通过详细地询问病史、仔细体检获得一个初步的诊断，再结合必要的辅助检查以取得进一步的佐证是诊断甲状腺癌的正确思路。

#### （一）诊断要点

**1.临床表现**

患者有甲状腺结节性肿大病史，如有下述几点临床表现者，应考虑甲状腺癌的可能：①肿块突然迅速增大变硬；②颈部因其他疾病而行放疗者，尤其是青少年；③甲状腺结节质地硬、不平、固定、边界不清、活动差；④有颈部淋巴结肿大或其他组织转移；⑤有声音嘶哑、呼吸困难、吞咽障碍；⑥长期水样腹泻、面色潮红、伴其他内分泌肿瘤。

**2.辅助检查**

进一步明确结节的性质可行下列检查。

（1）B超检查：应列为首选。B型超声探测来区别结节的囊性或实性。实性结节形态不规则、钙化、结节内血流信号丰富等则恶性可能更大。

（2）核素扫描：对实性结节，应常规行核素扫描检查；如果为冷结节，则有 10%～20% 可能为癌肿。

（3）CT 及 MRI 检查：主要用于甲状腺癌转移的发现、定位和诊断。在甲状腺内发现砂粒样钙化灶，则提示有恶性的可能。

（4）针吸细胞学检查：诊断正确率可高达 60%～85%，但最终确诊应由病理切片检查来决定。

（5）血清甲状腺球蛋白测定：采用放射免疫法测定血清中甲状腺球蛋白（Tg），在分化型腺癌其水平明显增高。

实际上，部分甲状腺结节虽经种种方法检查，仍无法确定其良恶性，需定期随访、反复检查，必要时可行手术探查，术中行快速冰冻病理学检查。

#### （二）甲状腺癌的临床分期

甲状腺癌的临床分期以往较杂，现统一采用国际抗癌学会关于甲状腺癌的 TNM 临床分类法，标准如下。

**1.T——原发癌肿**

T0：甲状腺内无肿块触及。

T1：甲状腺内有单个结节，腺体本身不变形，结节活动不受限制。同位素扫描甲腺内有缺损。

T2：甲状腺内有多个结节,腺体本身变形,腺体活动不受限制。

T3：甲状腺内肿块穿透甲状腺包膜,固定或侵及周围组织。

2.N——区域淋巴结

N0：区域淋巴结未触及。

N1：同侧颈淋巴结肿大,能活动。

N1a：临床上认为肿大淋巴结不是转移。

N1b：临床上认为肿大淋巴结是转移。

N2：双侧或对侧淋巴结肿大,能活动。

N2a：临床上认为肿大淋巴结不是转移。

N2b：临床上认为肿大淋巴结是转移。

N3：淋巴结肿大已固定不动。

3.M——远处转移

M0：远处无转移。

M1：远处有转移。

根据原发癌肿、淋巴结转移和远处转移情况,临床上常把甲状腺癌分为四期。

Ⅰ期：T0～2N0M0（甲状腺内仅一个孤立结节）。

Ⅱ期：T0～2N0～2M0（甲状腺内有肿块,颈淋巴结已肿大）。

Ⅲ期：T3N3M0（甲状腺和颈淋巴结已经固定）。

Ⅳ期：TxNxM1（甲状腺癌合并远处转移）。

## 四、治疗

甲状腺癌除未分化癌外,主要的治疗手段是外科手术。其他,如放疗、化疗、内分泌治疗和中医中药治疗等,仅是辅助性治疗措施。

### (一)外放疗

不同病理类型的甲状腺癌放疗的敏感度不同,其中尤以未分化癌最为敏感,而其他类型癌较差。未分化癌由于早期即有广泛浸润或转移,手术治疗很难达到良好的疗效,因而放疗为其主要的治疗方法。即使少数未分化癌患者做手术治疗,也仅可达到使肿瘤减量的目的,手术后仍可继续放疗,否则复发率较高。部分有气管阻塞的患者,只要条件允许,仍可行放疗。分化型腺癌首选手术根治而无须放疗。对无法完全切除的髓样癌,术后可行放疗,虽然本病放疗不甚敏感,但放疗后,肿瘤仍可缓慢退缩,使病情得到缓解,有的甚至完全消除。甲状腺癌发生骨转移并不多见,局部疼痛剧烈,尤其在夜间。放疗可迅速缓解其症状,提高患者生活质量。

### (二)放射性碘治疗

手术后应用放射性碘治疗可降低复发率,但不延长生命。应用放射性碘治疗甲状腺癌,其疗效完全视癌细胞摄取放射性碘的多少而定;而癌细胞摄取放射性碘的多少,多与其分化程度成正比。未分化癌已失去甲状腺细胞的构造和性质,摄取放射性碘量极少,因此疗效不良;对髓样癌,放射性碘也无效。分化程度高的乳头状腺癌和滤泡状腺癌,摄取放射性碘量较高,疗效较好;特别适用于手术后 45 岁以上的高危患者、多发性乳头状腺癌癌灶、包膜有明显侵犯的滤泡状腺癌以及已有远处转移者。

如果已有远处转移,对局部可以全部切除的腺体,不但应将患者的腺体全部切除,颈淋巴结亦应加以清除,同时还应切除健叶的全部腺体。这样才可用放射性碘来治疗远处转移。腺癌的远处转移,只能在切除全部甲状腺后才能摄取放射性碘。但如果远处转移摄取放射性碘极微,则在切除全部甲状腺后,由于垂体前叶促甲状腺激素的分泌增多,反而促使远处转移的迅速发展。对这种试用放射性碘无效的病例,应早期给予足够量的甲状腺素片,远处转移可因此缩小,至少不再继续迅速发展。

### (三)内分泌治疗

分化型甲状腺癌做次全、全切除者应该口服甲状腺素,以防甲状腺功能减退及抑制 TSH。乳头状和滤泡状癌均有 TSH 受体,TSH 通过其受体能影响分泌型甲状腺癌的功能及生长,一般剂量掌握在保持 TSH 低水平,但以不引起甲亢为宜。一般用甲状腺片每天 $80 \sim 120$ mg,也可选用左甲状腺素片每天100 $\mu g$,并定期检测血浆 $T_3$、$T_4$、TSH,以此调整用药剂量。甲状腺癌对激素的依赖现象早已被人们认识。某些分化性的甲状腺癌可受 TSH 的刺激而生长,故 TSH 可促使残留甲状腺增生、恶变,抑制 TSH 的产生,可减少甲状腺癌的复发率。任何甲状腺癌均应长期用抑制剂量的甲状腺素作维持治疗。对分化好的甲状腺癌尤为适用,其可达到预防复发的效果。即使是晚期分化型甲状腺癌,应用甲状腺素治疗,也可使病情有所缓解,甚至在治疗后病变消退。

### (四)化疗

近年来,化疗的疗效有显著提高。但至今尚缺少治疗甲状腺癌的有效药物,故而化疗的效果尚不够理想。目前,临床上主要用化学治疗复发者和病情迅速进展的病例。对分化差或未分化的甲状腺癌,尚可选做术后的辅助治疗。曾用于甲状腺癌的单药有多柔比星、放线菌素 D、甲氨蝶呤等。单药治疗的效果较差,故现常采用联合化疗,以求提高疗效。

## 五、预后

甲状腺癌的生物学行为存在巨大差异,发展迅速的低分化癌,侵袭性强,可短期致人死亡,而发展缓慢的高分化癌患者往往可长期带瘤生存。高分化型甲状腺癌,特别是乳头状癌术后预后良好,弥漫性硬化型乳头状癌预后较差,有时呈侵袭性。因此,不能认为甲状腺乳头状癌的临床过程总是缓和的,各种亚型的组织学特点不同,其生物学特性有显著差异。对甲状腺癌预后的判断,常采用年龄、组织学分级、侵犯程度(即肿瘤分期)和大小分类方法及其他预测肿瘤生物学行为的指标。①癌瘤对放射性碘摄取能力:乳头状、滤泡状或乳头滤泡混合型癌能摄取碘者比不能摄取的预后要好。②腺苷酸环化酶对 TSH 有强反应的癌其预后似较低反应者好。③癌瘤DNA 呈双倍体比异倍体预后要好。④癌瘤细胞膜表皮生长因子(EGF)受体结合 EGF 的量越高,预后越差。

(常 湛)

# 第二节 胃 癌

胃癌是指发生在胃上皮组织的恶性肿瘤,是消化道恶性肿瘤中最多见的癌肿。胃癌的发病率在不同国家、不同地区差异很大。日本、智利、芬兰等为高发国家,而美国、新西兰、澳大利亚等国家则发病率较低,两者发病率可相差 10 倍以上。我国也属胃癌高发区,其中以西北地区最高,东北及内蒙古次之,华北华东又次之,中南及西南最低。胃癌是我国常见的恶性肿瘤之一,在我国其发病率居各类肿瘤的首位。胃癌的发生部位一般以胃窦部最多见,约占半数,其次为贲门区,胃体较少,广泛分布者更少。根据上海、北京等城市 1 686 例的统计,胃癌的好发部位依次为胃窦 58%、贲门 20%、胃体 15%、全胃或大部分胃 7%。

临床早期 70% 以上毫无症状,中晚期出现上腹部疼痛、消化道出血、穿孔、幽门梗阻、消瘦、乏力、代谢障碍以及癌肿扩散转移而引起的相应症状。胃癌可发生于任何年龄,但以 40～60 岁居多,男女性发病率之比为(3.2～3.6)∶1。其发病原因不明,可能与多种因素,如生活习惯、饮食种类、环境因素、遗传素质、精神因素等有关,也与慢性胃炎、胃息肉、胃黏膜异形增生和肠上皮化生、手术后残胃,以及长期幽门螺杆菌感染等有一定的关系。由于胃癌在我国极为常见,危害性大,所以了解有关胃癌的基本知识对胃癌防治具有十分重要的意义。

胃癌是一种严重威胁人民生命健康的疾病,据统计每年约有 17 万人死于胃癌,几乎接近全部恶性肿瘤死亡人数的 1/4,且每年还有 2 万以上新的胃癌患者产生,死亡率居恶性肿瘤之首位。胃癌具有起病隐匿的特点,早期多无症状或仅有轻微症状而漏诊。有些患者服用止痛药、抗溃疡药或饮食调节后疼痛减轻或缓解,因而往往被忽视而未做进一步检查。随着病情的进展,胃部症状渐转明显出现上腹部疼痛、食欲缺乏、消瘦、体重减轻和贫血等。后期常有癌肿转移、出现腹部肿块、左锁骨上淋巴结肿大、黑便、腹水及严重营养不良等。早期胃癌诊治的 5 年、10 年生存率分别可达到 95% 和 90%。因此,要十分警惕胃癌的早期症状,正确选择合理的检查方法,以提高早期胃癌检出率,避免延误诊治。

## 一、病因

随着多年来临床研究的进展,可以认为胃癌的发生可能是环境中某些致癌因素和抑癌作用的复杂作用,与胃黏膜组织损伤和修复的病理变化过程中相互作用,细胞受到致癌物的攻击,并受到人体营养状况、免疫状态以及精神因素等作用的影响,经过较长时间的发展过程而逐渐发展成癌。从有关研究胃癌的发病因素来看,胃癌的发病因素是复杂的,难以用单一的或简单的因素来解释,很可能是多种因素综合作用的结果。至今,胃癌的病因仍处于探索阶段,许多问题尚待进一步研究探讨。但通过大量的流行病学调查和实验研究,已积累了大量资料。根据这些资料证实,胃癌可能与多种因素如生活习惯、饮食种类、环境因素、遗传素质、精神因素等有关,也与慢性胃炎、胃息肉、胃黏膜异形增生和肠上皮化生、手术后残胃以及长期幽门螺杆菌(Hp)感染等有一定的关系,是以下因素相互作用的结果。

### (一)饮食因素

胃是重要的消化器官,又是首先与食物长期接触的脏器。因此,在研究胃癌发病因素时首先注意到饮食因素。近年来,胃癌发达国家中的发病率明显下降趋势,多数国家死亡率下降达40% 以上。分析这些国家发病率下降主要原因与饮食因素有关。其共同的特点是食物的贮藏、保存方法有明显的变化,减少了以往的烟熏等食物贮存,改变为冷冻保鲜贮存方法,食物的保鲜度有很大提高;盐的摄入量稳定而持久的下降,以及牛奶、奶制品、新鲜蔬菜、水果、肉类及鱼类的进食量有较显著的增加,减少了致癌性的多环烃类化合物的摄入。高浓度盐饮食能破坏胃黏膜保护层,有利于致癌物与胃黏膜直接接触。而牛奶及乳制品对胃黏膜有保护作用,水果、新鲜蔬菜中的大量维生素 C 又能阻断胃内致癌亚硝胺的合成,由于饮食组成中减少了引起胃癌的危险

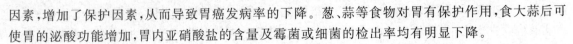

因素,增加了保护因素,从而导致胃癌发病率的下降。葱、蒜等食物对胃有保护作用,食大蒜后可使胃的泌酸功能增加,胃内亚硝酸盐的含量及霉菌或细菌的检出率均有明显下降。

**(二)地理环境因素**

世界各国对胃癌流行病学方面的调查表明,不同地区和种族的胃癌发病率存在明显差异。这些差异可能与遗传和环境因素有关。有些资料说明胃癌多发于高纬度地区,距离赤道越远的国家,胃癌的发病率越高。也有资料认为其发病与沿海因素有关。这里有不同饮食习惯的因素,也应考虑地球化学因素以及环境中存在致癌物质的可能。

全国胃癌综合考察流行病学组曾调查国内胃癌高发地区,如祁连山内河流系的河西走廊、黄河上游、长江下游、闽江口、木兰溪下游及太行山南段等地,发现除太行山南段为变质岩外,其余为火山岩、高泥炭,局部或其一侧有深大断层,水中 $Ca/SO_4$ 比值小,而镍、硒和钴含量高。考察组还调查胃癌低发地区,如长江上游和珠江水系等地,发现该区为石灰岩地带,无深大断层,水中 $Ca/SO_4$ 比值大,镍、硒和钴含量低。已知火山岩中含有 3,4-苯并芘,有的竟高达 5.4~6.1 $\mu g/kg$,泥炭中有机氮等亚硝胺前体含量较高,使胃黏膜易发生损伤。此外,硒和钴可引起胃损害,镍可促进 3,4-苯并芘的致癌作用。以上地理环境因素是否为形成国内这些胃癌高发地区的原因,值得进一步探索。

**(三)社会经济因素**

根据调查研究,发现胃癌的发生与社会经济状况有关,经济收入低的阶层死亡率高。我国胃癌综合考察结果表明,与进食霉菌粮呈正相关。

**(四)胃部疾病因素**

胃部疾病及全身健康状况大量调查表明,胃癌的发生与慢性萎缩性胃炎,尤其是伴有胃黏膜异型增生以及肠上皮化生者密切相关。且与胃溃疡、特别是经久不愈的溃疡有关。另外与胃息肉、胃部手术后、胃部细菌感染等有关。据报道,萎缩性胃炎的癌变率为 6%~10%,胃溃疡的癌变率为 1.96%,胃息肉的癌变率约为 5%。还有报道称,恶性贫血的患者比一般人群患胃癌的机会要高 5 倍。

根据纤维胃镜检查所见的黏膜形态,慢性胃炎可以分为浅表性、萎缩性和肥厚性三种。现已公认萎缩性胃炎是胃癌的一种前期病变,尤与胃息肉或肠腺化生同时存在时可能性更大。浅表性胃炎可以治愈,但也有可能逐渐转变为萎缩性胃炎。肥厚性胃炎与胃癌发病的关系不大。萎缩性胃炎颇难治愈,其组织有再生趋向,有时形成息肉,有时发生癌变。长期随访追踪可发现萎缩性胃炎发生癌变者达 10% 左右。

关于胃溃疡能否癌变的问题,一直存在着不同意见的争论。不少人认为多数癌的发生与溃疡无关。但从临床或病理学的研究中可以看到,胃溃疡与胃癌的发生存有一定关系。国内报道胃溃疡的癌变率为 5%~10%,尤其是胃溃疡病史较长和中年以上的患者并发癌变的机会较大,溃疡边缘部的黏膜上皮或腺体受胃液侵蚀而发生糜烂,在反复破坏和再生的慢性刺激下转化成癌。胃大部切除术后残胃癌的发病率远较一般人群为高,近已受到临床工作者的重视。

任何胃良性肿瘤都有恶变可能。而上皮性的腺瘤或息肉的恶变机会更多。在直径大于 2 cm 的息肉中,癌的发生率增高。有材料报道经 X 线诊断为胃息肉的患者中,20% 伴有某种恶性变;在胃息肉切除标本中,见 14% 的多发性息肉有恶变,9% 的单发息肉有恶变,这说明一切经 X 线诊断为胃息肉的病例均不要轻易放过。

胃黏膜的肠上皮化生系指胃的固有黏膜上皮转变为小肠上皮细胞的现象,轻的仅在幽门部有少数肠上皮细胞,重的受侵范围广泛,黏膜全层变厚,甚至胃体部也有肠假绒毛形成。肠腺化生的病变可能代表有害物质刺激胃黏膜后所引起的不典型增生(又称间变)。如刺激持续存在,则化生状态也可继续存在;若能经过适当治疗,化生状态可以恢复正常或完全消失,因此轻度的胃黏膜肠腺化生不能视为一种癌前期病变。有时化生的肠腺上皮超过正常限度的增生变化,这种异形上皮的不典型增生发展严重时,如Ⅲ级间变,可以视为癌前期病变。

### (五)精神神经因素

大量研究证明,受过重大创伤和生闷气者胃癌的发病率相对较高,迟缓、呆板、淡漠或急躁不安者危险性相对略低,而开朗、乐观、活泼者危险性最低。

### (六)遗传因素

胃癌的发生与遗传有关,有着明显的家庭聚集现象。临床工作者都曾遇到一个家族中两个以上的成员患有胃癌的情况,这种好发胃癌的倾向虽然非常少见,但至少提示了有遗传因素的可能性。有资料报道胃癌患者的亲属中胃癌的发病率要比对照组高4倍。在遗传因素中,不少学者注意到血型的关系。有人统计,A型者的胃癌发病率要比其他血型的人高20%。但也有一些报告认为不同血型者的胃癌发生率并无差异。近年来有人研究胃癌的发病与HLA的关系,尚待进一步做出结论。

### (七)化学因素

与胃癌病因有关的因素中,化学因素占有重要地位,可能的化学致癌物主要是N-亚硝基化合物,其他还有多环芳香烃类化合物等。某些微量元素可影响机体某些代谢环节、影响机体生理功能,而对肿瘤起着促进或抑制作用。真菌与真菌毒素的致癌作用以及与人体肿瘤病因关系,近年来也有很多研究报道,对胃癌病因来说,既有黄曲霉素等真菌毒素的致癌作用,又有染色曲霉等真菌在形成致癌物前体以及在N-亚硝基化合物合成中所起的促进作用。

1.N-亚硝基化合物

国内外大多数学者认为N-亚硝基化合物可能是引起胃癌的主要化学致癌物。N-亚硝基化合物是亚硝酸盐与仲胺或仲酰胺反应形成的化合物。亚硝酸盐与仲胺反应形成的化合物为N-亚硝基胺(简称N-亚硝胺或亚硝胺),亚硝酸盐与仲酰胺反应形成的化合物为N-亚硝基酰胺(简称N-亚硝酸胺或亚硝酰胺),二者总称N-亚硝基化合物,也称亚硝胺类化合物。其中-R可为各种烷基、芳香基或功能团。因-R结构的不同,N-亚硝基化合物可以有多种。目前已在动物试验中做过试验的N-亚硝基化合物有300多种,其中确有致癌性的占75%,是当今公认环境中最重要的致癌物之一,对胃癌的病因可能有重要作用。

N-亚硝基胺经活化致癌,N-亚硝基酰胺直接致癌,N-亚硝基胺不具活性,在机体中可经代谢活化。它只能在代谢活跃的组织中致癌。N-亚硝基酰胺不需活化即可致癌。它在生理pH的条件下不稳定,分解后产生与N-亚硝基胺经活化产生相同的中间体而具致癌性。N-亚硝基酰胺可以任意分布在所有组织中,并以相等程度分布,因此能在许多不同的器官中引起肿瘤。其致癌剂量远远小于芳香胺及偶氮染料。如给大鼠N-二乙基亚硝基胺每天少于0.1 mg/kg,即可出现食管癌及鼻腔癌。不少N-亚硝基化合物只要大剂量一次攻击即可致癌。而且无论是口服、静脉注射、肌内注射、皮下注射或局部涂抹,都可引起器官或组织癌变。已发现N-亚硝基化合物都有致癌性,致癌的器官很多,其中包括胃、肝、肺、肾、食管、喉头、膀胱、鼻腔、舌、卵巢、睾丸、气管、神经系统、皮肤等。

不同化学结构的N-亚硝基化合物有特异的合物,若$R_1 = R_2$,除少数例外,一般都引起肝癌。

若 $R_1 \neq R_2$，特别是一个 -R 为甲基，易引起胃癌、食管癌。不同器官组织有可以激活某种 N-亚硝基化合物的酶存在以及与不同结构的 N-亚硝基化合物在机体内的代谢途径有关。

许多 N-亚硝基化合物既能溶于水又能溶于脂肪，因此它们在机体内活动范围广，致癌范围也广，并且能与其他癌物产生协同作用。

N-亚硝基化合物除有上述致癌特点外，N-亚硝基化合物及其前体在空气、土壤、水、植物及多种饮食中广泛存在，并且还可以在机体内合成。因此其致癌作用较为重要，是目前公认的可以引起人类癌症最重要的一类化合物。

2.多环芳香烃(Polycyclic Aromatic Hydrocarbons,PAH)

分子中含有两个或两个以上苯环结构的化合物，是最早被认识的化学致癌物。一位英国外科医师曾提出打扫烟囱的童工，成年后多发阴囊癌，其原因就是燃煤烟尘颗粒穿过衣服擦入阴囊皮肤所致，实际上就是煤炭中的多环芳香烃所致。多环芳香烃也是最早在动物试验中获得成功的化学致癌。在五十年代以前多环芳香烃曾被认为是最主要的致癌因素，五十年代后各种不同类型的致癌物中之一类。但从总的来说，它在致癌物中仍然有很重要的地位，因为至今它仍然是数量最多的一类致癌物，而且分布极广。空气、土壤、水体及植物中都有其存在，甚至在深达地层下五十米的石灰石中也分离出了 3,4-苯并芘。在自然界，它主要存在于煤、石油、焦油和沥青中。它也可以由含碳氢元素的化合物不完全燃烧产生。汽车、飞机及各种机动车辆所排出的废气中和香烟的烟雾中均含有多种致癌性多环芳香烃。露天焚烧(失火、烧荒)可以产生多种多环芳香烃致癌物。烟熏、烘烤及焙焦的食品均可受到多环芳香烃的污染。目前已发现的致癌性多环芳香烃及其致癌性的衍生物已达 400 多种。

3.霉菌毒素

通过流行病学调查，发现我国胃癌高发区粮食及食品的真菌污染相当严重。高发区慢性胃病患者空腹胃液真菌的检出率也明显高于胃癌低发区。在胃内检出的优势产生真菌中杂色曲霉占第一位，并与胃内亚硝酸盐含量及慢性胃炎病变的严重程度呈正相关。

4.微量元素

人或其他生物体内存在着几十种化学元素，有些是生命活动中必需的物质基础。它们在生物体内分布不是均一的。在各个器官、组织或体液中的含量虽因不同情况个体间有差异，但平均正常值基本处于同一水平。正常情况下，生物体一般是量出为入，缺则取之，多则排之，只有在病态时，某些元素在生物体内的含量或分布可能出现不同程度的变化。这种变化可能是致癌的原因，也可能是病理变化的结果。近年临床及动物试验证明，肿瘤的发生和发展过程中伴有体内某些元素的代谢异常。例如，某些恶性肿瘤患者血液中铜含量升高、锌含量降低及体内硒缺乏等。一些恶性肿瘤患者体内某些元素代谢的异常可能是致癌的因素，也可能是继发的结果。国际癌症研究机构的一个工作小组通过对实验性和流行病学资料的研究，建议将所有致癌化学物质分为三类：第一类包括23 种物质和7 种产品，它们对人体致癌性已肯定，其中有微量元素砷、铬及其化合物；第二类包括对人体可能具有致癌危险的物质，如微量元素镍、铍、镉等金属；铝的致癌结论不一，被列为第三类。另外，在动物致癌或致突变试验中，发现其他微量元素如钴、铁、锰、铅、钛和锌等的化合物也有致癌或促癌或致突变的作用。

## 二、扩散转移

### (一)直接播散

直接播散是胃癌扩散的主要方式之一。浸润型胃癌可沿黏膜或浆膜直接向胃壁内、食管或十二指肠扩展。癌肿一旦侵及浆膜，即容易向周围邻近器官或组织如肝、胰、脾、横结肠、空肠、膈肌、大网膜及腹壁等浸润。癌细胞脱落时也可种植于腹腔、盆腔、卵巢与直肠膀胱陷窝等处。

### (二)淋巴结转移

淋巴结转移占胃癌转移的70%，胃下部癌肿常转移至幽门下、胃下及腹腔动脉旁等淋巴结，而上部癌肿常转移至胰旁、贲门旁、胃上等淋巴结。晚期癌可能转移至主动脉周围及膈上淋巴结。由于腹腔淋巴结与胸导管直接交通，故可转移至左锁骨上淋巴结。

### (三)血行转移

部分患者外周血中可发现癌细胞，可通过门静脉转移至肝脏，并可达肺、骨、肾、脑、脑膜、脾、皮肤等处。

### (四)种植转移

当胃癌侵至浆膜外后，癌细胞可自浆膜面脱落，种植于腹膜及其他脏器的浆膜面，形成多数转移性结节，此种情况多见于黏液癌，具有诊断意义的是直肠前陷凹的腹膜种植转移，可经直肠指检摸到肿块。

### (五)卵巢转移

胃癌有易向卵巢转移的特点，目前原因不明，临床上因卵巢肿瘤做手术切除，病理检查发现为胃癌转移者，比较多见，此种转移瘤又名 Krukenberg 瘤。其转移途径除种植外，也可能是经血行或淋巴逆流所致。

## 三、临床表现

### (一)症状

1.早期胃癌

70%以上无明显症状，随着病情的发展，可逐渐出现非特异性的、类同于胃炎或胃溃疡的症状，包括上腹部饱胀不适或隐痛、泛酸、嗳气、恶心，偶有呕吐、食欲减退、消化不良、黑便等。日本有一组查检检出的早期胃癌，60%左右的病例并无任何主诉。国内93例早期胃癌分析中85%的患者有一种或一种以上的主诉，如胃病史、上腹痛、反酸、嗳气、黑便。

2.进展期胃癌也称中晚期胃癌

症状见胃区疼痛，常为咬啮性，与进食无明显关系，也有类似消化性溃疡疼痛，进食后可以缓解。上腹部饱胀感、沉重感、厌食、腹痛、恶心、呕吐、腹泻、消瘦、贫血、水肿、发热等。贲门癌主要表现为剑突下不适，疼痛或胸骨后疼痛，伴进食梗阻感或吞咽困难；胃底及贲门下区癌常无明显症状，直至肿瘤巨大而发生坏死溃破引起上消化道出血时才引起注意，或因肿瘤浸润延伸到贲门口引起吞咽困难后予以重视；胃体部癌以膨胀型较多见，疼痛不适出现较晚；胃窦小弯侧以溃疡型癌最多见，故上腹部疼痛的症状出现较早，当肿瘤延及幽门口时，则可引起恶心、呕吐等幽门梗阻症状。癌肿扩散转移可引起腹水、肝大、黄疸及肺、脑、心、前列腺、卵巢、骨髓等的转移而出现相应症状。

### (二)体征

绝大多数胃癌患者无明显体征,部分患者有上腹部轻度压痛。位于幽门窦或胃体的进展期胃癌有时可扪及肿块,肿块常呈结节状,质硬。当肿瘤向邻近脏器或组织浸润时,肿块常固定而不能推动,提示手术切除之可能性较小。在女性患者中,于中下腹扪及可推动的肿块时,常提示为 Krukenberg 瘤可能。当胃癌发生肝转移时,有时能在肿大的肝脏中触及结节块状物。当肝十二指肠韧带、胰十二指肠后淋巴结转移或原发灶直接浸润压迫胆总管时,可以发生梗阻性黄疸。有幽门梗阻者上腹部可见扩张之胃型,并可闻及震水声。胃癌通过圆韧带转移至脐部时在脐孔处可扪及质硬的结节;通过胸导管转移可出现左锁骨上淋巴结肿大。晚期胃癌有盆腔种植时,直肠指检于膀胱(子宫)直肠窝内可扪及结节。有腹膜转移时可出现腹水。小肠或系膜转移使肠腔缩窄可导致部分或完全性肠梗阻。癌肿穿孔导致弥漫性腹膜炎时出现腹壁板样僵硬、腹部压痛等腹膜刺激症状,亦可浸润邻近腔道脏器而形成内瘘。如胃结肠瘘者食后即排出不消化食物。凡此种种症状和体征,大多提示肿瘤已属晚期,往往已丧失了治愈机会。

### (三)常见并发症临床表现

当并发消化道出血,可出现头晕、心悸、柏油样大便、呕吐咖啡色物;胃癌腹腔转移使胆总管受压时,可出现黄疸,大便陶土色;合并幽门梗阻,可出现呕吐,上腹部见扩张的胃型、闻及震水声;癌肿穿孔致弥漫性腹膜炎,可出现腹肌板样僵硬、腹部压痛等腹膜刺激征;形成胃肠瘘管,见排出不消化食物。

## 四、检查与诊断

对于胃癌的检查和诊断,化验仅仅是一种辅助手段。虽然各种生化指标有着各自的临床意义,但还必须结合胃癌的其他特殊检查,如 X 线钡餐检查、内镜检查、组织活检以及病史、体征等,综合分析才能得出正确的诊断结果。千万不要在没有细胞病理学诊断依据时,只见到某项指标轻度改变,就判断为胃癌,造成患者不必要的心理负担。

胃癌的检查方法比较多,一般首选内镜检查,其次是 X 线气钡双重对比造影检查。而 B 超和 CT 只用作胃癌转移病灶的检查。内镜和 X 线检查相比较各有所长,可以互为补充,提高胃癌诊断的准确率。内镜检查准确率高,能够发现许多早期胃癌,可以澄清 X 线检查的可疑发现,但对于浸润型进展期胃癌,由于病变主要在胃壁内浸润扩展,胃黏膜的改变不明显,不如 X 线钡餐检查准确。

### (一)化验检查

胃癌主要化验检查如下。

#### 1.粪便潜血试验

粪便潜血试验是指在消化道出血量很少时,肉眼不能见到粪便中带血,而通过实验室方法能检测出粪便中是否有血的一种化验。正常参考值为阴性。粪便潜血试验对消化道出血的诊断有重要价值,现常作为消化道恶性肿瘤早期诊断的一个筛选指标。在患胃癌时,往往粪便潜血试验持续呈阳性,而消化道溃疡性出血时,间断呈阳性。因此,此试验可作为良、恶性疾病的一种鉴别诊断方法。但值得注意的是,潜血阳性还见于钩虫病、肠结核、溃疡性结肠炎、结肠息肉等疾病。另外,摄入大量维生素 C 以及可引起胃肠出血的药物,如阿司匹林、皮质类固醇、非甾体抗炎药,也可造成化学法潜血试验假阳性。

2.血清肿瘤标志物的检查

(1)癌胚抗原:CEA 最初发现于结肠癌及正常胎儿消化道内皮细胞中。血清 CEA 升高,常见于消化道癌症,也可见于其他系统疾病;此外,吸烟对血清中 CEA 的水平也有影响。因此,其单独应用于诊断的特异性和准确性不高,常与其他肿瘤标志物的检测联合应用。正常参考值血清 CEA 低于 5 ng/mL。血清 CEA 升高可见于胃癌患者中,阳性率约为 35%。因其特异性不高,常与癌抗原 CA19-9 一起联检,用于鉴别胃的良、恶性肿瘤。可用于对病情的监测。一般情况下,病情好转时血清 CEA 浓度下降,病情恶化时升高。术前测定血中 CEA 水平,可帮助判断胃癌患者的预后。胃癌患者术前血清 CEA 浓度高于 5 ng/mL,与低于 5 ng/mL 患者相比,其术后生存率要差。对于术前 CEA 浓度高的患者,术后 CEA 水平监测还可作为早期预测肿瘤复发和化疗反应的指标。

(2)癌抗原:CA19-9 是一种与胰腺癌、胆囊癌、结肠癌和胃癌等相关的肿瘤标志物,又称胃肠道相关癌抗原。正常参考值血清 CA19-9 低于 37 U/mL(单位/毫升)。CA19-9 常与 CEA 一起用于鉴别胃的良、恶性肿瘤。部分胃癌患者血清 CA19-9 会升高,其阳性率约为 55%。可用于判断疗效。术后血清 CA19-9 降至正常范围者,说明手术疗效好;姑息手术者及有癌组织残留者术后测定值亦下降,但未达正常。术后复发者血清 CA19-9 的值一般会再次升高。因此测定血清 CA19-9 对胃癌病情监测有积极意义,可作为判断胃癌疗效和复发的参考指标。

3.红细胞沉降率

红细胞沉降率(血沉)是指红细胞在一定条件下的沉降速度,它可帮助判断某些疾病发展和预后。一般来说,凡体内有感染或组织坏死,抑或疾病向不良性进展,红细胞沉降率会加快。所以,红细胞沉降率快并不特指某个疾病。正常参考值(魏氏法)为:男 0~15 mm/h;女 0~20 mm/h。约有 2/3 的胃癌患者红细胞沉降率会加快。因此,红细胞沉降率可作为胃癌诊断中的辅助指标。

**(二)内镜检查**

纤维胃镜和电子胃镜的发明和应用,是胃部疾病诊断方法的一个划时代的进步,与 X 线检查共同成为胃癌早期诊断的最有效方法,胃镜除了能明确诊断疾病外,还可为某些病症提供良好的治疗方法。内镜检查是利用光纤的特性,光线可在光纤内前进而不会流失,且光纤可随意弯曲,将光线送到消化道内,再将反射出的影像送出,供医师诊断。胃癌依其侵犯范围与程度在内视镜上有许多不同的变化,有经验的医师是根据病灶外观形状变化作出诊断,区别是良、恶性的病灶,必要时可立即采用活检工具直接取得,做病理化验。

根据临床经验,可把高发病年龄段(30 岁以上)并有下列情况者列入检查对象或定期复查胃镜:近期有上腹隐痛不适,食欲缺乏,特别是直系亲属中有明确胃癌病史者;有明确的消化性溃疡,但腹痛规律消失或溃疡治疗效果不明显者;萎缩性胃炎特别是有中度以上腺上皮化生或不典型增生者;胃息肉病史者,或曾因各种原因做胃大部切除术后达 5 年以上者;原因不明的消瘦、食欲缺乏、贫血等,特别是有呕血、大便潜血试验持续阳性超过 2 周者。

但许多人害怕做胃镜检查,一般在检查前要向咽部喷射 2~3 次局麻药物(利多卡因),以减轻检查时咽部的反应。在检查时为了将胃腔充盈使黏膜显示清楚,往往要向胃内注气,患者可能会有轻度腹胀,但很快就会消失。检查结束后有的人可能会有咽部不适感或轻微疼痛,几小时后就会消失。极少数可能引起下列并发症:①吸入性肺炎,咽部麻醉后口内分泌物或反流的胃内液体流入气管所致。②穿孔,可能因食管和胃原有畸形或病变、狭窄、憩室等在检查前未被发现而导致穿孔。③出血，原有病变如癌肿或凝血机制障碍在行活检后有可能引起出血，大的胃息肉摘除后其残端可能出血。④麻醉药物过敏，大多选用利多卡因麻醉，罕见有过敏者。⑤心脏病患者可出现短暂的心律失常，ST-T 改变等。有的由于紧张可使血压升高，心率加快。必要时可服以镇静剂，一般检查都可顺利进行。

胃镜检查有以下禁忌证：①严重休克者。②重度心脏病者。③严重呼吸功能障碍。④严重的食管、贲门梗阻；脊柱或纵隔严重畸形。⑤可疑胃穿孔者。⑥精神不正常，不能配合检查者。

胃镜检查方法有其独特的优越性，一方面可以发现其他检查方法不能确诊的早期胃癌，确定胃癌的肉眼类型，还可追踪观察胃癌前期状态和病变，又能鉴别良性与恶性溃疡。胃镜还可以进行自动化的胃内形色摄影和录像、电影等动态观察，并可保存记录。其突出的优点如下：①直接观察胃内情况，一目了然为最大特点，比较小的胃癌也能发现，还能在放大情况下观察。②胃镜除了直接观察判断肿瘤的大小和形状外，还能取小块胃黏膜组织做病理检查确定是不是肿瘤以及肿瘤的类型。并可通过胃镜取胃液行胃黏膜脱落细胞学检查，以发现胃癌细胞。③胃镜采用数千束光导纤维，镜体细而柔软，采用冷光源，灯光无任何热作用，对胃黏膜无损伤。④胃镜弯曲度极大，视野广阔而且清楚，几乎无盲区，能够仔细观察胃内每一处的情况，因此，是目前各种检查手段中确诊率最高的一种。⑤检查的同时可行治疗，胃镜检查时可喷止血药物止血，还能在胃镜下用微波、激光、电凝等方法切除胃息肉及微小胃癌，避免开腹手术之苦。

### (三)X 线钡餐检查

钡餐检查是诊断胃癌的主要方法，阳性率可达 90% 以上，可以观察胃的形态和黏膜的变化、蠕动障碍、排空时间等。肿块型癌主要表现为突向胃腔的不规则充盈缺损。溃疡型胃癌主要表现为位于胃轮廓内的龛影，溃疡直径通常大于 2.5 cm，外围并见新月形暗影，边缘不齐，附近黏膜皱襞粗乱、中断或消失。浸润型癌主要表现为胃壁僵硬、黏膜皱襞蠕动消失，胃腔缩窄而不光滑，钡剂排出快。如整个胃受累则呈"革袋状胃"。近年来由于 X 线检查方法改进，使用双重摄影法等，可以观察到黏膜皱襞间隙所存在的微细病变，因而能够发现多数的早期胃癌。早期胃癌的 X 线表现，有以下几种类型。

#### 1.隆起型

隆起型可见到小的穿凿性影和息肉样充盈缺损像，有时还能看到带蒂肿瘤的蒂。凡隆起的直径在 2 cm 以上，充盈缺损的外形不整齐，黏膜面呈不规则的颗粒状，或在突起的黏膜表面中央有类似溃疡的凹陷区，均应考虑为癌。

#### 2.平坦型

平坦型黏膜表面不规则和粗糙，边缘不规则，凹凸不平呈结节状，出现大小、形状、轮廓与分布皆不规则的斑点。此型甚易漏诊，且须注意与正常的胃小区及增殖的胃黏膜相区别。

#### 3.凹陷型

凹陷型常须与良性溃疡鉴别，癌溃疡的龛影形状不规则，凹陷的边缘有很浅的黏膜破坏区，此黏膜破坏区可能很宽，也可能较窄，包围于溃疡的周围。

### (四)超声检查

由于超声检查可清楚地显示胃壁的层次和结构，近年来被用于胃部病变的检测和分期已逐渐增多。特别是内镜超声的发展，并因其在鉴别早期胃癌和进展期胃癌及判断胃周淋巴结累及情况等方面的优点，使胃癌超声检查更受到重视。

1.经腹 B 超检查

胃 B 超检查通常采用常规空腹检查和充液检查两种方法。受检查者在空腹时行常规检查以了解胃内情况和腹内其他脏器的情况,胃内充液超声检查方法,可检测胃内息肉、胃壁浸润和黏膜下病变,特别适合于胃硬癌检查。

(1)贲门癌声像图特征:在肝超声窗后方,可见贲门壁增厚,呈低回声或等回声,挤压内腔;横切面可见一侧壁增厚致使中心腔强回声偏移;饮水后可见贲门壁呈块状、结节蕈伞状、条带状增厚,并向腔内隆起,黏膜层不平整或增粗。肿瘤侵及管壁全周,则可见前后壁增厚,内腔狭窄,横断切面呈靶环征。超声对贲门癌的显示率可达 90.4%。

(2)胃癌声像图特征:在 X 线和内镜的提示下,除平坦型早期黏膜癌以外,超声一般可显示出胃癌病灶。特征:胃壁不同程度增厚,自黏膜层向腔内隆起;肿瘤病灶形态不规整,局限型与周围正常胃壁分界清晰,浸润型病变较广泛,晚期胃癌呈假肾征,胃充盈后呈面包圈征;肿瘤呈低回声或等回声,较大的肿瘤回声可增强不均;肿瘤局部黏膜模糊、不平整、胃壁层次结构不规则、不清晰或消失;胃壁蠕动减缓或消失,为局部僵硬之表现;合并溃疡则可见肿瘤表面回声增粗增强,呈火山口样凹陷。

肝和淋巴结转移的诊断:胃癌肝转移的典型声像图为"牛眼征"或"同心圆"结构,为多发圆形或类圆形,边界较清晰,周围有一较宽的晕带,约占半数;余半数为类圆形强回声或低回声多灶结节。超声对上腹部淋巴结的显示率与部位、大小有关。在良好的显示条件下,超声能显示贲门旁、小弯侧、幽门上、肝动脉、腹腔动脉、脾门、脾动脉、肝十二指韧带、胰后、腹主动脉周围淋巴结。大小达 0.7 cm 以上一般能得以显示。转移淋巴结多呈低回声,边界较清晰,呈单发或多发融合状。较大的淋巴结可呈不规则形,内部见强而不均匀的回声多为转移淋巴结内变性、坏死的表现。

2.超声内镜检查(EUS)

超声内镜可清晰地显示胃癌的五层结构,根据肿瘤在各层中的位置和回声类型,可估价胃癌的浸润深度,另外对诊断器官周围区域性淋巴结转移有重要意义。近年来国外广泛开展的早期胃癌非手术治疗,如腹腔镜治疗、内镜治疗等,都较重视 EUS 检查的结果。

早期胃癌的声像图因不同类型而异,平坦型癌黏膜增厚,呈低回声区;凹陷型癌黏膜层有部分缺损,可侵及黏膜下层。进展期胃癌的声像图有如下表现:大面积局限性增厚伴中央区凹陷,第一、二、三层回声带消失,见于溃疡型癌;胃壁增厚及肌层不规则低回声带,见于硬性癌;黏膜下层为低回声带的肿瘤所遮断,见于侵及深层的进展型癌;清楚的腔外圆形强回声团块,可能为转移的淋巴结,或在胃壁周围发现光滑的圆形成卵圆形结构,且内部回声较周围组织为低,则认为是转移性淋巴结;第四、五层回声带辨认不清,常为腔外组织受侵。超声内镜对判断临床分期有一定帮助,但不能区别肿瘤周围的炎症浸润及肿瘤浸润,更不能判断是否有远处转移。

(五)CT 检查

由于早期胃癌局限于胃黏膜层和黏膜下层,通常较小,而且与胃壁密度差别不大,所以,CT 对早期胃癌的诊断受到一定的限制,故不作为胃癌诊断的首选方法。CT 对中晚期胃癌的肿块常能发现,并能确定浸润范围,弥补了胃镜和钡餐检查的不足。其特点是:对胃癌的浸润深度和范围能明确了解;确定是否侵及邻近器官和有无附近大的淋巴结转移;确定有无肝、肺、脑等处转移;显示胃外肿物压迫胃的情况。CT 检查结果可为临床分期提供依据,结合胃镜或钡餐检查对确定手术方案有参考价值。

## 五、治疗

胃癌是我国最常见的恶性肿瘤,治疗方法主要有手术治疗,放射治疗、化疗和中医药治疗。虽然胃癌治疗至今仍以手术为主,但由于诊断水平的限制,我国早期胃癌占其手术治疗总数平均仅 10%左右,早期胃癌单纯手术治愈率只有 20%～40%,术后 2 年内有 50%～60%发生转移;四分之三患者就诊时已属进展期胃癌,一部分失去手术治疗机会,一部分患者即使能够接受手术做根治性切除,其术后 5 年生存率仅 30%～40%。因此,对失去手术切除机会、术后复发或转移患者应选择以下内科治疗。

### (一)化疗

#### 1.术后化疗

胃癌根治术后患者的 5 年生存率不高,为提高生存率,理论上术后应对患者进行辅助治疗。但长期以来,临床研究并未证实辅助治疗能够延长胃癌患者的生存期(OS)。针对 1992 年以前公布的辅助化疗随机临床研究进行的荟萃分析也显示,辅助化疗并不能延长患者的生存期。综观以往试验,由于入组的患者数相对较少、使用的化疗方案不强、试验组和对照组患者的选择有偏倚等因素,可能影响了研究的准确性。而西方国家最近完成的研究中,除少数认为术后辅助化疗比单纯手术有临近统计学意义的延长患者的生存期外,绝大多数研究的结论仍然是辅助化疗不能显著延长患者的生存期。在美国 INT 0116 的Ⅲ期临床研究中,556 例胃癌或胃食管腺癌患者,被随机分为根治性手术后接受氟尿嘧啶(5-FU)联合亚叶酸钙(LV)加放疗的辅助治疗组和仅接受根治性手术的对照组,结果显示,术后辅助放化疗组的中位生存期为 36 个月,明显长于对照组(27 个月,$P=0.005$);术后辅助放化疗组的无病生存期(DFS)为 30 个月,也明显长于对照组(19 个月,$P<0.001$)。因此,美国把辅助放化疗推荐为胃癌根治术后的标准治疗方案。但是,国内外不少学者对此研究的结论持有疑义,认为胃癌术后的局部复发与手术的方式、切除的范围以及手术的技巧关系密切。此研究的设计要求所有患者行 $D_2$ 手术,但试验中仅 10%的患者接受了 $D_2$ 手术,因此,术后放化疗中的放疗对仅接受 $D_0$ 或 $D_1$ 手术的患者获益更大,而对接受 $D_2$ 手术者的获益可能较小。所以,学者们认为,INT 0116 研究仅能证明术后放化疗对接受 $D_0$ 或 $D_1$ 手术的患者有益。在英国的 MAGIC 试验中,有 68%的患者接受了 $D_2$ 手术,结果显示,接受围术期放化疗患者的 5 年生存率为 36%,仍然明显高于单纯手术组患者的 23%($P<0.001$)。目前,无论是东方还是西方国家的学者均普遍认同单纯手术并非是可切除胃癌的标准治疗,但术后是否行辅助治疗,仍建议按照美国国家癌症综合网(NCCN)的指导原则,依据患者的一般状况、术前和术后分期以及手术的方式来做决定。

与西方的研究相比,亚洲国家的研究结果更趋于认同胃癌的辅助治疗。这可能与东西方患者中近端和远端胃癌所占的比例不同、患者的早期诊断率不同、术前分期不同以及手术淋巴结的清扫程度不同有关。最近,日本的一项入组 1 059 例患者的随机Ⅲ期临床试验(ACTS-GC)中,比较了 $D_2$ 术后Ⅱ和Ⅲ期胃癌患者接受 $S_1$ 辅助化疗组与不做化疗的对照组患者的生存情况,结果显示,$S_1$ 组患者的 3 年生存率为 80.5%,明显高于对照组(70.1%,$P=0.0024$),而且辅助化疗组患者的死亡风险降低了 32%。

#### 2.术前化疗

在消化道肿瘤中,局部晚期胃癌的术前新辅助化疗较早引起人们的关注。从理论上说,术前化疗能降低腹膜转移的风险,降低分期,增加 $R_0$ 切除率。一些Ⅱ期临床试验表明,术前化疗的有效率为31%～70%,化疗后的 $R_0$ 切除率为 40%～100%,从而延长了患者的生存期。但是,以上结论还有待于Ⅲ期临床研究的证实。

对于手术不能切除的局部晚期胃癌,如果患者年轻,一般状况较好,建议应选择较为强烈的化疗方案。一旦治疗有效,肿瘤就变成可手术切除。为了创造这种可切除的机会,选择强烈化疗,承担一定的化疗毒性风险是值得的。由于胃癌根治术后上消化道生理功能的改变,使患者在很长一段时间内体质难以恢复,辅助化疗不能如期实施。因此,应把握好术前化疗的机会,严密监控化疗的过程和效果,一旦有效,应适当增加化疗的周期数,以尽量杀灭全身微小病灶,以期延长术后的 DFS 甚至生存期。当然,术前化疗有效后,也不能因过分追求最佳的化疗疗效,过度化疗,延误最佳的手术时机。掌控新辅助化疗的周期数要因人而异,因疗效而异,虽然尚无循证医学的证据,但一般不要超过 4 个周期,而对于认为能达到 $R_0$ 切除者,术前化疗更应适可而止。

3.晚期胃癌的解救治疗

对于不能手术的晚期胃癌,应以全身化疗为主。与最佳支持治疗比较,化疗能够改善部分患者的生活质量,延长生存期,但效果仍然有限。胃癌治疗可选择的化疗药物有 5-FU、阿霉素(ADM)、表柔比星(EPI)、顺铂(PDD)、依托泊苷(VP-16)、丝裂霉素(MMC)等,但单药应用的有效率不高。联合方案中 FAMTX (5-FU+ADM+MTX)、ELF(VP-16+5-FU+LV)、CF(PDD+5-FU)和 ECF (EPI+PDD+5-FU)是以往治疗晚期胃癌常用的方案,但并不是公认的标准方案。ECF 方案的有效率较高,中位肿瘤进展时间(TTP)和 OS 较长,与 FAMTX 方案比较,其毒性较小,因此,欧洲学者常将 ECF 方案作为晚期胃癌治疗的参考方案。临床上常用的 CF 方案的有效率也在40%左右,中位生存期达 8～10 个月。因此,多数学者都将 CF 和 ECF 方案作为晚期胃癌治疗的参考方案。

紫杉醇(PTX)、多西紫杉醇(DTX)、草酸铂、伊立替康(CPT-11)等新的细胞毒药物已经用于晚期胃癌的治疗。相关临床研究显示,PTX 一线治疗的有效率为 20%,PCF(PTX+PDD+5-FU)方案治疗的有效率为 50%,生存期为 8～11 个月;DTX 治疗的有效率为 17%～24%,DCF(DTX+PDD+5-FU)方案治疗的有效率为 56%,生存期为 9～10 个月。另外,V325 研究的终期结果表明,DCF 方案优于 CF 方案,DCF 方案的有效率(37%)高于 CF(25%,$P=0.01$),TTP(5.6 个月比3.7 个月,$P=0.000\ 4$)和生存期(9.2 个月比 8.6 个月,$P=0.02$)也长于 CF,因此认为,DCF 方案可以作为晚期胃癌的一线治疗方案。但是 DTX 的血液和非血液学毒性是制约其临床应用的主要因素。探索适合中国胃癌患者的最适剂量,将是临床医师要解决的问题。草酸铂作为第 3 代铂类药,与 PDD 不完全交叉耐药,与 5-FU 也有协同作用。FOLFOX6 方案(5-FU+LV+草酸铂)治疗胃癌治疗的有效率达 50%。CPT-11 与 PDD 或与 5-FU+CF 联合应用的有效率分别为34%和 26%,患者的中位 OS 分别为 10.7 和 6.9 个月。目前,口服 5-FU 衍生物以其方便、有效和低毒的优点而令人关注,其中,卡培他滨或 $S_1$ 单药的有效率在 24%～30%;与 PDD 联合的有效率>50%,中位 TTP>6 个月,中位 OS>10 个月。

分子靶向药物联合化疗多为小样本的Ⅱ期临床试验,其中,靶向 EGFR 的西妥昔单抗与化疗联合一线治疗晚期胃癌的疗效在 44%～65%,但其并不能明显延长患者的 OS。另外,有关靶向 Her-2/neu 的曲妥珠单抗的个别报道,也显示了曲妥珠单抗较好的疗效。正在进行的Ⅲ期 ToGA 试验中比较了曲妥珠单抗联合化疗与单纯化疗的效果,但尚未得出结论。靶向血管内皮生长因子(VGFR)的贝伐单抗与化疗联合一线治疗晚期胃癌的有效率约为 65%,患者的中位生存期为 12.3 个月。国际多中心的临床研究也正在评价贝伐单抗联合化疗与单纯化疗的效果。

从目前的结果看,虽然分子靶向药物治疗胃癌的毒性不大,但费用较高,疗效尚不确定,临床效果尚需要更多的数据来评价。

一些新的化疗药物与以往的药物作用机制不同,无交叉耐药,毒性无明显的重叠,因此有可能取代老一代的药物,或与老药联合。即便如此,目前晚期胃癌一线化疗的有效率仅为 30%～50%。化疗获益后,即使继续原方案化疗,中位 TTP 也仅为 4～6 个月。因此,化疗获益后的继续化疗,只能起到巩固和维持疗效的作用。在加拿大进行的一项对 212 名肿瘤内科医师关于晚期胃癌化疗效果看法的调查结果显示,仅 41% 的医师认为化疗能延长患者的生存期,仅 59% 的医师认为化疗能改善患者的生活质量。据文献报道,传统方案化疗对患者生存期的延长比最佳支持治疗仅多 4 个月,而以新化疗药物如 CPT-11、PTX 和 DTX 为主的方案,对生存期的延长比最佳支持治疗仅多 6 个月。一般说来,三药联合的化疗方案,如 ECF、DCF、PCF 和 FAMTX 等属于较为强烈的化疗方案;而单药或两药联合的化疗,如 PF(PTX＋5-FU)、CPT-11＋5-FU 和卡培他滨等是属于非强烈的方案。Meta 分析表明,三药联合的生存优势明显,如以蒽环类药物联合 PDD 和 5-FU 的三药方案与 PDD 和 5-FU 联合的两药方案比较,患者的生存期增加了 2 个月。但是含 PDD,EPI 或 DTX 的化疗方案,毒性相对较大。目前,晚期胃癌的临床治疗重点主要为以下两个方面:①控制肿瘤生长,提高患者生活质量,使患者与肿瘤共存。因此,在治疗方案的选择上,既要考虑个体患者的身体状况、经济状况,又要考虑所选方案的有效率、毒性的种类和程度,权衡疗效和毒性的利弊。②探索新的治疗方案,以达到增效减毒的作用。如 REAL-2 的Ⅲ期临床研究就是以标准的 ECF 方案作为对照,通过 2×2 的设计,综合权衡疗效和毒性后,得出以草酸铂替代顺铂、卡培他滨替代 5-FU 后组成的 EOX 方案效果最佳的结论。

胃癌治疗的理想模式是个体化治疗,包括个体化的选择药物的种类、剂量以及治疗期限等。最近,英国皇家 Mamden 医院对一组可以手术切除的食管癌、食管和胃连接处癌患者,进行了术前基因表达图谱与术前化疗及手术后预后的分析研究。35 例患者术前接受内镜取肿瘤组织做基因图谱分析,通过术前化疗,其中有 25 例接受了手术治疗。初步的结果显示,根据基因图谱预测预后好和预后差的两组患者的生存期差异有统计学意义($P<0.001$),表明药物基因组学或蛋白质组学的研究是实现真正意义上胃癌个体化治疗的重要手段。

### (二)放疗

胃癌对放疗不甚敏感,尤其是印戒细胞癌和黏液腺癌,不过,未分化、低分化、管状腺癌和乳头状腺癌还是有一定的敏感性。放疗包括术前、术中、术后放疗,主要采用钴或直线加速器产生γ射线进行外照射,多提倡术前及术中放疗。由于胃部的位置非常靠近其他重要的器官,在进行胃癌的放射治疗时,很难不会对其他的器官造成不良反应。在这种情况下,胃癌的放射治疗有严格的适应证与禁忌证,同时应在胃癌的放射治疗过程中服用中药来保护周围脏器。

适应证:未分化癌,低分化癌,管状腺癌、乳头状腺癌;癌灶小而浅在,直径在 6 cm 以下,最大不超过 10 cm;肿瘤侵犯未超过浆膜面,淋巴结转移在第二组以内,无周围脏器、组织受累。

禁忌证:因黏液腺癌和印戒细胞癌对放射治疗无效,故应视为禁忌证。其他禁忌证还包括癌灶直径大于 10 cm,溃疡深且广泛;肿瘤侵犯至浆膜面以外,有周围脏器转移。

从以上分析我们可以看出,放射治疗适用于胃癌早期,不适用于已有转移的中晚期。

### 1.术前、术中放疗

术前、术中放疗指对某些进展期胃癌,临床上可摸到肿块,为提高切除率而进行的术前局部照射。Smalley 等总结了胃的解剖特点和术后复发的类型,并提供了详细的放射治疗推荐方案。

北京报道了一项Ⅲ期临床试验,360例患者随机接受术前放疗再手术或单纯手术。两组患者的切除率为89.5%和79.4%($P<0.01$)。两组术后病理 $T_2$ 分期为12.9%和4.5%($P<0.01$),$T_4$ 分期为40.3%和51.3%($P<0.05$),淋巴结转移分别为64.3%和84.9%($P<0.001$)。两组患者5年及10年的生存率分别为30%对20%,20%对13%($P=0.009$)。这些数据提示术前放疗可以提高局部控制率和生存率。Skoropad等报道,78例可手术切除的胃癌患者随机接受单纯手术,或术前放疗(20 Gy/5 次)后再手术及术中放疗(20 Gy)。研究发现,对于有淋巴结侵犯及肿瘤侵出胃壁的患者,接受术前及术中放疗组的生存期显著优于单纯手术组。两组间在死亡率上无显著差异,提示术前放疗安全可行。关于术前放疗的大型临床研究资料有限,有待进一步的研究。

2.术后放化疗

术后单纯放疗多数学者认为无效。有文献显示,术后单纯放疗未能提高生存率。术后放化疗的设想合理,放疗可控制术后易发生的局部复发,化疗可以进行全身治疗,同时化疗能够起到放疗增敏的作用。5-FU是一个最常用于与放疗联合的化疗药物,与单纯放疗相比,前者能够提高胃肠道肿瘤患者的生存期。

为了彻底了解放化疗在胃癌术后辅助治疗中的疗效,INT0116试验于1991年被启动。研究中共入组603例患者。其中85%有淋巴结转移,68%为 $T_3$ 或 $T_4$ 期病变。患者随机分为术后同步放化疗组和单纯手术组($n=281$ 和 275)。单纯手术组接受胃癌根治性切除术,同步放化疗组在根治性切除术后接受如下治疗:第1周期化疗,每天给予5-FU 425 mg/m$^2$ 和 CF 20 mg/m$^2$,连续用5 d;4周后再进行同步放化疗,放疗总剂量为45 Gy,分25次给予,每周5次,共5周。放疗范围包括瘤床、区域淋巴结和切缘上下各2 cm。在放疗最初4 d及最后3 d连续给予上述化疗,放疗完全结束后1个月再给予以上化疗方案2周期。结果显示联合化放疗组的无病复发时间明显延长(30个月 $vs.$ 19个月,$P<0.001$),中位生存期明显延长(35个月 $vs.$ 26个月,$P=0.006$),3年无复发生存率(48% $vs.$ 31%)和总生存率(50% $vs.$ 41%,$P=0.005$)均有提高。最常见3~4级的毒性反应为骨髓抑制(54%),胃肠道反应(33%),流感样症状(9%),感染(6%)和神经毒性(4%)。

无疑,INT0116试验正式确立了放化疗在胃癌术后辅助治疗中的地位。但是,该试验仍存在不少争议,焦点主要集中在以下几个方面。

其一,关于淋巴结的清扫范围。INT0116中每例患者都要求进行胃癌 $D_2$ 淋巴结清扫术,但实际上仅10%的手术达到该标准,36%为胃癌 $D_1$ 手术,54%为胃癌 $D_0$ 手术(即未将 $N_1$ 淋巴结完全清扫)。因而很多学者认为,术后放化疗生存率提高可能是因为弥补了手术的不完全性,并由此提出胃癌 $D_2$ 淋巴结清扫后是否有必要接受辅助放化疗的疑问。Hundahl等在回顾性研究中收集了INT0116试验的完整手术资料,分层分析结果显示,术后放化疗对提高胃癌 $D_0$ 或 $D_1$ 手术患者的生存率有益,而对胃癌 $D_2$ 手术后的患者并无帮助。然而,INT0116试验中接受胃癌 $D_2$ 手术的患者极少,较小的样本量使分析结果缺乏说服力。Lim等给予291例 $D_2$ 手术的胃癌患者INT0116治疗方案,结果显示5年生存率和局部控制率比美国INT0116的研究结果更好。Oblak等分析123例接受INT0116治疗方案的患者,其中107例行根治性($R_0$)切除,其2年局部控制率、无病生存率、总体生存率分别达86%、65%和73%。但上述两项研究缺乏对照组。生存率和局部控制率的提高是由于手术($D_2$ 或 $R_0$)、放化疗或二者共同作用还不能肯定。韩国的一项多中心的观察性研究比较了544例 $D_2$ 术后接受放化疗的胃癌患者与同期446例仅接受 $D_2$ 术胃癌患者的复发率和生存率。结果表明放化疗组的中位总生存、无复发生存时间明显优于单纯手术组,分别为 95.3 个月对 62.6 个月($P=0.020$),75.6 个月对 52.7 个月($P=0.016$)。二者的 5 年总体生存率、无复发生存率分别为 57.1％对 51.0％($P=0.019\ 8$),54.5％对 47.9％($P=0.016\ 1$),且放化疗组的死亡风险降低了 20％。认为胃癌 $D_2$ 术后辅以放化疗能提高生存率,减少复发。

第二个争议为,INT0116 试验方案的安全性,即术后放化疗的毒性反应也受到关注。试验进行中近 75％的患者出现了 >3 级的毒性反应,另有 17％的患者因毒性反应未能完成全部疗程。术后放化疗是否安全? 是什么因素使患者的耐受性下降? Tormo 和 Hughes 的两个临床研究认为 INT0116 的放化疗方案是安全的,毒性反应可以接受。在 INT0116 试验中,放疗方法多为传统的前后野照射,射野计划很少基于 CT 定位。而现在采用的放疗方法常为多野照射,且使用 CT 进行放疗计划,这些措施必将减轻正常组织的毒性反应。

此外一个争议为,INT0116 试验使用的化疗药物为静脉推注的 5-FU,之后的分析发现,5-FU 的使用并没有减少腹腔外的复发(放化疗组及单纯手术组的腹腔外的复发率分别为 14％和 12％)。这就提示放化疗带来的生存益处是由于放疗提高了局控率的结果。

在某种程度上,5-FU 充当了放疗增敏的角色而并未起到全身化疗的效果。当然,INT0116 试验设计于 20 世纪 80 年代,在当时静脉推注 5-FU 还是一个标准治疗。然而,单药 5-FU 在胃癌中的有效率太低,目前出现了很多有效率更高的化疗方案,可以作为更好的放疗增敏剂,及用于全身治疗。

同步放化疗中是否有更好的化疗方案取代 FL/LV 方案,Leong 等在放疗同步 5-FU 输注治疗的前后使用 ECF 方案用于胃癌的辅助治疗,并采用多野放疗。3 或 4 级毒性反应发生率分别为 38％、15％,主要毒性表现为骨髓抑制(3~4 级发生率为 23％),胃肠道反应(3 级发生率为 19％)。Fuehs 等在一个含 ECF 方案的同步放化疗研究也观察到相似的毒性反应,3~4 级的粒细胞减少及胃肠道反应分别为 29％、29％。目前,一个大型的 III 期临床研究(Trial 80101)正在进行。该研究将根治性胃癌切除术的患者随机分为两组,术后的辅助治疗分别 FU/LV＋放疗(45 Gy)/输注的 5-FU＋FU/LV 方案及 ECF＋放疗(45 Gy)/输注的 5-FU＋ECF。其结果值得期待。

(季　峰)

# 第三节　胰　腺　癌

胰腺癌是指发生在胰腺腺泡或导管腺上皮的恶性肿瘤,是消化系统恶性程度很高的一种肿瘤。胰腺癌被称为"癌中之王",在国际医学界被列为"21 世纪顽固堡垒",近年来其发病率呈明显上升趋势,每 10 年增加 15％。胰腺癌中最常见的是胰头癌,占 60％~80％,多发生在40 岁以上,男性多于女性,为(2~4)∶1。胰腺癌起病隐匿,无特异症状,早期诊断困难,病情发展快,手术切除率低,手术并发症多,预后很差。但是随着影像学的发展,血清肿瘤标志物的检测,早期病例的发现,以及手术操作的进步,手术切除率有所提高,手术并发症有所降低,以及术后综合治疗措施的应用等,5 年生存率也有所提高。

尽管如此,现在胰腺癌的早期诊断率还很低,收治的患者中大多已进入中、晚期,治疗效果很差,胰腺癌仍然是对外科医师的一个挑战。如何发现早期小胰腺癌是研究的热点和努力方向。

## 一、发病率

早在170年前就有胰腺癌的报道。随着时间的推移,胰腺癌的发病率呈不断上升趋势,目前已占癌肿的第十位,是消化系统中常见的恶性肿瘤之一。胰腺癌已占癌肿死亡原因的第五位(仅次于肺癌、大肠癌、乳腺癌和前列腺癌),占全部癌肿死亡男性的5%,女性的6%。20世纪90年代世界统计结果,芬兰、新西兰、日本、加拿大、美国、英国等为高发国家,而波多黎各、哥伦比亚、巴西、印度、科威特、中国香港地区等为低发国家或地区。世界部分国家或地区胰腺癌平均每年发病率为5/10万人。中国肿瘤防治办公室统计表明,我国部分城市的胰腺癌发病率平均为5.1/10万,已接近西方发达国家。

胰腺癌的发病率随着年龄而增加,以40～70岁为最常见,大约占总数的87.6%。男性病例(67%)多于女性(33%),男性与女性之比为(1.5～2.0)∶1,而20世纪90年代女性发病率也在不断上升,男女性之比为1∶1,可能与女性吸烟人数增加有关。

## 二、致病因素

虽然胰腺癌和壶腹部癌的具体发病原因至今尚不清楚;但是有些因素,尤其是与胰腺癌的发病有密切关系。

**(一)吸烟**

大样本调查研究结果表明,吸烟者胰腺癌的发病率比不吸烟者高1.5倍。随着吸烟量的增加,发病率也随之增高;若每天吸烟量多出1包,其发病率在女性高出2倍,而在男性则高出4倍。Robert M.Beazley也认为虽然胰腺癌的高危人群尚不能清楚确定,但是抽烟比不抽烟者的发病率高2.6倍。吸烟者的发病年龄也比不吸烟者提早10～15年。

**(二)饮食**

经调查显示胰腺癌的发病与长期摄入高热量饮食有关。多摄入富含脂肪和蛋白质食物、油炸食物和低膳食纤维食物,均可增加胰腺细胞的更新和胰腺细胞对致癌物质的敏感性,促进胰腺癌的发生。多摄入新鲜水果和蔬菜可减低致癌危险。

**(三)糖尿病**

统计胰腺癌患者中80%的病例患有糖尿病,而糖尿病患者中胰腺癌的发病率又比健康成人高出2～4倍,尤其是女性患者可更高,说明糖尿病可能是与胰腺癌发病因素有关。

**(四)慢性胰腺炎**

因为慢性炎症过程的反复刺激,可导致胰腺导管狭窄、梗阻,胰液潴留,小胰管上皮增生以致癌变。若有胰管结石、组织钙化,可能性就更大。

**(五)胃切除手术或恶性贫血者**

胃酸可抵抗致癌物质,缺乏胃酸者发病率可增加2～3倍。

**(六)饮酒和咖啡**

曾一度被少数研究认为与胰腺癌发病有关,但多数研究未能证实其有关系。

**(七)遗传与基因突变**

大多数胰腺癌的发病是散在性的,但是近代分子遗传学研究发现20%～50%病例有继承性遗传缺陷。在人类所有肿瘤中最常见的是抑癌基因$P53$和$P16$的突变。90%胰腺癌患者有

P 16 基因突变,50%～75%有 P 53 基因突变,50%有 DPC 4 基因突变。

### 三、病理变化

#### (一)部位

癌变常见于胰头颈部,占 66%～70%;胰体尾部次之,占 20%～25%;局限在尾部者占5%～10%;全胰仅占 6%～8%。

#### (二)组织分类

大体肉眼检查胰腺肿瘤质硬、切面呈淡褐色。根据其组织来源分以下 3 类。

(1)胰管上皮细胞发生的胰腺导管癌:约占 90%,主要是高、中、低分化腺癌,其次有鳞腺癌、巨细胞癌和黏液癌。

(2)由腺泡细胞发生的腺泡细胞癌:占 4%。

(3)由胰岛细胞发生的胰岛细胞癌:罕见。

#### (三)胰腺癌的转移和扩散

1.淋巴转移

胰腺内有丰富的毛细淋巴管网,由许多淋巴管网形成许多淋巴丛,由许多淋巴管丛发出许多集合淋巴管到达胰腺表面,然后伴着血管走行,沿不同方向进入各个局部淋巴结,最后汇入腹腔淋巴结主干。淋巴转移是胰腺癌早期最主要的转移途径。虽然直径仅为 2 cm 的小肿瘤,可能50%的病例已有淋巴结转移。因其在早期即可发生转移,故是影响手术治疗效果的重要因素。

按胰腺淋巴引流和淋巴结的分布,胰腺癌的转移途径如下。

(1)胰头癌的淋巴转移。①第一站淋巴结:幽门下淋巴结→胰头前上淋巴结→胰头前下淋巴结→胰头后上淋巴结→胰头后下淋巴结→沿肠系膜上动脉根部周围淋巴结→肝总动脉周围淋巴结。②第二站淋巴结:腹腔干周围淋巴结→脾动脉根部淋巴结→肝动脉淋巴结→胆管淋巴结。③第三站淋巴结:腹主动脉周围淋巴结→胰下淋巴结。

(2)胰体尾癌的淋巴转移。①第一站淋巴结:肝总动脉和肝固有动脉周围淋巴结→腹腔干周围淋巴结→脾动脉周围淋巴结→脾门淋巴结→胰下动脉周围淋巴结。②第二站淋巴结:肠系膜根部淋巴结→结肠中动脉周围淋巴结→腹主动脉周围淋巴结。

2.直接浸润

虽然是早期胰腺癌,但癌细胞可早期穿出胰管向周围浸润;如胰头癌就可向胆总管末段浸润引起梗阻性黄疸;而胰体尾癌常可浸润到十二指肠空肠曲,对肠系膜上血管、腹腔干和脾门等处的直接浸润或形成后腹膜结缔组织块,致使手术切除困难。

3.沿神经束扩散

沿神经束扩散是胰腺癌特有的转移方式。最早癌细胞可直接侵及神经束膜进入束膜间隙沿着神经鞘蔓延,并向周围浸润扩散,随着肠系膜上动脉并行的神经丛和腹主动脉周围神经丛,向腹膜后浸润可出现腰背疼痛。

4.血行转移

胰腺癌晚期常通过胰腺丰富的血流,经门静脉扩散到肝脏,还可转移到肺、脑。

5.腹膜种植

常可在前上腹膜和双侧腹膜呈多发性、弥漫性、粟粒状或结节状种植。

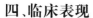

### 四、临床表现

由于胰腺癌早期无特异性症状,常被误诊为胃病、肝病、胆道病等,使正确诊断延迟2～3个月,影响了疾病的预后,应引起警惕。以下是常见的症状和体征。

#### (一)临床症状

##### 1.上腹疼痛

早期胰腺癌无特异症状,上腹不适或疼痛占70%～90%,胰腺疼痛常位于上腹部,表现为模糊不清而无特殊性,可能在餐后发生。1/4的患者可能发生背部放射痛,若固定于背部疼痛则要考虑胰腺体尾部癌肿,疼痛的程度可反映肿瘤大小和后腹膜组织被浸润情况。严重疼痛提示癌肿浸润内脏神经,病变已属中晚期。

##### 2.体重减轻

胰腺癌患者常有体重减轻占70%～100%。可能由于多因素所致,如休息性能量消耗增加、食量减少热量降低和脂肪吸收障碍有关。后者乃因胰管阻塞致使胰腺外分泌功能不全所致。

##### 3.黄疸

如癌肿发生在胰头部,肿瘤可直接压迫胆总管末段,则可早期出现梗阻性黄疸,占80%～90%,无痛性进行性黄疸是胰头癌和壶腹部癌的特征,尤其是后者可更早出现黄疸。胰腺体尾部癌肿亦可发生黄疸,往往提示已有广泛肝转移。

##### 4.胰腺炎

临床上可见到少数胰腺癌患者,可发生急性或亚急性胰腺炎症状,此乃胰腺管被堵塞所致。此对无暴饮暴食和非胆源性者更应提高警惕,应做进一步检查。

##### 5.浅表性血栓性静脉炎

不到5%的胰腺癌患者,有反复发作的迁徙性血栓性浅静脉炎(Trousseau征)的病史。这可能是由于肿瘤组织细胞阻塞胰管,导致胰蛋白酶进入血液循环,使凝血酶原转变为凝血酶,促进了血栓形成。

##### 6.精神抑郁症

50%的胰腺癌患者,在做出癌症诊断之前有精神抑郁症。其发生率比其他腹部恶性肿瘤为高。此发现的原因不清,可能与胰腺癌的神经内分泌物质有关。这些物质影响着中枢神经系统。

##### 7.其他

胰腺癌起始的模糊而无特异性症状还包括乏力、食欲缺乏、食量降低。大约10%病例伴有不同程度的不规则性发热,可能为癌组织坏死和其代谢产物被吸收所致。一般均为低热,但亦可出现38℃～39℃中、高热。后者若伴有畏寒或疼痛时,在有黄疸患者应排除是否有胆道感染。患者反映尿色不断加深、大便色淡发白,亦应引起注意是否有胆管阻塞。

#### (二)体征

除了临床上出现黄疸外,典型的体征如下。

##### 1.胆囊肿大

如临床上有无痛性进行性黄疸,再加上右上腹扪到肿大的胆囊(Courvoisier征),乃是典型的肝胰壶腹周围癌的体征,占少于1/3的病例。

##### 2.肝脾大

至少有30%的患者可扪及肝大。中、晚期胰体尾部癌肿可压迫脾静脉或脾静脉血栓形成引起脾大。

3.腹部肿块

只有 5％～10％的胰头癌患者可能扪到右上腹部肿块,而胰腺体尾部癌肿有 20％患者可在上腹或左上腹扪到肿块。

## 五、诊断

胰腺癌隐蔽于腹膜后,早期又无特异性症状和体征,诊断较为困难。但对 40 岁以上的胰腺癌高危人群,若出现以下情况,应高度怀疑胰腺癌的可能,应尽早进行深入详细的检查,争取早期做出正确诊断:①梗阻性黄疸;②近期发生不能解释的体重减轻,超过原体重的 10％者;③不能解释的上腹部饱胀、不适和腰背疼痛;④模糊而不能解释的消化不良,X 线胃肠检查阴性者;⑤无家族史、无肥胖者而在近期发生糖尿病;⑥突然发生不能解释的腹泻;⑦特发性胰腺炎反复发作;⑧重度抽烟者。

### (一)实验室检查

1.常规化验

除了梗阻性黄疸外,一般均在正常范围。高胆红素血症和碱性磷酸酶升高,或有氨基转移酶增高,或其他肝功能异常,均不能作为鉴别手段。血清淀粉酶和血清脂肪酶升高,亦只能鉴别胰腺炎。

2.肿瘤标志物

20 年来有许多肿瘤标志物用于胰腺癌的诊断和术后随访。目前发现与胰腺癌相关肿瘤标志物有十多种,但至今为止尚未找出一种敏感性和特异性均令人满意的胰腺癌标志物。现在常用的胰腺癌标志物有 CA19-9、CA50、CA242、CA72-4、CA125、CA153、CA494、POA、CEA、DUPAN-2、TPA、Span-1、CAM17-1、IAPP、PCAA 等。

(1)CA19-9:为临床上最常用、最有价值的一种肿瘤相关抗原,是由单克隆抗体 116NS19-9 识别的涎酸化 Lewis-a 血型抗原,是目前公认的在各类标志物的血清学检测中阳性率最高的标志物。它的发展起始于 1979 年 Koprowski 等的研究,来自人类的结直肠癌细胞。虽然其来自结直肠癌,然而不同于 CEA 抗体,对检测胰腺癌最为敏感。一般认为 CA19-9 超过200 kU/L即有诊断价值。其敏感性可达 90％(69％～90％),准确性达 80％,特异性也在 90％左右。它可作随访监测预后和治疗效果,反映肿瘤有否复发,是判断预后的一种良好指标。因为正常胆管和胰管上皮中也存在着微量的 CA19-9 抗原,在慢性胰腺炎和胆管炎时,由于炎症刺激管壁增生、化生,使产生 CA19-9 细胞数量增加,特别是有黄疸时CA19-9也可明显升高,但随着炎症消退、黄疸解除而下降。

(2)CA50:1983 年首先由 Lindholm 等报道,也是来自人类结直肠癌细胞,一种涎酸化糖类抗原,因此与 CA19-9 有交叉免疫性。有部分人群(大约为 10％)不产生 CA19-9,只产生 CA50。故若 CA19-9 阴性时可监测 CA50,其阳性率略低于 CA19-9,敏感性为 70％～80％,特异性为 70％。CA50 阳性也可见于大肠癌。

(3)CA242:一种肿瘤相关性糖链抗原,主要为胰腺癌所产生。其敏感性、特异性和准确性均略低于 CA19-9,前者为 70％,中者为 90％,后者为 80％。

(4)CA72-4:一种肿瘤相关糖蛋白抗原,若为阳性多见于低分化胰腺癌。其敏感性仅为38％～45％。对胰腺囊腺性肿瘤中的液体作 CA72-4 测定,可鉴别其良、恶性。

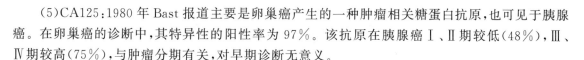

(5)CA125:1980 年 Bast 报道主要是卵巢癌产生的一种肿瘤相关糖蛋白抗原,也可见于胰腺癌。在卵巢癌的诊断中,其特异性的阳性率为 97%。该抗原在胰腺癌Ⅰ、Ⅱ期较低(48%),Ⅲ、Ⅳ期较高(75%),与肿瘤分期有关,对早期诊断无意义。

(6)CA494:是诊断胰腺癌特异性最高的一种肿瘤相关抗原,可达 94%。其敏感性为 90%与CA19-9 相仿。糖尿病患者并不升高,对胰腺癌和胰腺炎的鉴别很有帮助。

(7)胰胚抗原(POA):1974 年 Banwo 等报道,主要存在于胎儿胰腺和胰腺癌组织中,其阳性率为 56%~76%。在高分化胰腺癌中阳性率高,低分化胰腺癌的阳性率低。正常值低于9.0 kU/L。

(8)CEA:主要存在于大肠癌组织中,但也存在于胎儿消化道上皮组织中,故称为癌胚抗原。早在 1965 年由 Gold 等就作为结直肠癌细胞的标志物。其正常值(RIAs,放射免疫分析法)为低于2.5 μg/L,胰腺癌也可升高至 20 μg 以上,其阳性率可达 70%,但欠缺特异性和低敏感性,限制了其在临床上的使用。测定血清 CEA 水平的结果与肿瘤大小、转移和扩散呈正相关。在肿瘤复发时也可升高,所以也可作为随访观察用。

(9)Dupan-2:1982 年 Metzar 在 Duke 大学(DU)用胰腺癌患者(pancreas 的简写pan-2)腹水中的癌细胞作为免疫原制出的单克隆抗原。正常值在 150 kU/L 以下。临床上以400 kU/L 以上为阳性,其敏感性为 47.7%,特异性为 85.3%,准确性为 74.1%。可用作随访检测。

(10)组织多肽抗原(TPA):为癌胚蛋白,于 1957 年由瑞典 Bjorklund 所发现,存在于癌组织细胞膜和细胞质内,其阳性率可达 81%。血清正常值为(81±23)U/L,胰腺癌可高达(277±219)U/L。

(11)CAM17-1:一种 IgM 抗体,在胰腺组织中呈过度表达,对胰液中的黏蛋白有很高的特异性,达到 90%,其敏感性为 86%。

(12)胰岛淀粉样肽(IAPP):胰腺癌细胞分泌出的一种可溶性 IAPP 释放因子,刺激胰岛细胞分泌 IAPP,可早期诊断胰腺癌。

(13)胰腺癌相关抗原(PACC):主要存在于胰腺导管上皮细胞内,但在正常人的其他多种组织内也有。其正常值为 0.10~22.50 μg/mL,胰腺癌的阳性率为 67%。

**(二)影像检查**

1.X 线检查

(1)钡餐检查:主要通过钡餐显示胃十二指肠形态改变的间接征象,如胃十二指肠壁有外来性压痕;十二指肠框(降部、水平部)呈 C 形扩大,其内侧壁僵硬,框内有反"3"字征象。用十二指肠低张造影,可突显其表现,更有诊断价值。但是对早期胰头癌和早期胰体尾部癌则无明显改变。

(2)经皮肝穿刺胆管造影(PTC):对梗阻性黄疸患者,其梗阻近端的胆管均有一定程度扩张。PTC 可显示梗阻的部位和梗阻端的形态,对判断病变的位置和性质很有价值。若为胰头癌则可见肝内、外胆管呈现明显扩张和胆囊肿大,梗阻末端形态呈偏心性的被压、不规则狭窄和充盈缺损,管壁僵硬等表现。由于梗阻性黄疸,胆管内压力很高,若单做 PTC 会发生胆漏和胆汁性腹膜炎,应置入导管做胆管内减压引流(PTCD),可作为术前减黄用。

(3)内镜逆行胰胆管造影(ERCP):通过内镜可观察十二指肠乳头情况,再经造影可显示胆管和主胰管情况。若为胰头癌除可见肝内外胆管扩张外,还可显示主胰管阻塞,若为胰体部癌则显示主胰管不规则狭窄和狭窄后扩张。对胰腺癌的早期诊断很有帮助,其敏感性和准确性均可

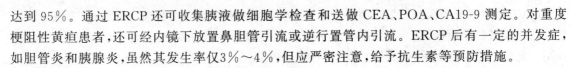

达到95%。通过 ERCP 还可收集胰液做细胞学检查和送做 CEA、POA、CA19-9 测定。对重度梗阻性黄疸患者，还可经内镜下放置鼻胆管引流或逆行置管内引流。ERCP 后有一定的并发症，如胆管炎和胰腺炎，虽然其发生率仅3%～4%，但应严密注意，给予抗生素等预防措施。

2.超声检查

(1)腹部 B 超：超声检查具有简便、易行、无创、廉价等优点，腹部 B 超是目前临床上对拟诊腹部疾病首选的检查方法。其缺点是易受胃肠胀气干扰影响探查结果。为获得最佳效果，提高准确性，尤其是对疑诊深位的胰腺疾病时，应做好查前准备。通常是在早晨空腹时或禁食 8 h 后做检查。必要时在检查前日服用轻泻剂，晨起排便后做检查。统计表明对直径超过 2 cm 的胰腺肿瘤，其敏感性和准确性可达 80% 以上。也可发现直径小于 2 cm 肿瘤的报道。对胰头癌者还能见到肝内外胆管扩张、胆囊肿大、胆总管末端梗阻，以及主胰管扩张等间接征象。

(2)内镜下超声(EUS)：将超声探头经内镜送入胃、十二指肠，在胃后壁和十二指肠内侧壁上探查胰腺，不受肥胖的腹壁和胃肠胀气的影响，其高频超声探头分辨率高。对胰头、胰体、胰尾肿瘤均能探到，其准确性可达到 90%。并可了解胰周是否有淋巴结转移，对胰腺癌分期也有帮助。

(3)胰管内超声(IDUS)：在内镜下，将高频超声微探头伸入胰管内进行探查，受外界影响最小。可准确地探查出胰腺实质内的小胰腺癌。对胰管良性或恶性狭窄的鉴别也有帮助。

(4)术中 B 超(IOUS)：这种检查可直接在胰腺表面做探查，不受胃肠胀气的影响。可发现胰腺内小肿瘤的存在，并可指导细针穿刺做细胞学检查(涂片或活检)。也可探查肝脏有否转移病灶，以及门静脉和肠系膜上静脉有否被浸润，对选择术式有重要参考价值。

3.计算机断层成像(CT)

CT 是目前对胰腺疾病最常用和最主要的检查方法，可精确显示胰腺的轮廓和形态，及其与周围脏器的关系，了解有否淋巴结和肝脏转移，对胰腺癌诊断的准确性可达 95%。螺旋 CT 的分辨率更高，更可提高胰腺癌的诊断率。三维 CT 血管造影，可清晰显示腹腔干及其分支和肠系膜上动脉的形态，了解血管有否被浸润，为提供术式选择做参考。

4.磁共振成像(MRI)和磁共振胰胆管成像(MRCP)

MRI 更具有良好的软组织对比度，能清晰地显示全胰腺的轮廓形态，以及腺体内的异常影像。胰腺癌时 $T_1$ 和 $T_2$ 时间延迟，其 $T_1$ 加权影像呈低信号，$T_2$ 加权影像呈稍高信号。在被强化的胰腺组织可清晰显示出癌性病灶。MRI 对胰周血管和淋巴结有否浸润和转移的判断能力更好。

MRCP 是近年来发展起来的一种无创伤性胰胆管显像技术。可显示胆树和胰管全貌，反映出病变的位置、程度和原因，其准确性几乎达 100%。

5.胰管镜(PS)

即母子镜技术，先将十二指肠镜(即母镜)送到十二指肠降部找到乳头开口，再将一根 1～2 mm 的子镜从其活检操作空间伸入直至胰管，由此即可观察胰管内情况，并通过套管作抽吸、活检等检查，发现早期胰腺癌和鉴别诊断。

6.血管造影

采用 Seldinger 法，经右侧股动脉穿刺插管至腹腔干和肠系膜上动脉进行选择性血管造影。若要超选择性地还可将造影导管伸入到肝动脉、胃十二指肠动脉、胰十二指肠下动脉或胰背动脉造影。分动脉期、毛细血管期、静脉期等 3 种时相，以观察胰腺和胰周的情况。胰腺癌是一种少血供的肿瘤，只能见到少血管区或缺血区表现，而其周围动脉和静脉呈现受压、移位、僵直、狭窄、中断,以及有侧支循环等表现。因为血管造影是有创而操作比较复杂的检查方法,目前已较少使用;在许多情况下,无创或微创影像技术,如B超、CT、MRA、ERCP等已能满足临床诊断的要求。血管造影的目的主要是观察癌灶与周围血管的关系,确定血管有否被侵犯,作为术前评估和制定手术方案。

7.电子发射断层显像(PET)

这种显像技术是将极其微量的正电子核素示踪剂注射到人体内,由体外测量装置探测这些正电子核素在体内分布情况,再通过计算机断层显像方法,显示出人体全身主要脏器的生理代谢功能和结构。这些正电子核素都是构成人体的基本元素的超短半衰期核素或性质极其相似的核素,如碳(C)、氮(N)、氧(O)、氟(F)等。运载这些正电子核素的示踪剂是生命的基本物质,如葡萄糖、水、氨基酸;或是治疗疾病的常用药物,如抗癌药氟尿嘧啶等。因此,PET具有多种不同功能的检查项目,临床应用非常广泛。因为PET显像是采用与生命代谢密切相关的示踪剂,所以每项PET显像结果实质上是反映了某种特定的代谢物(或药物)在人体内的动态变化。因此,PET检查是一项代谢功能显像,是在分子水平上反映人体是否存在病理变化。对于胰腺癌来说就是利用其癌组织细胞内的糖代谢比正常组织和良性病变组织明显增加,采用葡萄糖的类似物——氟代脱氧葡萄糖(FDG)进入癌组织细胞内聚集释放正电子,而被扫描显示出高密度断层图像。其敏感性和特异性可达100%,对转移性淋巴结和肝转移灶也能良好显示,并可鉴别慢性胰腺炎。对糖尿病患者可能出现假阳性。

8.PET/CT显像

PET/CT是目前医学影像学最新的设备,将CT显像和PET显像两种不同成像原理的装置整合在一个系统工程中,通过一次的检查可完成两次的影像扫描,再由重建融合技术使其形成一幅叠加的PET/CT图像。可作全身扫描或局部扫描,这种图像既具有多层螺旋CT显示清晰的解剖结构和高分辨率的图像,弥补了PET的空间分辨率不足的缺点,又有PET的功能成像、灌注成像及时间——代谢四维成像的优势,显著地提高了螺旋CT的诊断价值,尤其是对肿瘤(如胰腺癌、转移癌)的早期诊断起到重要作用。

(三)细胞学检查

细胞学标本的来源主要是由细针穿刺活检:对于胰腺癌来说,一般不主张在术前经皮操作,以免发生穿刺道种植或播散。术中或在B超引导下进行穿刺活检,对确定癌肿有一定帮助。细胞学标本的另一来源是通过ERCP收集胰液,其阳性率为70%~80%。

(四)基因诊断

在肿瘤学的研究工作中,随着细胞分子生物学技术的发展,我们现在可以检测细胞的基因缺陷。细胞癌基因的前身是未被激活状态的基因,称为原癌基因,若被激活即成为癌基因。在正常细胞中有一种为使机体不易变癌的基因,称为抑癌基因。近年来已证实癌的发生与癌基因和抑癌基因有密切关系,即原癌基因被激活和抑癌基因失活所致。目前已知胰腺癌有很高的 *K-ras* 癌基因表达,而在正常胰腺组织和胰腺炎组织中无表达,因此可将 *K-ras* 基因突变作为胰腺癌的肿瘤标志物,从胰液、胆汁、血液、粪便、细针穿刺的肿瘤组织中测定,用作早期诊断和鉴别诊断手段,也可作为肿瘤复发的检测和预后的随访。

## 六、分期

胰腺癌和其他实体瘤一样,采用国际抗癌协会制定的TNM分期(表6-1)。

表 6-1　胰腺癌 TNM 分期

| 情况 | 说　明 | 情况 | 说　明 | | |
|---|---|---|---|---|---|
| $T_1$ | 原发肿瘤局限于胰腺 | $N_x$ | 多处淋巴结转移 | | |
| | $T_{1a} \leqslant 2$ cm | $M_0$ | 无远处转移 | | |
| | $T_{1b} > 2$ cm | $M_1$ | 有远处转移 | | |
| $T_2$ | 肿瘤累及十二指肠、胆总管或胰周组织 | 分期 | I | $T_{1\sim 2}$ | $N_0$ | $M_0$ |
| $T_3$ | 肿瘤累及胃、脾、结肠或附近血管 | II | $T_3$ | $N_0$ | $M_0$ |
| $N_0$ | 无区域淋巴结转移 | III | $T_{1\sim 3}$ | $N_1$ | $M_0$ |
| $N_1$ | 区域淋巴结转移 | IV | $T_{1\sim 3}$ | $N_{0\sim 1}$ | $M_1$ |

术前 CT 检查对准确分期很有成效,MRI 和内镜下超声波探查可进一步观察到肿瘤的大小范围、淋巴结的受累和原发肿瘤的来源(如肝胰壶腹癌或胰头癌)。更加准确的术前分期,对选择采用手术或非手术的姑息性治疗很重要。不少患者在剖腹探查才发现有小的肝脏转移和腹膜的种植而未做切除,因此有些学者认为腹腔镜检查应作为术前分期的一部分。若见有远处转移,则应考虑非手术的姑息性治疗。但是否要常规使用腹腔镜检查仍有争论。

Hermreek 的胰腺癌肉眼分期法,简单、明了、实用,对手术的术式选择和预后的判定很有帮助,也被广泛使用。I 期,病变局限在胰腺;II 期,病变已累及周围组织或脏器,如十二指肠、门静脉、胰周组织;III 期,已有区域淋巴结转移;IV 期,已有远处转移。

## 七、治疗

对患者全身情况差,不能耐受手术者或患者晚期无法施行手术切除者,应给予非手术治疗。

### (一)化疗

常用的药物是氟尿嘧啶、吉西他滨、奥沙利铂等。

### (二)放疗

放疗分为单纯放疗、放疗及化疗联合治疗及立体定位的伽马刀治疗。

### (三)免疫治疗

除了影响癌肿患者预后的共同因素,如肿瘤病期、大小、淋巴结转移程度、手术彻底性等以外,还有患者全身情况的差异,即免疫能力的差异因素。由于癌症患者均有不同程度免疫能力低下,所以近数年来常使用各种生物反应调节剂,以增加治疗效果。目前常用的有白介素-2(IL-2)、干扰素(IFN)、胸腺素等。

### (四)激素治疗

常用药物有雄激素(如丙酸睾酮)、他莫昔芬、醋酸氯羟甲烯孕酮、LHRH 类似物、生长激素释放抑制因子类似物等。

### (五)胆道介入治疗

对不能切除的胰头癌患者,因肿瘤压迫或侵犯胆总管可发生严重的梗阻性黄疸。可考虑施行经皮经肝穿刺胆道引流术(PTCD)以减轻黄疸肝损害和改善症状延长患者生命。

### (六)中医中药治疗

基本法则:①整体观念;②治标和治本;③同病异治与异病同治;④扶正祛邪。

（季　峰）

# 第七章　慢性病预防与控制

## 第一节　脑　卒　中

### 一、脑卒中预防与控制的一般概念

除了单一危险因素是来自严重的遗传缺陷（如多基因障碍）外，一般认为脑卒中的发生主要是由多种危险因素协同作用或相互作用所致。社区脑卒中预防与控制由于与冠心病和高血压预防与控制具有共同干预的危险因素，因此策略和措施均可以共同进行，结果是高血压和冠心病危险因素的下降会导致心脑血管疾病的下降。脑卒中是我国第一位死亡原因，主要是脑出血，但发病却以脑梗死为主要病种，缺血性脑卒中与出血性脑卒中之比约为 2：1，据报道西方国家为 4：1。脑卒中发生后将导致约 75% 的患者有不同程度的功能障碍和伤残，由此带来的伤残负担已经成为社区卫生服务主要需求和严重的社会及家庭经济负担。有效地治疗高血压能使脑卒中发病率和死亡率降低约 40%。通过药物对冠心病现症患者实施第二级预防可使脑卒中发病率降低 30%，通过抗凝治疗可使缺血性脑卒中的危险性降低近 70%，可使心房颤动患者合并缺血性脑卒中的危险性降低 10%~20%。因此，以降低社区脑卒中危险因素为目标的社区慢性病预防与保健有理由相信可以获得成功。

### 二、危险因素

与脑卒中有关的危险因素有遗传、高血压、体重超重和肥胖、年龄（55 岁以后，每增加 10 岁危险性增加两倍）、性别（男性高于女性）、不良饮食习惯、缺乏体育运动、持续紧张或突发性情绪剧变、吸烟、酗酒、糖尿病、高脂血症、促凝血机制亢进、各种类型的心脏病和慢性炎症感染反应尤其是血管炎性反应等。

### 三、筛查方法

脑卒中的发作缺乏临床预兆，尤其是脑栓塞常发作于静息状态，如睡眠时，给脑卒中的筛查带来极大的困难。一般认为，凡是与高血压和冠心病筛查有关的危险因素及危险度评价指标均适用于脑卒中的危险度评价。但在社区脑卒中预防与控制工作中如此实施特异性不强,可信度差。现根据有关的文献结合社区实践提出以下建议。

**(一)轻度危险**

不具有以下情况且年龄≤30岁者可以考虑10年后复查;具有以下1项情况年龄≤30岁者可以考虑5年后复查,但>30岁者应隔3年进行周期性复查;具有以下2项或以上情况,年龄30岁或以上者应每隔1年进行周期性复查;凡具有以下情况之一者应在周期复查期间积极治疗或矫正相关情况。

(1)血清胆固醇在5.15～6.15 mmol/L(200～238 mg/dL)或低于3.6 mmol/L(140 mg/dL)血清 HDL-C≤0.91 mmol/L(35 mg/dL)。

(2)血压:17.3～18.7/11.3～12.0 kPa(130～140/85～90 mmHg)。

(3)前期糖尿病或糖耐量下降120 min:≤7.8 mmol/L(≤140 mg/dL)但≥10.0 mmol/L(≥180 mg/dL)。

(4)眼底动脉硬化,颈动脉硬化。

(5)体重指数:25.0～29.9。

(6)口服避孕药的女性。

**(二)中度危险**

具有以下1项情况年龄≤30岁者可以考虑3年后复查,但>30岁者应每年进行周期性复查;具有以下2项或以上情况,年龄30岁或以上者应每半年进行周期性复查;凡具有以下情况者应在周期复查期间进行治疗或矫正相关情况。

(1)血清胆固醇在6.20 mmol/L(240 mg/dL)或低于3.3 mmol/L(128 mg/dL)血清 HDL-C≤0.91mmol/L(35 mg/dL);或血压≥18.7/12.7 kPa(140/95 mmHg)。

(2)糖尿病或糖耐量下降120 min:≥8.3 mmol/L(≥150 mg/dL)但≤11.1 mmol/L(≤200 mg/dL)。

(3)眼底动脉硬化,颈动脉硬化。

(4)体重指数:30.0～39.9。

**(三)重度危险**

具有以下1项情况应每半年进行周期性复查;并在周期复查期间治疗或矫正相关情况。

(1)血清胆固醇≥6.20 mmol/L(≥240 mg/dL)或低于2.8 mmol/L(110 mg/dL)血清 HDL-C≤0.65 mmol/L(25 mg/dL)。

(2)血压≥21.3/13.9 kPa(160/104 mmHg)。

(3)糖尿病或糖耐量下降120 min:≥11.1 mmol/L(≥200 mg/dL)。

(4)眼底动脉硬化,颈动脉硬化。

(5)体重指数≥40.0。

(6)曾发生过短暂性脑缺血发作。

## 四、患者管理

根据我国较成功的经验,社区卫生重点应该在全面控制心脑血管疾病危险因素的基础上进行早期预防,传播健康和保健知识,传授自我保健技能。对现症患者主要是提供心理支持、生活重建、预防再发脑卒中和其他相关疾病事件。对中(重)度致残的后遗症患者,提供功能康复和家庭生活关照,最后实行临终关怀。主要做法如下。

(1)通过病情监测发现患者并及时进行登记,可以借助健康档案("户口")、计算机数据库等方式进行建立登记档案。

(2)三级预防同时并用,实施综合预防与控制。建立社区地段医护人员与患者本人的保健合同,为患者实施个体化治疗和保健方案。借助健康档案和保健合同的约束,保持与患者的联系,及时将药物和保健知识、保健技能送达患者。通过家访和患者定点定时就诊,加强对家属传授护理知识,指导家属进行非住院治疗。

(3)指导患者知识更新,行为改变,提高依从性和动员患者通过逐步功能锻炼、学习并不断提高生活自理能力,提高重建生活的信心,帮助患者在康复过程中重建生活。

(4)对患者的高血压、糖尿病等危险因素进行监测和治疗,对管理效果进行评估,必要时调整原个体化治疗与保健方案,使其更加具有针对性、个体性和可行性。

## 五、高危人群健康干预

与高血压和冠心病相同,脑卒中患者的家属也应确定并纳入高危人群进行管理。尤其是已经患有糖尿病、高血压、高脂血症的家属,应与合并慢性病的患者管理同步进行并加强脑血管疾病的预防措施。具有上述脑卒中危险因素但未合并其他慢性病患者,要加强脑血管疾病危险因素的监测。主要以血压监测、血糖监测、血脂监测、短暂性脑缺血发作监测和危险因素控制为主。

(1)一旦发现高危人群,及时进行登记,利用健康档案和监测资料分析高危人群的危险因素,确定可干预因素,设计针对性干预方案。

(2)通过健康教育传播健康知识,保健技能提高高危群体的自我保护能力,尤其强调眼底检查和暂时性脑缺血发作自报监测。

(3)不断跟踪收集干预活动所产生的反应资料,做好阶段性过程评估,指导调整原设计方案。

## 六、健康人群保健管理

鉴于脑卒中、冠心病、高血压、糖尿病和高脂血症之间的相关性特点,在社区尤其要加强早期预防和健康干预,在全人群整体危险因素水平未明显下降的时期,应以加强对健康人群干预和健康教育的形式进行公众干预,以降低整体危险因素水平。主要做法如下。

(1)通过社区诊断,建立健康群体资料库。

(2)有针对性地设计危险因素干预措施计划,制作适合公众群体的心脑血管疾病健康教育材料。

(3)通过大众媒体进行广泛的健康倡导,知识传播。

(4)定期评估健康传播效果,及时发展健康教育资料和工具,完善健康教育手段。更好地建立支持性环境,尤其是政府参与、政策支持、伙伴关系、社区群众参与和社区资源动员。

(李明荣)

# 第二节 高 血 压

## 一、高血压预防与控制的一般概念

高血压是我国最常见的心血管疾病,目前患者已超过 1 亿。高血压通过血管病变危害心、脑、肾成为心脑血管疾病和肾病的重要危险因素,因此社区高血压的预防与控制成为当前心血管疾病预防与控制的中心环节。社区高血压预防与控制具有预防和治疗的双重意义,控制高血压危险因素的实际收获是对心脑血管疾病危险因素的全面控制,使心脑血管疾病和代谢性疾病相关疾病事件危险因素和发病率本身得到控制。美国相关研究指出,几项简单的第一级预防措施在 5 年的研究中就能使高血压发病率下降 55%。再加上高血压的第二级预防,就能使脑卒中、冠心病、心肌梗死的发病率下降约 75%。由此产生的社会经济效益将难以估量。因此高血压的预防与控制工作,最能体现社区预防保健组织的综合性、多用性和高效率。

## 二、危险因素

已经证实与高血压有关的危险因素有遗传、年龄、体重超重或肥胖、不健康饮食习惯、慢性饮酒和酗酒、持续精神紧张状况、缺乏运动等。作为高血压现症患者,不依从终身执行个体化治疗方案也是重要的危险因素。

## 三、筛查方法

高血压筛查的工具是血压计,但无论是机械式还是汞柱式均需进行标准校对,正确后方可使用,应每年进行标准校对。在进行筛查时医护人员必须认真按标准材料技术使用血压计和规范操作。我国卫健委已经重新确定我国血压计计数标准为"毫米汞柱",记录方法为"收缩压/舒张压",记录单位为"mmHg",如测得某人血压值并记为 138/90 mmHg,读为"138,90 毫米汞柱"。现有正在使用以千帕(计为 kPa)计量的血压计,应及时更换,不得继续用于血压测量。表 7-1 为我国根据世界卫生组织的标准制定的成年人血压分类。

表 7-1  ≥18 岁的成年人血压分类

| 类别 | 收缩压(mmHg) | 条件 | 舒张压(mmHg) |
| --- | --- | --- | --- |
| 理想血压 | <120 | 和 | <80 |
| 正常血压 | <130 | 和 | <85 |
| 正常高值 | 130~139 | 或 | 85~89 |
| 1 级高血压轻度 | 140~159 | 或 | 90~99 |
| 2 级高血压中度 | 160~179 | 或 | 100~109 |
| 2 级高血压高度 | ≥180 | 或 | ≥110 |

注:1 mmHg=0.133 kPa。

筛查建议:<35 岁的所有人应至少测量一次血压,医疗单位应执行卫健委 35 岁以上首诊患

者测量血压的制度。建议社区医师对 3～19 岁儿童和青少年应每 2 年测一次血压;20～34 岁至少每 2 年测一次血压并且要他们自己记住所测血压时间和数值(具体收缩压和舒张压值),当记忆不准确时应及时补测;35 岁以上人群不仅必须每 2 年测一次以上的血压,而且每次无论任何原因就诊都必须测血压。发现血压升高达收缩压 17.3 kPa(130 mmHg)或舒张压 11.3 kPa(85 mmHg)以上,应在不同日重新测量 3 次,以进一步确诊。如果收缩压与舒张压与上表 7-1 所列分类不一致,采用较短时间随访。如 21.3/11.5 kPa(160/86 mmHg),应当一月内随访或就诊。当舒张压为 11.5 kPa(86 mmHg)者应半年测一次血压;收缩压 18.1～18.7 kPa(136～140 mmHg),舒张压为 11.3～11.9 kPa(85～89 mmHg)应 3 个月后测一次血压;高血压患者应在血压监测指导下使用药物治疗。高血压患者直系亲属和涉及其他高血压危险因素,血压正常且年龄在 35 岁以下者应至少每年测一次血压。依据最初血压基线进行随访的建议见表 7-2。

表 7-2　依据最初血压基线的成人随访的建议

| 收缩压(mmHg) | 舒张压(mmHg) | 随访建议 |
| --- | --- | --- |
| <130 | 85 | 2 年内复查 |
| 130～139 | 85～89 | 1 年内复查 |
| 140～159 | 90～99 | 2 个月内确认 |
| 160～179 | 100～109 | 1 个月内评估或就诊 |
| ≥180 | ≥110 | 据临床情况立即或 1 周内评估或就诊 |

注:1 mmHg＝0.133 kPa。

## 四、患者管理

我国根据世界卫生组织的方案,制定了《中国高血压防治指南》。我国高血压的患者应逐步按照《中国高血压防治指南》的要求进行患者管理。

### (一)高血压危险因素调查

对确诊的高血压患者,在社区医师指导下由其填写高血压危险因素调查表,或由社区医师帮助填写,以结合高血压值进行高血压危险度评估。高血压相关情况调查表的内容包括以下几点。

1.高血压患者的基本情况

如年龄、性别、受教育程度、职业、体力劳动强度等。

2.高血压的危险因素

如既往史、家族史、生活习惯(吸烟、饮酒史等)、体育活动情况、社会经济状况。

3.高血压相关疾病及实验室检查结果

脑血管疾病、心脏病、肾脏病、血管疾病、严重高血压视网膜病及血糖、血脂等。

4.基本体检

测量血压、体重和身高并计算体重指数,测量腰围、臀围及计算腰臀比。

### (二)对高血压患者的健康教育

结合高血压危险因素调查的结果,根据患者所存在的危险因素进行有针对性的健康教育。调整其原有生活方式,以降低或消除其所存在的特定危险因素。

### (三)对高血压患者进行随访管理

(1)指导患者进行高血压自我管理。

（2）定期随访高危、中危及低危高血压患者,并将随访情况及时反馈成电脑管理资料。同时定点、定时免费测量血压,对未到定点场所测量血压者,上门随访测量血压。

（3）动员患者家属参与,为高血压患者调整生活方式提供支持。

（4）组织高血压友俱乐部,动员高危与极高危的高血压患者参加,对其进行高血压自我管理教育。

（5）动员患者做好服药与血压波动记录。

（6）施行电脑动态管理,及时反馈管理、监测信息及失访情况以便进一步管理。

（7）对血压得不到有效控制的患者及时转诊给专科医师,以调整治疗方案。

（8）对患者的高血压相关事件进行监测,对管理效果进行评估,必要时调整原个体化治疗与保健方案,使其更加具有针对性、个体性和可行性。

## 五、高危人群健康干预

由于遗传是高血压的危险因素之一,高血压高危人群除具有危险因素的群体外,经筛查发现的高血压现症患者家属也应确定为高危人群。高危人群管理不同于现症患者群管理,主要以血压监测、危险因素控制为主。

（1）通过社区诊断发现高危人群,及时进行登记。

（2）对血压不正常但又不能诊断为高血压的对象,应按规定进行血压监测。

（3）分析高危人群的危险因素,确定可干预因素,设计针对性干预方案。

（4）通过健康教育传播健康知识、保健技能提高高危群体的自我保护能力。

（5）不断跟踪收集干预活动所产生的反应资料,做好阶段性过程评估,指导调整原设计方案。

## 六、健康人群保健管理

鉴于高血压高发病率的特征,在社区全人群整体危险因素水平未明显下降的时期,将健康人群视为高血压预备队是必要的。其现实意义是一旦罹患高血压将终身服药,并且只能推迟高血压相关事件的发生时间,但心脑血管疾病和脏器损害最终仍然会发生。考虑到高血压危险因素与心脑血管疾病危险因素的一致性,在健康人群中开展以高血压预防与保健知识为主的健康知识传播有助于控制高血压发生率。从经济学意义上分析,所有证据都表明对健康人群实施高血压健康促进能获得最大经济利益。据美国卫生经济学家分析美国从 20 世纪 60 年代开展高血压预防至 20 世纪 80 年代的经济学指标,认为向高血压预防中投入 1 美元,将收益 2 000 美元。社区健康人群高血压预防与控制的措施如下。

（1）通过社区诊断定义高血压社区危害程度、影响范围和流行特征。

（2）通过健康档案建立健康群体资料库。

（3）有针对性地设计危险因素干预措施计划,制作适合健康群体的高血压健康教育材料。

（4）通过大众媒体进行广泛的健康倡导,知识传播。

（5）定期评估健康传播效果,及时发展健康教育资料和工具,完善健康教育手段。更好地建立支持性环境,尤其是政府参与、政策支持、伙伴关系、社区群众参与和社区资源动员。

（李明荣）

# 第三节 糖 尿 病

## 一、糖尿病预防与控制的一般概念

糖尿病病因至今尚未明确,一般认为是由于遗传因素和后天的环境和行为因素联合作用导致机体的慢性高血糖病理状态。临床表现为胰岛素分泌不足,体内某些抗胰岛素因素的作用等原因使机体代谢糖、蛋白、脂肪、水和电解质功能紊乱。并发症涉及全身各个组织系统,尤其是心、脑、肾、神经、血管和眼的损害更为严重,是除糖尿病危象以外危及生命的主要原因。

糖尿病主要分为"1 型糖尿病"和"2 型糖尿病",因其原因不同和临床过程不同而各自有其特定的定义。但归结表现为糖代谢异常、血糖增高及相关器官损害的内分泌代谢疾病。1997 年世界卫生组织估计全世界约有 1.35 亿糖尿病患者,到 2000 年估计达到 1.75 亿人。我国据最新调查报告显示,20 岁以上自然人群糖尿病的标化患病率为 3.21%,据此推算我国有糖尿病现症患者至少 3 000 万,主要以 2 型糖尿病为主,占全部糖尿病的 95% 以上。世界卫生组织报道我国因糖尿病死亡 212 712 人,死亡率为 16.39/10 万。

除遗传因素外,目前对还未证实 2 型糖尿病的病因。动物试验和流行病学证据较一致地提示超重、体育运动不足、营养失衡、心理挫伤是主要危险因素。其他的证据提示病毒感染,自身免疫性攻击和化学毒物或污染有可能是条件病因。

## 二、危险因素

1 型和 2 型糖尿病的发病机制和病因有所不同,与 2 型糖尿病有关的主要危险因素有遗传、病毒感染、化学毒物接触、体重超重与肥胖、长期过量进食、运动量不足、妊娠糖尿病史、糖耐量减低等。

## 三、筛查方法

糖尿病患者群筛查或流行病学调查受到血糖检验的障碍。尿糖试验由于尿中葡萄糖水平不稳定、糖阈值有高有低、且糖尿病导致的肾脏疾病也会影响准确性等原因,而不适合做筛查,必须采用血糖检验,但空腹血糖由于难以组织、对象难以接受、费用过高等一直成为糖尿病筛查的障碍。近年来,世界卫生组织和不少国家采用的口服葡萄糖耐量试验由于除较严重糖尿病患者和饮用试验葡萄糖水引起呕吐者外因能克服上述障碍而受到较普遍的欢迎。近年来全球 29 个地区进行的大型流行病学筛查所用的方法只有一个地区采用尿糖和血糖加上口服葡萄糖糖耐量试验,其余 27 个地区均采用口服葡萄糖耐量试验方法。我国 16 省市大型流行病调查也采用口服葡萄糖耐量试验结合尿糖和血糖的方法。因此,口服葡萄糖耐量试验是目前进行人群流行病学调查的较常用方法。

目前认为,在一般人群中进行糖尿病筛查的效果和效益不大,但在高危人群中则是可行的。如对年龄 40 岁以上且有阳性家族史、肥胖,高血压/高血脂,以前确诊为糖耐量减低,或有妊娠糖尿病史者,可考虑定期测定空腹血糖来筛查糖尿病。建议对所有怀孕 24~28 周的妇女进行口服葡萄糖耐量试验,以发现妊娠糖尿病。

## 四、患者管理

我国糖尿病社区预防与控制工作尽管开展较晚,但发展很快。各地在大型流行病学调查的基础上,引进世界卫生组织和国际糖尿病联盟等机构的技术标准,制定了具有指导意义和实用价值的管理规范。各地预防组织活动十分活跃,为我国制订《中国糖尿病防治规划》奠定了良好的基础。糖尿病病程长,需终身药物控制,因此,在控制医疗费用上涨趋势的前提下,糖尿病社区预防和现症患者非住院治疗成为主要的控制措施。社区糖尿病患者管理的根本目标是预防糖尿病并发症的发生。主要做法如下。

(1)通过筛查或其他途径发现患者并及时进行登记,可以借助健康档案("户口"),计算机数据库等方式建立进行登记档案。

(2)建立社区地段医护人员与患者本人的保健合同,为患者设计个体化治疗和保健方案。借助健康档案和保健合同的约束,保持与患者的联系,及时将药物和保健知识、保健技能送达患者,尽量提高患者的医疗依从性。

(3)指导患者知识更新,行为改变,尤其是合理营养和进行符合自身病情且有规律的体育活动,提高医疗依从性和坚定患者终身服药的信念,动员患者加入慢性病健康促进社区的活动中去重建生活,释放患者的心理压力。

(4)对患者的血糖进行监测,在血糖监测指导下进行治疗。重点传授"四懂四会"(懂得糖尿病的危害性,懂得控制糖尿病的保健知识,懂得糖尿病的主要危险因素,懂得定期与社区医师联系的重要性;会血糖自测、会自己注射胰岛素、会观察并发症的症状、会对足、眼、心、脑进行自我保健)。社区医师要定期对管理效果进行评估,同患者一起及时调整原个体化治疗与保健方案,使其更加具有针对性、个体性和可行性。

## 五、高危人群健康干预

(1)糖尿病高危人群除曾患妊娠糖尿病或妊娠期糖耐量下降者外,糖尿病危险因素群体和经筛查发现的现症患者家属也应确认并纳入高危人群进行管理。尤其是患有高血压、高脂血症和其他内分泌病患者应与合并慢性病的患者管理同步进行。对未合并其他慢性病患者,要加强糖尿病并发症事件的监测和有针对性的预防。主要以血压监测、血糖监测、血脂监测、眼底动脉监测和危险因素控制为主。

(2)通过社区诊断筛查(最常见是通过高血压、糖尿病和高脂血症患者管理)发现高危人群,及时进行登记。利用健康档案和监测资料分析高危人群的危险因素,确定可干预因素,设计针对性干预方案。

(3)通过健康教育传播健康知识、保健技能提高高危群体的自我保护能力。主要围绕体育运动,合理膳食,调整情绪开展一系列健康干预活动。

(4)不断跟踪收集干预活动所产生的反应资料,做好阶段性过程评估,指导调整原社区糖尿病预防与控制的健康促进方案。

## 六、健康人群保健管理

鉴于糖尿病是高血压、冠心病、脑卒中、神经和血管损伤的病因和危险因素,上述疾病一旦发生将带来巨大的经济损失和健康损失。在社区全人群整体危险因素水平未明显下降的时期,应加强对健康人群的干预,以从整体上实施综合干预,更有效地降低危险因素。

(1)通过社区诊断,建立健康群体资料库;尤其是健康问题和危险因素基线状况资料。

(2)有针对性地设计危险因素干预措施计划,制作适合健康群体的糖尿病健康教育材料。

(3)通过大众媒体进行广泛的健康倡导,知识传播。尤其是合理膳食,科学健身,当前可控制危险因素状况和降低危险因素的策略。

(4)定期评估健康传播效果,及时发展健康教育资料和工具,完善健康教育手段。更好地建立支持性环境,尤其是政府参与、政策支持、伙伴关系、社区群众参与和社区资源动员。

(李明荣)

# 第八章 健康体检

## 第一节 健康体检基本项目与实施

### 一、健康体检基本项目制定背景和原则

#### (一)体检基本项目背景

健康体检是对无症状人群的医学检查行为,其目的是对各种非传染性疾病早期筛查、风险因素进行甄别评估、指导健康干预。健康体检项目设置以严重危害国民健康的非传染性疾病筛查优先原则,突出慢性病早期筛查和风险因素的分层评估。健康体检的标准数据可用于国人健康档案的建立和作为慢性病防控的依据。为建设和规范健康管理行业发展,建立科学有序的健康体检服务标准体系,特制订健康体检基本项目,适用于从事健康体检的医疗机构参考执行。

#### (二)体检基本项目相关政策与法规

健康体检管理办法的制订是依据《中华人民共和国执业医师法》《医疗机构管理条例》《健康体检管理暂行规定》等有关法律、法规、规章,健康体检基本项目需满足《健康体检基本项目目录》的要求进行制订。

#### (三)体检基本项目科学依据与原则

遵照相关法规和规定指示精神,中华医学会健康管理学分会和《中华健康管理学杂志》编委会基于健康体检循证医学证据和 10 年来健康体检服务实践,同时借鉴国内外成功经验制订体检基本项目。健康体检项目选择充分考虑到不同年龄、性别、地域特点和相关循证医学研究证据,以 WHO 多维健康标准为依据,生理与心理健康并重。

体检基本项目制订的原则如下。

(1)基本项目的设置遵循科学性、适宜性及实用性的原则,采用"1+X"的体系框架,"1"为基本体检项目,包括健康体检自测问卷、体格检查、实验室检查、辅助检查、体检报告首页等 5 个部分。"X"为专项体检项目,包括健康体能检查和主要慢性非传染性疾病风险筛查项目。备选慢性病提出了每个专项检查的适宜人群和年龄范围,以满足当前我国民众对健康体检及健康管理服务多样化的要求,为我国健康管理(体检)机构的体检项目及套餐设置提供了基本学术遵循,并为进一步研究制定相关技术标准与操作指南打下基础。

（2）"基本项目（必选项目）"与"专项检查（备选项目）"的关系："必选项目"是基础，是开展健康体检服务的基本检测项目，也是形成健康体检报告及个人健康管理档案的必需项目；"备选项目"是个体化深度体检项目，主要针对不同年龄、性别及慢性病风险个体进行的专业化筛查项目。

## 二、健康体检基本项目及实施要求

### （一）体检基本项目构架

体检基本项目：①基本健康信息（问卷和问诊）；②体格检查（一般检查和物理检查）；③实验室和病理学检查（常规检查、生化检查和细胞学检查）；④影像学检查（心电图、X线、超声检查）。

### （二）体检基本项目主要内容及实施要求

1.体检基本项目主要内容

健康体检自测问卷、体格检查、实验室检查、辅助检查、体检报告首页等五个部分。

（1）健康自测问卷主要内容：除基本信息采集外，包括健康史、躯体症状、生活方式和环境、心理健康与精神压力、睡眠健康、健康素养6个维度和85个具体条目。

（2）体格检查主要内容：包括一般检查和物理检查两个部分。一般检查包括身高、体重、腰围、臀围、血压、脉搏；物理检查包括内科、外科、眼科检查、耳鼻咽喉科、口腔科、妇科等。体格检查的内容设置依据为《诊断学》（第8版），其中血压、体重、腰围及体重指数等指标均具有较高级别的循证医学研究证据，是健康体检和健康管理的重要指标和数据。

（3）实验室检查主要内容：包括常规检查、生化检查、细胞学检查三个部分。常规检查包括血常规、尿常规、粪便常规＋潜血，其中血、尿、粪便常规检查是《诊断学》（第8版）规定的检查内容，而粪便潜血试验是直、结肠癌早期风险筛查指南中推荐的筛查项目；生化检查包括肝功能、肾功能、血脂、血糖、尿酸，其中肝、肾功能是《诊断学》（第8版）规定的检查内容，而血脂、血糖和尿酸等检查项目具有较高的循证医学证据并被国内外慢性病风险预防指南推荐；宫颈刮片细胞学检查是女性宫颈癌的早期初筛项目。

（4）辅助检查主要内容：包括心电图检查、X线检查、超声检查三个部分。常规心电图检查和腹部B超检查是《诊断学》和《健康体检管理暂行规定》中要求设置的项目，X线检查项目的设置严格遵循了国家卫健委《关于规范健康体检应用放射检查技术的通知》要求，只设置了对成年人进行胸部X线正/侧位拍片检查，取消了胸部透视检查。

2.实施体检基本项目对从业人员及机构资质的相关要求

（1）从事健康体检的医师应具有《医师执业证书》，并按照《医师执业证书》规定的执业地点、执业范围和执业类别执业。

（2）从事健康体检的医技人员应具有专业技术职务任职资格及相关岗位的任职资格，对国家要求必须持有上岗合格证的岗位，必须持证上岗。

（3）医疗机构开展健康体检要建立健康体检质量管理组织，并设专人负责健康体检工作的质量管理；有明确的岗位职责和基本制度，工作人员应熟悉本岗位职责和相关规章制度。

（4）在健康体检工作中要强化"三基"（基础理论、基本知识、基本技能）、"三严"（严格要求、严密组织、严谨态度）训练，熟练掌握体检基本技术操作，提高专业技能。

（5）医疗机构对完成健康体检的受检者，应当按照《健康体检管理暂行规定》的要求出具健康体检报告。健康体检各检查项目的结果应由具有相关岗位资质的人员记录并签名；检验结果应有操作者、审核者双签名；健康体检报告由主检医师负责审核、签署。

(6)医疗机构应当加强健康体检中的信息管理,确保信息的真实、准确和完整。未经受检者同意,不得擅自散布、泄露受检者的个人信息。

3.体检基本项目实施注意事项

(1)医疗机构应用医疗技术进行健康体检,应当遵守医疗技术临床应用管理有关规定,应用的医疗技术应当与其医疗服务能力相适应。

(2)医疗机构不得使用尚无明确临床诊疗指南和技术操作规程的医疗技术用于健康体检。

(3)医疗机构开展健康体检应当严格遵守有关规定和规范,采取有效措施保证健康体检的质量。

(4)医疗机构应当采取有效措施,保证受检者在健康体检中的医疗安全。

(5)医疗机构开展健康体检应当按照有关规定履行对受检者相应的告知义务。

(6)医疗机构应当制定合理的健康体检流程,严格执行有关规定规范,做好医院感染防控和生物安全管理。

## 三、健康体检项目选择与体检套餐制定

### (一)基本体检项目和一般群体套餐制定

健康体检基本项目,是适用于所有团体和个人健康体检的最基础项目。在此基础上可根据团体和个人需求制定套餐。健康体检一般群体套餐可以分为男性健康查体套餐和女性健康查体套餐。

1.一般体检套餐的制定可参考的原则

(1)整体化原则:任何体检套餐的制定都应首先把人体作为一个整体,所设定和选择的项目,应该能涵盖对机体主要器官和系统生理状况的检测和评估。

(2)循证原则:套餐中项目的选择应有循证医学证据,检查项目和方法应参照相关指南和共识,力求做到科学规范。

(3)无创优先原则:健康体检作为一种疾病早期筛查预防性诊疗行为,要最大限度地减少医源性伤害,在项目的选择上要以无创、无辐射优先选择为原则。

(4)辨病体检和功能评估兼顾的原则:要想对机体作出科学全面的健康评估,必须跳出"辨病体检"的圈子,在项目的选择上除了疾病诊断的检查项目外,还应该加上一些机体功能评估的项目,这样才能对机体的健康状况作出全面科学的评估。

(5)效益最大化原则:健康管理的目的是以最小的投入获取最大的健康收益,这就要求我们在体检项目的制定和选择上要注重投入产出比,体现卫生经济学健康体检成本效益最优原则,要以花费小效益高的项目为首选。

2.健康体检套餐采用的模式

健康体检套餐制定采用"1+X"模式,"1"为基本项目目录,"X"为可选择项目。备选检查项目包括:心血管病(高血压、冠心病、脑卒中、外周血管病)、糖尿病、慢阻肺(COPD)、慢性肾脏疾病、骨质疏松、部分恶性肿瘤(食管癌、胃癌、直结肠癌、肺癌、乳腺癌、宫颈癌、前列腺癌)等。基本项目是健康体检的基础,专项体检套餐 X 是体检的延伸和深度慢性病早期筛查。

### (二)个性化体检项目选择与套餐制定

个性化健康体检选择项目,是为满足受检者的进一步需求而设立的,除了体格检查外,是健康体检基本项目检查发现受检者存在某种疾病风险,或健康体检前已经出现相关症状、体征、或

者有疾病家族史,或者有已明确诊断的疾病,或者为受检者本人要求,特殊人群体检项目选择也属于个性化体检项目选择,经过由主检医师同意和受检者共同选择的临床检查项目。

1.根据年龄

不同的年龄有不同的多发病。各年龄段相关疾病应据此选择相应的体检项目。儿童:多见先天性疾病、营养发育不良、各种急性病等。青壮年:传染病、早期代谢综合征、癌症等。老年人:各器官功能减退、心脑血管疾病、癌症、代谢性疾病等。

2.根据家族史

糖尿病、高血压及某些癌症有家族性遗传倾向,在选择体检项目时应充分考虑,进行相关项目的检查。

3.根据既往史

根据既往史或既往体检异常发现,选择必要的复查。如过去患乙肝,此次应检查乙肝五项、肝功能、肝脏B超、甲胎蛋白、乙肝病毒DNA等;如过去B超发现肾囊肿,此次应复查B超,并注意肾囊肿大小的变化。

4.根据症状

根据现有症状,选择必要的检查,如有胸闷应选择心脏、肺等相关检查;胃痛应选择胃镜或胃肠钡透等检查。

5.根据职业

根据职业选择必要的检查,如银行、财务等长期伏案工作者宜加做颈椎数字拍片。

6.根据性别

根据性别选择必要的检查,女性宜加做乳腺和妇科方面的检查,如乳腺彩超、人乳头状瘤病毒检查(HPV-DNA);男性40岁以上者可加做前列腺检查,如PSA(前列腺特异性抗原)、FPSA(游离前列腺特异性抗原)。

7.根据需求情况

根据个人的需求情况选择项目,如选择婚前检查和孕前检查等。

8.根据心理状况

根据个人心理健康状况选择心理及精神压力监测与评估。

(许珊珊)

# 第二节　健康体检流程与服务模式

## 一、健康体检流程的设计与要求

### (一)健康体检流程的概念与组成要素

1.流程的概念和组成要素

所谓流程,是指一系列连续有规律的活动以某种确定的方式进行,并导致特定结果的程序。流程的两大标志是环节和时序。一个完整的流程包含了以下六个要素:输入资源、活动、活动的相互作用(即结构)、输出结果、顾客和价值。输入资源是指流程运作必须投入人力、物力、财力、

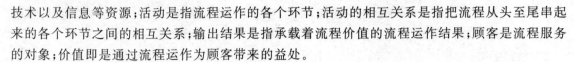

技术以及信息等资源;活动是指流程运作的各个环节;活动的相互关系是指把流程从头至尾串起来的各个环节之间的相互关系;输出结果是指承载着流程价值的流程运作结果;顾客是流程服务的对象;价值即是通过流程运作为顾客带来的益处。

2.健康体检流程的概念

通俗地说,健康体检流程是为了完成预定的体检任务所设置的一系列与体检相关活动的组合。根据时间顺序和流程内容的不同,可以将健康体检流程划分为体检之前(简称检前)流程、体检之中(简称检中)流程和体检之后(简称检后)流程三个部分,各部分既相对独立,又互相关联,都是完成体检任务不可分割的重要组成部分。

3.健康体检流程的组成要素

在健康体检流程中,输入资源是指为了完成体检任务所投入的人力、物力、财力、技术以及信息等资源,如为体检中心配备各类管理人员和技术人员,添置各种基础设施和医疗设备,引进各项适宜技术和诊断项目,搭建不同数字化平台等都是资源投入的实际举措。活动是指围绕体检流程所设置的各个工作环节,如预约、咨询、导检、检查、随访等均是活动的具体内容。活动的相互关系是指每一个工作环节之间的相互作用,各环节按一定的时间顺序和内在规律彼此关联,既互相承接、互相依赖又互相制约,如采血和就餐的关系,决定了必须先采血后就餐。输出结果是指体检流程运作的实际结果,如形成体检报告、揭示健康风险、明确疾病诊断、出具健康风险评估报告等都是体检流程运作的最终结果。顾客就是所有来体检中心接受体检的客人。价值是体检流程给体检客人带来的所有益处,如温馨的服务、优雅的环境、对自身健康的了解、知晓如何矫正不健康的生活方式等都是体检流程给客人带来价值的具体体现。

(二)健康体检与门诊就医的区别

健康体检中心大多是从门诊逐渐发展起来的,因而其流程与门诊流程有许多相似之处,但由于健康体检在服务对象、服务时间、服务内容以及服务模式上有别于门诊就诊,因而健康体检流程与门诊就诊流程相比具有其自身的特点,主要表现在以下几个方面。

1.就诊人群与受检人群的区别

首先,两者需求不同。就诊人群的需求侧重于明确疾病诊断、追求疾病治愈,而受检人群的需求主要侧重于对自身健康有一个全面和准确的了解,对发现的疾病或疾病风险因素寻求相应的对策和办法。其次,两者的心态不同。就诊人群是处在患病中的人群,由于长期以来形成的习惯和疾病折磨,就诊人群在医务人员面前总是处于被动和服从的位置,因而在服务层面上要求相对较低;而受检人群大部分是健康或亚健康人群,即使已患某些疾病,该疾病也是处于相对的稳定阶段,因而在服务层面上要求较高,且在接受服务的过程中有强烈的维权意识和参与意识。第三,两者的关注点不同。就诊人群主要关注医务人员技术水平、疾病诊断的准确性以及最终的治疗效果,受检人群则不仅要了解自己的健康状况,而且要求在不影响工作和生活质量的前提下,更关注如何维护自己的健康。

2.患者就诊与受检人群体检时间分布的区别

患者就诊的时间分布没有任何规律可循且无法随意控制和自由调整,基本上是处于被动状态。受检者在安排体检的时间上既具有极大的主动性、计划性和灵活性,又受到所在单位和体检机构的制约。就一个年度而言,个人体检可以根据自己的时间自由确定,团队体检则需要由单位与体检机构根据参检人员职业特点、职业要求和人均费用等因素,共同协商确定每年在相对固定的时间段进行。就一天而言,无论是个人体检还是团队体检,受检人群必须按照体检机构的要求在早晨或上午进行体检,绝大部分检查项目上午都能完成。

3.患者就诊专科检查与受检者体检的区别

专科检查的主要目的是确定检查部位是否具有与患者当前症状相关的疾病或异常发现,以便进一步明确诊断,而受检者体检的主要目的是确定检查部位是否存在阳性发现,并找出与该检查部位相关的危险因素。目的不同,检查的侧重点也就不一样。

**(三)体检流程设计要求**

1.检前流程设计要求

检前流程设计需要考虑的相关因素很多,除了诸如人力、物力、财力、信息等各类资源的必要配置外,重点应该把握以下几个环节。

(1)对受检者体检需求的了解:受检者体检需求是检前流程设计时最重要的影响因素之一,必须充分了解,准确把握。影响需求的因素很多,主要与受检者性别、年龄、职业特征、生活方式、近期健康状况、既往史、遗传史、经济承受能力等有关。

(2)受检者对体检中心的了解:受检者对体检中心的了解越全面深入,就越容易交流沟通,就越能够最大限度地配合体检中心流程要求,能够显著地提高效率。这就要求体检中心在设计检前流程时与受检者充分交流和沟通,最大限度地使受检者了解体检中心的人员、技术、项目、设备、服务、环境、特色、优势甚至不足等,让受检者对体检中心有一个全面的了解。

(3)检前注意事项的告知:检前注意事项的告知是检前流程中不可或缺的重要组成部分,是确保体检质量,减少体检失误必不可少的环节,应给予高度重视。告知的注意事项林林总总,但主要不外乎告知是否空腹、是否憋尿、是否按时服用药物、是否做胃肠道准备,告知受检者颈胸不要有影响 X 线检查的饰物、女性经期及妊娠期不能做妇科常规检查、自采自带标本(尿便)的注意事项等。对有严重疾病的受检者,可要求受检者或陪检人在告知书上签字,表示理解和认可告知书中的所有内容。

2.检中流程设计要求

检中流程是健康体检流程的核心组成部分,各个环节的设置和时序的安排都应该体现提升质量、提高效率和确保效果的总体要求。

(1)空腹与餐后项目的设计:由于进餐可以对部分检查项目的结果造成一定的干扰,故在检中流程设计时将所有检查项目分为空腹项目和餐后项目两大类。主要的空腹项目有绝大部分血液检查、腹部超声、消化道 X 线检查、胃肠镜检查和 $C^{13}$ 尿素呼气试验等。其他项目为餐后项目,部分餐后项目可以在空腹状态下检查。空腹是指禁食 8 h 以上,PET-CT 检查、胃肠镜检查和 $C^{13}$ 尿素呼气试验均要求空腹,以减少进食对检查的干扰和影响。有些检查又必须在餐后进行,如经颅多普勒检查、平板运动试验等。

(2)常规项目与特殊项目的关系:鉴于部分常规项目与特殊项目之间有一定的关联,因此应合理设计检查流程,确保互不干扰。如腹部超声检查时应尽可能减少胃肠道气体,而胃肠镜检查时会导致胃肠道大量气体充盈,不宜将胃肠镜检查安排在腹部超声之前进行。糖耐量试验和PET-CT 检查均需要受检者相对安静,以减少对糖的消耗,因而不宜交叉安排其他活动量大的检查项目。

(3)检中风险防范:在体检过程中,有几类人群属于风险人群,对他们应给予重点关注。如老年人容易发生摔倒,心脑血管疾病患者容易发生心脑血管事件,糖尿病患者容易发生低血糖反应,个别人采血时容易发生晕血晕针等。因此,在流程设计时,应该设置应急预案,明确启动条件、救治场所、救治设施、施救人员、救治程序、后送渠道等。

(4)有序快速完成检查:如何确保有序快速完成检查是检中流程设计最基本的要求,必须在流程设计时充分考虑各环节设置和时序安排的科学性、实效性和便捷性,如分时段进入体检区、餐前项目和餐后项目的合理设置。

(5)重大阳性发现的后续医疗:体检中心对受检者出现严重异常情况的,应该协助安排后续医疗,帮助其专家会诊、深度检查等,为疾病的诊治赢得时间。

3.检后流程设计要求

检后流程看似简单,但如果检后流程设计不到位,受检者对体检中心的心理体验将会大打折扣,满意度自然也会受到影响。因此,体检中心在设计检后流程时一定要充分考虑受检者在此阶段的各种需求,重点把握以下几个方面。

(1)需要尽快知晓自己的健康状况:体检中心能否在短时间内出具体检报告是受检者的期待。由于出具体检报告的速度受体检中心的规模、工作量、信息化程度以及内部管理等多种因素的影响,因而不同的体检中心规定出具报告的时间不同,但一般不应该超过一周。目前,部分体检中心,将检后随访时间,从报告解读、生活方式矫正督导、复查提醒,向检后报告尚未完成时扩展,及时向受检者通报重要的阳性发现。

(2)需要注重体检报告解读:体检中心应对体检报告的内容进行综合解读,以便受检者了解自己在健康方面存在的问题、原因、危害以及应采取的措施,为健康评估、健康教育、健康干预等后续服务的实施奠定基础。综合分析体检数据,阐述生活方式与中间风险因素及慢性病的关系,有针对性地制定干预措施,告知注意事项及复查时间。总之,综合解读报告、剖析因果关系,力求形象生动、易于理解执行,争取同伴教育、获得群体动力。

所有的分析、判断和建议都应建立在综合分析的基础上,特别是将问卷内容与本次体检所获取的其他数据相结合,切忌针对单一阳性数据或指标作出结论。

应尽可能让受检者了解健康问题产生的原因、危害、风险因素及其与生活方式的关系,以提高受检者对健康干预的依从性。

解读报告应尽可能采取通俗易懂的语言,结合挂图、检查结果图片报告、临床实例和生活实例,使受检者容易理解和接受。

对于个别受检者,也可以借助同事、家属、身边工作人员等参加解读,为受检者建立社会支持系统,提高健康干预效果。

(3)需要检后医疗协助:检后医疗协助是健康体检后,对被发现患有某种疾病且需要进一步检查或住院诊治的受检者所提供的一种后续服务。体检中心的健康管理师需要根据自己的专业知识,及时识别受检者的就医需求,并指导受检者在哪家医院、什么专科、甚至哪位专家能最有效地实现诊疗过程。

## 二、健康体检服务流程对体检质量的影响

### (一)检前流程设计对体检数据质量的影响

受检者体检前的生活状态对体检数据质量影响很大。当受检者处在常态生活状态时,其饮食起居、工作负荷、精神压力和身体内环境等均处于相对稳定的状态,这种状态下的体检结果比较符合受检者的真实情况。反之,会使其检查结果被恶化或优化,掩盖了原有不健康生活方式对身体的不利影响,给受检者以假象。

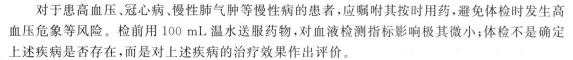

对于患高血压、冠心病、慢性肺气肿等慢性病的患者,应嘱咐其按时用药,避免体检时发生高血压危象等风险。检前用 100 mL 温水送服药物,对血液检测指标影响极其微小;体检不是确定上述疾病是否存在,而是对上述疾病的治疗效果作出评价。

**(二)检中流程设计对体检质量的影响**

检中流程设计对体检质量的影响因素较多,影响程度也较大,特别是场地设置是否合理、医务人员技术是否过硬、医疗仪器设备是否先进、数据采集是否准确等均可从不同侧面影响体检质量,这些都是检中流程最重要的环节,也是影响体检质量关键的要素,因此在设计检中流程时必须予以重点把握。此外,还有一些影响体检质量的因素虽容易被忽略,但仍应该在检中流程设计中予以明确。

1.体检流程对问卷完成质量的影响

问卷调查是了解受检者健康状况和风险因素的重要手段,其质量的高低直接影响对受检者健康状况和风险因素的评估,因此在检中流程设计时应有效地控制影响问卷质量的相关因素。首先,问卷的问题设计不但要全面简洁涵盖调查所需要的全部信息,同时也要通俗易懂,清晰明了,便于受检者准确选择。其次,应该让受检者充分认识到问卷调查的意义和价值,并为受检者提供足够的时间填写问卷,防止由于重视不够或急于进行体检而草率填写问卷。再次,实施问卷调查前应对相关工作人员进行必要的培训,要求问卷调查员不但要掌握问卷中所有问题的确切含义,而且也要掌握向受检者提问的正确方法和基本技巧,引导受检者作出正确选择。

2.进餐及憋尿对体检数据质量的影响

诸如血压、体重、化验以及心电图等项目检查,其餐前与餐后结果对比、憋尿前与憋尿后结果对比都有显著差异。

有研究表明,进餐后与进餐前比较,男女受检者收缩压平均下降 0.5~0.8 kPa(4~6 mmHg),舒张压平均下降 0.3~0.4 kPa(2~3 mmHg);BMI 平均增加 0.2~0.3;腰围平均增加 1.2~1.6 cm。年龄在 39 岁以下的受检者进餐后血压变化不大,40 岁以上者餐后血压下降明显,随着年龄的增长,血压下降幅度加大。

经腹进行前列腺/子宫附件超声检查时,需受检者膀胱充盈。憋尿对男性受检者影响很小,但对女性受检者影响明显。经憋尿的女性受检者,排尿前与排尿后比较,收缩压和舒张压平均增加 0.3 kPa(2 mmHg),腰围增加 1.1 cm,BMI 增加 0.45。憋尿可引起血压升高,是由于随着膀胱的充盈,回心血量增加;同时,为满足经腹子宫附件超声条件,女性受检者膀胱尿量平均达到410 mL,需大量饮水、长时间等待,焦虑紧张使交感神经兴奋性增强。在体检憋尿的过程中,40 岁以上女性受检者紧张、焦虑更突出,因此血压升高幅度较大。而男性为观察前列腺的形态结构,无需大量憋尿,膀胱尿量平均 67 mL 就可满足检查条件,故血压变化不大。排尿后,由于紧张的情绪得以缓解,交感神经张力下降,外周血管扩张,使血压下降。

餐后或排尿后引起的血压下降,使部分高血压者的血压,在餐后或排尿后变为正常或正常高值,使高血压检出率下降 2%。进餐、憋尿均使体重、腰围增加,超重、肥胖、中心性肥胖的检出率分别上升 1.35、0.97 和 1.93 个百分点。

目前,体检中心的管理者和受检者大都忽视这些影响,没有对这些项目的检查流程作出明确的规定。这种状况对于以辨病为主要目的的传统体检也许影响不大,但在当前,健康体检不仅要发现受检者的疾病,更重要的是发现其健康风险,为健康评估等其他健康管理环节奠定基础,因此需要所采集的数据准确并具有可比性,如对这些项目的检查流程不加以统一规范,不但影响体检结果的正确判断,而且也会影响健康干预效果的正确评价,更影响不同体检机构间的数据汇总。因此,体检测量血压、身高、体重、腰围时,应在空腹、排空膀胱状态下进行。

3.体检流程与受检者情绪对体检数据的影响

体检流程与受检者情绪均可对体检数据产生直接的影响。受检者焦虑紧张可使交感神经兴奋性增强,肾上腺皮质激素分泌增加,从而引起心率加快,血压升高,血糖升高等一系列生理反应,此时体检所获得的血压、血糖、心电图数据都会产生偏差。

4.标本的采集保存和运送对检验数据质量的影响

检验数据是体检中心了解受检者健康状况和风险因素极为重要的参考资料,其全程质量控制包括实验前、实验中和实验后三个阶段,而标本的采集、保存及运送是实验前质量控制的重要环节。

### (三)检后流程设计对体检质量的影响

检后流程设计看似简单易行,但一旦发生差错,形成体检报告,对体检质量的影响却是决定性的,因而切不可马虎草率。

1.体检数据分析

体检数据分析对于确保体检质量至关重要,体检后所获得的数据非常多,既有问卷调查所获得的历史数据,也有体检所采集的实时数据,在处理这些相对孤立的数据时,如果不善于将相关数据归类分析,找出数据之间的内在联系,必然会对体检的最终结果产生严重影响。

2.体检报告编制

体检报告是体检数据分析结果的最终体现,体检报告的编制从形式到内容都要符合规定的要求。体检报告的编制一定要包含与受检者健康相关的全部信息,对个人而言,体检报告要包括问卷调查结果、受检者生理信息、体检阳性发现、疾病诊断、体检建议等要素,对团体而言,体检报告应包括体检计划的实施情况、群体主要健康问题、健康问题与职业特征的关系、健康教育与健康干预的重点内容、下年度健康体检的注意事项等内容。

## 三、健康体检服务模式

### (一)检前健康咨询服务模式

检前咨询的主要目的是通过沟通深入了解受检者的需求和基本情况,合理设计体检项目,详细告知检前注意事项,全面介绍体检相关情况,初步确定体检相关事宜等,为顺利实施体检做好充分的准备。咨询的方式有多种,最常用的有电话咨询、网络咨询、面对面咨询或实时导检几种方式,受检者可根据自己的需求和情况从中选择适合自己的咨询方式。

### (二)检中差异化服务模式

差异化服务是企业面对较强的竞争对手在服务内容、服务渠道和服务对象等方面所采取的有别于竞争对手而又突出自己特征,以期战胜竞争对手,立足市场的一种做法。

1.按体检目的

从体检目的看,可以分为健康体检和专项体检(入职体检、中招体检、高招体检)。健康体检是预防保健性体检,其主要目的除了对疾病的早发现、早诊断、早治疗外,同时还要寻找健康危险因素。专项体检主要是为求职求学而进行的体检,服务内容主要围绕求职求学的健康标准展开。

2.按体检项目组合

从体检项目组合看,可以分为全面体检和专病体检。全面体检即是健康体检,是针对受检者的整体而言的,专病体检则是针对如高血压、糖尿病、脑卒中、慢阻肺、乳腺癌等某一特定疾病而言的,两者在服务的内容上存在差异。

3.按是否整合其他功能

从是否整合其他功能看,可以分为单纯体检和复合体检。复合体检是在单纯体检的基础上增加一些附属的服务功能,如水疗、休养、理疗和中医保健等,以提高体检的内涵,比较常见的是疗养院体检。

4.按体检的实施方式

从体检的实施方式看,可以分为院内体检和院外体检。院内体检是受检者到体检中心接受体检的一种服务模式,而院外体检俗称流动体检,是医务人员利用车载设备到指定地点为受检者提供体检服务。

5.按受检人群

从受检人群看,可以分为团体体检和个人体检。对于团检,可以安排专车接送、安排专人协调、提供专时段体检等服务;而对于个人体检,可根据受检者个人特点和需求开展个性化的体检服务。

**(三)检后跟踪随访服务模式**

检后跟踪随访主要目的是掌握受检者健康状况、体检异常指标动态演变情况、危险因素干预及效果评价,既是督促受检者提高健康干预依从性的重要手段,也是定期评估健康干预效果和调整健康干预方案的重要举措。检后跟踪随访的主要服务模式有电话随访、短信(或微信)提醒、电子邮件服务等三种方式。

(许珊珊)

# 第三节　健康体检质量控制与风险规避

## 一、健康体检质量控制相关概念与基本要求

### (一)健康体检质量概念及影响因素

健康体检的质量就是检验"健康体检过程与检查结果的优劣程度",体现为检查项目的科学适用、检查操作的规范熟练、检查结果的准确可靠、检查报告的完整有效、受检者的总体感受良好。影响质量的主要因素如下。

1.设备与设施的因素

开展健康体检场地条件在很大程度上决定了工作流程的设计,决定了选择使用的医疗设备;而对于检查项目所采用的设备功能和方法,其先进性和准确性尤为重要。

2.医务人员因素

医务人员是最主要的影响因素,涉及操作的熟练程度、对设备和检查项目的认知程度、对健康与疾病的认知和临床经验的积累、对检查结果的理解与综合判断能力,以及与受检者沟通能

力等。

3.工作流程因素

健康体检的工作流程是由多个医疗护理和辅助岗位的相关医技人员,由多个相对独立而又相互联系的检查活动的有序组合,共同完成健康体检过程。强调体检流程的重要原因,是在体检中通过建立检查结果的验证程序来确保质量是十分困难的。因为体检过程与诊治过程有着较大差异,并与循证医学的循环验证模式的就诊过程不同。体检过程基本上是单向的、非循环的,几乎不会给检查医师任何反馈信息,因此标准化检查流程的制定和严格遵守就成为保证质量最重要的方法之一。

4.受检者的服务评价

受检者的感知是其在体检过程中自身的体验。受检者选择特定的体检机构,其理由是"服务好、感受好"。换言之就是服务质量好,就是体检机构的服务满足了受检者安全感、被尊重、自我价值得到体现的需求。

**(二)健康体检质量控制与持续改进的内涵**

1.质量控制在体检中的含义

质量控制在体检中的含义应该理解为通过对体检项目构成的合理性控制,体检项目对受检者的适用性评价,体检所使用的设备的优良性能和医护卫技及辅助人员的规范高效率工作的管理,保证体检质量和受检者合法权益的服务过程。它包含了服务的合法性、受检者权益的保护和受检者心理感受三个方面。

(1)服务的合法性:首先开展健康体检工作的医疗机构要经过卫生行政管理机构的行政审批和许可,具备合法的资格和资质。其次,开展工作体检的人员、所使用的设备,应符合相关法律法规的要求。第三,工作过程的相关规定,包括各类管理制度等都必须符合相关要求,特别是放射线管理、实验室管理、医院感染的管理、医疗废物的处理和无菌及消毒工作的保障等。

(2)受检者权益的保护:受检者的权益在开展健康体检的医疗机构,来源于以下两个方面。①受检者法定的人身权利基本包括生命健康权和身体权、知情同意权、隐私权,这些是法定权利,是不需要通过合同约定;相对于医疗机构和医务人员的就是要尽到注意义务、告知义务和隐私保护义务。②受检者的权利还有一部分通过与开展体检的医疗机构签订合同的形式被赋了,例如一些额外的服务、提供免费的饮食、体检数据应用于科研等。

(3)受检者心理感受:不能否认,医师是需要通过医疗技术来完成医疗行为的,其职业就是诊断和治疗疾病。在体检乃至健康管理行业,大多数接受服务的是健康人,他们对于心理感受的要求会比患者更高,更加需要医疗机构和医务人员体现出职业的人文关怀。

2.持续改进是提高满足质量要求能力的循环活动

质量需求是变化的,因此持续改进是永恒的。持续改进关注的是不断改进的有效性和效率的过程,反映了上升的需求和顾客期望,保证了质量体系的动态发展。

(1)服务能力的提高:首先,要保证质量,就必须配置与服务目标数量相匹配的资源,这个资源包括了房屋、走廊的面积、候诊座椅、登记窗口、饮水机甚至卫生间的承载量、各种医疗设备和服务设备的数量、各个科室和其他辅助工作的人力资源配置等。其次,要提高服务的目标数量,就必须提高服务能力,任何超过最大服务能力的数量挖潜,必然会以损失质量为代价。

(2)服务水平的提高:医学是不断进步的,医学技术和设备的进步更是日新月异,因此依赖医疗设备进行检查的诊疗科目,其进展一直是走在医学进步的最前沿的。所以要提高医疗服务质量,医务人员有足够的临床经验积累是基本保障,但配置技术指标、参数符合服务目标的设备和器材是服务水平提高的一个重要因素,而人机的有效结合,是服务水平提高的有效手段。

(3)超越受检者的心理期待:影响受检者满意程度的因素是动态并有差异的。医疗机构所提供的服务,即使客观上很优秀,但是如果它在受检者的期望之内或者受检者根本不感兴趣,那么就不能使受检者满意,最多只能消除不满意。相反,如果服务超越了受检者的原有期望值,使受检者感到意外的惊喜,才会感到真正的满意。

(4)质量管理的持续改进:健康体检机构应该设立专门的质量管理控制组织,配备专门人员负责质量管理,制定相关的健康体检岗位职责、技术操作规范、健康体检质量管理核心制度和质量考核标准,例如健康体检查对制度、健康体检科室间会诊制度、疑难报告讨论制度、重大阳性体征追踪随访制度、体检项目危急值报告制度等;加强健康体检医务人员的继续医学教育培训与制度培训,不断地持续改进工作,提高质量。

## 二、健康体检质量控制的条件与要求

### (一)健康体检的场地及设施要求

(1)具有相对独立的健康体检场所及候检场所。

(2)健康体检区域布局和流程合理,健康体检人员与就医人员分开,符合医院感染控制要求及医院消毒卫生标准。

(3)健康体检区域建筑总面积不少于 400 平方米,每个独立的检查室使用面积不少于 6 平方米。

### (二)健康体检的科室设置要求

(1)至少设有内科、外科、妇产科(妇科专业)、眼科、耳鼻咽喉科、口腔科、医学影像科和医学检验科。

(2)医学影像科至少含 X 线诊断专业、心电诊断专业及超声诊断专业。

(3)医学检验科所含专业需满足《健康体检基本项目目录》的要求,检验质量控制应符合相关规定。

### (三)实施健康体检的人员要求

(1)从事健康体检的医师应具有《医师执业证书》,并按照《医师执业证书》规定的执业地点、执业范围和执业类别执业。

(2)至少具有 2 名内科或外科副主任医师及以上专业技术职务任职资格的执业医师专职从事健康体检主检医师工作;每个临床检查科室至少具有 1 名中级及以上专业技术职务任职资格的相对固定的执业医师从事健康体检工作。

(3)至少具有 10 名注册护士。

(4)从事健康体检的医技人员应具有专业技术职务任职资格及相关岗位的任职资格,对国家要求必须持有上岗合格证的岗位,必须持证上岗。

(5)具有满足健康体检需要的其他卫生技术人员。

### (四)开展健康体检的设备要求

具备开展健康体检项目所必需的仪器设备与辅助的设备、设施与器材,制定规范的设备管理制度与工作流程;计量设备要经过指定机构检测合格后方可使用,消毒设备要经过生物学监测方可使用。

### 三、健康体检质量控制过程

健康体检质量控制过程就是按照有关规定要求,在体检流程中进行的系统化质量监测活动,使体检过程处于全程质量控制状态。健康体检质量控制的原则是:医务人员资质规范;仪器设备检测合格;遵循循证医学原则;重要阳性体征上级医师确认原则;影像检查结果集体阅片原则;检查项目双方确认原则;体检报告三级检审原则等。

**(一)检前的质量控制**

1.健康体检问卷问诊

医师有目的地查询患者及其家属,以达到了解健康危险因素或病情,称之为问诊。问卷问诊是医师接触患者的第一步,是制订体检项目的最重要、最基本的手段。

2.健康体检项目的制定

(1)根据《健康体检基本项目目录》的规定,制定体检项目,先问卷问诊,再制定体检项目。

(2)依据相关指南和技术操作规程科学制定体检套餐。

(3)结合年龄、职业、家族及遗传病史等制定体检项目,不得以赢利为目的对受检者进行重复检查,不得诱导需求。

(4)放射医学影像检查严格遵循国家有关规定。

3.履行告知义务

(1)健康体检注意事项。如:保持空腹状态;高血压及降尿酸药照常服药;女士月经期不宜作尿液检查和妇科检查等。

(2)根据卫生部(现国家卫健委)办公厅卫办监督发[2012]148号文件《卫生部办公厅关于规范健康体检应用放射检查技术的通知》精神,严格控制放射检查频次和受照剂量。

(3)健康体检项目制定后,需履行告知义务,进行双方签名确认。

**(二)健康体检中的质量控制**

1.检查规范、结果准确

各项检查项目要严格按照诊疗常规,进行规范检查,确保检查结果科学、准确,如血液样本质量控制。

2.体检信息查对原则

每个接诊环节严格查对(个人信息、体检项目、结果确认)。

3.双方确认原则

检中增加或放弃项目必须经受检者签名确认。

4.规范体检顺序

对体检项目进行统筹安排,保证进入体检流程的体检群体能够得到最高效的体检流程。遵守先做空腹后做非空腹项目的检查原则(抽血、胃肠镜、肝胆彩超等),合理安排体检流程。

5.遵守受检者保护原则

(1)放射性检查保护原则:①为受检者配备必要的放射防护用品,对非投照部位采取必要的防护措施。②严格控制照射野范围,避免邻近照射野的敏感器官或组织受到直接照射。③对育龄妇女腹部或骨盆进行X线检查前,应当确定其是否怀孕,不得对孕妇进行腹部或骨盆放射影像检查。④检查中除受检者本人外,不得允许其他人员留在机房内,当受检者需要扶携或近身护理时,对扶携或近身护理者也应采取相应的防护措施。⑤注重保护受检者隐私,防止过度暴露及非必要性的肢体接触等。

（2）一次性医疗器械的使用规范：一次性物品做到一人一用，对非一次性医疗器械进行彻底的灭菌。

（3）体检场所消毒规范：诊室定期进行消毒。

6.阳性体征上级医师确认原则

体检过程中重要的阳性结果，如：超声发现肿瘤、心电图重要提示等。为提高确诊率，降低误诊率，凡发现重要的阳性结果，需经上级医师确认后撰写检查结果。

7.体检突发事件的应急预案

体检过程中，常常出现突发事件，需制定应急预案，如低血糖反应的应急预案、晕血、晕针的应急预案、投诉处理应急预案、设备故障应急预案。

**（三）健康体检后的质量控制**

1.总检人员资质

根据卫生部（现国家卫健委）卫医政发〔2009〕77号关于《健康体检管理暂行规定》的通知第三章 执业规则，第十六条规定：医疗机构应当指定医师审核签署健康体检报告。负责签署健康体检报告的医师应当具有内科或外科副主任医师以上专业技术职务任职资格，经设区的市级以上人民政府卫生行政部门培训并考核合格。

2.健康体检报告质量控制

健康体检报告需实施三级检审制度。总检医师审阅各项检查结果，结合历年体检结果进行对比，进行健康状况的评价，提出合理建议，让受检者了解自身健康状况以及防治措施，强化自我保健意识。结束总检后统一由终审教授审核后方可出具报告。

3.规范风险评估

进行风险评估时，应使用科学、规范的评估软件，以免制定干预方案的科学性不足。

4.科学制定健康干预方案

对于健康或疾病危险因素，可采取健康会诊方式，或以我国各种疾病预防指南为依据制定健康干预方案。对于发现的疾病，采取专病专治的处理原则。

5.建立电子健康档案

按国家相关规定为受检者建立健康档案。

**（四）健康体检的风险与风险防范**

风险防范是有目的、有意识地通过计划、组织、控制和检查等活动来阻止风险损失的发生，削弱损失发生的影响程度，以获得最大利益。健康体检的风险是指存在于整个健康体检服务过程中，可能会导致损害受检者事件的不确定性，以及可能发生的一切不安全事情。

1.医疗活动中的风险

风险一：无证上岗，非法从医。

风险二：只注重疾病筛查，忽视健康危险因素，健康体检的目的不仅要筛查疾病，同时要早期发现潜在的健康危险因素，如果只关注疾病早期筛查，忽视健康危险因素，易出现医疗风险。

风险三：责任心不强。

风险四：过度医疗。当前，社会上医患关系紧张，部分医务人员为避免医疗纠纷，喜欢开大而全的体检项目来避免遗漏。

2.服务活动中的风险

风险一:服务意识不强、服务态度不好。

意识决定行为,良好的服务意识,可以弥补诊疗中的小差错。服务意识不强常常会把问题扩大化。

风险二:医务人员情绪管理不良。

医疗行业是高风险行业,医务人员需要承担比常人更多的压力,情绪调节不好、缺乏自制力,很容易因为小问题与受检者发生争执,使矛盾升级,甚至发生医患冲突。

风险三:对服务流程不熟悉。

体检工作人员对自己的工作职责、流程不熟悉,就不能合理安排受检者的体检,往往会人为导致受检者全程的检查时间延长,易引起受检者的不满。

风险四:流程设计烦琐。

流程设计不合理、烦琐,如餐前、餐后检查项目位置安排不合理,受检者就可能在体检区多次往返,容易出现服务投诉。

风险五:环境管理不当。

宽敞、优雅的环境使人不由自主地放松,嘈杂、拥挤的环境使人烦躁、易怒。体检场地有限、人员众多,受检者难免心情不好,如果环境管理得又不好,受检者易对此投诉。

3.沟通过程中的风险

沟通风险防范是通过沟通来阻止风险损失的发生,削弱损失发生的影响程度,以获得最大利益。医务人员只有具备良好的沟通技巧,才能有效地减轻受检者和医务人员之间的紧张关系,避免医疗纠纷,降低投诉率,提高受检者的满意度。在沟通方面的风险主要表现在以下几个方面。

风险一:履行告知义务时易出现的风险。如医师给受检者制定了个性化的体检项目,但没向受检者说明项目的意义和必要性,容易引起受检者的误解,认为医师乱开体检项目,只为挣钱。

风险二:费用沟通方面易出现的风险。如医师给受检者制定体检项目时没有告知其相关的费用情况,导致受检者缴费时觉得费用过于昂贵,而有上当受骗的感觉或放弃此次检查。

风险三:特殊检查项目注意事项沟通方面的风险。如在进行胃肠镜检查时,医师没有向受检者讲明胃肠镜检查前不能进食带色食物,导致检查效果受到影响;没有跟患有高血压的受检者说明降压药的服用方法,导致血压增高不能进行胃肠镜的检查;没有跟受检者讲明检查过程中遇到大息肉时是否处理,处理后能否住院进一步治疗,导致息肉切除后没有病房或未能进行息肉切除术,从而引起受检者的不满。

风险四:导检服务中沟通方面易出现的风险。如导检护士接到受检者后没有向其进行自我介绍、没有合理安排体检流程,导致受检者不满。

4.医疗风险防范

(1)依法执业,执证上岗。严格遵守医疗法规,确保每一位从事健康体检的医务人员持有执业资格证、执业注册证上岗。

(2)建立健全健康体检工作的规章制度和人员岗位责任制度,落实健康体检医疗质量和安全的核心制度。

(3)规范健康体检工作流程,降低体检医疗风险,提高体检工作的效率。

（4）加强培训,提高人员素质。培训包括:医疗制度、工作流程、礼仪礼貌、技能、心理、沟通能力等,使医务人员具备良好的心理素质和服务能力,塑造换位思考的理性思维,激发工作热情,提升与受检者之间的交流与良好的沟通。

（许珊珊）

# 第四节　健康体检注意事项

## 一、体检前注意事项

（1）体检前3 d内保持正常饮食,不要大吃大喝,不吃太甜、太咸、过于油腻、高蛋白食品及大量海产品,不要饮酒及浓茶、咖啡等刺激食物,晚上应该早休息,避免疲劳及情绪激动。各类食物可能对体检造成的影响:①含碘高的食品:如深海鱼油、藻类、海带、海蜇皮等,会影响甲状腺功能检测。②含嘌呤类的食物:如动物内脏、海鲜类食品,会影响血尿酸的检测。③动物血液制品:对大便潜血试验检查有一定影响。④含糖过高食物:对血糖、尿糖的检测有一定影响。⑤高蛋白食品:对肾脏功能检测有一定影响。⑥高脂肪食品:影响血脂的检测。

（2）体检前需禁食至少8 h,否则将影响血糖、血脂、肝功能(但饮少量的清水,送服平时服用的药物,不会影响体检结果)。

（3）体检前3 d不要服用非必需药物,因为各种药物在体内作用可能会影响到体检的准确性。

（4）为了保证体检后您能准确地了解自己的体检结果,请在体检前认真填写和核对体检表。

（5）体检前勿贸然停药。如高血压患者每天清晨服降压药,是保持血压稳定所必需的,贸然停药或推迟服药会引起血压骤升,发生危险。按常规服药后再测血压,体检医师也可对目前的降压方案进行评价。服少量降压药对化验的影响是轻微的,所以高血压患者应在服完降压药物后体检。对糖尿病或其他慢性病患者,也应在采血后及时服药,不可因体检而干扰常规治疗。

## 二、体检注意事项

（1）体检当天要注意先做要求空腹检查的项目,如采血、空腹彩超等。

（2）体检当天不要化妆,否则可能影响医师的判断(如贫血、心脏疾病和呼吸系统疾病等)。

（3）穿着简单衣物,女性勿穿连衣裙、高筒袜、连裤袜,男性不要打领带,穿高领套头衫或紧身衣。体检当日最好不要佩戴项链等饰品,不要穿带金属物品的衣服,女性内衣尽量不要带钢托。

（4）精神放松,用一种平常的心态参加体检,切忌紧张,以使检查结果得到客观、真实的反映。

（5）体检化验要求早上7:30至8:30采空腹血,最迟不宜超过9:00。太晚会因为体内生理性分泌激素的影响,使血糖值失真。所以受检者应该尽早采血,不要轻易误时。静脉采血时心情要放松,抽血后立即压迫针孔5 min,防止出血,勿揉局部。因个别人需较长时间才能凝血,若出现小片青紫,待24 h后进行局部热敷,会慢慢吸收。如有晕血史,请提前告知采血人员。

（6）内科检查前请先测血压、身高、体重。

（7）做X线检查时,宜穿棉布内衣,勿穿带有金属纽扣的衣服、文胸,请摘除项链、手机、笔、钥匙等物品。拟在半年内妊娠的夫妇及已妊娠的女士,请勿做 X 线检查、骨密度检查。

(8)做膀胱、前列腺、子宫、附件彩超时请勿排尿,如无尿需饮水至膀胱充盈。

(9)心电图检查前应安静休息 5 min 左右,不能在跑步、饱餐、冷饮或吸烟后进行检查,这些因素都可以导致心电图异常,从而影响对疾病的判断。

(10)做经颅多普勒检查时,需停服对脑血管有影响的药物 3 d 以上,检查前一天应洗头。

(11)做尿常规留取尿标本时,需要保持外阴清洁并留取中段标本,以确保化验结果的准确性,女士留取尿标本应避开月经期(至少经后 3 d)。

(12)便常规检查,可到体检中心后留取标本,也可在体检当日在家中使用干净容器留取。如大便有黏液或血液,应注意选取黏液及血液部分,以便提供准确的信息。

(13)女士做妇科检查(宫颈癌筛查),请避开经期,筛查前 24 h 阴道不上药、不冲洗、不过性生活。未婚女性不做该项检查。

(14)在体检过程中,向体检医师提供尽可能全面准确的疾病病史。

(15)请配合医师检查,务必按预定项目逐科、逐项检查,不要漏检。

## 三、体检后注意事项

(1)请保存好体检结果,以便和历次体检结果对照,也可作为以后就医的参考资料。

(2)如果在当次体检中身体状况良好,请保持良好的生活习惯,并且定期进行全面检查。

(3)如果体检结果反映出您的健康状况存在问题,请根据体检医师建议对异常指标进行复查、进一步检查或就医。

(4)当检查方法不足以作为诊断根据时,就必须到医院做进一步检查。

(5)当体检结果提示有疾病,需要治疗,应及时就医,以明确诊断疾病,以免耽误疾病治疗。

(许珊珊)

# 第五节　与健康管理相关的功能学检验指标与含义

## 一、功能医学基本概念

### (一)功能医学概念

功能医学是从 20 世纪 70 年代开始的一门新兴的医学模式,它是以科学为基础的保健医学,属预防医学领域。功能医学是一种评估和治疗疾病潜在因素的医疗保健方法,通过个体化治疗方法使机体恢复健康和改善功能。其应用是以人的基因、环境、饮食、生活形态、心灵等共同组合成的独特体质作为治疗的指标,而非只是治疗疾病的症状。

功能医学是一种完整性并具有科学基础的医学,除了治疗疾病外,它更提倡健康的维护,利用各种特殊功能性检查来了解和系统分析身体各系统功能下降的原因,再依其结果设计一套"量身定做"式的营养治疗建议、生活方式指导和功能恢复方法,以达到预防疾病,改善亚健康症状及慢性疾病的辅助治疗,享受更优质的生活。

### (二)功能医学的健康观念

功能医学对健康的定义是健康乃是积极的活力,而不仅是没有疾病而已,健康应是心灵、精神、情绪、体能、环境及社会各个层面在人生的最佳状态。功能医学提倡的是如何提升器官的储备能力及器官功能年轻化,提高生活品质,让人健康地老化,无疾而终,而并非因疾病老去。

## 二、功能医学检测

### (一)功能医学检测概念

功能医学检测是以科学为基础的保健医学,以先进及准确的实验为工具,检测个人的生化体质、代谢平衡状态、内生态环境,以达到早期改善并维持生理、情绪/认知及体能的平衡的检测方法。

简单地说,功能医学检测是根据每一个亚健康状态的人的体质,评估身体器官无临床症状的功能状况,评估器官的"功能"而非仅器官的"病理"。功能医学检测包括:基因检测、免疫系统功能分析、内分泌系统分析、代谢系统功能分析,生理代谢功能分析、胃肠道系统功能分析、营养状况分析等。

### (二)功能医学检测意义

1.了解人体器官功能现在及将来运转状况

任何疾病的形成,都需要时间累积,在器官病变之前,通常器官的功能先下降,当下降到一个临界点时,器官才会有器质性病变,当出现器质性病变时,功能下降会更加明显,这是一个量变到质变的过程。功能医学检测是在生病之前,了解各个器官功能的指数是不是在正常范围之内,发现那些已经下降的指标,了解它们将来对身体产生的影响,同时通过科学的方法改善它们,减慢功能下降速率,达到防患于未然的目的。

2.功能医学检测发现疾病和亚健康的原因

传统的医学检测更多的是检测疾病,告诉患者身体哪里已经发生病理性变化,功能医学检测更多的是强调是哪些指标的下降才导致生病,也就是病因,为疾病提供一种全新的辅助检查方式。

人们通常会因为有一些不适(如消化不良、胃肠胀气、睡眠不佳、容易疲劳、记忆力下降、关节酸痛等)去医院看病,各种检查、化验后无大问题,医师建议注意休息、舒缓压力、调节饮食,多运动。其实这些不适就是亚健康的表现,亚健康真正的形成是由于饮食、环境、不良生活方式导致的器官功能下降,改变了身体内环境的稳定状态,而产生的一系列的症状。功能性医学检测则能发现亚健康形成的原因,具体检测出身体那些已经不在正常范围的微量元素和指标,这些也就是造成身体亚健康的原因。

3.功能医学检测分析机体衰老的速度

人体衰老有各种各样的原因,但总的来说,除了人体老化基因决定外,每个影响衰老的因素都是因为人体内的器官指标变化所形成的,每个人指标的变化程度不一样,衰老程度也就不同。只有真正了解人体各种健康和衰老指标,才能明白为什么比同龄人更老,身体状况更差的原因,才能真正地针对性地延缓衰老。功能性医学检测能检测出人体各种指标的状况,每种指标都有对身体及衰老的影响,综合所有的指标,也就能更容易地评估出身体衰老速度是否正常,有没有比同龄人更容易衰老。

4.根据功能医学检测结果有目标地补充营养保健食品

生活中,每个人都在比较盲目补充一些保健食品,对身体真正的帮助意义不大。功能医学检

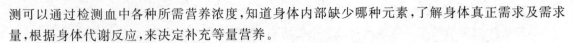

测可以通过检测血中各种所需营养浓度,知道身体内部缺少哪种元素,了解身体真正需求及需求量,根据身体代谢反应,来决定补充等量营养。

### (三)功能医学检测方法

功能医学检测只需收集个人的粪便、尿液、唾液、血液及毛发,通过物理、化学、仪器或分子生物方法,检测、了解人体在无临床症状时期器官功能的改变程度。

## 三、功能医学检测内容及其含义

### (一)基因检测

#### 1.基因的概念

基因(遗传因子)是遗传的物质基础,是 DNA(脱氧核糖核酸)或 RNA(核糖核酸)分子上具有遗传信息的特定核苷酸序列。基因通过指导蛋白质的合成来表达自己所携带的遗传信息,从而控制生物个体的性状表现,通过复制把遗传信息传递给下一代,使后代出现与亲代相似的性状。它也是决定人体健康的内在因素。

#### 2.基因检测的概念

基因检测是指通过基因芯片等方法对被检者的血液、体液或细胞的 DNA 进行检测的技术,是从染色体结构、DNA 序列、DNA 变异位点或基因表现程度,分析被检者所含致病基因、疾病易感性基因等情况的一种技术。基因检测可以诊断疾病,也可用于疾病风险的预测。

#### 3.检测疾病类型

基因检测疾病类型包括:恶性肿瘤疾病,心脑血管疾病,代谢与免疫系统疾病,呼吸、消化与泌尿生殖系统疾病,肌肉、骨骼关节及神经类疾病,眼、耳鼻喉及皮肤疾病,精神类疾病等。

### (二)免疫系统功能分析

#### 1.免疫系统功能评估

免疫系统是机体执行免疫应答及免疫功能的重要系统。由免疫器官、免疫组织、免疫细胞和免疫分子组成,是防卫病原体入侵最有效的武器,它能发现并清除异物、外来病原微生物等引起内环境波动的因素。免疫系统功能评估各种主要免疫细胞的数量、分布比例、活性及细胞增生与凋亡,了解机体免疫系统的作用,有助于正确的调节免疫功能,维持身体的正常防御。

(1)免疫系统功能评估:嗜中性粒细胞、淋巴细胞、单核细胞、嗜酸性粒细胞、嗜碱性粒细胞、T 淋巴细胞、辅助性 T 细胞、抑制性 T 细胞、Th/Ts 比值、B 淋巴细胞、自然杀伤细胞、自然杀伤细胞活性、细胞分裂周期和细胞凋亡比率。

(2)适合做免疫功能检测人群:免疫功能低下、年龄超过 50 岁、易生病、易发生感染、患有各种慢性病等。

#### 2.自然杀伤细胞功能评估

自然杀伤细胞是一种细胞质中具有大颗粒的细胞,也称 NK 细胞。自然杀伤细胞功能主要评估免疫细胞的数量、分布比例、活性及细胞的增生与凋亡,可以了解机体自然杀伤细胞的功能,有助于正确调节免疫功能维持身体的正常防御。

#### 3.慢性食物变应原分析

食物不耐受是指一种复杂的变态反应性疾病,人的免疫系统把进入人体内的某种或多种食物当成有害物质,从而针对这些物质产生过度的保护性免疫反应,产生食物特异性 IgG 抗体,IgG 抗体与食物颗粒形成免疫复合物,可引起所有组织发生炎症反应。如慢性鼻炎、关节痛、慢性疲劳、便秘、过敏性肠综合征、胀气、痤疮、湿疹、荨麻疹等。慢性食物变应原检测在功能医学检查中是一项基础检查,包括常见食物的慢性过敏 IgG 的强度分析,可分析检测出个人确切的食物变应原。

(1)常见食物变应原检测:肉类、海产品类、蛋奶类、谷物类、坚果类、蔬菜类、水果类以及生姜、大蒜等食物。

(2)适合检测人群:眼睛有时发痒或多泪水,消化方面偶尔有胀气、腹泻、便秘情况,有肌肉和关节酸痛情况,皮肤荨麻疹或其他种皮炎,注意力不集中或易感疲劳,呼吸系统经常有气喘、咳嗽、鼻炎、支气管炎,焦虑、头痛及偏头痛现象等人群。

**(三)代谢系统功能评估**

**1.代谢功能分析**

代谢功能分析是评估尿液中 40 余种有机酸,这些有机酸是体内碳水化合物、氨基酸、脂肪酸、细胞能量生成、维生素 B 族、神经传导物质、肝毒素、肠道有害菌滋生等经过代谢所产生的酸性产物,因此可提供观察机体细胞代谢过程及代谢功能效率的途径,了解细胞能量产生、神经内分泌失衡、环境毒素暴露、维生素缺乏、肠道菌群失调等问题,当代谢障碍被确认,可制订个性化营养方案,使机体症状得到缓解。

(1)代谢功能检测内容:己二酸、辛二酸、乙基丙二酸、丙酮酸、乳酸、羟基丁酸、枸橼酸、顺式乌头酸、异枸橼酸、酮戊二酸、苹果酸、羟甲基戊二酸、琥珀酸、焦磷酸、酮异戊酸、酮异己酸、酮-甲基戊酸、羟基异戊酸、甲基丙二酸、脯氨酸、香草基扁桃酸、高香草酸、5-羟吲哚醋酸、犬尿氨酸、喹啉酸、2-甲基马尿酸、乳清酸、葡萄糖酸、羟丁酸、焦谷氨酸、硫酸、D-乳酸、对羟基苯乙酸、靛、苯丙酸、对羟基苯甲酸。

(2)适合检测人群:超重/肥胖;营养不均衡;易疲劳;记忆力衰退、失眠;胃肠功能失调,便秘,胀气;情绪不稳定,易烦躁,抗压能力不足;抵抗力不足,反复感染;易过敏等人群。

**2.肝脏解毒功能分析**

肝脏解毒功能是指在机体代谢过程中,门静脉收集来自腹腔流的血液,血中的有害物质及微生物抗原性物质,将在肝内被解毒和清除。肝脏解毒功能分析是利用小剂量的物质,如咖啡因、醋氨酚、水杨酸来刺激肝脏,并收集唾液及尿液标本,分析肝脏的解毒功能,评估肝脏的解毒能力及自由基的伤害。肝脏解毒功能失调可能导致的疾病包括慢性疲劳综合征、多重化学物质过敏、帕金森症、多发性硬化症、肌萎缩侧索硬化症等。

(1)肝脏解毒功能检测:咖啡因清除率、甘氨酸结合作用、硫化反应、醛糖酸化反应、PhaseI/Sulfation 比值、PhaseI/Glycination 比值、PhaseI/Glucuronidation 比值。

(2)适合检测人群:高血压、高甘油三酯、高胆固醇、吸烟、过量饮酒、肝功能下降、糖尿病、胆结石,常暴露于汽车废气中、居住或工作场所新铺地毯或新刷油漆、乙型肝炎病毒携带者等。

**3.心血管代谢综合征健康评估**

心血管疾病与先天基因体质和后天环境因素、生活形态,包括饮食、运动等密切相关。根据国人十大死因统计,心血管相关疾病占其中的四项,包括心脏病、糖尿病、脑血管疾病和高血压。心血管代谢综合征健康评估包括血脂代谢、血管壁完整性、慢性发炎因子、糖化反应与氧化压力,可提供心血管健康与代谢综合征的全面性评估。

(1)心血代谢综合征健康检测:甘油三酯、总胆固醇、低密度脂蛋白胆固醇、高密度脂蛋白胆固醇、脂蛋白(a)、TG/HDL-C 比值、T-Cho/HDL-C 比值、LDL-C/HDL-C 比值、同型半胱氨酸、非对称性二甲基精氨酸、C-反应蛋白、纤维蛋白原、空腹胰岛素、空腹葡萄糖、糖化血红蛋白、血清铁蛋白、辅酶 $Q_{10}$、谷胱甘肽。

(2)适合检测人群:年龄超过 35 岁、肥胖者(BMI>24)、有糖尿病家族史或病史者、有高血压、心血管疾病家族史或病史者、有高血脂家族史或病史者、有妊娠糖尿病者或多囊性卵巢病史者、少运动者、工作压力大等。

4.骨质代谢健康评估

骨质代谢分析是对骨质增生标记骨钙素、甲状旁腺素、骨质流失标记及造骨所需营养素维生素 D、促进因子维生素 K、Ⅰ 型胶原交联 N-末端肽(NTX)标志物及血钙分析,来全面性了解骨质破坏与增生的平衡性,以评估骨质生长或骨质疏松的真实情况。并使医师可据以判断正确的临床治疗或营养补充品疗程,以达到确实维护骨骼健康的目的。

**(四)内分泌系统**

1.精神激素分析

激素对人体调节系统扮演着强大的角色,适当的激素平衡是维持健康的要件。许多男女在进入 40 岁或者 50 岁围绝经期的时候,会经历一系列由激素不平衡引起的症状,包括丧失性欲、思维模糊,体重增加、忧郁、失眠多梦等。此外,激素还是一种自然的能量促进器,能保护机体免受忧郁和心脏病的困扰。当激素缺乏或者过量时会影响睡眠质量、代谢和抵抗疾病的能力。

精神激素检测包括多巴胺、去甲肾上腺素、肾上腺素、麸胺酸酯、血清素、γ-氨基丁酸、色氨酸、5-羟色氨酸、褪黑激素、酪氨酸。

2.雌激素代谢分析

雌激素是一类主要的女性激素,包括雌酮、雌二醇等。雌二醇是最重要的雌激素。雌激素主要由卵巢分泌,少量由肝、肾上腺皮质、乳房分泌。雌激素缺乏会出现骨质疏松、无月经、停经综合征等困扰,过多则有月经过多、子宫肌瘤、乳癌、焦虑和易怒等问题。雌激素代谢分析是评估雌激素在肝脏两个阶段的代谢是否顺畅,是测定尿液中雌激素与雌激素代谢产物的含量,是评估保护雌激素代谢机制的重要步骤。

(1)雌激素代谢检测包括:雌酮、雌二醇、雌三醇、2-羟基雌酮、4-羟基雌酮、16α-羟基雌酮、2-甲氧基雌酮、4-甲氧基雌酮、2-OHE1/16α-OHE1 比值、2-MeOE1/2-OHE1 比值。

(2)适合检测人群:乳房肿胀、乳房纤维囊肿、乳癌;焦虑、忧郁、经前综合征、子宫肌瘤、子宫内膜异位症、子宫癌;卵巢癌;肥胖;长期口服避孕药;有乳癌、子宫癌等家族史等。

3.肾上腺皮质压力分析

当内在认知与外在事件冲突时,就会产生压力,这时肾上腺就会分泌大量的肾上腺素以应付压力,此时抗压激素也同时增加分泌,身体处在一种平衡的状态,以避免内在的伤害。如果抗压激素与压力激素无法平衡时,就会产生许多情绪以及身体上的疾病。肾上腺压力分析是种功效大又精准的非侵入性检验方法,同时也是测量压力反应的可靠指标,也是发现肾上腺激素不均衡的重要工具。

肾上腺皮质压力检测包括:促肾上腺皮质素、肾上腺皮质醇、活性皮质醇、脱氢表雄固酮(硫酸酯)、分泌型免疫球蛋白 A、DHEA/FreeCortisol 比值。

4.女性激素分析

女性激素包括数种在女性身上比较多的激素。卵巢分泌两大类女性激素:雌激素和孕激素。其中雌激素之中最重要的是雌二醇;孕激素之中最重要的是黄体酮。这些激素的分泌量与平衡关系与女性卵巢周期、生育能力和妇科相关疾病、心血管健康、认知与情绪等皆有关。女性激素分析可用于预防和治疗与激素不平衡的相关疾病和症状,以及激素不平衡相关疾病风险的评估,包括乳癌、卵巢癌和子宫癌。

(1)女性激素检测:黄体刺激素、滤泡刺激素、孕烯醇酮、黄体酮、脱氧皮质酮、皮质酮、醛固酮、17-羟孕烯醇酮、17-羟黄体酮、11-脱氧皮质酮、皮质醇、脱氢异雄酮、脱氢异雄酮硫酸盐、雄烯二醇、睾酮、二氢睾酮、还原胆烷醇酮、雄酮、雄烯二酮、雌酮、雌二醇、雌三醇、性激素结合球蛋白。

(2)适宜检测人群:月经不规律;不孕;月经前出现烦躁易怒、水肿、头痛或情绪不稳;围绝经期出现潮热、经期不规律、心情郁闷;对性行为没有兴趣等。

5.男性激素分析

男性激素是促进男性生殖器官的成熟和第二性征发育并维持其正常功能的一类激素。男性激素的主要作用是刺激雄性外生殖器官与内生殖器官(精囊、前列腺等)发育成熟,并维持其功能,刺激男性第二性征的出现,同时维持其正常状态。激素的分泌量与平衡关系与男性之活力、生育能力、心血管健康、认知与情绪、秃发、前列腺健康等皆有关。男性激素健康分析能检测出许多扰乱睾酮分泌节律的因素,包括老化、慢性疾病、感染、接触病毒、抽烟、创伤等。有助于预防和治疗与激素不平衡的相关疾病和症状,以及激素不平衡相关疾病风险的评估,包括前列腺癌。

(1)男性激素检测:黄体刺激素、滤泡刺激素、孕烯醇酮、黄体酮、脱氧皮质酮、皮质酮、醛固酮、17-羟孕烯醇酮、17-羟黄体酮、11-脱氧皮质酮、皮质醇、脱氢异雄酮、脱氢异雄酮硫酸盐、雄烯二醇、雄烯二酮、睾酮、双氢睾酮、原胆烷醇酮、雄酮、雌酮、雌二醇、雌三醇、性激素结合球蛋白、前列腺特异抗原。

(2)适宜检测人群:年龄>35岁;性功能低落或勃起困难;经常情绪低落、沮丧;肤色变浅;体重增加;有前列腺癌或睾丸癌家族史;没有生殖能力等。

**(五)营养系统**

1.氨基酸平衡性分析

氨基酸是构成蛋白质的基本单位,赋予蛋白质特定的分子结构形态,使他的分子具有生化活性。蛋白质是生物体内重要的活性分子,包括催化新陈代谢的酶和酶。氨基酸是构建人体结构组织和激素的必需物质,此类化合物或衍生物皆是来自饮食中的氨基酸。氨基酸平衡性分析是通过检测了解饮食中蛋白质摄取与吸收是否足够与平衡,体内氨基酸如处于不平衡状态可提供许多相关疾病的信息。通过检测结果制订个性化氨基酸营养处方改善胃肠道功能、促进血管健康、改善解毒功能、改善神经肌肉功能以及改善神经系统与行为问题。

(1)氨基酸平衡性检测:精氨酸、组氨酸、异亮氨酸、亮氨酸、牛磺酸、苏氨酸、色氨酸、缬氨酸、丙氨酸、门冬氨酸、天冬氨酸、半胱氨酸、谷氨酸、谷氨酸盐、甘氨酸、脯氨酸、丝氨酸、酪氨酸。

(2)适宜检测人群:注意力不集中、厌食、抑郁、免疫力下降、性欲缺乏、慢性疲劳综合征等。

2.抗氧化维生素分析

维生素是一系列有机化合物的统称。它们是生物体所需要的微量营养成分,需要通过饮食等手段获得。维生素对生物体的新陈代谢起调节作用,缺乏维生素会导致严重的健康问题;平衡适量的抗氧化维生素浓度有助于防止自由基对身体的伤害及慢性病形成。

(1)抗氧化维生素检测:维生素A、茄红素、α-胡萝卜素、β-胡萝卜素、叶黄素、δ-维生素E、γ-维生素E、α-维生素E、辅酶素、维生素C。

(2)适宜检测人群:长期疲倦状态、有过敏问题、经常肌肉或关节疼痛、经常感冒或有鼻炎问

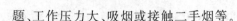 

题、工作压力大、吸烟或接触二手烟等。

3.氧化压力分析

氧化压力是指体内自由基过多与抗氧化物不足所产生的结果。一般状况下,机体会自动修补氧化压力所带来的伤害。若身体存在过多的自由基却无足够的抗氧化物来平衡它,就会造成细胞损伤。现代人工作压力大、情绪紧张、饮食不当及环境污染等因素,经常会让身体处于高氧化压力状态。评估氧化损伤与抗氧化储备能力之间的平衡,有助于找出慢性病的潜在原因。氧化压力分析可早期评估组织伤害状况,确定不平衡的程度,有助于制订具体的针对性的补充或调整,达到身体的平衡,提高自身抗氧化水平。

(1)氧化压力检测:血脂、自由基、血浆丙二醛、红细胞超氧化物歧化酶、含硫化合物、总谷胱甘肽、红细胞谷胱甘肽过氧化物酶、谷胱甘肽转硫酶。

(2)适宜检测人群:长期疲倦状态、有过敏问题、经常肌肉或关节疼痛、经常感冒或有鼻炎问题、工作压力大、经常吃快餐、经常接触汽车废气、吸烟或接触二手烟等。

(六)胃肠道系统

肠漏症是指当肠道因为各种因素,如发炎、过敏等失去其完整性,使肠道的渗透力增加,未消化的大分子及代谢或微生物毒素透过小肠进入血液循环,刺激活化免疫及自体免疫系统,危害肝脏、胰腺等器官,从而引起各种疾病。

(1)小肠渗透力检测:乳果糖回收百分比、甘露醇回收百分比、乳果糖与甘露醇比例,以评估小肠吸收力及屏障功能。

(2)适宜检测人群:腹胀、腹痛、腹泻、便秘、体臭、头痛、眩晕、皮肤粗糙或发痒、荨麻疹、食物过敏、关节炎、腰酸背痛等。

**(许珊珊)**

下篇
案例讨论

# 第九章　心内科疾病

## 第一节　高　血　压

### 一、病历摘要

基本信息:患者,女,78 岁。

主诉:头晕 5 d,咳嗽 2 d。

现病史:患者 5 d 前无明显诱因出现头晕、偶有头痛。无晕厥黑蒙,无视物模糊复视。无恶心呕吐、心慌。患者每到秋冬季节反复咳嗽、咳痰伴胸闷,咳白色痰、量少不易咳出。为进一步治疗来我院就诊,遂以"高血压危象",BP 28.0/14.1 kPa(210/106 mmHg),R 88 次/分钟收入院。自发病以来,饮食睡眠稍差,大小便正常,体重无明显变化。

既往史:既往高血压 2 年,慢性支气管炎病史。否认肝炎、结核病史及密切接触史,否认重大外伤手术史,否认药物及食物过敏史、否认输血史,预防接种史随当地。

个人史:生于原籍,无外地久居史,无烟酒不良嗜好。否认疫区疫水接触史,否认工业粉尘、毒物接触史。

体格检查:老年女性,神志清,精神可,营养中等,发育正常,自主体位,查体合作。皮肤、黏膜未见黄染、皮疹及出血点,浅表淋巴结未触及。头颅发育正常,毛发分布均匀,双眼睑无水肿,结膜无充血,巩膜无黄染。两侧瞳孔等大等圆,直径 3 mm,对光反射、调节反射灵敏。双耳无脓性分泌物。鼻通气良好。口腔无特殊气味,唇无发绀,扁桃体无肿大,咽无红肿充血,伸舌居中,牙龈无出血。颈软,气管居中,甲状腺不大,颈静脉无充盈,肝颈静脉反流征阴性,未见异常动脉搏动。胸廓发育正常,无吸气三凹征,两侧呼吸运动对称,节律规则,未触及胸膜摩擦感及握雪感,叩诊呈过清音,双肺听诊少量湿啰音。心前区无隆起,心尖冲动无弥散,心前区无震颤及摩擦感,心界叩诊正常大小,心率 88 次/分钟,心律齐,各瓣膜听诊区未闻及杂音。腹平软,无腹壁静脉曲张及胃肠蠕动波,右侧下腹部无压痛,无反跳痛,肝脾肋下未触及,肝肾区无叩痛,Murphy 征阴性,无移动性浊音,肠鸣音正常。肛门及外生殖器未查。脊柱四肢无畸形,关节无红肿,四肢轻度水肿。

辅助检查:2024 年 1 月 12 日心电图检查示窦性心律不齐、部分 ST-T 段改变。2024 年 1 月 12 日胸部 X 线检查符合支气管炎表现,胸椎退行性变。

初步诊断:高血压危象、冠状动脉粥样硬化性心脏病、慢性支气管炎。

诊疗经过:抗感染、止咳化痰、降压、扩张冠状动脉、活血化瘀等对症支持。缬沙坦氢氯噻嗪, 80 mg,每天 1 次。

出院诊断:慢性支气管炎、高血压危象、冠状动脉粥样硬化性心脏病、窦性心律失常、支原体感染、高胆固醇血症。

## 二、病例分析

该患者 BP 28.0/14.1 kPa(210/106 mmHg),属于 3 级高血压。根据其年龄及血脂情况,危险分层为极高危。虽然患者曾服用多种降压药物,但效果不佳。此次治疗方案中,缬沙坦氢氯噻嗪为长效复方制剂,能够长时间控制血压,且不良反应较少;苯磺酸氨氯地平为二氢吡啶钙通道阻滞剂。两者联合使用,预期能够更好地控制血压,减少心血管事件风险。

(王　东)

# 第二节　稳定型心绞痛

## 一、病历摘要

基本信息:患者,女,73 岁。

主诉:活动后胸闷、气短 5 d。

现病史:患者 5 d 前活动后出现胸闷、气短,心前区压榨感,无大汗淋漓濒死感,无放射痛,无恶心呕吐,无腹痛腹泻。

既往史:既往高血压 10 年,冠状动脉粥样硬化性心脏病病史 10 年。

入院检查:心电图示窦性心动过缓、T 波改变。

初步诊断:稳定型心绞痛、高血压。

诊疗经过:完善心肌梗死五连检查、心脏超声、冠状动脉造影检查。

治疗经过:活血、扩张冠状动脉、降心律、降低心肌耗氧量、抗血小板、调血脂稳定斑块等对症支持治疗。

出院情况:胸闷、气短明显改善。

## 二、病例分析

稳定型心绞痛是由于劳力引起心肌缺血,导致胸部及附近部位的不适,可伴心功能障碍,但没有心肌坏死。其特点为前胸阵发性的压榨性窒息样感觉,主要位于胸骨后,可放射至心前区和左上肢尺侧面,也可以放射至两臂的外侧面或颈部与下颌部,持续数分钟,往往经休息或舌下含服硝酸甘油后迅速消失。

稳定型心绞痛按照严重程度可以分为四级。Ⅰ级:一般体力活动,如步行和登楼不受限;仅在强、快或持续用力时发生心绞痛。Ⅱ级:一般体力活动轻度受限;快步、饭后、寒冷或刮风中、精神应激或醒后数小时内发作心绞痛;一般情况下平地步行 200 m 以上或登楼一层以上受限。Ⅲ级:一般体力活动明显受限,平地步行 200 m 内或登楼一层可能引起心绞痛。Ⅳ级:轻微活动或休息时即可发生心绞痛。冠状动脉粥样硬化、严重主动脉瓣狭窄或关闭不全、冠状动脉畸形等疾病,导致在人体劳累或者情绪激动时冠状动脉提供的血液不足,从而引起心肌缺氧。

稳定型心绞痛诱发因素:劳累导致心脏负荷过重,从而容易诱发心肌供血不足。情绪激动,激动时心脏需氧量增加,也容易导致心绞痛。饱餐、受寒、阴雨天气等,都是诱发心绞痛的因素。

稳定型心绞痛患者以胸痛为主要症状,常由体力劳动或者情绪激动诱发,心绞痛一般持续数分钟到十余分钟,在停止活动之后可以逐渐缓解,舌下含服硝酸甘油也可以加速缓解。稳定型心绞痛的典型症状为胸痛,特点为胸骨后压榨样疼痛或者紧缩感,可伴有濒死感。主要在胸骨体之后,可波及心前区,手掌大小范围,也可横贯前胸,界限不清。常放射至左肩、左臂内侧达无名指和小指,或至颈部、咽部或下颌部。胸痛常为压迫、发闷或紧缩性,也可有烧灼感,但不像针刺或刀扎样锐性痛,偶伴濒死感。有些患者仅觉胸闷不适而非胸痛。发作时患者往往被迫停止正在进行的活动,直至症状缓解。心绞痛一般持续数分钟至十余分钟,多为 3~5 min,一般不超过半小时。发作时心电图检查示 R 波为主,ST 段压低,T 波平坦或倒置,发作过后数分钟内逐渐恢复,心电图无改变的患者可考虑作心电图负荷试验。发作不典型者诊断要依靠观察硝酸甘油的疗效和发作时心电图的变化。如仍不能确诊,可多次复查心电图或心电图负荷试验,或作24 h的动态心电图连续监测,如心电图出现阳性变化或负荷试验诱致心绞痛发作时亦可确诊。诊断困难者可考虑进行冠状动脉造影,考虑介入治疗或外科手术者必须行选择性冠状动脉造影。

(王　东)

# 第三节　限制型心肌病

## 一、病历摘要

基本信息:患者,男,56 岁。

主诉:反复胸闷、气短 1 年,加重 1 周。

现病史:患者 1 年前无明显诱因出现胸闷、气短,休息后可缓解,未予重视。1 周前症状加重,伴有乏力,夜间阵发性呼吸困难,双下肢凹陷型水肿。无胸痛、心悸、黑蒙、晕厥等症状。为进一步诊治,来我院就诊,门诊以"冠状动脉粥样硬化性心脏病"收入院。自发病以来,饮食睡眠可,大、小便正常,体重较前变化不明显。

既往史:患者既往"冠状动脉粥样硬化性心脏病"病史、"高血压"病史。否认糖尿病病史。否认肝炎、结核等传染病史及密切接触史,无青光眼病史,无疫区、疫水接触史,无重大外伤及手术史,无输血史,无药物及食物过敏史,预防接种史不详。

入院检查:T 36.7 ℃,P 80 次/分钟,R 21 次/分钟,BP 22.9/14.8 kPa(172/111 mmHg)。辅助检查:心电图检查示窦性心律、T 波改变。心脏超声检查诊断:左心室射血分数 45%,右心室扩大,室间隔及左心室壁增厚,心包积液。胸部 X 线检查示心脏扩大、胸腔积液。体格检查:两肺呼吸音粗,双肺未闻及明显干湿啰音。心前区无隆起,心尖冲动点位于左侧第五肋间锁骨中线内侧约 1.5 cm 处,无异常搏动,触诊无震颤;心界不大,心率 80 次/分钟,心律齐,各瓣膜听诊区未闻及杂音,双下肢凹陷性水肿,腹软,无压痛及反跳痛,肝脾未触及,腹部无移动性浊音。

初步诊断:冠状动脉粥样硬化性心脏病、限制型心肌病。

诊疗经过:对症治疗。利尿剂:呋塞米,20 mg,每天 1 次,用于减轻体液潴留和心力衰竭症状。β 受体阻断剂:琥珀酸美托洛尔,47.5 mg,每天 1 次,用于改善舒张功能和控制心率。降压改善心肌重构:沙库巴曲缬沙坦钠,100 mg,每天 1 次,降低心血管死亡和心力衰竭住院的风险。另外,沙库巴曲缬沙坦钠可代替血管紧张素转化酶抑制剂(ACEI)或血管紧张素 Ⅱ 受体拮抗剂(ARB),与其他心力衰竭治疗药物合用。抗凝药物:华法林,2.5 mg,每天 1 次,预防附壁血栓及栓塞。

出院诊断:冠状动脉粥样硬化性心脏病、限制型心肌病。

出院情况:胸闷、气短、乏力、双下肢水肿明显减轻,未再出现夜间呼吸困难。

## 二、病例分析

鉴别诊断如下。缩窄性心包炎:两者都表现为心室充盈受限,但缩窄性心包炎的心包厚度增加,而限制型心肌病的心肌本身有问题。肥厚型心肌病:主要表现为心室壁增厚,但舒张功能正常或轻度受损。扩张型心肌病:主要表现为心室扩张和收缩功能受损。

(王　东)

# 第四节　慢性心功能不全急性加重

## 一、病历摘要

基本信息:患者,男,81 岁,汉族,已婚,务农。

入院时间:2024 年 10 月 2 日 09:04。

记录时间:2024 年 10 月 2 日 11:05。

病史陈述者:患者家属。

主诉:反复胸闷、咳嗽、咳痰 20 余年,加重 3 d。

现病史:患者老年男性于 20 年前,无明显诱因出现胸闷、咳嗽、咳痰,咳嗽为阵发性顿咳,可咳出白色黏稠痰,无痰中带血,无低热盗汗,胸闷症状在咳嗽时明显加重,咳痰后可减轻。每遇感冒后上述症状明显,以冬春季节为甚,且逐年加重,现患者劳动耐力较前下降,稍活动后就感胸闷气短。近 3 d 来,受凉后,上述症再次加重,今为求进一步治疗,今来我院门诊,以"慢性心功能不全急性加重、肺源性心脏病、慢性阻塞性肺疾病并肺内感染、心功能 Ⅲ 级、高血压"收入院。发病以来,神志清,精神差,饮食、睡眠差,大小便正常,无发热,体重无增减。

既往史:既往有慢性支气管炎病史 20 余年。"高血压"病史 20 余年,间断口服降压药物,血压控制差。否认糖尿病等慢性病史。否认食物、药物过敏史,否认肝炎、结核等传染病史,无重大外伤史,无输血史。预防接种史不详。

个人史:生长于原籍,无冶游史,无外地久居史,无血吸虫病疫水接触史,无地方病或传染病流行区居住史,无毒物、粉尘及放射性物质接触史,无烟酒嗜好。

婚育史:适龄结婚,配偶及子女身体健康。

家族史:否认有家族传染病、遗传病病史。

体格检查:T 36.4 ℃,P 79 次/分钟,R 19 次/分钟,BP 23.3/15.6 kPa(175/117 mmHg)。患者老年男性,发育正常,营养中等,自主体位,查体合作。神志清,精神差。全身皮肤黏膜无黄染及出血点,浅表淋巴结未触及肿大。头颅发育正常无畸形,毛发分布均匀。双眼睑无水肿,瞳孔等大等圆,对光反射灵敏,巩膜无黄染,角膜无溃疡,耳郭无畸形,外耳道无脓性分泌物,听力正常。无鼻翼翕动及脓性分泌物,鼻中隔居中。口唇略发绀,口角无偏斜,伸舌居中,咽不红,双扁桃体无肿大。颈软、无抵抗。气管居中,甲状腺无肿大亦无震颤,颈静脉无怒张。胸廓无畸形,两侧呼吸动度一致,语音震颤无增强及减弱,双肺叩诊呈清音,听诊双肺呼吸音粗,可闻及明显湿啰音。心前区无隆起,心界正常范围内,律齐,心音低钝,各瓣膜听诊区未闻及病理性杂音。腹平软,无腹壁静脉曲张,全腹无压痛、反跳痛。肝脾肋下未触及肿大。肛门外生殖器未查。脊柱生理曲度存在,四肢无畸形,活动度可。双下肢肌力、肌张力正常,双膝反射、跟膝腱反射正常,巴宾斯基征阴性,脑膜刺激征阴性。

辅助检查:心电图示正常窦性心律、心率 76 次/分钟、P-R 间期延长。胸部 CT 检查示肺气肿、肺大泡、双肺炎症。血生化:CRP 179.7 mg/L,hsCRP>5 mg/L,总胆红素 21.46 $\mu$mol/L,肌酸激酶同工酶 473.2 U/L。血常规:白细胞计数 $10.54 \times 10^9$/L,中性粒细胞计数 $9.04 \times 10^9$/L,中性粒细胞百分比 85.8%,淋巴细胞百分比 9.2%

初步诊断:慢性心功能不全急性加重、肺源性心脏病、慢性阻塞性肺疾病并肺内感染、心功能Ⅲ级、高血压。

诊疗经过:葡萄糖氯化钠注射液 250 mL,盐酸左氧氟沙星注射液 0.4 g,静脉滴注。氯化钠 5 mL、吸入用异丙托溴铵溶液 2 mL、吸入用布地奈德混悬液 2 mL,雾化吸入,每天 2 次。多潘立酮片,1 片,口服,每天 3 次。呋塞米片,20 mg,螺内酯片,20 mg,地高辛片,0.125 mg,口服,每天 1 次。继续给予抗感染、止咳平喘、改善心功能支持对症处理治疗。

出院诊断:慢性心功能不全急性加重、肺源性心脏病、慢性阻塞性肺疾病并感染、心功能Ⅲ级、高血压。

出院医嘱:出院后注意休息,避免劳累、感冒。按时服药,不适随诊。

## 二、病例分析

慢性心功能不全急性加重病因主要为长期高血压导致左心室肥厚、心脏负荷增加,最终引发心功能不全。此次加重可能与近期天气变化导致呼吸道感染有关。治疗上给予利尿剂减轻水肿,ACEI 类药物改善心肌重构,β 受体阻滞剂减慢心率,同时控制血压,抗感染治疗。嘱患者低盐饮食,规律服药,定期复查。出院后随访,患者症状明显改善,生活质量提高,未再出现急性加重情况。

(樊俊岭)

# 第十章 呼吸内科疾病

## 第一节 支气管扩张症

### 一、病历摘要

**基本信息:**患者,女,70 岁。

**主诉:**反复咳嗽、活动后呼吸困难 20 余年,加重伴咯血 3 d。

**现病史:**入院前 20 余年,患者常因受凉后出现咳嗽、咳白色黏痰,偶有痰中带血,偶有潮热,伴活动后气促,爬缓坡时出现,症状反复,无胸痛、气喘,无畏寒、发热,外院诊断"肺结核、慢性阻塞性肺疾病",反复服用"抗结核药"药物治疗 4 年。近 7 年来反复出现受凉后咳嗽、痰中带血,多次在当地卫生院及我科住院诊断"支气管扩张伴感染、支气管扩张伴咯血、慢性阻塞性肺疾病",予抗感染对症治疗控制症状。近 1 年来,患者咯血症状加重,在当地服药控制,并多次因咯血于我科住院诊断为支气管扩张伴咯血、慢性阻塞性肺疾病急性加重、肺源性心脏病、呼吸衰竭、低蛋白血症、轻度贫血。经治疗好转出院,平素间断少量咯血,自服止血药控制。近 3 d 来,患者每日均有咯血,间断咳嗽,晨起时咯大量鲜血,约 200 mL,随后为淡红色血性痰,无正常痰液,呼吸困难较平时有加重,无胸痛,无畏寒、发热,无潮热、盗汗等不适,院外口服"肾上腺色腙片"治疗无缓解。今日为进一步诊治再次入院,门诊以"支气管扩张伴咯血"收入我科。本次加重以来,患者精神、睡眠、进食一般,大小便如常。体重无明显变化。

**既往史:**否认糖尿病、高血压、冠状动脉粥样硬化性心脏病、肾病病史,否认肝炎、结核等传染病史,否认药物过敏史,否认食物过敏史,曾有车祸外伤史,有车祸外伤右耳撕裂、锁骨骨折病史,右耳修补手术史,曾输悬浮红细胞,无输血反应,预防接种史不详。

**个人史、婚育史及家族史:**出生于原籍,常住本地,无烟酒嗜好史,否认疫区居住史,否认粉尘放射性物质接触史,否认毒品接触史,否认性病及冶游史。绝经后无阴道不规则出血。已婚,育有 1 子。家族中无遗传性疾病史。

**入院查体:**T 37.5 ℃,P 99 次/分钟,R 20 次/分钟,BP 17.9/9.9 kPa(134/74 mmHg),发育正常,营养不良,急性病面容,检查合作,体型正常,步态正常,自主体位,神志清醒。无明显贫血貌,球结膜无水肿,双侧瞳孔等大等圆,直径约 0.3 cm,对光反射灵敏。无面瘫征。口唇发绀,咽部不充血,双侧扁桃体无肿大。颈软,颈静脉无怒张,肝颈征(一)。胸廓桶状,双肺呼吸动度减弱,语颤减弱,未扪及胸膜摩擦感、皮下捻发感,叩诊过清音,双肺呼吸音粗,闻及大量湿啰音,哮鸣音不明显。心脏不大,心律齐,各瓣膜区未闻及病理性杂音。腹部平软,无压痛,肝脾未扪及肿大,双肾区无叩痛,肠鸣音正常。双下肢无水肿。四肢肌力、肌张力正常,生理反射正常,病理反射未引出。

辅助检查:随机血糖 6.9 mmol/L,指脉氧 80%。血气分析:酸碱度 7.39、二氧化碳分压 7.6 kPa(57.10 mmHg)、氧分压 12.9 kPa(97.00 mmHg)。血型鉴定:B 型、RH(D)血型阳性。输血前检查:乙型肝炎表面抗原>250 U/mL、乙型肝炎 e 抗体>3 U/mL、乙型肝炎核心抗体>10 U/mL。尿常规(干化学,不含肌酐):蛋白质±、隐血试验±。N 末端 B 型脑钠肽原定量 8 152.10 pg/mL。血凝:血浆凝血酶原时间测定 16.30 s、凝血酶原百分活动度 57.30%、凝血酶原时间比率 1.38(国际标准化比率为 1.39)、血浆纤维蛋白原测定 5.11 g/L、D-二聚体 0.65 mg/L。肝功 2 项,电解质 5 项,肾功 1 项,血脂 1 项:钠测定 134.2 mmol/L、氯测定 94.3 mmol/L、总钙测定 2.61 mmol/L。血常规:白细胞计数 11.22×$10^9$/L、中性粒细胞计数 9.66×$10^9$/L、淋巴细胞计数 0.98×$10^9$/L、中性粒细胞率 86.10%、血红蛋白 107.00 g/L、血小板计数 304.00×$10^9$/L、超敏 C 反应蛋白测定>5.0 mg/L、C 反应蛋白测定(CRP)128.00 mg/L。心肌损伤标志物、降钙素原正常。大小便常规未见明显异常。痰培养:铜绿假单胞菌。胸部 CT 检查:慢性支气管炎,双肺间质病变,肺气肿,双肺多发支气管扩张伴感染性病变,扩张支气管内黏液栓形成;心脏稍大,肺动脉干增粗,主动脉壁及其分支钙化;胸椎退变;右锁骨中外 1/3 处陈旧性骨折,右侧多发肋骨陈旧性骨折。

初步诊断:支气管扩张伴咯血、慢性阻塞性肺疾病伴急性下呼吸道感染、呼吸衰竭、肺源性心脏病、骨质疏松症。

诊疗经过:予以垂体后叶素止血,吸氧,哌拉西林钠他唑巴坦钠抗感染,溴己新祛痰,恩替卡韦抗乙肝病毒,机械辅助排痰,雾化吸入等治疗。

出院诊断:支气管扩张伴咯血、慢性阻塞性肺疾病伴急性下呼吸道感染、慢性呼吸衰竭、肺源性心脏病、心力衰竭、骨质疏松症、低钾血症、乙肝病毒感染。

## 二、病例分析

支气管扩张症临床表现主要为慢性咳嗽、咳大量脓痰和(或)反复咯血。该患者三种主要临床表现均存在。支气管扩张常见感染细菌为铜绿假单胞菌,入院后除了根据经验性抗感染治疗(抗铜绿假单胞菌活性的 β-内酰胺类抗生素:哌拉西林钠他唑巴坦钠)及根据药敏结果抗感染治疗外,加强祛痰、排痰清除气道分泌物亦很重要。患者病程中反复咯血,此次入院咯血量中等,止血方面选择泵入垂体后叶素止血治疗,高血压、冠状动脉疾病、脑血管疾病患者慎用,如需使用,应严格掌握适应证,加强监测,使用过程中注意不良反应如腹痛、血压升高、头痛及低钠血症等。若咯血量大,内科治疗无效,可考虑介入栓塞治疗或手术治疗。

(徐 燕)

# 第二节 铜绿假单胞菌肺炎

## 一、病历摘要

**基本信息:**患者,男,75 岁。

**主诉:**反复咳嗽、胸闷 10 余年,加重 1 月余。

**现病史:**患者于 10 余年前无明显诱因出现咳嗽咳痰,初未予重视,后患者每逢冬春季节或受凉后咳嗽、咳痰加重,且呈逐渐加重趋势,并渐出现活动后胸闷憋喘。曾多次因咳嗽、咳痰胸闷加重于当地医院住院治疗,诊为"慢性阻塞性肺病、间质性肺炎、肺大泡"予对症处理后好转出院。1 个月前患者无明显诱因出现胸闷憋喘加重,咳黄色黏痰,不易咳出,畏寒,于菏泽市牡丹人民医院住院 6 d,效果欠佳,咳嗽、咳痰、胸闷仍有,遂 2025 年 1 月来我院肺病一科住院给予甲强龙、头孢哌酮舒巴坦钠等抗感染治疗 5 d,患者病情好转后出院,近 1 周患者感胸闷憋喘症状加重,咳嗽咳痰,痰黏不易咳出,无发热,前胸疼痛不适,无心慌、无鼻塞、流清涕,无头痛、头晕,无恶心、呕吐,纳食一般,睡眠差,小便如常,大便困难。体重未见明显变化。

**既往史:**既往高血压病史 2 年,口服厄贝沙坦片控制血压,冠状动脉粥样硬化性心脏病病史 2 年、脑梗死病史 2 年,现患者长期卧床,饮食呛咳,否认糖尿病病史,否认肝炎、结核等传染病病史。否认药物、食物过敏史。否认外伤、手术及输血史。吸烟 30 余年,每天 20 支,无嗜酒。

**入院查体** T 36.2 ℃,P 91 次/分钟,R 24 次/分钟,BP 13.6/8.7 kPa(102/65 mmHg),神志清,精神差,憋喘貌,自主体位,查体合作。全身皮肤黏膜无黄染及出血点,浅表淋巴结未触及肿大。双瞳孔等大等圆,对光反射灵敏。口唇少发绀,颈软,无抵抗,无颈静脉怒张。双肺呼吸音粗,可闻及干湿啰音。心率 91 次/分钟,律齐,无杂音。腹平软,无压痛及反跳痛,肝脾未触及,双肾区无叩击痛,肠鸣音弱,双下肢轻度水肿。胸部 CT 检查符合慢性支气管炎、肺气肿并双肺间质性炎症表现,右肺下叶不张,并炎症。血气分析:pH 7.427,二氧化碳分压 9.1 kPa(68 mmHg),氧分压 6.8 kPa(51 mmHg),二氧化硫分压 12 kPa(90 mmHg)。

**入院诊断:**呼吸衰竭、心力衰竭、慢性阻塞性肺疾病伴急性加重、肺部感染、间质性肺炎、冠状动脉性心脏病、心功能Ⅲ级(NYHA 分级)、高血压、陈旧性脑梗、低蛋白血症、电解质紊乱、低钠血症。

**诊疗经过:**患者入院后完善相关检查,同时给予抗感染、化痰平喘、解痉、降压、改善心肌供血、抗凝及保护胃黏膜等对症处理。中医给予穴位贴敷止咳平喘、埋针治疗、手指点穴,理气通便、通腑降浊等治疗。治疗期间给予痰培养示铜绿假单胞菌感染,并属于多耐菌,及时调整抗生素,多次纤维支气管镜检查及治疗。患者基础疾病较多,自身基础较差,反复感染治疗困难。

**出院情况:**患者神志清,精神可,咳嗽反射差,需要辅助吸痰,无胸闷、憋喘,无发热,出入量可。查体:神志清,精神可,双肺呼吸音粗,未闻及干湿啰音。心律齐,各瓣膜听诊区未闻及杂音。腹平软,无压痛及反跳痛,肝脾未触及,双肾区无叩击痛,肠鸣音可,双下肢无水肿。

**出院诊断:**呼吸衰竭、心力衰竭、慢性阻塞性肺疾病伴急性加重、肺部感染、间质性肺炎、冠状动脉性心脏病、心功能Ⅲ级(NYHA 分级)、高血压、陈旧性脑梗、低蛋白血症、电解质紊乱、低钠血症。

## 二、病例分析

在临床实践中,遇到一位同时患有慢性支气管炎、呼吸衰竭、高血压和冠状动脉粥样硬化性心脏病的老年患者,其病情因铜绿假单胞菌肺炎的并发而进一步复杂化。此次治疗过程充满了挑战,但也积累了一些宝贵的经验。

患者因长期慢性支气管炎导致肺功能受损,加上高血压和冠状动脉粥样硬化性心脏病的基础疾病,身体状况本就脆弱。铜绿假单胞菌肺炎的并发,使得患者出现了严重的呼吸困难、发热、咳嗽并咳出绿色脓痰等症状。病情迅速恶化,出现了呼吸衰竭的征象。考虑到患者的复杂病情和铜绿假单胞菌的特殊耐药性,我们制定了详细的治疗方案。首先,立即进行痰培养和药敏试验,以明确病原菌和敏感药物。在等待试验结果期间,经验性地选择了广谱抗生素进行抗感染治疗,同时加强祛痰、平喘等对症支持治疗。根据药敏试验结果,我们调整了抗生素方案,选用了对铜绿假单胞菌敏感的抗生素,如哌拉西林钠他唑巴坦钠、头孢他啶等,并采用大剂量、长疗程的用药方式,以确保疗效。同时,针对患者的呼吸衰竭,我们给予高流量氧气吸入和机械通气等呼吸支持措施,以改善患者通气和换气功能。在治疗过程中,我们还特别关注了患者的血压和心脏情况,及时调整降压药物和冠状动脉粥样硬化性心脏病治疗药物,以确保患者的整体病情稳定。此外,我们还加强了患者的营养支持和心理疏导,以提高其抗病能力和生活质量。经过一段时间的积极治疗和精心护理,患者的病情逐渐稳定下来。呼吸困难、发热等症状明显缓解,肺部炎症也逐渐消退。患者的血压和心脏情况也得到了有效控制。

此次治疗体会深刻。首先,对于复杂病情的患者,要全面评估其身体状况,制定个性化的治疗方案。其次,在治疗过程中要密切关注患者的病情变化,及时调整治疗方案。最后,要加强患者的营养支持和心理疏导,以提高其抗病能力和生活质量。此外,针对铜绿假单胞菌肺炎的治疗,我们认识到该菌的耐药性强,因此,在治疗时要选择敏感的抗生素,并采用大剂量、长疗程的用药方式。同时,要加强呼吸支持等辅助治疗措施,以改善患者通气和换气功能。总之,此次治疗经历让我们更加深入地了解了复杂病情患者的治疗难点和要点,也为我们今后的临床工作提供了宝贵的经验。

(毕晓慧)

# 第三节 肺 脓 肿

## 一、病历摘要

基本信息:患者,女,68岁。

主诉:发热、咳嗽、咳痰2 d。

现病史:2 d前患者出现发热、咳嗽、咳痰,体温高达39 ℃,咳黄色脓稠痰,伴胸痛、心累、气促,伴食欲不振。无咯血,无潮热、盗汗。当地治疗,具体不详,症状无缓解。为诊治,今日来我院急诊,完善胸廓CT后,急诊以"发热"收入我科。患者此次患病,精神、食欲、睡眠差,大小便正常,体重变化情况不详。

既往史:否认糖尿病、高血压、冠状动脉粥样硬化性心脏病、肾病病史,否认肝炎、结核等传染病史,否认药物过敏史,否认食物过敏史,否认外伤史,否认手术史,否认输血史,预防接种史不详。

个人史、婚育史及家族史:出生于原籍,常住本地,无烟酒嗜好史,否认疫区居住史,否认粉尘放射性物质接触史,否认毒品接触史,否认性病及冶游史。已绝经。已婚爱人健康,1子1女。家族中无遗传性疾病病史。

入院查体:T 39 ℃,P 117 次/分钟,R 25 次/分钟,BP 13.7/8.1 kPa(103/61 mmHg)。神志清楚,急性病容,精神差。无贫血貌。双侧瞳孔等大等圆直径约 0.3 cm,对光反射灵敏。无面瘫征。口唇无发绀。咽部不充血。双侧扁桃体无肿大。颈阻(一)。颈静脉无怒张,肝颈静脉回流征(一)。胸廓对称无畸形,双肺呼吸动度正常,语颤正常,未扪及胸膜摩擦感、皮下捻发感,叩诊清音,右肺呼吸音降低,右肺哮鸣音。心界不大,心率 117 次/分钟,律齐,各瓣膜区未闻及病理性杂音。腹部平坦,无压痛,肝脾未扪及肿大,双肾区无叩痛,移动性浊音(一),肠鸣音正常。双下肢无水肿。四肢肌力、肌张力正常,生理反射正常,病理反射未引出。

辅助检查。急诊胸部 CT 检查:右肺下叶多发炎症病变伴厚壁空洞,考虑肺脓肿形成可能,不除外其他,请结合临床;慢性支气管炎;右侧胸腔少量积液;心脏增大,主动脉弓少许管壁钙化斑;胸椎增生退变。胆囊胆汁瘀滞,中上腹部未见明显异常。2024 年 9 月 1 日红细胞沉降率 78.0 mm/h。心肌损伤三项:肌红蛋白测定 99.46 ng/mL。肝功能:总蛋白 55.8 g/L、白蛋白 28.6 g/L、降钙素原定量 6.77 ng/mL,N 末端 B 型脑钠肽原定量 424.80 pg/mL。血凝:$D$-二聚体 1.22 mg/L。血常规:白细胞计数 $11.65×10^9$/L、中性粒细胞计数 $10.77×10^9$/L、中性粒细胞率 92.40%、超敏C反应蛋白测定>5 mg/L、C 反应蛋白测定(CRP)>200 mg/L。血气分析(三项)(不含乳酸 电解质):酸碱度 7.44、二氧化碳分压 2.8 kPa(20.90 mmHg)、氧分压 9.5 kPa(71.00 mmHg)。肾功能、血脂、电解质、大便常规未见明显异常。感染性标志物阴性,甲状腺功能正常。心脏彩超:三尖瓣轻度反流、主动脉瓣轻度反流、左心室舒张功能降低、左心室收缩功能测值正常。射血分数:68%。双下肢血管彩超:双下肢静脉未见明显异常。胸部强化 CT 示右肺门及右肺下叶斑片影、团片影伴厚壁空洞形成,考虑肺脓肿可能;右肺中下叶阻塞性肺炎;右主支气管及其分支管壁增厚、管腔狭窄;左肺下叶基底段两枚实性结节,建议密切随诊复查;双肺间质性病变,尘肺可能,请结合既往病史;右侧胸膜增厚,右侧胸腔积液。血培养阴性,痰抗酸染色阴性。PPD 阴性。2024 年9 月 04 日无痛纤维支气管镜检查示右肺下叶支气管黏膜炎症改变。纤维支气管镜肺泡灌洗液 NGS 检测考虑脓肿分枝杆菌。

初步诊断:右肺脓肿伴肺炎、胸腔积液。

诊疗经过:先后予以哌拉西林钠他唑巴坦钠＋奥硝唑,阿奇霉素＋美罗培南抗感染,吸氧,雾化吸入,机械辅助排痰,盐酸氨溴索祛痰,营养支持等治疗。

出院诊断:右肺脓肿伴肺炎、Ⅰ型呼吸衰竭、胸腔积液、低蛋白血症、胸腔积液。

## 二、病例分析

肺脓肿是多种病原体引起的肺组织化脓性病变。临床特征为高热、咳嗽和咳大量脓臭痰。吸入性肺脓肿常单发,由于右主支气管较陡直,且管径较粗大,故右肺好发。该病例有典型发热、咳嗽、咳黄色脓稠痰,生化检查中白细胞、C 反应蛋白、降钙素原均明显升高,结合胸部 CT 影像学支持肺脓肿诊断。肺脓肿病原体主要是厌氧菌和兼性厌氧菌。该病例需明确肺脓肿致病菌，住院期间完善纤维支气管镜检查，行肺泡灌洗将灌洗液送检呼吸道病原体靶向测序，根据结果考虑脓肿分枝杆菌。治疗方面入院初根据经验选择哌拉西林钠他唑巴坦钠＋奥硝唑抗感染，待病原微生物送检结果后选择对脓肿分枝菌疗效好的注射用阿奇霉素＋美罗培南治疗。同时加强脓液引流，利用祛痰药＋雾化吸入＋机械辅助排痰以利痰液引流。若肺脓肿病程超过 3 个月，经内科治疗脓腔不缩小、大咯血危及生命或伴有支气管胸膜漏则需要外科手术治疗。该患者出院后随诊胸部 CT 提示炎症明显吸收、脓腔明显缩小，治疗效果可。

（徐　燕）

# 第四节　呼　吸　衰　竭

## 一、病历摘要

基本信息：患者，男，59 岁。

主诉：反复咳嗽、咳痰 10 余年，活动后气促 4 年，加重 7 d。

现病史：入院前 10 余年，患者常因受凉后出现咳嗽、咳痰不适，咳白色黏液痰，无潮热、盗汗，无胸闷、胸痛、咯血，院外口服药物及输液治疗后好转。症状时有反复。4 年前患者受凉后咳嗽、咳痰加重，伴有活动后气促，爬坡及上楼时明显，对症治疗后好转出院。1 年前在我科住院诊断为慢性阻塞性肺疾病伴有急性下呼吸道感染、Ⅱ型呼吸衰竭、急性过敏性荨麻疹、急性胃黏膜病变、肝功能不全。予以无创呼吸机、抗感染等治疗好转出院，院外家庭氧疗。7 d 前患者受凉后咳嗽、咳痰明显，咳白色黏痰，痰液不易咯出。稍活动即感心累气促不适，夜间高枕卧位，无恶心、呕吐、反酸、呃逆，无胸闷、胸痛、咯血，无双下肢水肿，无夜间阵发性呼吸困难，无端坐呼吸及咳粉红色泡沫样痰。今为进一步诊治来我院就诊。门诊以"慢性阻塞性肺疾病伴有急性加重"收入我科。患病以来，精神、睡眠差，饮食稍减少，大小便正常，近期体重变化不详。

既往史：否认糖尿病、高血压、冠状动脉粥样硬化性心脏病、肾病病史，否认肝炎、结核等传染病史，否认药物过敏史，否认食物过敏史，否认外伤史，否认手术史，否认输血史，预防接种史不详。

个人史、婚育史及家族史：出生于原籍，常住本地，吸烟 20 余年，已戒 2 月，否认疫区居住史，否认粉尘放射性物质接触史，否认毒品接触史，否认性病及冶游史。已婚爱人健康，1 子 2 女。家族中无遗传性疾病病史。

入院查体：T 36.3 ℃，P 108 次/分钟，R 21 次/分钟，BP 14.5/9.2 kPa(109/69 mmHg)，神志清楚，急性病容，精神差。无贫血貌。双侧瞳孔等大等圆直径约 0.3 cm，对光反射灵敏。无面瘫征。口唇发绀。咽部不充血。双侧扁桃体无肿大。颈阻(－)。颈静脉无怒张，肝颈静脉回流征(－)。桶状胸，双肺呼吸动度正常，语颤正常，未扪及胸膜摩擦感、皮下捻发感，叩诊过清音，双肺呼吸音降低，双肺闻及干湿啰音。心界不大，心率 108 次/分钟，律齐，各瓣膜区未闻及病理性杂音。腹部平坦，软，无压痛，肝脾未扪及肿大，双肾区无叩痛，移动性浊音(－)，肠鸣音正常。双下肢轻度水肿。四肢肌力、肌张力正常，生理反射正常，病理反射未引出。

辅助检查:门诊胸部 CT 检查可见双肺气肿伴多发肺大泡;双肺间质病变伴散在炎性病变;双肺多发小结节,请随诊;纵隔内、双肺门多发淋巴结显示、部分钙化;心脏增大,心包少量积液;肺动脉干增粗,主动脉、左冠状动脉壁钙化灶;胸椎退变。心脏彩超:右心增大;肺动脉增宽;三尖瓣重度反流,肺动脉中度高压;左心室舒张功能降低;心包积液(少量);射血分数 72%。心电图:窦性心动过速,ST-T 段改变,P 波高尖。肢导联低电压。指脉氧:76%。2024 年 5 月 28 日感染性标志物 8 项:乙型肝炎表面抗体 12.29 mU/mL、乙型肝炎核心抗体>10.00 U/mL。肺癌标志物四项:神经元特异性烯醇化酶 19.25 ng/mL,乳酸 3.05 mmol/L、二氧化碳38.0 mmol/L、N 末端 B 型脑钠肽原定量 1 436.40 pg/mL。血气分析(三项)(不含乳酸、电解质):酸碱度 7.25、二氧化碳分压 11.2 kPa(84.00 mmHg)、氧分压 9.2 kPa(69.00 mmHg)、实际碳酸氢根 35.50 mmol/L、细胞外液碱剩余 8.20 mmol/L、二氧化碳总量 38.00 mmol/L。痰培养:分离到口咽部正常菌群。大小便常规、血脂、甲状腺功能、降钙素原、心肌损伤标志物、血凝未见明显异常。

初步诊断:慢性阻塞性肺疾病伴有急性下呼吸道感染、Ⅱ型呼吸衰竭、肺心病、右心衰竭、肺大泡、肺结节、心包积液。

诊疗经过:给予无创呼吸机辅助通气,注射用哌拉西林钠他唑巴坦钠抗感染,氨茶碱平喘,盐酸氨溴索＋鲜竹沥止咳祛痰,雾化吸入,甲泼尼龙琥珀酸钠减轻气道炎症反应等治疗。复查2024 年 6 月 1 日血气分析(三项)(不含乳酸、电解质):酸碱度 7.38、二氧化碳分压 7.8 kPa(58.80 mmHg)、氧分压 11 kPa(80.00 mmHg)。

出院诊断:Ⅱ型呼吸衰竭、慢性阻塞性肺疾病伴有急性下呼吸道感染、肺心病、右心衰竭、肺大泡、肺结节、心包积液。

## 二、病例分析

呼吸衰竭是慢性阻塞性肺疾病急性加重时常见的并发症,发生低氧血症和(或)高碳酸血症、出现缺氧和二氧化碳潴留的临床表现。机械通气可防止呼吸功能不全加重,缓解呼吸肌疲劳,降低后期气管插管率,改善预后。本例患者除了在常规抗感染、吸氧、支气管扩张剂、糖皮质激素、祛痰、补充液体等治疗外,还使用了无创机械通气。治疗时选择 S/T 模式(自主/时控模式),在该模式下,患者吸气时呼吸机给予一个较高的压力[IPAP:1.2~2.0 kPa(12 · 20 cmH$_2$O)],在呼气阶段给予一个较低的压力[EPAP:0.4~0.6 kPa(4~6 cmH$_2$O)],吸气时间:0.8~1.2 s,呼吸频率:12~15 次/分钟。此模式以患者自主呼吸为主,若患者在频率设置的间隔内不能触发呼吸,呼吸机将按照设置的吸气时间触发强制呼吸。这是临床上应用最广泛的模式,适用于自主呼吸相对稳定,但同时潜在可能出现呼吸停止或呼吸无力的患者。该患者通过无创呼吸机辅助通气,有效改善了 CO$_2$ 潴留及纠正低氧血症,病情逐渐得到缓解。

(徐　燕)

# 第十一章 消化内科疾病

## 第一节 消化性溃疡

### 一、病历摘要

基本信息:患者,男,37 岁,已婚,农民。

入院时间:2025 年 3 月 15 日 08:08。

记录时间:2025 年 3 月 15 日 08:16。

病史陈述者:患者本人、配偶。

主诉:腹痛、反酸 4 d。

现病史:患者 4 d 前无明显诱因出现腹痛,呈持续性隐痛,以夜间显著,伴后背痛,亦有反酸、纳差、乏力,无打嗝、嗳气、腹胀,无恶心、呕吐,无发热、畏寒、咳嗽、咳痰、胸闷、气短,现为求进一步诊治来院。门诊收入住院。患者自发病以来,神志清醒,精神欠佳,饮食、睡眠欠佳,大小便正常,近期体重无明显下降。

既往史:既往有"胃炎"病史,否认"高血压、糖尿病、心脏病"病史,否认"肝炎、结核"病史,无外科手术史,无重大外伤史,无输血史,否认药物过敏史,否认食物过敏史,预防接种随当地进行。

个人史:生于原籍,无外地长期居住史,无工业毒物、粉尘、放射性物质接触史,无冶游史,无重大精神创伤史。

婚姻史:具体结婚年龄无法提供,育有子女 3 人,配偶及所育子女体健。

家族史:家族中无传染性疾病,无家族遗传性疾病。

体格检查:T 36.2 ℃,P 56 次/分钟,R 17 次/分钟,BP 17.7/10.4 kPa(133/78 mmHg)。患者青年男性,发育正常,营养中等,神志清楚,精神欠佳,呼吸正常,自主体位,检查合作。头面部、四肢、躯体皮肤黏膜未见黄染、皮疹及出血点。无肝掌,胸、腹壁未见蜘蛛痣及静脉曲张,颈部、锁骨上、腋窝、腹股沟淋巴结未触及肿大。头颅无畸形。双眼睑无水肿,结膜无充血、苍白,巩膜无黄染,两侧瞳孔等大等圆直径约 3 mm,对光反射灵敏。外耳无畸形,双侧外耳道无脓性分泌物,乳突无压痛。鼻无畸形,通气良好,无脓性分泌物。口唇无发绀,牙龈无出血,伸舌居中,颊黏膜无溃疡,咽部无充血,双侧扁桃体无肿大。颈软,双侧对称,无颈静脉怒张,气管居中,双侧甲状腺未触及肿大,未闻及血管杂音。胸廓对称,无畸形,双侧呼吸动度均等,节律规整,未触及胸膜摩擦感及握雪感,语音震颤对称,双肺叩诊呈清音,双肺呼吸音粗,双肺未闻及干湿啰音,未闻及胸膜摩擦音。心前区未见隆起,心尖冲动位于左第五肋间锁骨中线内 0.5 cm 处,未触及细震颤,心界不大。心率 56 次/分钟,心律规则,心音正常,各瓣膜听诊区未闻及病理性杂音,未闻及心包摩擦音。腹平坦,全腹未见肠型及蠕动波,腹软,上腹轻压痛,无反跳痛,未触及腹部包块。肝肋下未触及,Murphy 征阴性,脾未触及,肝区无叩击痛,肾区无叩击痛,腹部叩诊无移动性浊音,肠鸣音正常,未闻及腹部血管杂音。肛门、生殖器未查。脊柱、四肢无畸形,活动自如。双下肢无水肿,肌力正常。腹壁正常,肱二头肌反射正常,肱三头肌反射正常,膝腱反射正常,跟腱反射正常,巴宾斯基征阴性,脑膜刺激征阴性。

辅助检查:暂缺。

初步诊断:消化性溃疡。

## 二、病例分析

消化性溃疡是一种常见的消化系统疾病,主要指发生在胃和十二指肠的慢性溃疡。其发病机制主要与胃酸分泌过多、幽门螺杆菌感染、胃黏膜保护作用减弱等因素有关。本病例中,患者有典型的十二指肠溃疡症状,胃镜检查明确诊断。根除幽门螺杆菌是治疗消化性溃疡的关键措施之一,可显著提高溃疡愈合率,降低溃疡复发率。同时,抑制胃酸分泌和保护胃黏膜也有助于促进溃疡愈合。在治疗过程中,应注意药物的不良反应,如阿莫西林可能引起变态反应,克拉霉素可能导致胃肠道不适等。此外,饮食调整和生活方式改变对于消化性溃疡的治疗和预防也具有重要意义。患者应保持良好的饮食习惯,避免精神紧张,定期复查胃镜,以监测溃疡愈合情况及预防复发。

(马晓辉)

# 第二节 贲门腺癌

## 一、病历摘要

基本信息:患者,男,71 岁。

主诉:上腹部不适 40 d,诊断贲门腺癌 1 月。

现病史:40 d 前患者无明显诱因出现上腹部不适,为间断性胀痛,多于餐后出现,无恶心、呕吐,无反酸、胃灼热,无发热、畏寒,无咳嗽、咳痰,无胸闷、胸痛,未在意,未系统治疗。1 个月前患者无明显诱因出现上腹部不适较前加重,就诊于我院消化内科,胃镜检查示贲门下胃体小弯侧一个溃疡,周围黏膜隆起,诊断贲门 CA。病理诊断:(贲门)中分化腺癌。上腹部强化 CT 示肝内多发异常强化灶,考虑转移瘤。食管下段、胃贲门异常改变,考虑胃 CA 可能,必要时胃镜进一步检查。胃左动脉旁及腹膜后多发淋巴结转移。现为求进一步治疗,特来我院就诊,门诊以"贲门腺癌"收住院。

既往史:身体健康。

个人史:出生于本地,否认长期外地居住史,有吸烟史,吸烟40余年,每天10~20支,已戒烟1周。否认长期大量饮酒史,无吸毒史,无疫水接触史,无重大精神创伤史,农民,无工业毒物、粉尘、放射性物质接触史,无冶游史。

婚育史:20岁结婚,育有2女2子,配偶有"高血压"病史,子女均体健。

家族史:父亲因"肺癌"病故,母亲体健,有2弟2妹,均体健。家族中无类似病史患者,否认家族遗传性疾病史,家族中无传染病。

体格检查:T 36.4 ℃,P 59次/分钟,R 16次/分钟,BP 16.4/8.5 kPa(122/63 mmHg)。发育正常,营养中等,神志清楚,精神好,自主体位,面容与表情安静,呼吸顺畅,查体合作。全身皮肤黏膜正常,无皮疹,无出血点,无肝掌,无蜘蛛痣,无水肿,无溃疡,无瘢痕。全身浅表淋巴结未触及肿大。头颅五官无畸形,眼睑无水肿,结膜正常,巩膜无黄染,双侧瞳孔等大等圆直径约3 mm,对光反射灵敏。鼻外形正常,无鼻分泌物,外耳道无异常分泌物,口唇红润,伸舌居中,扁桃体无肿大,咽部无充血。颈软,无抵抗感,气管居中,颈静脉无怒张,肝颈静脉回流征阴性,甲状腺无肿大。胸廓正常,呼吸动度两侧一致,肋间隙正常,语颤正常,无胸膜摩擦感,无皮下捻发感。叩诊呈清音,双肺呼吸音清晰,未闻及干湿啰音,无胸膜摩擦音。心前区无隆起,相对浊音界正常,心率59次/分钟,心律齐,心音正常,各瓣膜听诊区未闻及杂音,无心包摩擦音。腹部平坦,腹壁静脉无曲张,无胃肠型和蠕动波,腹部柔软,无压痛及无反跳痛,未触及包块,肝脾肋下未扪及,Murphy征阴性,叩诊呈鼓音,肝区无叩痛,肾区无叩痛,移动性浊音阴性。肠鸣音正常,4次/分钟,无气过水声,腹部无血管杂音。外生殖器拒查,肛门直肠拒查。脊柱正常,四肢及无水肿,四肢肌力及肌张力正常,双侧足背动脉搏动正常,浅反射正常,深反射正常,巴宾斯基征阴性,脑膜刺激征阴性。

辅助检查:2024年5月9日上腹部强化CT示肝内多发异常强化灶,考虑转移瘤。食管下段、胃贲门异常改变,考虑胃CA可能,必要时胃镜进一步检查。胃左动脉旁及腹膜后多发淋巴结转移。2024年5月14日胃镜检查示贲门下胃体小弯侧一个溃疡,周围黏膜隆起,诊断贲门CA。病理诊断:(贲门)中分化腺癌。(单县东大医院)

初步诊断:贲门腺癌($T_X N_1 M_1$ IV期)、肝继发恶性肿瘤。

诊疗经过:入院后给予抑酸、护胃、保肝治疗,该患者为晚期转移性胃癌,告知免疫联合化学治疗必要性及其相关替代治疗方案,患者家属暂要求化疗联合免疫治疗。排除禁忌证,签署知情同意书。2024年7月17日给予信迪利单抗注射液,200 mg,静脉滴注。2024年7月18日给予奥沙利铂注射液,200 mg,d1＋卡培他滨片,1.5 g,每天2次,d1-14方案化疗,辅以保肝、抑酸护胃、止吐治疗。

出院诊断:恶性肿瘤支持治疗、肝功能不全、贲门腺癌($T_X N_1 M_1$ IV期)、肝继发恶性肿瘤。

## 二、病例分析

贲门腺癌的治疗和预后主要取决于癌症的分期、肿瘤细胞的分化程度以及患者的整体健康状况。贲门腺癌治疗方法如下。手术治疗:手术是治疗贲门腺癌的首选方法,特别适用于早期和中期患者,尤其是那些没有淋巴结及腹腔器官转移的患者。手术可以采用传统开腹、胸腹联合、腹腔镜或胸腔镜等方式进行。内镜治疗:适用于病灶局限于贲门黏膜层和黏膜下层的早期癌,通过内镜黏膜切除术、内镜黏膜下剥离术或内镜下消融术进行治疗。放射治疗:术前放疗可用于缩小肿瘤,降低手术风险,或术后放疗以降低复发转移的风险。化学治疗:主要用于术前和术后的辅助治疗,以及晚期病例的减肿瘤负荷治疗。靶向药物和免疫治疗:对于晚期病例,靶向药物和免疫治疗可以显著延长生存期。中医中药:可作为辅助治疗,帮助扶正祛邪,减轻化疗和放疗的不良反应。预后情况分为早期、中期、晚期。早期和中期:如果肿瘤未被转移且患者一般情况良好,手术治疗后配合化疗,5年生存率可达42%至54.3%。晚期:已发生远处转移的患者,治疗以姑息性为主,5年生存率不到30%,预后较差。

该患者诊断贲门腺癌,发现时已出现肝转移,TNM分期为 $T_X N_1 M_1$ IV期期。根据CSCO指南选择信迪利单抗+奥沙利铂+卡培他滨片方案化疗。病情平稳。贲门腺癌的生存率与癌症的发现和治疗时机密切相关。早期发现和治疗是提高生存率和改善患者预后的关键。

（季　峰）

# 第十二章  肾内科疾病

## 第一节  急性肾盂肾炎

### 一、病历摘要

基本信息：患者，女，30 岁。

主诉：尿频、尿急、尿痛 1 周，发热伴右侧腰痛 3 d。

现病史：患者 1 周前无明显诱因出现尿频（每天排尿＞10 次）、尿急、排尿时尿道烧灼感，未予重视。3 d 前出现持续性右侧腰部钝痛，向右侧下腹部放射，伴寒战、高热（体温最高 39.8 ℃），口服退热药后体温可短暂下降，但反复升高。伴恶心、呕吐胃内容物 1 次，无血尿及肉眼血尿。就诊于我院急诊，查尿常规示白细胞酯酶（＋＋＋）、亚硝酸盐（＋），血常规示 WBC $15.2 \times 10^9$/L，NEUT 89％，遂以"急性肾盂肾炎"收入院。

既往史：既往体健，否认糖尿病、免疫缺陷病史，1 年前曾患"急性膀胱炎"，治疗后痊愈。无手术及外伤史。

个人史、月经婚育史及家族史：已婚，怀孕一次，分娩一次，顺产 1 子，现 3 岁。月经规律，末次月经 10 d 前，未使用宫内节育器。无吸烟、饮酒史。家族中无肾脏疾病及尿路感染史。

入院检查。体格检查：T 39.0 ℃，P 105 次/分钟，R 22 次/分钟，BP 16.0/10.0 kPa（120/75 mmHg）。神志清，急性病容，右侧肋脊角压痛（＋），右肾区叩击痛（＋），腹部无肌紧张及反跳痛。双下肢无水肿。辅助检查：尿常规，白细胞酯酶（＋＋＋），亚硝酸盐（＋），红细胞（5～8）/HP，尿蛋白（±）；血常规：WBC $16.8 \times 10^9$/L，NEUT 91％，Hb 125 g/L，PLT $230 \times 10^9$/L；血生化：Cr 78 $\mu$mol/L，BUN 5.2 mmol/L，血糖 5.6 mmol/L；尿培养：大肠埃希菌（＞$10^5$ CFU/mL），对头孢曲松敏感，左氧氟沙星耐药。肾脏超声：右肾轻度积水（肾盂分离约 1.2 cm），未见结石及占位。

初步诊断：急性肾盂肾炎、大肠埃希菌感染。

诊疗经过。抗感染治疗：入院后予头孢曲松，2.0 g，静脉滴注，每天 1 次，联合补液、退热、止吐等对症支持。病情变化:治疗 24 h 后体温降至 38.0 ℃,腰痛减轻;48 h 后体温正常,尿频、尿痛症状缓解。复查尿常规:白细胞(+),亚硝酸盐(-)。调整治疗:头孢曲松钠静脉用药 7 d 后改为口服头孢克肟,200 mg,每天 2 次,序贯治疗,治疗期间监测肝肾功能无异常。

出院情况:患者体温正常,无腰痛及尿路刺激症状。复查尿常规正常,尿培养阴性。出院带药:头孢克肟,200 mg,每天 2 次,7 d。嘱多饮水、注意个人卫生,1 周后门诊复查泌尿系统超声、尿常规、尿培养检查。

## 二、病例分析

急性肾盂肾炎是上尿路感染的典型表现,多见于育龄期女性,病原体以革兰氏阴性杆菌(如大肠埃希菌)为主。本例患者以发热、腰痛及尿路刺激征起病,结合实验室检查(白细胞尿、菌尿)及影像学(右肾轻度积水),符合急性肾盂肾炎的诊断。

诊断依据。临床表现:发热(T>38 ℃)、腰痛(肋脊角压痛及叩击痛)、尿路刺激征。实验室支持:尿白细胞酯酶(+++)、亚硝酸盐(+),血白细胞及中性粒细胞计数升高。病原学证据:尿培养明确大肠埃希菌感染(>$10^5$ CFU/mL)。影像学提示:超声示右肾轻度积水,排除结石及占位。

鉴别诊断。急性膀胱炎:仅表现为下尿路症状,无发热及腰痛。肾结石伴感染:影像学可见结石,本例已排除。妇科急症(如盆腔炎):需结合妇科查体及超声鉴别,本例无下腹痛及宫颈举痛。肾结核:病程迁延,尿抗酸杆菌阳性,本例急性起病,可排除。

治疗策略与难点。抗生素选择:根据《内科学》第 10 版,初始经验性治疗首选第三代头孢菌素(如头孢曲松)或哌拉西林钠他唑巴坦钠。本例尿培养示大肠埃希菌对左氧氟沙星耐药,选择头孢曲松符合药敏结果。疗程管理:轻症患者可口服治疗,但本例高热、血常规显著升高,需静脉用药至热退后 48 h,总疗程 14 d(静脉用药 7 d+口服用药 7 d),以减少复发风险。

并发症预防:肾盂肾炎可能进展为肾脓肿或脓毒症,需密切监测生命体征及炎症指标。本例治疗及时,未出现严重并发症。

特殊考虑与经验总结。耐药菌问题:大肠埃希菌对氟喹诺酮类耐药率逐年上升,初始经验性治疗需结合本地区耐药谱,并及时根据培养结果调整。影像学价值:超声排除结石及梗阻,避免漏诊复杂性尿路感染;若治疗反应不佳,需进一步行强化 CT 扫描评估肾实质病变。

妊娠期管理:若患者为孕妇,需避免使用氟喹诺酮及磺胺类药物,本例因非妊娠期,选择头孢曲松安全有效。

启示与改进:对反复尿路感染患者,应筛查糖尿病、泌尿系统畸形(如膀胱输尿管反流)等易感因素。本例患者 1 年前有膀胱炎病史,需教育其预防措施(如性交后排尿、避免憋尿),必要时行排尿期膀胱尿道造影(VCUG)评估反流。

总结:急性肾盂肾炎需早期识别、精准抗感染及全程管理。本病例通过病原学指导治疗、规范疗程及多维度评估,体现了"个体化诊疗"与"感染控制并重"的原则。对于复杂或耐药病例,需多学科协作(如影像科、感染科、药剂科)优化诊疗方案。

(曹　冰)

## 第二节 慢性肾盂肾炎

### 一、病历摘要

基本信息:患者,女,45 岁。

主诉:反复腰痛伴间断尿频、尿急 5 年,加重 1 个月。

现病史:患者 5 年前无明显诱因出现间断右侧腰部隐痛,偶伴尿频、尿急,无血尿及发热,未规律诊治。此后症状反复发作,每年 3~4 次,自服"左氧氟沙星"后症状可缓解。1 个月前腰痛加重,呈持续性钝痛,伴乏力、食欲减退,夜尿增多(每夜 3~4 次),无肉眼血尿,无下肢水肿。外院查尿常规示白细胞(++)、蛋白(+),血肌酐 142 $\mu$mol/L,超声提示"右肾体积缩小,皮质变薄",为进一步诊治收入我院。

既往史:高血压病史 8 年,血压 20.0/13.3 kPa(160/100 mmHg),未规律服药;2 型糖尿病史 3 年,血糖控制不佳(空腹血糖 8~10 mmol/L,HbA1c 8.5%)。否认免疫缺陷病史及肾结石病史。

个人史、月经婚育史及家族史:已婚,怀孕两次,分娩两次,均为顺产;已停经 2 年。无吸烟、饮酒史。家族中母亲患糖尿病,父亲患高血压,无慢性肾脏病家族史。

入院检查。体格检查:T 36.8 ℃,P 78 次/分钟,R 18 次/分钟,BP 20.0/12.7 kPa(150/95 mmHg)。神志清,贫血貌,右侧肋脊角叩击痛(+),双下肢无水肿。

辅助检查。尿常规:白细胞酯酶(++),亚硝酸盐(-),红细胞(10~15)/HP,尿蛋白(+++),尿糖(+)。血常规:Hb 92 g/L,WBC 8.5×10$^9$/L,NEUT 75%。血生化:Cr 158 $\mu$mol/L,BUN 12.3 mmol/L,空腹血糖 9.8 mmol/L,血钾 5.6 mmol/L,总二氧化碳(TCO2) 18 mmol/L。尿培养:大肠埃希菌(>10$^4$ CFU/mL),对头孢他啶敏感,左氧氟沙星耐药。肾脏超声:右肾体积缩小(8.5 cm×4.2 cm),皮质变薄,集合系统回声增强;左肾大小正常。肾动态显像:右肾 GFR 18 mL/min,左肾 GFR 42 mL/min(总 GFR 60 mL/min,CKD 3 期)。腹部 CT 尿路成像(CTU):右肾形态不规则,皮质瘢痕形成,未见结石或梗阻征象。

初步诊断:慢性肾盂肾炎、慢性肾脏病 3 期、肾性贫血、代谢性酸中毒、高血压 3 级(极高危)、2 型糖尿病伴血糖控制不佳、右肾萎缩。

诊疗经过:抗感染治疗。急性期:根据药敏结果予头孢他啶,1.0 g,静脉滴注,每 12 h 1 次,根据 CKD 3 期调整剂量,疗程 14 d。长期抑菌治疗:急性期后转为呋喃妥因,50 mg,口服,每晚 1 次,持续 3~6 个月,监测肾功能及药物不良反应。控制血压及血糖:降压,氨氯地平 5 mg,每天 1 次+厄贝沙坦 150 mg,每天 1 次,目标 BP<17.3/10.7 kPa(130/80 mmHg)。降糖:二甲双胍 0.5 g,每天 2 次(eGFR>45 mL/min 时使用)+甘精胰岛素(起始剂量 10 U 睡前,根据血糖调整)。肾功能保护及并发症管理:纠正酸中毒,碳酸氢钠片,1.0 g,每天 3 次,维持总二氧化碳(TCO$_2$)≥22 mmol/L。纠正贫血:重组人促红素,4 000 U,皮下注射,每周 2 次,目标 Hb 在 110~120 g/L。营养干预:低盐优质低蛋白饮食 0.6 g/(kg·d),联合 $\alpha$-酮酸片 4 片,每天 3 次。

出院情况:腰痛缓解,尿频、尿急消失。复查血 Cr 145 $\mu$mol/L,Hb 98 g/L,空腹血糖 6.5~

7.8 mmol/L,血压 17.3/10.7 kPa(130/80 mmHg),总二氧化碳($TCO_2$)21 mmol/L。出院带药:呋喃妥因 50 mg,每晚 1 次,3~6 个月;继续降压、降糖及护肾治疗。嘱每月复查尿常规、肾功能,3 个月后复查 CTU 及肾动态显像。

## 二、病例分析

慢性肾盂肾炎是由反复或持续性尿路感染导致的肾脏瘢痕形成及肾功能损害,常见于合并糖尿病、尿路梗阻或膀胱输尿管反流的高危人群。本例患者以反复尿路感染、单侧肾萎缩及肾功能不全为特点,慢性肾盂肾炎的诊断标准如下。

诊断依据。病史特征:反复尿路感染 5 年,未规范治疗,符合慢性病程。影像学证据:右肾萎缩、皮质瘢痕(CTU 明确),肾动态显像示肾功能下降。实验室支持:尿白细胞增多、蛋白尿,血肌酐升高(CKD 3 期),代谢性酸中毒。危险因素:糖尿病、高血压控制不佳,加重肾损害。

鉴别诊断。慢性肾小球肾炎:以血尿、蛋白尿为主,无单侧肾萎缩。梗阻性肾病:CTU 已排除结石或解剖梗阻。高血压肾硬化:多表现为双肾对称性缩小,本例单侧病变不符。

治疗策略与难点:抗感染治疗。急性期:根据《内科学》第 10 版,选择肾毒性较小的头孢他啶(需根据 eGFR 调整剂量)。长期抑菌:呋喃妥因 50 mg,每晚 1 次,为一线方案(eGFR>30 mL/min 时适用),可显著降低复发风险。

综合管理。代谢控制:强化血糖(目标 HbA1c<7%)、血压<17.3/10.7 kPa(130/80 mmHg)管理。营养支持:低蛋白饮食联合 α-酮酸,减轻氮质血症。并发症处理:纠正贫血(促红素+Hb 靶值)、酸中毒(碳酸氢钠),提高生活质量。

特殊考虑与经验总结。糖尿病与感染:高血糖导致尿糖增多及白细胞功能抑制,需严格控糖以减少感染复发。解剖评估必要性:CTU 提示右肾瘢痕,需进一步行排尿期膀胱尿道造影(VCUG)排除膀胱输尿管反流。药物调整:避免肾毒性药物(如 NSAIDs、氨基糖苷类),头孢他啶需按 CKD 分期减量(CKD 3 期:常规剂量的 50%)。

启示与改进:对反复尿路感染患者,应早期筛查解剖异常及代谢性疾病。本例因长期忽视糖尿病及高血压控制,加速肾功能恶化。需建立多学科随访(肾内科、内分泌科),加强患者教育(如饮水、排尿习惯),定期监测尿培养及肾功能。

总结:慢性肾盂肾炎的诊疗需遵循指南,强调"感染控制+代谢管理+肾功能保护"三位一体策略。本病例通过靶向抗感染、优化血糖血压及个体化营养干预,体现了以患者为中心的综合管理理念。影像学评估(CTU、VCUG)及长期抑菌治疗是改善预后的关键。

(曹　冰)

# 参 考 文 献

[1] 张新鹃.西医内科学[M].北京:中国中医药出版社,2025.

[2] 刘英,韩荣凤,王文一.现代医学与内科临床诊疗[M].汕头:汕头大学出版社,2024.

[3] 郭凤云,李松,赵单.内科疾病鉴别诊断与治疗[M].上海:上海交通大学出版社,2025.

[4] 赵崇翔,谢艳美,闫付海,等.内科疾病理论与实践[M].长春:吉林科学技术出版社,2024.

[5] 刘丽,魏慧慧,牟倩.消化内科疾病规范化诊疗[M].上海:上海交通大学出版社,2025.

[6] 王爽.心内科诊疗技术与疾病救治[M].北京:中国纺织出版社有限公司,2024.

[7] 周小果,黄锦伦,韩冰.呼吸内科疾病诊治思路与病例[M].上海:上海交通大学出版社,2025.

[8] 缪应雷.内科住院医师实战病例解析[M].北京:中国协和医科大学出版社,2024.

[9] 刘星.中国内科医鉴[M].太原:山西科学技术出版社,2023.

[10] 付文鹏,周静怡,宋机光,等.内科常见病诊治精讲[M].哈尔滨:黑龙江科学技术出版社,2024.

[11] 宋波.内科医师临床必备[M].青岛:中国海洋大学出版社,2023.

[12] 许文,田静静,李滨.内科常见疾病诊治与危重症治疗[M].上海:上海交通大学出版社,2025.

[13] 包超,陈文飞,林青红,等.内科常见疾病临床诊疗思维[M].上海:上海科学技术文献出版社,2024.

[14] 王业涛.现代消化内科疾病诊治方式实践研究[M].沈阳:辽宁科学技术出版社,2024.

[15] 杨明燕,贺成美,曾芳霞,等.实用综合内科疾病诊疗实践[M].上海:上海科学技术文献出版社,2024.

[16] 周洪顺,王庆,董姣.呼吸内科诊疗思维与支气管镜技术[M].上海:上海交通大学出版社,2025.

[17] 张榴.现代内科常见病综合诊治[M].青岛:中国海洋大学出版社,2023.

[18] 韩菲菲,崔泽照,刘凤,等.实用内科临床诊治[M].长春:吉林科学技术出版社,2024.

[19] 彭中学,高蕊,李妍,等.内科疾病诊断要点与治疗[M].济南:山东大学出版社,2024.

[20] 徐晓梅,徐金平,王睿.现代呼吸内科进展与结核病防控[M].上海:上海交通大学出版社,2025.

[21] 林杨,赵丽莉,屠溪琳.内科临床基础与疾病救治[M].北京:中国纺织出版社有限公

司,2024.

[22] 孔爱华.呼吸内科临床护理实践[M].汕头:汕头大学出版社,2024.

[23] 徐汉东,范维,赵德胜,等.辅助诊断技术与内科疾病治疗[M].长春:吉林科学技术出版社,2024.

[24] 胡顺苗.常见内科疾病诊疗与护理[M].成都:四川科学技术出版社,2024.

[25] 张玲玲,商秀芳,秦桂英,等.内科疾病临床诊疗思维[M].上海:上海科学普及出版社,2024.

[26] 张素娇.现代临床内科疾病诊治解析[M].武汉:湖北科学技术出版社,2023.

[27] 高成志.内科常见疾病诊治与治疗[M].长春:吉林科学技术出版社,2023.

[28] 王文霞,魏国庆,王宗连,等.内科疾病诊断与综合治疗[M].上海:上海科学普及出版社,2024.

[29] 胡建奎,宋晶晶,李啸扬,等.临床内科疾病诊治与处理[M].长春:吉林科学技术出版社,2023.

[30] 李强,吕守礼,韩宝忠,等.内科疾病诊疗程序与治疗实践[M].哈尔滨:黑龙江科学技术出版社,2024.

[31] 赵健.内科疾病诊治与公共卫生管理[M].上海:上海交通大学出版社,2023.

[32] 赵奎.内科疾病针灸治疗精粹[M].上海:上海交通大学出版社,2023.

[33] 苏鹏.内科疾病检查与治疗[M].长春:吉林科学技术出版社,2023.

[34] 解莘生,李爽,张建林,等.现代内科临床诊治[M].长春:吉林科学技术出版社,2023.

[35] 朱言芳,薛嘉宁,赵启文,等.新编内科疾病综合治疗[M].上海:上海科学技术文献出版社,2024.

[36] 屈丰雪,马琳琳,刘静华,等.难治性高血压和顽固性高血压鉴别和诊治进展[J].中国医药,2025,20(2):293-297.

[37] 崔晓飞,李阳,张敬敬,等.诺和益皮下注射在高脂血症并2型糖尿病治疗中的应用效果观察[J].山东医药,2024,64(32):56-59

[38] 莫雪君.胰岛素泵强化治疗在初治2型糖尿病治疗中的价值分析[J].贵州医药,2024,48(9):1422-1424.

[39] 张虎,刘艳梅,杨振.沙库巴曲缬沙坦钠在缺血性心肌病心力衰竭治疗中的应用效果及安全性[J].山东医药,2024,64(22):76-78.

[40] 孙宁,赵春阳,蔡佳怡,等.不同配比哌拉西林钠他唑巴坦钠在重症肺炎治疗中的安全性及影响因素研究[J].中国医院用药评价与分析,2024,24(2):202-206.